파워리프팅
POWERLIFTING

제2판

파워리프팅
POWERLIFTING

테크닉, 훈련, 대회를 위한 완벽한 가이드

제2판

댄 오스틴, 브라이언 만 지음
백재현 옮김

대성의학사

CONTENTS

운동 색인 _ 7
근육 일람 _ 12
역자 서문 _ 14
감사의 말 _ 15
프롤로그 _ 16

Chapter 1 스트렝스, 크기, 파워의 생리학 19
Chapter 2 영양 섭취 29
Chapter 3 준비 운동과 회복 43
Chapter 4 스쿼트 73
Chapter 5 벤치 프레스 99
Chapter 6 데드리프트 133
Chapter 7 주기화 방법 159
Chapter 8 기초 훈련 171
Chapter 9 숙련자 훈련 193
Chapter 10 상급자 훈련 207
Chapter 11 파워리프팅의 마음가짐 221
Chapter 12 대회 준비 237
Chapter 13 대회 당일 249

에필로그 _ 267
저자에 대하여 _ 270

운동 색인

동적 워밍업 루틴

밴드를 활용한 일반 스트레칭 61
하체 동적 준비 운동 47
고무밴드를 활용한 하체 운동 60
덤벨 또는 작은 플레이트를 활용한 하체 운동 51
메디슨볼을 활용한 하체 운동 57
바벨을 사용한 하체 운동 49
케틀벨을 활용한 하체 운동 54
상체 동적 준비 운동 46
고무밴드를 활용한 상체 운동 58
덤벨 또는 작은 플레이트를 사용한 상체 운동 50
메디슨볼을 활용한 상체 운동 55
바벨을 사용한 상체 운동 48
케틀벨을 활용한 상체 운동 53

폼롤러 루틴

IT밴드(좌우) 65
광배근 65
둔근 65
종아리 64
햄스트링 65
허리 65
흉추 65

훈련 후 정적 스트레칭 루틴

90/90 67
V-싯 65
닐링 쿼드/힙 플렉서 66
라잉 리버스 트렁크 트위스트 67
버터플라이 66
어깨 슬리퍼 스트레치 67

오버헤드 삼두 스트레치 67
프렛첼 66
하프 허들러 65

스쿼트

고블릿 스쿼트 89
굿모닝 94
글루트 브릿지 88
글루트-햄 레이즈 90
내로우 스탠스 스쿼트 96
런지 92
레그 익스텐션 92
레그 프레스 92
레그컬 91
로우 박스 스쿼트 87
리버스 런지 87
리버스 하이퍼 93
미디엄 스탠스 스쿼트 96
박스 스쿼트 86
밴드 스쿼트 95
벨트 스쿼트 89
복근 훈련 97
부분 스쿼트 84
불가리안 스플릿 스쿼트 89
세이프티 스쿼트 바 91
스텝업 93
스피드 스쿼트(다이나믹 에포트 훈련) 90
싱글레그 루마니안 데드리프트(RDL) 87
업업다운 97
올림픽 하이바 스쿼트 84
와이드 스탠스 스쿼트 96
워크아웃 91
일반 크런치 97
자전거 타기 97
정지 스쿼트 84
제르셔 스쿼트 94
제퍼슨 리프트 95
체인 스쿼트 85

카프 레이즈	93
프론트 스쿼트	83
플랭크	97
피스톨 스쿼트	88
하이 박스 스쿼트	86

벤치프레스

JM 프레스	115
T바 로우	122
덤벨 로우	123
래터럴 레이즈	130
랙 프레스	110
랫풀다운	121
롤링 트라이셉스 익스텐션	116
리버스 밴드 벤치 프레스	111
리어 델트 레이즈	130
머슬 스내치	128
머슬 클린	128
밀리터리 프레스	128
바벨 로우	121
밴드 저항 프레스	110
밴드 푸시다운	119
벤트 오버 래터럴 레이즈	131
보드 프레스	108
브랫포드 프레스	129
스컬 크러셔	117
시티드 스내치	127
시티드 케이블 로우	122
시티드 클린	127
업라이트 로우	126
오버헤드 프레스	114
오버헤드 핀 프레스	113
인버티드 로우	124
체스트 서포티드 로우	122
카펫 프레스	113
큐반 프레스	125
클로즈 그립 벤치 프레스	112
클로즈 그립 인클라인 프레스	112

타월 프레스 109
테이트 프레스 118
파노라 푸시다운 119
페이스 풀 126
폼 프레스 114
풀업 120
프론트 레이즈/플레이트 레이즈 130
플레어 아웃 119
플로어 프레스 111
피스톤 푸시다운 120

데드리프트

10cm 블록 스내치 그립 데드리프트 144
10cm 블록 스티프 레그 데드리프트 143
T바 로우 156
굿모닝 145
글루트 햄 레이즈 149
덤벨 슈러그 154
데피싯 데드리프트 147
랙풀(무릎 높이) 154
랙풀(무릎 아래 구간) 150
랙풀(무릎 위) 155
랫풀다운 152
루마니안 데드리프트(RDL) 148
바벨 벤트오버 로우 153
백 익스텐션 148
밴드 스티프 레그 데드리프트 145
서스펜션 로우 148
슈러그(전면) 154
스내치 그립 데드리프트 143
스티프 레그 데드리프트 142
시티드 로우 케이블 로우 152
싱글 암 덤벨 로우 153
싱글 암 벤트오버 랜드마인 로우 149
업라이트 로우 156
와이드그립 풀업 151
체인 스티프 레그 데드리프트 145
친업 151

케틀벨 스윙 147
클린 풀 146
트랩바 슈러그 156

기초 다지기 훈련

덤벨 벤치 179
데피싯 데드리프트 183
디멜 데드리프트 181
루마니안 데드리프트(RDL) 182
무릎 밴드 백스쿼트 177
오버헤드 스쿼트 176
인버티드 로우 179
카운터밸런스 스쿼트 173
카운터밸런스 싱글레그 스쿼트 174
푸시업 179
프론트 스쿼트 175

근육 일람

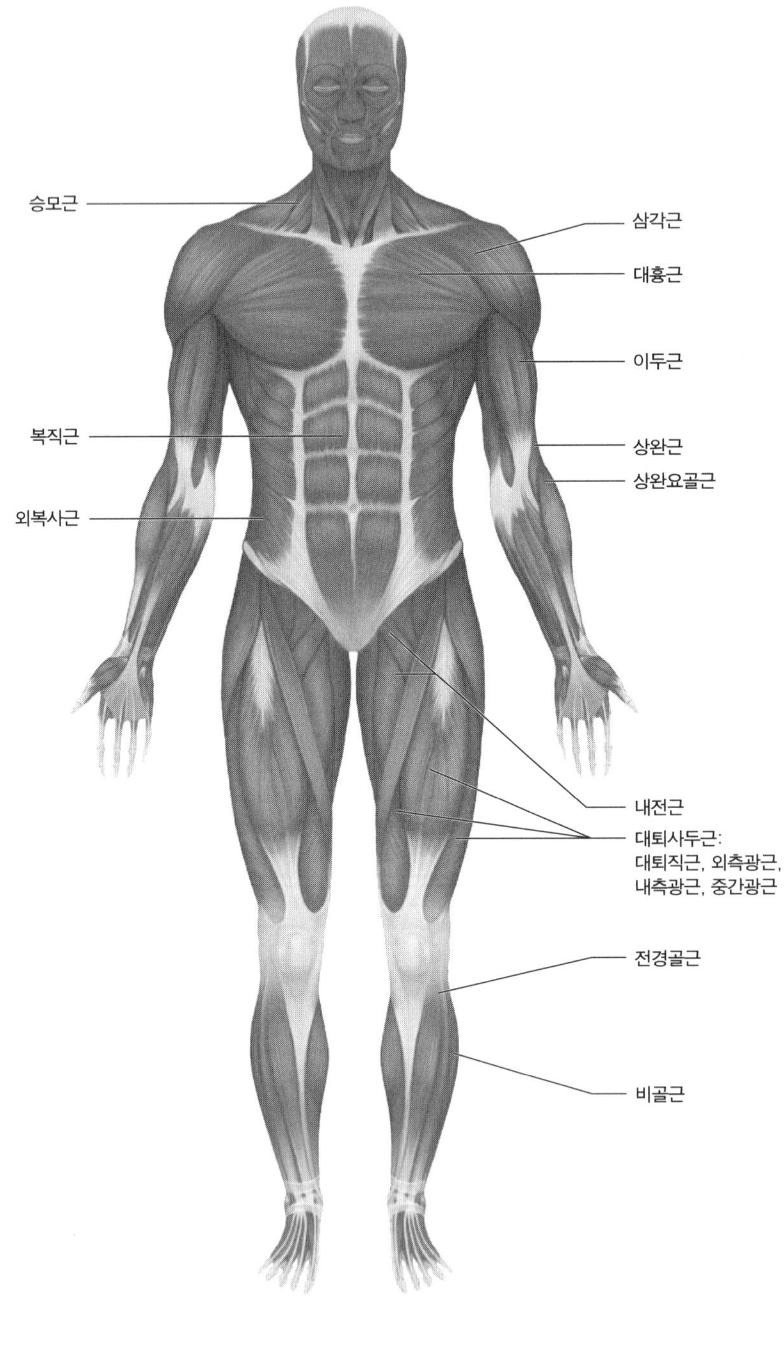
승모근
삼각근
대흉근
이두근
복직근
상완근
상완요골근
외복사근
내전근
대퇴사두근:
대퇴직근, 외측광근,
내측광근, 중간광근
전경골근
비골근

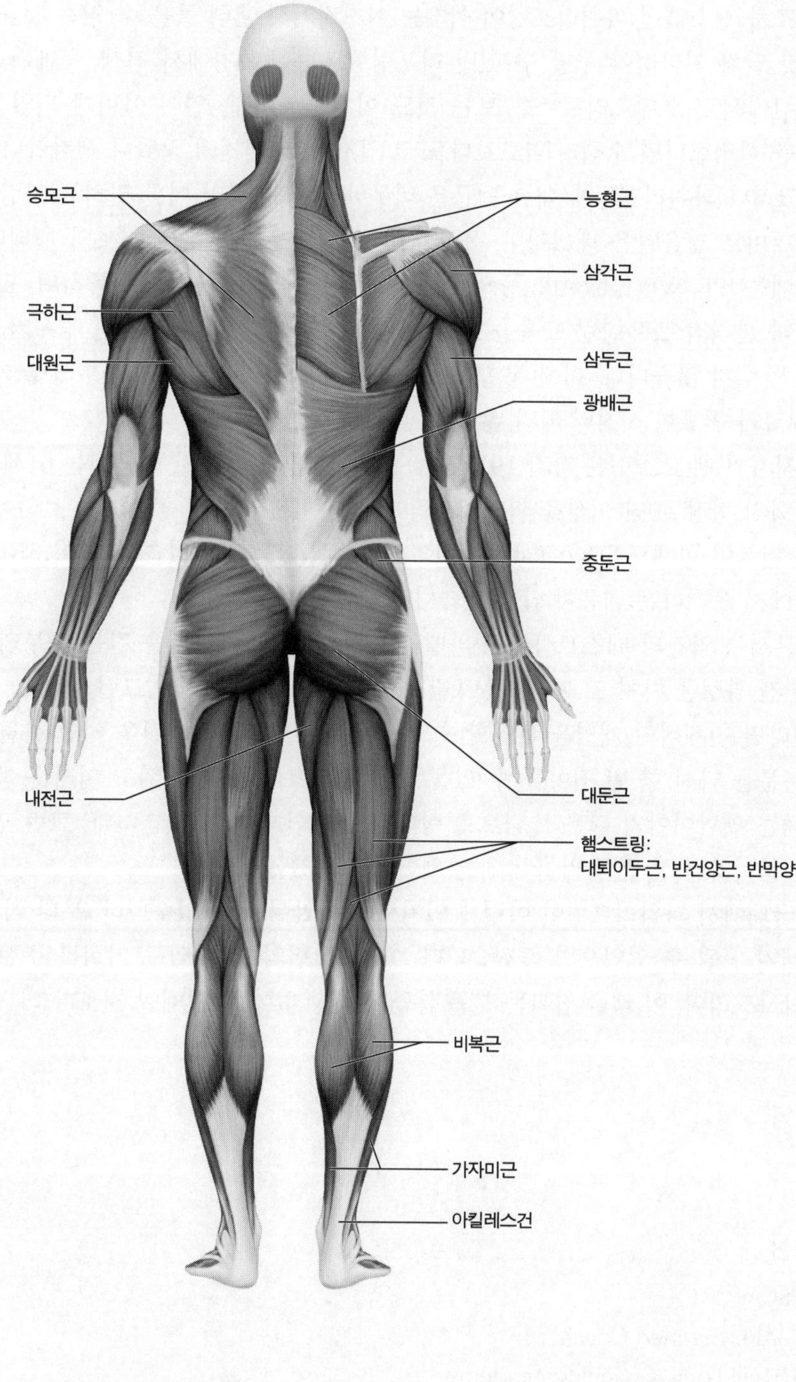
승모근
능형근
삼각근
극하근
대원근
삼두근
광배근
중둔근
내전근
대둔근
햄스트링:
대퇴이두근, 반건양근, 반막양근
비복근
가자미근
아킬레스건

역자 서문

이름조차 생소했던 파워리프팅이 이제는 여기저기서 흔히 들을 수 있는 것을 생각해보면 좀 놀랍습니다. 몇 달씩 기다려야 구할 수 있던 리프팅벨트는 초록창에서 검색, 구매가 가능해졌고, 일반 퍼블릭 체육관에서 스모데드리프트를 보는 것도 이제는 어려운 일이 아니게 되었습니다. 일반 대중으로 그 범위를 한정한다면 오히려 역도보다도 그 입지가 더 커지지 않았나 생각합니다.

그러나 파워리프팅에 대한 언급은 너무나 많지만 정작 이를 말하는 사람들조차 그에 대한 지식은 어깨너머로 알음알음 배웠거나, 유튜브를 통해 얻은 파편화된 정보의 형태인 경우가 많습니다. 물론 최근에는 IPF, WPC, USAPL 등의 단체들이 국내에서도 활발히 활동하며, 교육도 진행하고 있습니다. 그러나 본격적으로 이런 교육을 받은 사람들은 대개 현업 종사자인 경우가 많고, 가볍게 접근하기란 여전히 쉽지 않습니다. 이에 통합적인 관점에서 파워리프팅의 시작부터 끝까지 한 번쯤 훑어줄 수 있는 자료가 필요한 시점이 되지 않았나 생각합니다.

저자인 댄 오스틴은 과거 1979년 USPF 대회를 시작으로, 최근에는 61세의 나이에 2019년 USAPL 대회까지 장장 40년 이상을 파워리프팅에 헌신한 분입니다. 공동저자 브라이언 만 역시 오랜 선수 경력에 더불어 현재도 Dave Tate의 Elite FTS에서 활동하고 있습니다. 이 책에는 이러한 저자들의 오랜 경험에서 우러나온 내용이 담겨 있습니다.

본서는 약간의 웨스트사이드 바벨의 느낌으로, 처음 바벨을 잡는 것부터 대회를 준비하는 과정까지의 전 과정을 마치 교과서처럼 포괄적으로 다루고 있습니다. 그런 점에서 이 책은 처음 시작하는 분들이라면 전체적인 개념을 확인할 수 있을 것이고, 기존에 쇠질을 하던 분들이라면 자신이 놓치고 있던 부분을 다시 한 번 잡아줄 수 있을 것입니다. 또한 다른 두껍고 어려운 책들과 비교한다면, 원로에게 듣는 옛날이야기 같은 느낌으로 상대적으로 쉽게 쓰여 있습니다. 그런 만큼 파워리프팅에 관심이 있는 분이라면 한 번쯤 읽어야 하는 책이라고 하겠습니다.

국내에서 파워리프팅이 이렇게 인지도가 높았던 적이 없습니다. 부디 이 책이 그 추세를 이어나가는 계기가 될 수 있었으면 좋겠습니다. 이 책을 번역할 수 있는 기회를 주신 대성의학사 관계자 분들께 감사드리며, 이 책을 집어든 모든 분들이 부상 없이, 매일매일 전보다 더 강건해지시기를 빕니다.

2023년 2월

바보 고양이, 랑이를 기억하며

백재현 ....

- NSCA-CPT
- USAPL Certified Coach
- Barbell Logic Coaching Academy
- YMCA Lifeguard
- 역저: 『스쿼트 바이블』

감사의 말

감사드릴 분이 너무나 많습니다. 먼저 십대 시절 내가 파워리프팅을 시작하게 만들어주신 짐 듀리Jim Duree 씨에게 감사드립니다. 이 책의 개정판을 내도록 도와주신 나탈리 핸슨Natalie Hanson 씨에게 감사드립니다. 그녀가 주신 여성의 시각은 이 책에 큰 도움이 되었습니다. 커리어 내내 여러 훈련 모델을 알아보도록 만들었던, 그간 나와 훈련하고 같이 경쟁했던 모든 파워리프터들에게 감사드립니다. 박사학위를 가지고 있으면서도 이 책을 맡을 만큼 바보 같은 녀석을 믿어주셨던 로저 얼Roger Earle 씨에게도 감사드립니다. 마지막으로 이 책을 쓰는 그간의 노력을 인내로 참고 이해해주었던 아내와 아이들에게 감사의 말을 전합니다.

브라이언 만

프롤로그

파워리프팅, 그 어원에 관하여

『파워리프팅』의 초판이 출간되었을 때 많은 사람들이 다음의 질문을 했었다. “왜 『파워리프팅』이라고 부르는 거죠? 엄밀하게 보자면 파워는 안 들어가 있는데요?” 과학적으로 따지면 파워는 힘과 속도의 곱으로 나타낸다. 가령 스쿼트와 데드리프트 1RM에서 바벨의 속도가 0.3m/s보다 낮다면, 매우 느리다고 할 수 있다. 잘 훈련된 리프터라면 대개 바벨이 0.2m/s보다 느리게 움직이며, 심지어 0.08m/s보다 느리면서도 결국에는 리프팅을 성공시키는 사람도 있다. 이런 경우 힘은 매우 강하지만, 파워는 매우 낮다고 할 수 있다. 그러니 물리학적 관점으로 본다면 파워리프팅보다는 포스리프팅이라든가 토크리프팅이라고 하는 것이 조금 더 올바른 용어일 것이다. 그렇지만 우리는 이를 파워리프팅이라고 부른다. 처음 파워리프팅을 알게 되었을 때 나는 겨우 16살이었고, 그때의 나는 확실한 과학적 배경지식 같은 것이 없었다. 그러니 당연히 이름이 어떤지에 대해서는 신경 쓴 적이 없다. 이 세상 다른 모든 것들이 다 그렇듯 이것도 똑같은 것이다. 우리는 물컵을 유리라고 부르지 않고, 물컵이라고 한다. 그 이유는 물컵은 그냥 원래 물컵이기 때문이다. 그냥 컵을 원래 컵이라고 부르듯, 파워리프팅은 원래 파워리프팅이라고 부르는 것이다. 그러니 당연히 이게 궁금했을 리가 없었다.

이 책의 초판에서도 다루었는데, 나는 어렸을 때 미주리주 콜럼비아에 살았다. 그때 빌 클라크Bill Clark의 체육관에서 운동을 하면서 빌과 특별한 인연을 맺게 되었다. 생일 축하 겸 환송 파티에서 빌을 만났다. 그때 나는 파워리프팅이라는 종목을 처음 만들게 된 장본인에게 어째서 그런 이름을 붙이게 된 건지 물어볼 수 있었다. 비록 빌의 답변이 과학적으로 올바른 것은 아니었지만, 그때의 맥락은 알 수 있었다. 당시에는 올림픽 스타일의 웨이트리프팅 동작들을 대개 ‘퀵리프트quick lift(빠른 리프트)’라고 불렀다고 한다. 이 동작들은 특성상 당연히 느리게 들 수 없으며, 매우 빠르게 수행해야 한다. 그러다보니 다들 이를 퀵리프트라고 불렀다고 한다. 그 당시의 리프터들은 더 무거운 무게를 빠르게 들 수 있게 스쿼트와 데드리프트를 했다고 한다. 거기에서 파워라는 단어가 나왔고, 이것을 파워리프팅이라고 부르게 되었다는 것이다.

물론 과학적으로 올바른 이름은 아닐지라도, 맥락상 어떻게 이렇게 부르게 된 것인지는 명확하다. 과학적으로 따지면 파워power는 올림픽 리프팅이 더 크지만, 힘force은 작다. 힘이라는 값을 더 크게 만듦으로써, 더 무거운 무게를 빠르게 들어 올려 리프팅을 끝낼 수 있다. 그 당시의 사람들이 볼 때 '퀵quick'보다는 '파워'가 조금 더 느린 것처럼 느껴졌다는 것이다. 이렇게 해서 파워리프팅이라는 이름이 나온 것이다. 물론 누군가는 '어떻게 그따위로 생각할 수가 있지?'라고 하면서 비웃겠지만, 운동 생리학이라는 분야가 우리가 생각하는 것보다 훨씬 최근에 정립되었다는 점, 그리고 스트렝스&컨디셔닝이라는 분야는 심지어 훨씬 더 그 역사가 짧다는 점(그 유명한 NSCA조차 1978년에 와서야 설립되었다는 점을 생각해보라), 그리고 학술저널들마저도 최근인 2018년까지도 용어를 정립하는 논문들을 발표했었다는 점을 생각해보기 바란다. 파워리프팅을 연구하는 이들보다도, 이 종목 자체가 더 먼저 시작되었기에 우리가 이름을 갖고 다투어본들 의미가 없다. 다시 한 번 말하지만, 이름은 잘못된 것이 맞다. 그렇지만 그 맥락을 고려해볼 때 이런 이름이 된 것은 타당하다 하겠다. 그리고 여기서 나 역시 한 가지 덧붙이고 싶다. 내가 듣기에는 '파워리프팅'이 '포스리프팅'보다 훨씬 멋지게 들린다고 말이다.

Chapter 1
스트렝스, 크기, 파워의 생리학

파워리프팅이라는 종목에서 우리 몸이 어떻게 작동하는지 이해하려면, 먼저 기초적인 생리학에 대해 알아야 한다. 내가 말하는 기초 생리학이라는 것에는 다음과 같이 거창한 것들, 가령 필라멘트 활주설이라든가, 세포 내부에서 미토콘드리아가 어떻게 작동하는지라든가, 아니면 길고 긴 대회 날에 지방산이 신체대사에서 하는 역할이라든가, 이런 것들이 아니다. 당신이 이런 주제에 관심이 있다면 운동생리학 서적을 읽어보거나, 해부학, 생리학, 키네지올로지 수업 같은 것을 듣기 바란다. 이 장에서는 그런 것들보다는 그저 당신이 가능한 한 최대한으로 강해져서, 대회 날에 최적의 퍼포먼스를 보일 수 있도록 하는 데 필요한 수준의 생리학을 다룰 것이다.

운동 학습

인체가 어떻게 학습을 하는지에 대해 알게 되면 우리는 다양한 테크닉들을 이해하고, 어째서 그것들을 활용해야 하는지를 알게 된다. 아기가 걷는 것을 배우는 과정을 생각해보자. 아기는 다른 사람들이 걷는 것을 보고 이를 따라하려고 한다. 아기는 남들을 보고 이를 분석하며 자기도 걸어보려 할 것이다. 천천히 몸을 일으켜 서고, 흔들거리다가 넘어진다. 다시 몸을 일으켜 세우고, 흔들거리다가, 한두 걸음 정도 걷고, 다시 넘어진다. 결국 끈질긴 노력과 연습, 더불어 근육이 발달하면서 아기는 자연스럽게 걸을 수 있게 된다.

타마스 아얀Tamás Aján과 라자르 바로가Lazar Baroga는 그들의 책 『Weightlifting: Fitness for All Sports』(International Weightlifting Federation, 1988)에서 "모든 움직임은 그것이 어떻게 보이든 간에, 과거에 학습된 움직임 패턴에 기초해있다"고 말했다. 기존에 더 다양한 운동 패턴을 익혔을수록, 더 많은 움직임 패턴을 더욱 빠르게 익힐 수 있다. 두 사람이 스쿼트를 배운다고 치자. 한 사람은 잘 안 되는데, 다른 사람은 쉽게 배운다. 왜 한 사람은 쉽게 배울 수 있을까? 그 사람은 스쿼트에 필요한 운동 패턴을 이미 체득하고 있었기 때문이다. 잘 되지 않는 사람도 물론 테크닉을 마스터하고, 스쿼트를 더 잘하게 될 수 있다. 그러나 그러려면 시간이 더 많이 필요하다. 당신이 코치나 트레이너라면 이 동작을 어려워하는 사람들이 이해할 수 있도록 해당 움직임을 먼저 보여주어야 한다. 그러고 나서 반드시 자신이 그 동작을 직접 수행하도록 해야 한다. 처음 하는 사람들은 동작 자체가 우스꽝스러울 수 있고, 이를 배우는 과정에서도 온갖 바보 같은 행동들을 하게 될 것이다. 이는 마치 아기가 처음으로 걸음마를 배우는 것과 같다.

처음 시작하는 리프터는 무릎끼리 부딪힐 수도 있고, 아니면 마치 지렁이가 춤추는 것 같아 보일 수도 있다. 그렇지만 등에 바벨을 짊어지고 서있을 것이다. 어쩌면 그냥 다리를 굽힌 채로 굿모닝을 하는 것처럼 보일 수도 있다. 그러나 이들은 모두 스쿼트를 하기 위해 어설픈 동작이지만 나름대로 최선을 다하고 있는 것이다. 코치가 해야 할 일은 이들이 무엇을 잘못하고 있는지 알려주고, 이것을 어떻게 고칠지 가르치는 것이다.

결국 이들은 완벽하지는 않지만 스쿼트를 따라할 수 있게 될 것이다. 물론 테크닉은 계속해서 개선해야 한다. 루이 시몬스Louie Simmons는 언젠가 "코치라면 자신의 리프터 한 명 한 명이 제각기 코치가 될 수 있는 수준까지 되도록 가르쳐야 한다"고 말했었다. 그렇게 한다면 언제든 자기가 훈련할 때 코치가 10명씩은 주위에 포진해있게 될 테니까 말이다. 새로운 테크닉을 배울 때는 여러 방법을 시도하라. 주위에 잘하는 사람이 직접 하는 것을 보기도 하고, 그 사람에게 테크닉 코칭을 받고, 그리고 그 테크닉을 자기가 직접 수행해보는 것이 큰 도움이 된다. 만약 앞의 과정에서 뭔가 하나를 굳이 빼야 한다면, 다른 사람을 관찰하는 것을 빼는 것이 낫겠다. 이 과정에서 코칭을 받는 것이 정말 중요하다. 애초에 그것을 어떻게 해야 하는지 그 감각을 모르는 상태에서는, 설령 무언가 잘못하고 있더라도 그것을 깨닫지 못하기 때문이다.

이제 막 시작하는 초보자들은 엄청난 스트렝스의 증가를 경험하게 될 것이다. 처음 리프팅을 시작하는 이들이 한 달 혹은 이보다 적은 기간 동안에도 벤치 프레스를 10~20kg씩 증량하는 것은 매우 흔한 일이다. 이는 신경계의 효율성이 증가하는 것과 큰 관련이 있다. 우리의 뇌는 본질적으로 우리 몸 전체를 운영하는 CPU와 같다.

의식적이든 무의식적이든, 우리의 뇌가 제대로 작동하지 않는다면 신체에 아무런 일이 일어나지 않는다. 처음 이렇게 빠르게 스트렝스의 증가를 경험할 때는, 근육이 붙지는 않는다. 이렇게 빠르게, 이렇게 큰 폭으로 스트렝스가 늘어나려면 근육량의 증가폭이 매우 커야 하는데 그 정도의 근육을 만드는 데에는 정말 오랜 시간이 필요하다. 이는 그저 인간의 몸이 해당 움직임을 어떻게 수행하는지 익혔고, 이에 기존에 갖고 있던 운동 단위를 더 많이 동원하였기 때문이다. 여기에 쓰는 말은 아니나 용불용설(用不用說), 사용하지 않으면 아무 것도 아니라는 말을 기억해야 한다. 우리 몸에는 역치값이 매우 높고, 우리가 그동안 써본 적이 없는 운동 단위가 매우 많다. 웨이트 트레이닝에 있어서는 이들을 사용하는 방법을 배우지 않으면 영원히 이들을 제대로 동원해서 사용할 수 없다.

운동 단위라는 것은 운동 단위 전체가 다 같이 일하거나, 다 같이 놀거나 둘 중 한 가지 경우밖에 없다. 운동 뉴런이 근육을 수축하게 만들면, 그 신경이 분포해 있는 모든 섬유가 다 같이 수축한다. 신경 신호를 보냈는데 근섬유의 일부만이 수축하는 것은 불가능하다.

그러나 주요 근육 그룹에서 하나의 신경이 그에 연결된 근육 전체를 발화할 수는 없는 데다가, 근육에는 여러 개의 신경이 분포해 있다. 어떤 중량을 들기 위해 많은 근육을 사용해야 한다면, 더 많은 근육을 동원하기 위해 당연히 더 많은 뉴런들이 필요하다.

근육은 항상 그 전체가 다 쓰이는 것은 아니며, 한 번 움직임에는 작은 단위 몇 개만이 쓰인다. 가령 이두근을 생각해보자. 330ml 콜라를 마신다고 했을 때, 이두근은 테이블에서 입으로 가져오는데 필요한 만큼의 운동 단위만 동원한다. 만약 이두근이 쓸 수 있는 모든 운동 단위를 동원했다면 캔을 입술 앞에서 멈추지 못할 것이다. 너무 빠르고 강하게 움직일 테니, 입술은 터질 것이고 치아도 몇 개 쯤은 각오해야 할지 모른다. 반대로 우리가 일상생활에서 자주 마주칠 만한 중량인 20kg으로 컬 동작을 해야 한다고 해보자. 이번에는 콜라 때보다 더 많은 수의 근섬유를 동원해야 할 것이다. 가령 당신이 덤벨컬 기록을 세우고 싶어서 40kg에 도전한다고 해보자. 아마 처음에는 성공하지 못할 것이고 자세도 엉망일 것이다. 그렇지만 40kg을 그다음 주에 다시 도전했더니 부드럽게 들렸다고 하자. 이 경우는 근육이 늘어난 것이 아니라, 그저 몸이 이전에 쓰였던 운동 단위를 어떻게 동원하는지를 배웠다고 보는 것이 맞다.

파워리프팅과 같이 복잡한 운동을 할 때는, 서로 다른 다양한 근육군들의 운동 단위가 다 같이 협력해야 한다. 이 종목들은 이두 컬처럼 단순한 단관절 운동보다 훨씬 더 복잡하다. 단관절 운동을 3살짜리 아기에게 간단한 일을 가르치는 것처럼 생각해보자. 처음에는 어렵겠지만 곧 아기는 무엇을 해야 하는지 이해하고 아무 도움 없이 간단한 일들을 척척 해낼 것이다. 다중관절 운동은 3살짜리 아기 15명에게 같은 일을 가르치는 것과 같다. 대부분은 제대로 할 것이지만, 그중 일부는 말을 듣지 않고 자기 멋대로 굴려고 들 것이 분명하다.

스쿼트를 배울 때 어떤 사람은 엉덩이를 제대로 뒤쪽으로 밀지 못한다. 어떤 사람은 무릎이 서로 부딪히기도 하고, 어떤 사람은 앉았다 일어날 때 어깨는 가만히 있고 골반만 올라오기도 한다. 올바른 순서에 따라서, 올바른 시간에, 올바른 근육들을 쓰도록 운동 단위를 동원할 수 있게 되는 데에는 시간이 필요하다. 어떤 사람이 올바르게 운동을 할 수 있게 되려면, 다른 누군가의 끊임없는 코칭이 필요하다.

운동 동원에는 근육 내, 근육 간 두 가지 종류가 존재한다. 따라서 근육 학습에도 두 종류가 존재한다. 근육 내 운동 동원은 근육 내부에서 일어난다. 이것은 한 개의 근육 군이 어떻게 하면 더 나아질 수 있는지, 그 내부에서 배우고 발전하는 것이다. 근육 간 협응의 경우에는 더 큰 힘을 내거나 속력을 내기 위해, 서로 다른 근육의 근섬유들이 서로 협력해서 일해야 한다.

근육 간 협응은 전체적인 움직임을 더 효율적으로 만들기 위해 서로 다른 근육들이 협력하는 방법을 배우는 것이다. 리프터 자신이 최대한 좋은 자세를 만들려고 노력하고, 근육들이 특정 움직임을 계속해서 반복하다 보면, 점차 그 움직임이 효율적으로 변해간다. 가령 이제 키가 어느 정도 다 자랐고 아직 운동을 제대로 해본 적은 없는 아이가 생애 처음으로 런지를 해보려고 한다고 치자. 이 아이는 높은 확률로 런지 도중 좌우로 휘청거릴 것이고, 가슴은 푹 꺼질 것이고, 포워드 런지를 한다고 하다가 뒤로 넘어지기도 할 것이다. 그러나 이 아이가 계속해서 올바른 코칭을 받는다면, 언젠가는 가슴을 들게 될 것이고 상체는 수직으로 곧게 설 것이며, 넘어지지도 않고, 꽤 잘하는 것처럼 보이게 될 것이다. 이 정도 수준이 되면 근육들이 주어진 동작을 수행하는 방법을 배운 것이라 할 수 있다. 마치 공장에서 일하는 노동자 같은 것이다. 일을 시작하는 사람이 공장에서 기계를 조립하는데 처음에는 3시간이 걸렸다고 치자. 그러나 이를 반복해서 하다 보면 어떻게 해야 효율적인지를 배우게 될 것이고 나중에는 1시간 반이면 조립을 끝낼 수 있을 것이다. 이것은 그저 일을 어떻게 하는지 배우는 것일 뿐이다. 일단 무언가를 어떻게 하는지를 배우고 나면, 그다음부터는 훨씬 빠르고 효율적으로 그 일을 끝낼 수 있다.

물론 운동 단위를 더 효율적으로 쓰는 방법을 배워, 스트렝스가 증가하는 과정은 매우 빠르게 일어난다. 그렇지만 근육을 만드는 것은 이보다 훨씬 느리고 힘든 과정을 거쳐야 한다. 따라서 근육의 증가보다는 스트렝스의 증가가 더 빠르다.

주동근 vs 길항근

주어진 일을 능동적으로 수행하고 중량을 들기 위해 힘을 내는 근육을 주동근agonist이라고 부른다. 이때 주동근은 움직임에 따라 움직임을 만들어내는 주동근prime mover으로 쓰일 수도 있고, 경우에 따라 협력근secondary mover이 될 수도 있다. 길항근은 주동근과 반대의 역할을 하는 근육 또는 근육군을 말한다. 주동근이 수축하면 길항근은 이완한다.

보통 주동근과 길항근은 관절을 기준으로 서로 반대쪽에 붙어있다. 가령 팔꿈치를 보자. 이두 컬을 하면 이두근이 중량을 들어 올린다. 이때는 이두근이 주동근이 된다(그림 1.1). 삼두근은 길항근으로써 이두근이 최대한의 수축을 하고, 최대한의 가동범위가 나올 수 있도록 이완하게 된다. 만약 주동근과 길항근이 동시에 수축하게 되면, 근육은 그 길이를 변화시킬 수 없다. 드문 일이지만 주동근과 길항근이 동시에 수축하고 있음에도 불구하고, 어떤 근육의 길이가 변화하는 경우가 있다. 이는 그 근육군이 반대편의 근육군보다 더 강하다는 의미이고, 둘 사이의 끝없는 줄다리기에서 이겼다는 뜻이다. 이 경우에는 비효율적이기는 하지만 중량물이 천천히 움직일 것이다. 또한 이때는 근육의 힘을 적용받는 대상은 덤벨이 아니라 자신의 신체가 되겠다.

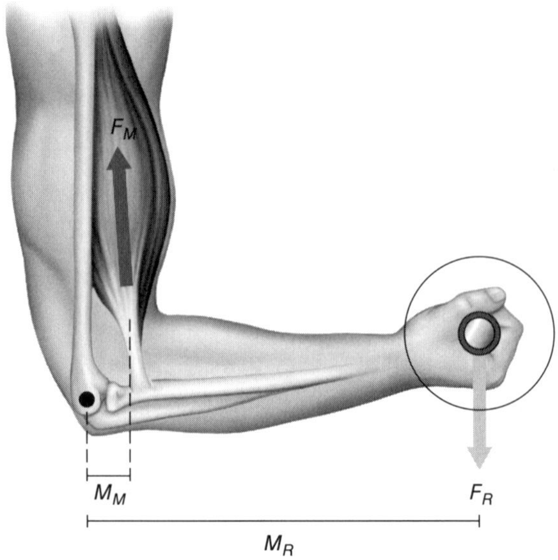

그림 1.1 이두근(주동근)이 삼종지레로써 덤벨을 들기 위해 수축할 때, 삼두근(길항근)은 주어진 부하에 대해 최대한의 가속이 이루어질 수 있도록 이완한다.

운동 학습 발달

파워리프팅과 관련된 스포츠 생리학은 나중에 매우 자세하게 다룰 것이다. 지금 여기에서는 어떤 운동을 배우든 그 속도를 매우 빠르게 올려줄 수 있는, 테크닉 학습의 본질적인 부분을 다룰 것이다. 바로 쿡 모델이다(Vernacchia, McGuire, and Cook, 1996, Coaching Mental Excellence, Warde Publishers, P. 84). 이 모델은 "보고, 느끼고, 신뢰하고, 이를 사실이라 믿고, 달성하라"는 정신적 루틴을 사용한다. 여기에 쓰이는 시각화가 매우 유용한데, 시각화를 하게 되면 해당 움직임과 관련된 신경들이 올바른 순서에 따라 작동하도록 하기 때문이다. 시각화는 증명된 방법론이다. 어떤 운동이 어렵다거나, 테크닉 수정이 어렵다면, 여기서 소개하는 쿡 모델을 통해 자신의 테크닉을 활용해보라.

쿡 모델의 첫 단계는 제대로 보는 것이다. 올바르게 잘 하고 있는지 스스로의 모습을 볼 수 있어야 한다. 자신의 모습이 마치 영화처럼 머릿속에서 재생되어야 한다. 당신은 중량, 관중, 심판까지 모든 걸 볼 수 있어야 한다. 자신이 완벽한 자세로 동작을 수행하여, 대회에서 흰 불 3개를 받는 것을 보아야만 한다.

그다음 과정은 느끼는 것이다. 바벨, 리프팅 장비, 대회 플랫폼, 관중, 파워, 올바른 순서로 동원되는 근육들까지, 이 모든 것을 느껴야 한다. 대회장의 공기의 맛을 보고, 거기에 떠다니는 암모니아와 탄마 냄새를 맡는다.

표 1.1 속근 섬유와 지근 섬유의 특성

특성	속근	지근
운동 단위의 크기	크다(단위당 근섬유 100개 이상)	작다(단위당 근섬유 100개 미만)
주요 기질(연료)	포스파겐, 글루코스(포도당)	글리코겐, 지방
수축 속도	빠르다	느리다
이완 속도	빠르다	느리다
수축력	강하다	작다
칼슘 활용	높다	낮다
미토콘드리아 밀도	높다	낮다

앞의 두 단계가 완료되면, 이제는 자신이 그 무게를 완벽한 자세로 들 수 있다고 스스로를 신뢰하고, 해낼 수 있다는 사실을 믿어야 한다. 그다음은 그저 들고 목표를 달성하는 것이다.

근섬유

인간의 근섬유는 여러 작은 분류들이 있지만, 크게 지근과 속근의 두 종류가 있다(표 1.1 참고). 지근 섬유는 느리다. 지근은 지구력 섬유로, 단위 수축당 큰 힘은 낼 수 없지만 온종일 힘을 낼 수 있는 특성이 있다. 지근 섬유는 온종일 우리가 걷고, 서 있는 데에 쓰인다. 반대로 속근 섬유는 빠르고 파워를 내준다.

속근 섬유는 전력질주, 점프, 투척, 그리고 중량을 들어 올리는 것처럼 더 많은 노력이 필요한 동작에 사용된다. 어떤 사람이 얼마나 강하느냐 또는 얼마나 폭발적으로 힘을 쓸 수 있느냐 하는 것은 이 속근 섬유에 달려있다. 인간은 선천적으로 지근이나 속근 둘 중 하나를 조금 더 많이 갖고 태어난다. 어떤 사람은 지구력 운동은 타고났으면서 벤치 프레스는 엄청 약하고, 또 어떤 사람은 100m를 10초에 뛸 수 있으면서도 트랙 한 바퀴는 숨이 차서 헉헉대는 것이 바로 이 때문이다. 타고난 근섬유 종류 덕분에 어떤 사람들은 훈련 없이도 비슷한 체구의 다른 사람들보다 훨씬 무게를 잘 들 수 있고, 체중이 75kg인데도 180kg 벤치 프레스를 몇 번씩이나 할 수 있는 것이다. 이런 사람들은 작은 근육으로도 더 큰 힘을 낼 수 있도록, 속근 섬유의 비중이 매우 높게 태어난 사람일 것이라 할 수 있다.

근육 만들기

많은 사람들은 체육관에서 근육이 커지는 것이 보이니, 근육이 체육관에서 자란다고 생각한다. 이것은 한편으로는 맞지만, 다른 한편으로는 틀린 말이다. 근육은 체육관에서 수행한 일의 결과로써 커지는 것이지, 체육관에 갔다고 해서 거기서 커지는 것은 아니다.

근비대

중량 운동을 하면 근섬유에 미세손상이 발생한다. 웨이트 트레이닝을 할 때 일어나는 근육의 단축성,

신장성 수축은 우리 몸에 손상을 가한다. 특히나 리프터가 점진적 과부하를 하고 있으며, 근육이 새로운 자극에 적응하도록 하는 경우에는 더더욱 그렇다. 웨이트트레이닝을 하면 앞의 미세손상과 더불어 근육에 추가적인 혈류가 공급되는, 소위 펌핑이라고 부르는 일이 일어난다. 근육이 손상되면 우리의 몸은 스스로를 고치기 시작한다. 인체는 근섬유가 손상된 상태를 좋아하지 않으니, 근육 재건축을 시작한다. 또 주어진 부하를 감당해야 하기에 더 많은 근육이 필요하다는 것을 깨닫고, 더 많은 근육을 만들기 시작한다. 손상된 근육의 단백질을 분해하고, 더 많은 근육을 만들기 위해 그 위에 추가적인 단백질을 가져다 붙인다. 이때의 추가분은 매우 적은 양이기 때문에, 더 많은 근육이 생기는 것은 시간이 오래 걸린다. 이렇게 근육을 더하는 과정을 근비대라고 부른다.

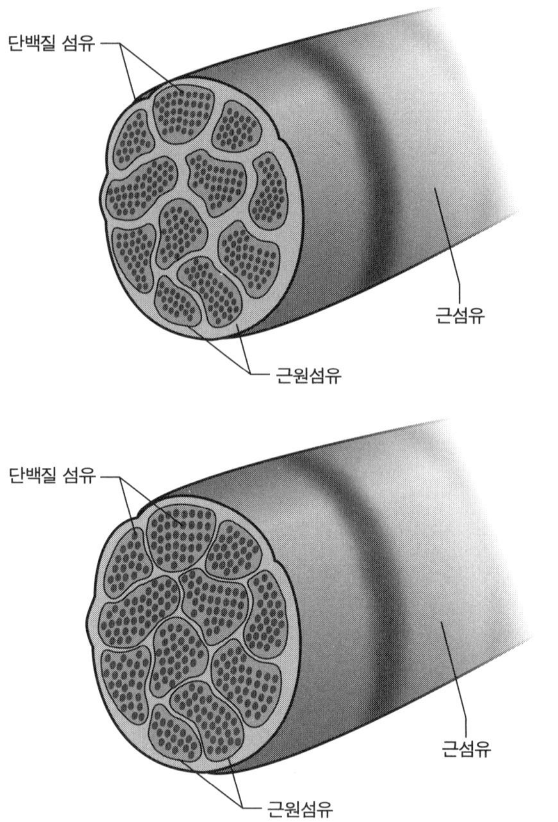

그림 1.2 비기능적(=근형질) 비대(a), 기능적(=근원섬유) 비대(b)

근비대에는 두 종류가 있다. 하나는 비기능적 근비대, 또는 근형질cytoplasmic 비대라고 한다(그림 1.2a). 다른 하나는 기능적 근비대, 또는 근원섬유myofibrilar 비대라고 한다(그림 1.2b). 근원섬유 비대는 무거운 무게를 들면서 발달한다. 보통 이것은 근육의 크기를 키우기는 훨씬 더 느리지만, 근육 섬유의 크기가 커지기에 스트렝스를 증가시킨다. 이 형태의 근비대는 근원섬유의 액틴과 미오신에서 일어나는데, 근육 자체의 수축력을 증가시킨다.

근형질 비대는 가벼운 무게로 고볼륨 훈련을 할 때 일어난다. 이는 근육에 부담을 주는 것은 맞지만, 근육이 움직일 수는 있는 수준의 부담을 주게 되는데, 이때 근육이 입는 손상은 그 형태가 다르다. 이때는 근원섬유는 자라지 않으며, 근절sarcomere 사이의 공간이 증가하게 된다. 이러한 형태의 근비대는 근육의 크기와 근육이 낼 수 있는 힘 사이에 딱히 연관성이 없다. 그래서 이를 비기능적이라고 하는 것이다.

파워리프팅의 목적은 체중을 최대한 가볍게 유지하면서, 최대한 무거운 무게를 들어 올리는 것이다. 따라서 우리는 기능적 근비대에 초점을 두어야 한다. 보디빌딩은 가벼운 무게로, 쉬는 시간을 짧게 줄여서, 최단 시간에 최다 볼륨을 달성할 수 있는, 고볼륨 운동을 주로 한다. 이러한 방식은 사람을 커지게는 하지만, 강하게 하지는 못한다. "크다고 해서 강한 것이 아니라, 강해야 강한 것이다"라는 말이 있다. 많은 보디빌더들은 벤치 프레스를 400kg씩은 할 수 있을 것처럼 보이지만, 실제로는 140kg에도 쩔쩔맨다. 이것은 어떤 방식의 근비대를 주로 훈련했느냐 때문에 그렇다. 반대로 파워리프터들은 거짓말 같은 힘을 보여준다. 82kg이나 90kg 체급에서 활동했었던 제이슨 프라이Jason Fry는 단순히 몸이 좋아 보이는 수준이다. 그 사람을 실제로 만나보게 되면 '벤치 프레스 165kg 정도 들지 않을까?' 하는 생각이 든다. 그러나 그는 82kg 체급에서 340kg 이상의 벤치 프레스를 성공했었고, 90kg 체급에서는

350kg을 들어 올렸다. 그 몸의 크기를 생각하면 거짓말 같은 기록이다. 그의 근비대는 완전히 기능적 비대에 치중해있었던 것이고, 그가 만든 근육은 전체가 순수하게 힘을 내는 데 쓰인 것이다.

SAID 원리

스트렝스 증가는 SAID 원리Specific Adaptations to Imposed Demands(주어진 부하에 대한 특수한 적응)에 기초해 있다. 우리의 신체는 우리의 몸이 겪는 자극에 적응한다. 가령 건설 계통의 직업에 종사하는 사람을 생각해보자. 이 사람이 처음 일을 시작하면 온종일 3kg짜리 오함마를 가지고 씨름하게 될 것이다. 일이 끝나면 너무 힘들고, 온몸이 근육통에 시달릴 것이고, 집에 가면 샤워도 못하고 그대로 소파에 쓰러져 잠들게 된다. 이렇게 3주가 지나고 나면 3kg 오함마를 하루 종일 휘두르고도 버틸 수 있게 된다. 심지어 일이 끝나면 취미로 소프트볼 리그를 할 수도 있게 될 것이다. 그런데 여기서 만약 전에 쓰던 공구가 망가져서 1~2kg쯤 더 무거운 오함마를 쓰게 되었다고 치자. 그러면 새로운 무게에 적응하기 전까지는 다시 전처럼 퇴근과 동시에 그대로 소파에 쓰러져 잠들게 될 것이다. 이는 그의 신체가 3kg 오함마의 자극에 적응했었기 때문이다. 3kg 오함마의 부하가 근육의 특수한 적응을 이끌어낸 것이다. 그리고 그의 신체는 아직 3kg 이상의 무게를 받아낼 준비가 되지 않았기 때문에, 더 무거운 공구를 쓰자 다시 피곤해진 것이다.

점진적 과부하

점진적 과부하 원리는 SAID 원리에 따라 우리 몸이 주어진 부하에 적응하고 나면 더 무겁게 훈련해야 한다고 말한다. 신체에 새로운 부하를 주고 또 다른 적응을 이끌어내려면 더 무겁게 훈련해야 한다. 고대 그리스의 레슬러, 크로톤의 마일로는 점진적 과부하의 아주 고전적인 예시라 할 수 있다. 마일로는 더 강해지기로 결정했고, 아기 송아지를 어깨 위에 들쳐메고 경기장을 몇 바퀴씩 돌아다녔다. 그는 이것을 매일 반복했다. 아기 송아지는 소가 되어가며 점점 크고 무거워졌으며, 이를 매일 반복한 마일로는 더욱 강해질 수 있었다. 마일로는 너무나 강해진 나머지, 그리스 전체에서 그 어느 누구도 마일로를 이기지 못했고, 마일로는 은퇴할 때까지 단 한 번도 레슬링 경기에서 진 적이 없었다고 한다.

대부분의 주기화 프로그램들은 점진적 과부하에 그 기초를 두고 있다. 프로그램은 대개 가벼운 무게로 시작한다. 훈련 사이클을 시작하고 매주 시간이 지남에 따라 사전에 계획했던 대로, 무게를 조금씩 올려간다. 이것이 근육에 과부하를 걸어주어 적응이 일어나게 된다. 마일로와 그의 송아지가 그랬듯, 우리도 매주 조금씩 무게를 올림으로써 강해질 수 있다.

발살바 매뉴버

일반적인 웨이트 트레이닝을 할 때는 보통 신장성 수축에서 숨을 들이마시고, 단축성 수축에서 숨을 뱉으라고 한다. 파워리프팅에서는 틀렸다. 파워리프팅에서는 발살바 매뉴버를 사용한다. 이 기술을 사용하면, 숨을 들이마시고 이를 참아서 우리 몸을 공기가 가득 찬 공처럼 만들 수 있다. 보통 두통을 유발하는 압력은 인간의 척추에 부하가 걸려있을 때 척추를 보호하는 것과 같은 압력이다. 그리고 이 압력은 힘이 인체의 부드러운 부분에서 흡수되어 멈추지 않고, 몸을 통해 다른 곳으로 전달될 수 있도록

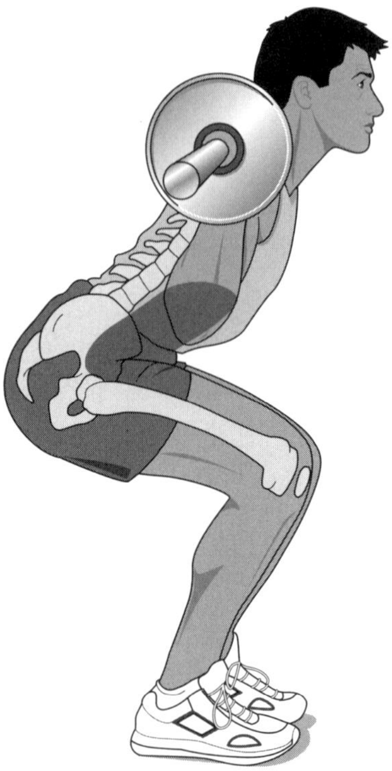

그림 1.3 발살바 매뉴버는 공기를 압축하고, 횡격막, 골반기저근, 복근, 그리고 몸 뒤의 근육을 잠금으로써, 튼튼한 구조물을 만들어내고 힘이 몸통을 통해 제대로 전달이 되도록 하며, 이를 통해 척추를 보호한다. 그림에서 복부에 그림자가 진 부분을 공이라고 생각하자.

해준다. 가령 스쿼트를 할 때 리프터는 최대한 뱃속에 공기를 많이 들이마시려고 한다(그림 1.3). 이 동작은 가슴을 제자리에 고정하고, 리프터의 몸이 앞으로 구부러지지 않도록 해준다. 만약 이 사람이 공기를 들이마시지 않는다면 바벨의 무게 때문에 가슴이 앞으로 찌그러질 것이고, 이 상태로는 아무리 하체가 강한 사람이어도 바벨을 위로 밀어 올리지 못할 것이다. 이미 약한 부분이 위에서 아래로 짓누르고 있기 때문이다.

힘은 단단한 표면이 있어야 손실없이 완벽하게 전달이 된다. 리프터가 몸을 단단하게 만들어 최대치의 압력을 만들어내야만, 몸통을 통해 다리가 만들어낸 힘을 위로 전달하고, 무거운 무게를 들어 올릴 수 있다. 차를 힘으로 밀어야 하는 두 가지 상황을 상상해보자. 하나는 폭신한 눈 위에서, 그리고 하나는 콘크리트 바닥 위에서. 어떤 게 더 쉽겠는가? 콘크리트 위에서는 우리가 땅을 미는 힘이 그대로 차에 전달이 되지만, 눈 위에서는 폭신한 눈 때문에 땅을 밀어내는 힘이 이리저리 분산될 것이고, 완벽하게 차로 전달이 되지 않을 것이다.

위의 원리는 모든 운동에 똑같이 적용된다. 어떤 운동이든 더욱 단단하게 압력을 만들어내면, 더 많은 힘이 전달이 된다. 벤치 프레스를 생각해보면 좋겠다. 시대를 초월한 영원한 거인, 빌 길레스피Bill Gillespie는 겨우 60kg의 벤치 프레스를 하더라도, 얼굴이 빨갛다 못해 보라색으로 변한다. 그래야만 몸의 압력을 최대한 견고하게 유지할 수 있고, 힘이 제대로 전달되기 때문이다.

혈압

최대 무게에 도전할 때 파워리프터의 혈압은 심근경색(심장마비)의 수치까지 올라간다. 스쿼트나 데드리프트 최대 무게에 도전하는 사진을 찾아보면 누가 되었든 얼굴이 보라색을 띠고 있을 것이다. 모든 근육이 최대치로 수축하고 있으며, 동맥과 정맥에 압력을 가하고 있기 때문에, 혈액순환이 어려워진다. 이는 우리의 심장이 더 열심히 뛰게 만들어, 피를 더 강하게 뿜어내는 결과를 가져온다.

SAID 원리를 기억하는가? 이 역시 앞에서 다루었던 SAID 원리의 또 다른 예시 중 하나라 하겠다. 몸 전체에 피를 순환시키기 위해서는 심장이 더 강하게 뛰어서 저항을 이겨내야 한다. 이에 좌심실의 크기와 밀도가 크게 증가하게 만들고, 너무 강하게 뛰다가 좌심실이 터져버리는 것을 막아준다. 심장 역시 다른 근육들과 똑같은 근육이다. 더 열심히 뛰면, 심장 역시 근비대가 일어난다.

전신에 피를 뿜어낸 결과, 심장의 크기가 커지면, 심장의 수축 능력 역시 좋아진다. 그렇게 되면 큰 저항 없이 더욱 쉽게 전신에 피를 순환시킬 수 있게 된다. 파워리프팅에서는 근육들이 매우 높은 압력에 대항하여 힘을 써야 하므로, 자주 뻐근해지고 굳어지곤 하는데, 이를 어느 정도의 심폐순환 운동을 통해 균형을 맞춰주어야 한다. 반드시 고강도 유산소일 필요는 없지만, 어느 정도 심장이 뛰도록 만들 수 있는 정도여야 한다. 심장도 그에 주어진 일을 해야 하니까 말이다.

요약

SAID 원리가 모든 훈련의 종류를 결정한다. 파워리프팅의 원칙은 더욱 강해지는 것이므로, 신체에 주어진 부하는 반드시 더 강한 스트렝스로의 적응을 이끌어내야 한다. 올바른 부하가 주어지지 않으면, 절대로 적응이 일어나지 않을 것이고, 리프터는 절대로 강해질 수 없을 것이며, 스쿼트, 데드리프트, 벤치 프레스, 그 어떤 종목에서도 자신의 최고 기록을 세울 수 없을 것이다.

점진적 과부하의 개념은 크로톤의 마일로 때부터 있었다. 이것은 매주 시간에 지남에 따라 점점 더 무거운 무게를 사용하여, 신체가 적응하도록 과부하를 걸어주는 것이다. 이 역시 위의 SAID 원리가 적용되는 것이라 하겠다.

발살바 매뉴버는 모든 훈련자가 익혀야 할 핵심 사항이다. 이는 신체 내부의 압력을 높여서, 우리의 몸을 통해 효율적으로 힘이 전달되도록 하는 것이다. 내부의 압력이 충분히 높지 않아서 몸이 충분히 단단해지지 않으면, 힘이 제대로 전달되지 않을 것이고 들 수 있는 무게의 총량은 줄어들 것이다.

어떤 훈련 철학을 갖고 있든 간에 위의 세 가지 기본 개념은 부정할 수 없는 진실이다. 그 어떤 프로그램이든 앞의 세 가지 핵심 생리학적 개념이 그 근간을 이루고 있다. 시간이 지남에 따라 점점 더 무거운 무게를 들지 않는 사람은 더 이상 강해지지 못할 것이며, 발살바 매뉴버를 할 줄 모르는 사람 역시 최대 부하를 들어 올릴 수 있을 만큼 충분히 단단해지지 못할 것이다.

Chapter 2
영양 섭취

많은 파워리프터들이 영양에 대해 잘 모른다. 모두가 스쿼트, 벤치 프레스, 데드리프트를 증량하기 위해 온갖 운동과 루틴을 찾는 것에 많은 시간을 쓰지만, 어떻게 챙겨먹어야 하는지 찾아보는 사람을 찾아보기는 매우 힘들다. 올바른 영양 섭취는 다음 훈련을 위해서 제대로 회복하고, 훈련에서 더 많은 에너지를 쓸 수 있도록 만들어주며, 나아가 부상의 위험까지도 줄여준다 할 수 있다.

이 장에서는 올바른 영양 섭취란 어떤 것인가에 대해 개괄적인 내용을 설명할 것이다. 영양에 대해서 훨씬 심도 있게 다루는 서적이야 수백 권이 있지만, 파워리프터는 기본적인 지식만 알아도 충분할 것이라 생각한다.

먼저 주요 영양소인 단백질, 탄수화물, 지방에 대해 다룰 것이다. 이들이 무엇이고, 어떤 역할을 하며, 각각 어떻게 섭취할 수 있는지를 다룰 것이다. 물 역시 주요 영양소이다. 이들을 주요 영양소라고 하는 것은 이들이 영양에 있어 매우 중요하기 때문이다. 이들을 먼저 다루고 나면, 나머지 자잘한 것들이야 알아서 제자리를 찾아갈 것이다.

단백질

단백질은 아마 파워리프터가 가장 좋아하는 주요 영양소일 것이다. 단백질은 손상이 발생한 이후, 근육을 회복하고 새롭게 근육을 만드는 과정을 돕는다. 단백질이 없으면, 근육의 회복도 없는 것이다. 운동이 끝나고 근육이 박살난 채 회복이 되지 않으면, 근육은 이전보다 강해지지 않을 것이고, 이어지는 운동에서 다칠 가능성도 높아진다. 가령 인도를 보수한다고 쳐보자. 땅을 파고, 다지고, 평평하게 만들고, 다른 모든 것을 다 준비했다 치더라도, 보도블록이 없으면, 인도 공사는 끝나지 않는다.

이처럼 아무리 올바른 강도와 볼륨으로 열심히 몰아붙이며 운동을 하더라도, 단백질이 없으면 근육은 회복하지 못할 것이고, 그러면 제대로 된 결과를 얻을 수 없다. 단적으로 말하자면 단백질이 곧 근육이다. 단백질은 1g당 4kcal의 열량을 갖고 있다. 단백질에는 근육을 만들기 위한 21개의 아미노산이 있는데, 이 중 9개를 필수 아미노산이라고 한다. 인간은 스스로 필수 아미노산을 합성할 수 없으므로, 반드시 음식이나 별도의 보조제로 섭취해야 한다. 나머지 비필수 아미노산은 인체에서 합성이 가

> **최고의 단백질 급원**
>
> 칠면조 가슴살: 1회 제공량 90g당 단백질 24g
> 순살 닭가슴살: 1회 제공량 120g당 단백질 24g
> 지방 없는 소고기: 1회 제공량 120g당 단백질 22g
> 참치 통조림: 1회 제공량 90g당 단백질 22g
> 에다마메: 1회 제공량(1컵)당 단백질 18.5g
> 생 햄: 1회 제공량 90g당 단백질 15g
> 무지방 우유: 1회 제공량 240ml당 단백질 8g
> 계란 흰자: 왕란 1개당 단백질 4g

능하므로, 이 경우는 음식의 형태로 반드시 외부에서 공급받아야 하는 것은 아니다.

가장 좋은 단백질은 동물성 단백질이다. 만약 그것이 어떤 동물의 근육이었다면, 가장 좋은 단백질 급원이라고 할 수 있다. 소고기, 닭고기, 생선은 모두 좋은 단백질 급원이며, 계란, 유제품, 견과류, 씨앗, 콩과 식물에도 단백질이 들어있다. 채소에도 단백질이 조금 있기는 하지만, 이것들은 대부분 불완전 단백질이다. 다시 말해서 필수 아미노산 중 무언가 빠져있다는 것이다. 만약 채식으로 근육을 키우겠다고 하면, 반드시 채소 이외의 다른 단백질 급원으로 식물성 단백질이 채워줄 수 없는 필수 아미노산을 보충할 수 있어야 한다. 이 두 가지가 합쳐져야만 완벽한 단백질이 된다. 가령 콩에는 쌀에 부족한 단백질이 들어있으니, 둘을 같이 섭취하는 것이 이러한 예시라 할 수 있겠다.

단백질은 대개 다음의 오해를 사기도 한다. 많은 사람들이 자기가 충분한 단백질을 공급받지 못하고 있다고 생각하는데, 그렇지 않다. 인간의 신체는 남녀를 불문하고 체중 1kg당 최대 1.5~2.0g의 단백질 대사만이 가능하다. 가령 체중이 100kg인 사람이 하루에 효율적으로 처리할 수 있는 단백질은 고작 150~200g 정도라는 것이다. 이는 파워리프터와 보디빌더들 사이에 광범위하게 퍼져있는 체중 1kg당 4g의 단백질이 필요하다는 믿음과 상충된다. 저대로라면 위의 체중 100kg인 사람은 하루에 400g의 단백질이 필요하다. 단백질을 이렇게 많이 섭취해봐야 이는 고작 딱 하나의 결과로 이어진다. 바로 비싼 소변을 볼 수 있게 된다는 것이다.

탄수화물

탄수화물은 에너지다. 탄수화물은 우리가 운동을 지속할 수 있게 해주는 기름과 같은 것이다. 탄수화물은 단백질과 똑같이 1g당 4kcal의 열량을 낸다. 탄수화물을 분해하면 더 단순한 화합물로 쪼개지게 되고, 더 나아가 혈당지수(GI지수)라는 수치로 구분할 수도 있다.

탄수화물의 가장 간단한 형태는 설탕이다. 주스, 사탕, 음료수, 그리고 다른 달달한 것들을 생각해보라. 이들의 에너지는 인간의 혈류로 빠르게 들어오며, 빠르게 사용되거나 빠르게 지방으로 저장된다. 이것이 언젠가 당신이 운동을 시작할 때는 컨디션이 좋았는데, 운동을 끝내기도 전에 금방 지쳐버린 이유이다. 단순한 형태의 탄수화물이 에너지로 쓰였고, 이것이 얼마 지나지 않아 빠르게 소진되었던 것이다.

복합 탄수화물은 조금 더 범위가 넓어진다. 파스타, 감자, 현미, 고구마, 빵 같은 것들이다. 이러한 복합 탄수화물은 혈류로 들어오기까지 조금 더 오랜 시간이 걸리며, 더 오랜 시간 동안 에너지를 공급해줄 수 있다. 복합 탄수화물은 가장 좋은 에너지 급원이므로, 운동과 대회 직전에는 이들을 먼저 먹도록 해야 한다.

단순 탄수화물은 꽤나 자주 '나쁜' 탄수화물이라는 딱지가 붙곤 한다. 그러나 모든 음식은 그것이 필요한 적절한 때가 있는 것이다. 단순 탄수화물이라고 해서 나쁜 탄수화물이 아니다. 이들은 운동 중 피로가 오는 시점을 늦추는 데 매우 유용하다. 이들은 분해하는 데는 큰 에너지가 필요하지 않으며, 이들은 빠르게 혈당을 올려준다. 운동 중 섭취할 만한 단순 탄수화물로는 스포츠 드링크, 스포츠젤, 건포도, 또는 기타 비슷한 것들이 있다.

탄수화물은 주요 에너지원이므로, 운동에 쓸 에너지원으로는 탄수화물을 먼저 챙겨야 한다. 탄수화물이 충분하지 않다고 해서, 인체가 즉각적으로 지방을 사용하는 것은 아니다. 대신 인체는 근육을 분해해서 에너지원으로 사용한다. 이것이 바로 탄수화물이 근손실 방지 효과가 있다고 하는 이유다. 탄수화물이 있어야 근육을 분해해 에너지로 쓰는 불상사를 막을 수 있다. 우리 몸 전체에 저장할 수 있는 탄수화물은 겨우 250g밖에 되지 않는다. 그러나 지방의 저장량은 거의 무한하다.

혈당지수(GI지수)를 알아보면 탄수화물에 대해 더 자세히 알 수 있다. 혈당지수는 섭취한 음식이 얼마나 빠르게 혈류로 들어올 수 있는지를 분석해놓은 척도다. 에너지가 혈류로 더 빠르게 들어 올수록, 해당 음식의 혈당지수 값이 더 높다. 혈류에 당이 들어오게 되면, 혈류 속의 당을 저장하기 위해서 인슐린이 분비된다. 혈당지수가 높을수록, 한 번에 더 많은 양의 당이 혈류로 들어오게 되는데, 이것이 췌장을 자극하여 인슐린이 분비된다. 혈류에 당이 많아지면, 많은 양의 인슐린이 분비되어 높아진 혈당을 즉각적인 에너지원으로 사용할 수 있도록, 글리코겐의 형태로 근육에 저장하거나, 장기적인 에너지원으로 사용할 수 있도록 지방의 형태로 저장하게 된다. 당이 모두 저장되어 혈당이 낮아지면, 우리의 뇌는 더 많은 에너지를 받아들이도록 배고프다는 신호를 보낸다.

음식의 혈당지수가 낮을수록, 음식이 분해되어 혈류로 들어가, 에너지원으로 쓰는 데 더 오랜 시간이 걸린다. 혈당지수는 음식에 들어있는 지방과 섬유질도 같이 고려해서 혈당이 오르는 데 얼마나 걸리는지를 알려준다. 가령 감자와 고구마는 둘 다 복합 탄수화물이다. 그러나 고구마는 감자보다 섬유질이 더 많아서, 인체가 이를 소화하는 데 더 오래 걸린다. 혈당이 오르기까지의 시간이 더 오래 걸리니, 감자보다 혈당지수가 낮다. 혈당지수가 낮은 음식과 높은 음식 중 어떤 것이 더 좋은 음식일까? 이것은 자신의 목표가 무엇이냐에 따라 다르다. 만약 격렬한 운동 중간이라면, 빠르게 사용할 수 있는 것이 필요할 것이다. 그렇다면 스포츠 드링크처럼 혈당지수가 높은 탄수화물을 골라야 할 것이다. 그러나 만약 사무실에서 하루 종일 앉아 있는 사람이라면, 최대한 오랫동안 사용되는 에너지원이 필요하다. 이 경우는 앞에서 다루었던 고구마나 혈당지수가 낮은 음식이 좋은 선택지라 하겠다. 비녹말성 채소 역시 좋은 탄수화물 급원이다. 이들은 당이 적고, 섬유질이 많아 혈당지수가 낮다.

가장 좋은 탄수화물 급원은 곡물, 감자와 같은 덩이줄기류 식물, 또는 당류를 기반으로 하는 것들이다. 이를테면 빵, 파스타, 오트밀, 쌀, 스포츠 드링크, 감자, 옥수수, 또르띠야, 채소, 과일 같은 것들 말이다. 탄수화물 급원은 어디까지나 자신의 목표가 무엇이냐에 따라 달라진다. 가령 체지방을 줄이고 싶다면, 최대한 혈당지수가 낮을 것을 골라야 한다. 이렇게 하면 배고픔을 덜

최고의 탄수화물 급원

오트밀: 1컵당 탄수화물 56g, 혈당지수 61

현미: 1컵당 탄수화물 44g, 혈당지수 50

고구마: 1컵당 탄수화물 41g, 혈당지수 54

팝콘: 1회 제공량 4컵당 탄수화물 30~40g, 혈당지수 55

퀴노아: 1컵당 탄수화물 39g, 혈당지수 53

통곡물 파스타: 1컵당 탄수화물 37g, 혈당지수 45

바나나: 중간 크기 1개당 탄수화물 27g, 혈당지수 51

사과: 중간 크기 1개당 탄수화물 16g, 혈당지수 38

통곡물 빵: 1쪽당 탄수화물 11g, 평균 혈당지수 71

느낄 것이고, 더 적은 칼로리를 소모하게 될 것이다.

지방

지방은 에너지원이다. 모든 종류의 지방은 1g당 9kcal의 열량을 갖고 있다. 지방fat은 그동안 '뚱뚱하다fat'와 이름이 같다는 이유로 오명을 뒤집어썼었다. 사람들은 지방을 많이 먹으면 뚱뚱해진다거나, 지방을 섭취하면 그것이 그대로 체지방으로 쌓일 것이라고들 한다.

지방은 포화지방과 불포화지방으로 나뉜다. 포화지방은 동맥경화를 촉진하고, 고콜레스테롤, 복부지방처럼 건강하지 못하다고 여겨진다. 이러한 포화지방의 예시로 튀김, 적색육, 초콜릿, 구운 음식, 감자칩 등이 있다.

불포화지방은 동맥과 정맥을 청소해주는 것이라 여겨진다. 불포화지방산의 급원으로는 올리브오일, 아몬드, 생선 등이 있다.

지방은 여러 이유로 매우 중요하다. 지방이 없으면 비타민 A, D, E, K와 같은 지용성 비타민을 흡수할 수 없다. 지방은 체온을 지켜주고, 신체 내부 장기를 보호하기도 한다. 운동 퍼포먼스 측면에서는 가능하면 불포화지방을 먹어야 한다. 이렇게 하는 편이 건강에도 좋고, 가성비가 좋다. 지방은 일일 섭취 열량의 25~30%가 되도록 유지한다.

물

물은 가장 중요한 영양소 중 하나이면서도, 많은 사람들이 충분히 마시지 않는 영양소다. 인체는 60%가 수분으로 이루어져 있고, 근육은 80%가 수분이다. 탈수 상태가 되면, 힘을 낼 근육이 적어지는 것이라고 생각해야 한다. 탈수는 체중의 2~3% 무게의 수분을 잃으면 발생하는데, 이때는 근육의 힘을 내고 유지하는 능력이 눈에 띄게 감소하게 된다. 탈수가 오면 무게를 이전만큼 들지 못하거나, 반복을 몇 회 이상 하지 못하게 될 것이다. 에너지를 만들고, 힘을 내고, 손상된 부분을 고치는 체내에서 일어나는 모든 활동은 물을 필요로 한다. 물이 부족하면 제대로 퍼포먼스를 낼 수 없으니, 컨디션이 나빠

최고의 지방 급원

올리브오일: 1큰술당 지방 14g(포화지방 1.9g, 불포화지방 11.2g)
아몬드: 30g당 지방 14g(포화지방 1.1g, 불포화지방 12.1g)
버터: 1큰술당 지방 11.5g(포화지방 7g, 불포화지방 0g)
연어: 1회 제공량 90g당 지방 10.5g(포화지방 2.1g, 불포화지방 8g)
아보카도: 중간 크기 1/3개당 지방 8g(포화지방 1g, 불포화지방 6g)
계란 노른자: 왕란 1개당 4.5g(포화지방 1.6g, 불포화지방 2.7g)
아마(亞麻)씨: 1큰술당 지방 3g(포화지방 0.3g, 불포화지방 2.5g)

진다. 신체가 탈수 상태에 있으면, 근육에 좌상을 입을 확률이 크게 높아지며, 고강도 훈련에서 파열될 가능성도 높아진다. 물은 근육의 탄성과 유연성을 유지해주어, 좌상과 파열을 예방해준다. 근육이 탈수상태에 빠지면, 근육이 본래의 특성을 제대로 띠지 못하게 되어, 비효율적이고, 정상적으로 작동하지 않게 된다.

다음은 탈수의 부정적 효과들을 나열한 것이다.

- 심박수 증가
- 심박출량 감소: 피를 순환시키기 위해 심장이 한 번 뛸 때마다 더 힘들게 일해야 한다.
- 근지구력 감소
- 근육 경련 증가
- 스트렝스와 파워의 감소
- 균형 능력 감소
- 일사병, 열사병 위험 증가

목이 마르다면, 이미 체수분의 1%를 잃었다는 뜻이다. 이것만으로도 퍼포먼스가 감소한다. 자신이 충분한 수분을 섭취했는지 판단할 수 있는 간단한 방법이 있다. 화장실에서 소변을 점검해보는 것이다. 당연한 말이지만 청크린이 없는 변기여야 한다. 소변색이 밝을수록 좋다. 매일 훈련 직전에 점검하도록 하며, 이때 레몬에이드나 그보다 밝은색이어야 한다. 만약 색이 진하면, 그 즉시 수분 보충을 한다.

물은 근육에 영양소를 전달하는 것은 물론이고, 운동으로 인해 근육에 쌓여있던 젖산과 다른 부산물들을 제거해주어 회복을 돕는 역할도 한다. 충분한 수분 섭취를 하지 않으면, 근육은 제대로 회복을 하지 못하고, 근육통이 더 오래간다. 물을 좀 더 마신다고 해서, 근육통이 좀 더 빨리 사라진다는 생각을 해본 적이 있는가? 무척 흔하고 값싼 물건이지만, 엄청난 결과를 가져다준다.

모든 세포에는 물이 존재하니, 물은 어느 정도 내부 장기를 보호하는 역할도 하며, 관절의 윤활작용도 한다. 사람들이 매일 겪는 뻐근한 느낌 중 일부는 사실 탈수의 증상이다. 단순히 물을 많이 마셔주는 것만으로도 훨씬 나아질 수 있다.

수분은 당신이 마시는 그 어느 것에서든 섭취할 수 있다. 음료는 크게 두 카테고리로 나눌 수 있는데, 하나는 수분 보충이 가능한 것들이고, 하나는 수분 보충이 되지 않는 것들이다. 수분 보충 음료는 어떤 것이든 우리의 수분 함량을 늘릴 수 있는 것이다. 수분 보충 음료는 갈증을 해소하고, 실제로 신체에 수분을 전달한다. 음료를 마시는 목적이 수분 보충이므로, 수분 보충 음료는 당신이 가장 좋아하는 마실 것이 좋다. 물, 레몬에이드, 스포츠 드링크 등이 있다.

비수분 보충용 음료는 체내 수분량을 늘려주지 않는다. 이는 이뇨작용이 포함된 음료들인데, 체내에 수분을 보유하는 것이 아니라 내보내도록 한다. 카페인의 이뇨작용이 실제로 탈수작용을 불러오는 것인지, 아니면 단순히 마신 물을 내보내서 균형을 맞추는 것인지 완벽하게 알려진 것은 아니다. 반면 술은 확실하게 탈수작용을 불러온다. 술을 마신 뒤 오는 숙취의 많은 부분은 탈수작용과 비타민 B의 부족, 그리고 혈당 감소가 겹쳐진 결과다.

우리 몸은 자체적으로 수분을 만들어내지 못하니, 물을 꼭 마셔야 한다는 점을 반드시 기억해야 한다.

체중 증가

과거 체중을 늘리는 방법은 눈에 보이는 모든 것을 먹어치워 목표 체중에 최대한 빨리 도달하는 것뿐이었다. 그리고 그것이 강해지는 가장 최선의 방법이라고들 생각했었다. 그러나 이제 시대가 바뀌었고, 인류는 인체에 대해 조금 더 많이 알게 되었다. 근육은 에너지를 저장하지 않으니, 천천히 붙고, 빠르게 빠진다. 반대로 지방은 빠르게 붙지만, 천천히 빠진다. 만약 누군가 체중이 한 달 만에 7kg이 늘었다고 한다면, 대부분은 지방이 늘어났을 것이다. 다만 파워리프터의 지방이 7kg 늘어난다면, 더 강해지기는 한다. 오랜 격언인 '체중으로 중량을 친다mass pushes mass'는 말이 꽤 맞는 말이기는 하다. 그렇지만 이것은 그 사람의 가능성을 최대한으로 끌어올린 수준은 아니다. 지방은 수축성 요소가 없다. 액틴도 없고, 미오신도 없다. 지방은 수축해서 중량을 드는 데 쓸 수 없다. 그러나 파워리프팅이라는 목표를 위해서, 이 스포츠 퍼포먼스 자체가 목적이라면, 체중 증가를 통해 레버리지에 변화를 주어 중량을 늘리는 것도 얼마든지 가능하다.

올바르게 체중을 늘리는 방법은 천천히 하는 것이다. 체중 증가가 최대한 근육으로만 늘어나도록 하기 위해서, 체급이 높은 사람이라면 주당 500g~1kg 내외로, 체급이 낮은 사람이라면 기존 몸무게의 0.5~1.5% 내외로 그 증가폭을 유지해야 한다. 동일한 1kg의 지방과 근육의 칼로리 구성을 생각해보자. 같은 1kg의 근육과 지방은 칼로리는 같지만, 그 크기가 다르다. 지방 1kg이 근육 1kg보다 부피가 더 크다. 다음번 마트에 가면, 홍두깨살 1kg과 라드(돼지기름) 1kg의 크기를 비교해보라. 라드가 훨씬 클 것이다. 만약 목표가 주당 500g씩 근육을 늘리는 것이라면, 이 사람은 일주일당 기초대사량(BMR)보다 3,500kcal 이상의 열량을 섭취해야 하며, 이는 하루에 500kcal만 추가하면 되는 양이다. 생각해보면 양이 얼마 되지 않는다. 600ml 음료수 두 캔 정도, 또는 치즈를 추가한 맥도날드 쿼터파운더, 또는 작은 쉐이크 하나 정도다. 과거 음식이 보이는 대로 다 먹어치우던 소위 '씨푸드see food'라고 불렀던 방식을 생각해보면, 하루에 추가 섭취 열량이 2~3,000kcal까지 올라갔을 것이다. 그때 어떻게 체중이 그렇게 빨리 오를 수 있었는지는 뻔하다. 대부분이 지방이 늘어났던 것이다.

체중을 늘리는 데에는 하루에 3,000kcal를 먹어야 한다는 식의 정확한 기준은 없다. 똑같이 하루 3,000kcal를 먹더라도, 어떤 이는 살이 빠질 것이고, 어떤 이는 체중이 늘어날 것이며, 어떤 이는 그대로 유지될 것이다. 필요 열량은 여러 방법으로 구할 수 있다. 몇천 달러씩 하는 매우 정확한 봄베 열량계를 구매하는 방법도 있을 것이고, 훨씬 간단하고 돈도 얼마 안 드는 방법도 있을 것이다. 다음은 체중을 늘리기 위해 남녀불문 쉽게 따라해볼 수 있는 간단한 측정법이다. 자신의 몸무게에 39.5~41.5를 곱한다. 이러면 하루에 대략 2,880~3,040kcal 정도가 나올 것이다. 이 범위 내로 유지하면 체중이 늘어날 것이다.

칼로리 섭취를 결정할 수 있는 더 정확한 방법도 있지만, 이는 보통 추가적인 신체 조성 검사, 또는 호기 이산화탄소 배출량 검사를 해보아야 한다. 만약 실제로 해볼 수만 있다면 꼭 해보도록 하자. 그렇지만 그냥 추정치 정도만 필요하다면, 앞에 소개한 정도면 충분할 것이다.

올바른 열량 추정과 더불어, 섭취한 단백질 총량도 근육을 키우는 데에 큰 영향을 미친다. 지방이 적은 단백질 급원이 이상적이며 닭고기, 칠면조, 생선, 사슴, 스테이크 등이 있다.

탄수화물은 조금 까다롭다. 어떤 사람들은 살이 잘 찌는데, 어떤 사람들은 반대로 정말 안 찐다. 전자인 사람들은 가능하면 혈당지수가 낮거나, 중간 정도인 탄수화물을 주로 섭취해서 혈당을 조절하고 지방 축적을 줄일 수 있어야 한다. 특히나 자신이 늘어난 음식 섭취량을 감당하는 데에 큰 어려움이 없다면 말이다. 이런 사람들은 혈당을 상대적으로 안정적인 수치로 유지해야 하며, 절대 배고픈 상태가 되지 않도록 해야 한다. 반대로 살이 잘 찌지 않는 사람들은 추가적인 음식량의 섭취 자체를 어려워한다. 이런 사람들은 혈당지수가 높은 탄수화물을 위주로 먹어야 한다. 일견 몸에 안 좋은 음식을 먹으라는 것처럼 보일 수도 있다. 그러나 이는 혈당지수가 높은 음식을 먹으면 생기는 일에 대해 먼저 이해할 필요가 있다. 혈당이 빠르게 오르면, 우리의 몸은 췌장에 많은 양의 인슐린을 분비하도록 명령을 내린다. 그러면 다시 혈당이 빠르게 떨어진다. 혈당이 떨어지게 되면 뇌는 다시 한 번 배가 고프다고 위에 신호를 주게 되는데, 이렇게 하면 또다시 식사를 할 수 있는 상태가 된다. 입이 짧아 힘든 사람이라면, 더 짧은 시간에 또 배가 고파지게 할 수 있으니, 달달한 음식을 위주로 먹는 것을 추천한다. 이러면 살이 잘 찌지 않는 사람도 살이 금방 찌게 된다. 보통 살면서 브라우니, 도넛, 케이크 같은 음식을 많이 먹으라고 추천받는 일은 없을 테니, 할 수 있을 때 맛있게 먹도록 하자.

체중 감량

체중 감량 시 근손실을 피하려면, 최대한 천천히 빼야 한다. 단기간에 살을 뺄 수 있는 사람은 많다. 그러나 그것은 대개 일차적으로 수분이 빠진 결과이고, 이어서 근육이 빠진 것이다. 그것은 지방이 빠진 것이 아니다. 지방은 빠르게 붙고, 느리게 빠진다는 것을 항상 염두하도록 하자.

근손실을 최소화하려면 남녀불문 주당 기존 체중의 0.5~1% 정도를 목표로 하여 감량을 천천히 해야 한다. 이보다 더 빠르면 대개 근손실이 된다. 지방은 체중 1kg당 약 7,800kcal의 열량을 낸다. 그러니 주당 1kg을 감량하려면, 하루에 1,000kcal씩은 빼야 한다. 이 속도를 유지하려면 적절한 식단을 선택해야 한다.

단백질은 최대한 지방이 적은 것을 선택한다. 계란 흰자, 닭가슴살, 단백질 보충제 같은 것들 말이다. 이런 단백질 급원은 지방의 함량이 낮으니, 더 적은 열량으로 더 많은 단백질을 채울 수 있다. 탄수화물은 가능한 한 혈당지수가 낮은 것을 고른다. 혈당을 최대한 안정적으로 변동이 없게 유지해야 한다. 혈당이 순간적으로 치솟으면, 배가 고파지고 마구 폭식을 하게 될지도 모른다. 한 주에 3,500kcal를 빼야 한다고 계획해놓고, 배가 고파지면 아이스크림이나 파이 같은 음식으로 4,000kcal 정도는 먹게 될 것이고, 그랬다가는 500kcal가 추가로 남게 되니, 살이 빠지는 게 아니라 반대로 찌게 될 것이다.

감량 중에는 하루에 몇 칼로리가 적절할까? 간단한 추정치를 뽑는 방법은 남녀불문하고 자신의 체중 1kg당 26.5~28.5kcal를 섭취하는 것을 시작점으로 잡는다. 이를 몇 주간 유지해보고 체중 변화 속도에 따라 이를 조금씩 조정한다. 가령 자신의 체중이 95kg인데, 90kg까지 감량을 하고 싶다고 치자. 95×26.5는 2,517.5, 그리고 95×28.5는 2,707.5다. 따라서 하루에 2,517~2,707kcal 언저리로 맞추면 되겠다.

감량을 할 때는 신체 조성이 칼로리 계산에 매우 크게 영향을 준다. 지방은 신진대사에 큰 영향을 주지 못한다. 따라서 체지방이 많은 사람은 칼로리를 얼마 태우지 못한다. 체중이 똑같은 79.5kg인 A와 B가 있는데, A는 체지방률이 20%, B는 30%라고 하자. A가 B보다 근육이 더 많고 지방은 더 적으니, A가 B보다 신진대사가 더 활발할 것이다. 따라서 살을 빼려면 B의 근육이 A보다 덜 활동적이니 B는 A보다 덜 먹어야 한다는 것이다. 똑같이 시속 80km로 달리는 차라면, 4기통 엔진과, 8기통 엔진 중 무엇이 연료를 더 많이 사용하겠는가? 8기통 엔진이 더 크니, 같은 일을 하더라도 8기통 엔진이 더 많은 연료를 필요로 한다. 더 큰 근육은 곧 더 큰 엔진을 갖고 있는 것과 같다. 더 큰 근육은 더 큰 힘을 내고, 더 빠르게 움직일 수 있고, 움직일 때 더 많은 에너지를 필요로 한다. 체중 감량은 신체의 여러 요소가 연관되어 있기에 개인차가 매우 클 수밖에 없고, 따라서 체중 감량은 좀 더 정확한 칼로리 추정치가 필요할 수도 있다. 체중 감량이 어렵다면 자신의 목표 달성을 위해 영양사(RDregistered dietitian)를 찾아가보는 방법도 있다. 영양사는 영양과 관련해서 인증받은 사람이고, 당신이 목표를 이루기 위해 정확히 얼마나 많은 열량을 필요로 하는지 찾도록 도와주고, 이 수치를 달성하도록 도와줄 것이다.

체중 감량에 좋은 탄수화물로는 잎채소나 십자화과cruciferous 채소들, 가령 브로콜리와 콜리플라워, 자몽, 사과, 오렌지, 포도, 칸탈루프, 수박, 고구마, 스틸컷 오트, 퀴노아, 콩과 식물, 양파, 고추, 그리고 오트밀 같은 통곡물 등이 있다. 이들은 혈당지수 값이 매우 낮은 탄수화물 급원으로, 혈당지수가 높은 음식들보다 폭식의 위험이 적다.

체중 감량 시, 칼로리는 단순히 숫자만으로 생각해서는 안 된다. 가령 감량을 위해 하루 3,000kcal를 목표로 했다고 치자. 고칼로리에 혈당지수가 높은 음식을 먹으면 금방 배가 고파질 것이다. 먹은 음식이 그 자체의 부피가 작고, 혈당 스파이크(혈당이 급격히 치솟았다가 급격히 떨어지는 것)를 유발하기 때문이다. 그렇지만 저칼로리에 혈당지수가 낮은 음식을 먹으면, 부피가 크고 혈당이 좀 더 안정적으로 유지되기에 그렇게 배고프다는 느낌이 들지 않을 것이다.

감량 중 스트렝스의 감소를 겪는 사람이 많지만, 그렇게까지 급격한 감소가 일어나서는 안 된다는 점을 기억하자. 다음은 감량 중 꼭 기억해야 할 사안들이다.

첫째는 반드시 천천히 빼야 한다는 것이다. 주당 기존 체중의 0.5~1% 감량이라는 수치를 꼭 기억하도록 하라. 아무리 자신의 목표가 7kg을 빼는 것이라 하더라도, 스트렝스를 유지하면서 최대한 지방에서 빼는 것이 좋다. 지방은 빠르게 붙고 천천히 빠진다는 것을 기억하자. 이것은 인간이라는 종의 생존을 위한 기전이다. 근육과 스트렝스를 최대한 이전의 상태로 유지할 수 있도록, 감량은 천천히 해야 한다.

마법의 열쇠

목표가 체중 증량이든 감량이든 '일관성'이 가장 중요한 마법의 열쇠다. 이것이 많은 사람들을 놀라게 한다. 자신의 식단을 유지만 한다면 목표를 달성할 수 있을 것이다. 감량이든 증량이든 며칠 만에 일어나는 일이 아니다. 이는 몇 주, 몇 달에 걸쳐 일어나며 심지어 몇 년씩 걸리기도 한다. 일관성을 유지하려면 시간과 노력이 필요하다. 6주간 꾸준히 가이드라인을 따라라. 자신이 나아지는 게 보이지 않으면, 이제 영양사를 찾아볼 시간일지도 모른다. 다만 적어도 꾸준히 기회를 주고, 이게 되는지 확인해 보기 바란다.

나비효과라는 말이 있다. 일본에서의 나비의 날갯짓이 인도에서는 쓰나미라는 결과로 이어진다는 것이다. 비록 이게 명백한 진실은 아닐지라도, 작은 것이 예측할 수 없는 결과를 불러올 수 있다는 것이다. 가령 한 주에 두 끼니 정도를 제대로 먹지 않는 것조차도 목표를 달성하는 데 중대한 문제를 불러올 수 있다. 가령 감량 중인데, 두 끼 동안 각각 주당 목표보다 1,000kcal를 더 먹었다고 쳐보자. 일주일이라는 시간 단위에서는 별로 큰 단위가 아닐 것이지만, 이것이 일 년간 이어진다면 7kg의 지방이 된다. 작은 것이 큰 차이를 만들어낸다. 자신의 계획을 최대한 일관성 있게 유지하도록 하라.

두 번째로, 단백질 섭취량을 높게 유지해야 한다. 근육이 최대한 많이 회복할 수 있도록 한다. 칼로리를 줄인다고 해서 단백질까지 부족해져버리면, 근육이 제대로 회복하지 못하고, 결국 분해되어 당신의 에너지원으로 쓰이고 말 것이다. 칼로리를 줄일 때는 지방부터 빼고, 그 뒤에 탄수화물을 빼는 순서로 하여, 단백질 섭취량만큼은 최대한 손대지 않고 유지시켜야 한다. 감량을 하다 보면, 단백질도 줄일 수 있는 시점이 온다. 감량 이전보다 하루 단백질 요구량이나, 필요 칼로리의 전체 총량도 줄어들기 때문이다.

세 번째로 유산소 운동을 하되 낮은 강도로 해주도록 하자. 유산소 운동으로 추가적인 칼로리를 태워야 하는 것은 맞지만, 강도가 높으면 근육이 추가적인 손상을 입게 된다. 그러면 다음 훈련까지 회복이 되지 않거나, 다음 훈련에서 충분한 강도로 제대로 훈련할 수 없게 된다.

비율 분석

대부분의 영양 관련 기사들은 단백질, 지방, 탄수화물의 비율을 표기한다. 그게 왜 중요할까? 칼로리를 그냥 칼로리라는 숫자로 받아들이면 안 되는 것인가? 어느 수준까지는 이 문제를 다루는 것이 꽤 중요하고, 여기서 그 이유를 소개하고자 한다.

1g의 탄수화물, 단백질, 지방은 각각 4, 4, 9kcal다. 섭취 칼로리의 탄단지 비율을 따질 때는 질량(g)이 아니라 열량(kcal)이 얼마인지를 따져야 한다. 가령 어떤 음식이 단백질 20g, 탄수화물 20g, 지방 20g이라고 하자. 그렇다고 해서 이것이 단백질, 탄수화물, 지방의 비율이 1:1:1은 아니라는 것이다. 단백질 24%, 탄수화물 24%, 지방 52%가 맞다. 이 차이를 이해해야 비율 분석이 의미가 있다.

비율 분석은 보통 탄수화물, 단백질, 지방의 비율로 나타낸다. 이는 80/10/10일 수도 있고, 0/40/60일 수도 있다. 각각의 비중을 어떻게 두어야 할지는 목표에 따라 다르다. 감량이 목표라면 그 비중을 40/30/30 언저리로 유지해야 한다. 물론 앞의 체중 감량 파트에서 다루었던 칼로리 균형을 유지하는 상태로 말이다. 이렇게 하기 위해서는 혈당지수가 낮은 탄수화물을 고르되, 저지방 단백질 급원을 위주로 유지해야 한다. 간식으로는 하루 필요 지방을 채우기 위해 견과류를 먹도록 하자. 반대로 체중을 늘리려고 한다면, 60/20/20 정도 비율로 맞추고, 혈당지수가 높은 탄수화물을 위주로 먹도록 하자. 더 많은 칼로리를 섭취해야 하니, 더 많은 음식을 먹기 위해서 혈당지수가 높은 음식을 먹는 편이 더 쉽다.

보충제

보충제는 무슨 마법의 약물이나 비법 같은 게 아니다. 이름 그대로 자신의 식단에 '보충'을 하기 위해 쓰이는 것이다. 보충제는 어디까지나 현재의 식단으로 섭취가 불가능하거나, 부족한 영양소를 채워주는 것일 뿐이다.

보충제를 먹기 전에 몇 가지 고려해볼 점이 있다. 먼저 자신이 경기를 뛰는 단체에서 그 보충제가 허용이 되는지 여부다. 가령 국제 올림픽 위원회(IOC) 같은 경우, 슈도에페드린을 금지하는데, 다른 단체는 그렇지 않다. 만약 IOC에서 주관하는 대회에 나가는데, 슈도에페드린이 포함된 감기약을 먹는다면 약물검사에서 양성반응이 나올 수도 있다. 또한 그 보충제의 제조사의 평판이 어떤지도 확인해보아야 한다. 보충제가 제조/유통 과정에서 오염되어 대회에서 금지약물에 양성반응을 보이는 선수들이 꽤 많기 때문이다. 어떤 제조사들은 이를 방지하기 위해 자기들이 직접 제품 검사를 하기도 한다.

그렇지만 정말 소수의 유명한 제조사들만이(가령 NSF International) 제3자 검증을 실시한다. 파워리프팅 단체들마다 금지 성분 규정이 조금씩 다를 수 있다. 자신이 먹는 그 어떤 것이든, 자기가 경기를 뛰는 단체에서 허용되는지 아닌지 숙지해야 한다. 제조사 라벨을 읽지 않아서 징계를 당하거나 제명당하면 얼마나 억울하겠는가 말이다.

무턱대고 보충제를 먹기 전에 퍼포먼스의 근본은 올바른 영양 섭취에서부터 시작한다는 것을 이해하자. 보충제는 그저 약간의 도움을 더해줄 뿐이다. 평소 식단은 망가졌는데, 온갖 최신 보충제들을 다 챙겨먹는 것은 마치 지저분한 공중화장실 천장에 통유리창을 달아놓는 꼴이다. 그게 도대체 무슨 의미가 있겠는가? 영양에 대해서 추가적으로 궁금한 게 생기면 인터넷이 아니라 주위의 영양사를 찾아보도록 하자.

크레아틴

크레아틴은 자연상태에서 근육 세포의 미토콘드리아에서 발견되는 물질이다. 인체는 내부에서 크레아틴을 직접 만들어낼 수도 있고, 적색육과 같은 외부 음식으로 섭취할 수도 있다. 크레아틴은 스트렝스 애슬릿에게 유의미한 몇 가지 역할이 있다. 먼저 크레아틴은 ATP-PC 에너지 시스템에서 근육 세포가 사용할 수 있도록 추가적인 크레아틴 인산을 제공한다. 파워리프터에게 이것이 어떤 의미가 있는가? 이는 근육에 조금 더 에너지원을 공급하는 것으로, 훈련 때 세트당 반복을 몇 회 더 할 수 있는 효과를 낸다. 마치 20와트 전구를 40와트로 바꾸는 것과 같다. 40와트 전구가 조금 더 밝은 건 당연한 이치니까 말이다. 크레아틴은 근육의 에너지 생성에서 40와트 전구와 같은 역할을 한다. 또 크레아틴은 세포의 크기를 키워주기도 한다. 기본적으로 크레아틴은 근육 세포, 근섬유 내부로 더 많은 수분을 끌어들이는 기능이 있는데 덕분에 결과적으로 근육의 크기가 더 커지게 된다.

크레아틴은 여러 형태로 시중에 유통된다. 크레아틴 모노하이드레이트가 스트렝스와 근육의 크기를 키우는 데 효과적이지만, 어떤 사람들은 위장 장애를 겪기도 한다. 다른 형태로 유통되는 것들, 가령 크레아틴 인산이나 시트르산 크레아틴 등도 스트렝스 증가의 효과가 있고, 이들은 위장 장애 문제는 없다고 알려져 있다.

일반적인 크레아틴 모노하이드레이트 복용법은 한 주간 하루 25g을 복용하고, 이후부터 하루 5g씩을 복용하는 것이다. 초기 로딩 기간에 체내의 크레아틴 수치를 높게 만들어놓고, 이후 유지 기간에는 하루 5g으로 낮추어 체내 크레아틴 농도를 유지하는 것이다. 다만 다른 종류의 크레아틴 중에서는 로딩 기간이 없는 것들도 있다.

크레아틴은 이를 세포 내부로 밀어넣어줄 수 있는 것들, 가령 포도 주스 같은 단순 당과 함께 섞어서 섭취해야 가장 잘 흡수된다. 인슐린이 분비되어 당을 세포 내부로 넣어줄 때 크레아틴이 세포 내부로 함께 들어간다. 어떤 연구들은 포도주스와 같은 단순한 형태의 탄수화물이 크레아틴의 효과를 크게 강화해준다고 한다. 그러나 어떤 연구들에서는 세포 내부로 크레아틴을 집어넣는 과정에 소듐을 활용하면, 전자의 단순 당을 통한 인슐린 스파이크 없이도 그에 준하는 효과를 낼 수 있다고 한다. 이는 탄수화물을 줄이면서도 크레아틴의 스트렝스 증가 효과를 노리는 사람에게는 희소식이다. 그리고 혈당 스파이크가 아니더라도 이렇게 하면 하루 전체 칼로리 섭취량 역시 낮아진다. 무엇이 되었든 커팅을 더 많이 하면 대회 당일 계체량을 통과하기가 더 쉬워지니 좋은 일이다.

글루타민

글루타민은 골격근에 가장 풍부하게 존재하는 아미노산이다. 글루타민은 항이화작용$_{\text{anti-catabolic}}$을 하는데, 쉽게 말해서 근육을 추가로 만들어주는 것은 아니지만 근육이 분해되는 것을 막아준다는 것이다. 글루타민은 조건에 따라 필수 아미노산으로 분류하기도 한다. 인체는 글루타민을 합성할 수는 있지만, 운동이나 질병 등으로 생리학적 스트레스 상황에 처하면 매우 빠르게 글루타민을 소모해버린다.

글루타민이 스트렝스나 근육에 직접적인 영향을 주지는 않지만, 신체 내부 장기와 면역 시스템을 활성화하여 회복을 돕는다. 더 빨리 회복할 수 있다는 말은, 더 빨리 다음 훈련 세션 준비가 된다는 것이다. 준비가 더 잘 되면, 더 강하게 훈련할 수 있다. 연속적으로 더 강하게 훈련하면 그 훈련 주기가 끝날 때는 당연하게도 더욱 강해져있을 것이다.

피시 오일

피시 오일은 불포화지방산이 풍부한 오메가 3와 오메가 6 지방산을 갖고 있다. 이는 여기저기서 자주 보고되는 심장 건강과 뇌 기능 증진 외에도, 보디빌더들에게 유용한 효과를 갖고 있는데, 신체의 염증 사이클 조절을 통해 통증과 염증반응을 줄여준다는 것이다. 피시 오일은 건염, 활액낭염 같은 온갖 'ㅇㅇ염'들을 방지하고, 그 증상을 완화해주는 효과가 있다. 어떤 연구들은 피시 오일이 체지방을 줄여서 신체 조성을 개선하는 데 도움을 주고, 피로를 늦춰주는 효과도 있다고 한다. 피시 오일은 하루에 1,000mg을 섭취하는 것을 추천한다. 참치나 연어처럼 기름진 생선을 먹어서 섭취할 수도 있지만, 보통은 보충제의 형태로 먹게 된다. 생선을 먹으면 트림이나 입냄새 때문에 어쩔 수 없이 피시 오일을 피했던 사람들이 있는데, 최근의 피시 오일 보충제는 대개 캡슐의 형태로 코팅이 되어 있으므로 걱정하지 않아도 된다.

글루코사민과 콘드로이틴

글루코사민은 회복을 돕고, 관절 연골을 구성하는 아미노당이다. 콘드로이틴은 연골의 탄력성을 돕는 단백질의 일종이다. 이들은 함께 연골의 파괴를 막고 관절 기능을 돕는다. 이들을 섭취함으로써 생기는 이점에는 다음과 같은 것들이 있다.

- 무릎 통증 감소
- 유연성 증가
- 항염증 효과
- 연골 파괴 방지
- 관절 윤활 증대
- 활액 증가
- 연골 재구성
- 관절염 증상 완화

글루코사민과 콘드로이틴은 발목이나 손가락 염좌와 같은 급성 관절 부상의 회복 시간을 줄여줄 수도 있다. 다만 8~12주가 지났는데도 차도가 없다면 별로 도움이 되지 않을 것이다. 글루코사민과 콘드로이틴은 조개에서 추출한 물질이므로, 조개 알러지가 있다면 먹으면 안 된다. 추천 섭취량은 글루코사민은 일일 1,500~2,000mg, 콘드로이틴은 일일 1,200mg이다. 흡수가 더 빠르다는 점에서 액체의 형태가 좋지만, 캡슐 형태의 알약도 무관하다.

칼슘

칼슘은 모든 유제품, 잎채소 같은 야채와 기타 비유제품에서 찾아볼 수 있는 무기질 성분이다. 칼슘은 근수축에 필수적인 요소로, 쥐가 나는 흔한 이유 중 하나가 바로 칼슘 부족이다. 세포 단위에서 칼슘 이온이 방출되면 근육이 수축한다. 세포에 칼슘이 없으면 수축이 일어나지 않는다. 칼슘이 부족하면 근육이 제대로 힘을 낼 수 없거나, 쥐가 나게 된다. 칼슘은 음식으로 섭취할 수도 있지만, 유당불내증이 있다거나 기타 다른 이유로 인해 식단으로 칼슘을 섭취할 수 없다면, 탄산칼슘이나 구연산 칼슘 형태의 보충제로 대체할 수 있다. 구연산 칼슘이 위장벽을 통해서 더 쉽게 흡수되며, 위장 장애를 덜 일으키지만, 가격은 더 비싸다. 탄산칼슘이 가격은 훨씬 싸지만 흡수가 잘 되지 않는 단점이 있다. 최근의 한 연구에서는 비타민 D를 칼슘과 같이 섭취하게 되면, 특히 뼈의 생성 측면에서 칼슘을 흡수하고 활용하는 데 도움이 된다는 것을 알아내기도 했다.

포타슘

포타슘은 근수축에 사용되는 또 다른 무기질이다. 칼슘이 그렇듯 포타슘이 부족하면 근수축이 약하게 되거나, 쥐가 나는 결과를 가져온다. 포타슘은 감자와 고구마, 바나나, 그리고 성분 강화 스포츠 음료수 등에 들어있다.

소듐

소듐은 식탁에 있는 소금이나 기타 대부분의 음식에 들어있는 무기질이다. 이는 신체의 삼투압 균형을 유지하는 데 필요하다. 가끔은 근육이나 혈액에 수분이 부족해서 쥐가 나기도 한다. 만약 대회 날에 쥐가 나면, 소듐을 먹어주면 빠르게 해결이 된다. 물론 대부분의 음식이 소듐을 포함하고 있지만, 쥐가 난다면 스포츠 드링크를 활용하기 바란다. 스포츠 드링크는 적절한 양의 소듐과 함께 여러 전해질들이 혼합되어 있어 쥐를 제거하는 데 탁월하다.

마그네슘과 아연

마그네슘과 아연은 둘 다 적절한 호르몬 기능을 유지하는 데 필요하다. 둘 중 하나가 부족하면, 체내 테스토스테론이 부족해진다. 만약 자신이 견과류, 고기 같은 음식을 통해 충분한 양을 섭취할 수 없다면, 대부분의 종합비타민에 들어있으니 이를 활용하자.

하이드록시 메틸 부티레이트

하이드록시 메틸 부티레이트(HMB)는 저항 훈련 분야에서 의견이 갈리는 물질이다. 극한의 근육 손상 상태에서 먹어준다면, 근육 회복을 돕는 데 매우 효과적인 것으로 밝혀졌다. 많은 보충제 제조 회사들이 HMB의 효과를 입증하기 위해 수행되었던 연구들을 근거로 제시한다. 그렇지만 순수 근육량이 크게 늘어났다는 근거로 쓰이는 그 연구에서 회사들이 말하지 않는 것이 있다. 그 실험에 참가했던 HMB 복용자들이 에이즈 환자들과, 신체 많은 부분에 3도 화상을 입었던 사람들로 구성되어 있었다는 것이다. 사람들은 HMB가 엘리트 운동선수들의 근육량을 늘리고, 체급을 낮출 때 근손실을 방지해준다고 주장한다. HMB의 유명세 덕에 책에서 언급하기는 했지만, 실제 HMB의 효과에 대한 근거는 이 보충제의 효용에 고개를 갸우뚱하게 만든다. 기본적으로 이는 구매자가 주의해야 하는 보충제다. 효과가 있을 수도 있고, 없을 수도 있다. 병석에 누워있는 사람을 상대로 하는 게 아닌 한 HMB 섭취에 대한 결과는 여전히 불분명하다.

카페인

카페인은 자연 발생 물질로 세계에서 가장 흔히 쓰이는 약물 중 하나다. 카페인은 신체가 피로하다 느끼게 만드는 아데노신 수용체를 자극한다. 또한 카페인은 교감신경계를 통해 심박수가 높아지게 만든다. 지방 분해 촉진 성질 덕분에 지구력 경기에 있어 카페인의 효과는 매우 명백하다. 지방이 유동화mobilized되면 유산소 대사의 연료로 쓰이는 기질substrate을 더 쉽게 사용할 수 있게 되고, 지치기까지의 시간을 늘려주어 더 오래 운동할 수 있게 된다. 카페인이 각성 상태와 안녕감을 통해 훈련 욕구를 끌어올리는 것은 맞지만, 카페인의 스피드, 파워, 스트렝스에 주는 효과는 명확하지 않다. 따라서 카페인은 그 자체로서 경기력 향상 약물이라기보다는, 개개인이 더 강하게, 더 오래 훈련하게 해주어 추가적인 훈련량으로 인해 유익한 효과를 내게 하는 것이라고 보아야 하겠다.

프리워크아웃(운동 전 보충제)

프리워크아웃 음료는 대개 고농도의 카페인과 다른 물질들, 가령 베타 알라닌, 티로신, 시트룰린, 크레아틴 등이 섞여있다. 단, 여기에는 주의사항이 있다. 오버트레이닝의 가장 큰 예측 지표는 활력의 부족과 훈련 욕구 감소를 꼽을 수 있다. 그런데 매 훈련 때마다 프리워크아웃에 의존한다면 오버트레이닝을 알아챌 수 없게 된다. 그리고 점점 더 깊은 오버트레이닝의 늪으로 빠지게 되어, 결국 대회에서의 성과는 더 나빠지게 된다. 이런 음료들은 훈련의 후반 구간에만 사용하거나, 잠을 제대로 못 잔 날과 같이 예외적인 때에만 사용하는 것이 좋다. 프리워크아웃에는 여러 물질들이 다양한 양으로 혼합되어 있다. 따라서 하나만을 지속적으로 사용해야 한다. 또한 대회를 앞두고 있다고 해서 다른 제품이나 더 함량이 높은 제품으로 바꿔서는 안 된다.

만약 프리워크아웃 때문에 수면에 영향을 받는다면, 제대로 잠을 자야 회복을 통해 다음 훈련을 이어갈 수 있으니 제품을 다른 것으로 바꾸는 것이 좋다. 그렇지 않으면 프리워크아웃이나 자극제를 더 많이 사용해야 할 것이고, 이것이 다시 향후 수면에 영향을 미쳐 오버트레이닝으로 이어지게 될 수도 있다.

베타 알라닌

베타 알라닌은 흥미로운 물질이다. 훈련 캐파를 늘려주고, 피로를 줄여준다. 베타 알라닌은 세포 내의 수소 이온이 근육 내 산성 수치를 올리지 못하게 어느 정도 막아준다. 세포의 산성 수치를 낮게 유지함으로써 힘이 약한 유산소 시스템을 사용하는 것을 막아준다. 이는 개별 훈련 세션 훈련 볼륨의 증가로 이어지게 되고, 결과적으로 해당 훈련 사이클 전체의 성과를 높여준다. 베타 알라닌의 부작용으로 감각이상증paresthesia이라고 하는 일시적으로 가렵고 따끔거리는 느낌이 들 수 있으나, 곧 사라지며 인체에는 무해하다고 알려져 있다. 이 느낌이 불편하다면 용량이 적은 것으로 바꿔보면 증상이 가실 수도 있다. 에너지 기질의 증가와 훈련 중 수소의 영향을 줄여주는 수소 버퍼 효과 덕분에 크레아틴과 같이 사용하게 되면 시너지 효과가 난다고 하기도 한다.

티로신

티로신은 페닐알라닌에서 나온 아미노산으로 체내에서 도파민, 아드레날린, 갑상선 호르몬 같은 물질들을 만드는 과정을 돕는다. 앞의 세 요소가 늘어나면 에너지, 각성 상태, 집중력이 늘어나며, 특히 도파민은 기분을 좋아지게 하는 효과가 있다. 티로신은 모노아민산화효소(MAOMonoAmine Oxidase)의 작용을 방해하므로, 혹 MAOI 약을 먹고 있다면 먹어서는 안 된다.

시트룰린

시트룰린은 체내 아르기닌 수치를 올려주는 것으로 알려져 있다. 아르기닌은 산화질소의 생산을 늘려주어, 혈관을 확장시켜주는 중요한 역할을 한다. 혈관의 확장은 혈류량을 증가시키고, 이를 통해 더 많은 산소 수송은 물론이고, 운동 중 기질의 활용과 신진대사를 늘려줄 수 있는 영양소의 수송량 역시 늘려주게 된다.

요약

올바른 영양 섭취는 퍼포먼스 증가에 필수적이다. 이는 당신이 더 강하게 훈련하도록 에너지를 공급해주고, 더 빨리 회복해서 다음 훈련 세션을 준비할 수 있게 해준다. 올바른 영양 섭취는 모든 것의 기초가 된다. 부족한 것이 있다면 보충제를 섭취하자. 비타민이든, 무기질이든, 크레아틴 같은 퍼포먼스 증가용 보충제든, 자신이 일반 식단으로 섭취가 불가능한 것을 채워주는 것이 보충제다.

스쿼트 박사 프레드 헷필드는 "제대로 챙겨먹는 사람은 아무도 없지만, 그럼에도 불구하고 누군가는 다른 사람보다 훨씬 잘 챙겨먹는다"고 지적한 바 있다. 좋은 영양 섭취는 언제나 우리의 최우선 목표가 되어야 한다는 점을 기억하기 바란다. 당연한 말이지만 근육이 생기고, 스트렝스가 늘어나며, 동시에 지방이 줄어드는 마법같은 약은 존재하지 않는다.

Chapter 3
준비 운동과 회복

본격적인 훈련 이전에 유연성flexibility과 가동성mobility의 차이를 이해하고 넘어가도록 하자. 유연성은 근육이 어떤 자세를 취할 수 있는 능력이 있는가를 말한다. 가동성은 관절이 가동범위를 따라 움직일 수 있는 능력이 있는가를 말한다. 두 기능은 일견 비슷해 보이지만, 둘은 분명 다르며 매우 특정한 내용을 담고 있다. 유연성은 정적이다. 당신이 어떤 자세를 취하고, 그 자세로 움직임 없이 가만히 정적으로 유지할 수 있는지를 말하는 것이다. 가동성은 가동범위가 나오는지를 다루며, 앞이 정적이었다면 이는 동적인 개념이다. 주어진 시간 동안 어떤 자세를 취할 수 있는 능력을 다루는 것이 아니다.

본질적으로 어떤 자세를 취하고 그 자세로 중량을 들어 올리는 것은 동적인 행위다. 파워리프터로서의 능력을 기르기 위해서는 가동성을 늘려야 한다. 물론 유연성과 가동성 사이의 기초적인 연관성은 분명 존재하지만 우리가 집중해야 할 것은 가동성이다. 다만 뻣뻣한 사람은 단순히 스트레칭만으로도 어느 정도 가동성의 개선을 경험할 수 있다. 단순한 스트레칭은 뻣뻣한 사람이 풀스쿼트 깊이까지 앉을 수 있게 만드는 데 큰 도움이 되지는 않는다.

근섬유가 우리 몸을 지나는 방식에는 크게 두 종류가 있다. 직렬 탄성 요소와 병렬 탄성 요소다. 직렬 탄성 요소에는 근섬유들이 끝에서 끝까지 일직선으로 지나간다. 반대로 근섬유와 평행(병렬)한 구조물들, 이를테면 근외막epimysium, 근주막perimysium, 근내막endomysium, 근막fascia, 세포외기질extracellular matrix 등은 병렬 탄성 요소를 구성한다. 병렬 탄성 요소는 스트렝스와 가동범위에 연관이 더 크기에 동적 스트레칭이 효과가 좋다. 직렬 탄성 요소는 속력, 정적인 자세와 관련이 더 크기에 정적 스트레칭이 효과가 좋다. 동적, 정적 스트레칭 모두 파워리프팅에 어느 정도 관련이 있지만, 이 둘은 분명히 분리해서 생각해야 한다. 훈련 전에는 가동성 증가를 위해 동적 스트레칭을 하는 것이 더 좋고, 훈련 후에는 정적 스트레칭을 통해 근육이 평소의 길이로 돌아오도록 해주어야 한다.

동적 스트레칭

동적 스트레칭은 준비 운동과 스트레칭을 동시에 진행하는 것이다. 당신의 파워리프팅 커리어가 어느 수준이든 간에, 이 장에서는 이렇게 하는 것이 훈련과 대회에 맞추어 신체를 준비하는 올바른 방법이라는 주장을 설득력 있게 펼칠 것이다. 초보자를 벗어나면 왠지 사람들은 준비 운동과 스트레칭은 당연하다는 듯 아예 하지 않거나 정말 조금만 해주면서 이 정도는 당연히 되어야 한다는 듯이 행동하는 경향이 있다. 이 장은 동적 스트레칭의 중요성을 알려주고, 이를 어떻게 늘릴 것이며, 결과적으로 어떻게 파워리프팅 합계 기록을 올리는지를 다룰 것이다.

처음 시작이 재미에서였든 체계적이었든 우리는 운동 전 준비 운동을 해주라고 배웠다. 이는 지금도 유효한 말이다. 과거에는 정적 스트레칭이 훈련이나 대회를 준비하는 올바른 방법이었다. 많은 파워리프터들이 지금도 여전히 이렇게 운동하곤 한다. 정적 스트레칭은 각각의 스트레칭을 10~15초간 지속한다.

장비와 규칙이 발전하듯이, 파워리프터들이 훈련하는 방식 역시 발전한다. 동적 스트레칭은 아마추어든, 고등부든, 대학부든, 프로 선수든, 필수적인 요소다. 동적 준비 운동의 움직임은 대개 앞으로 우리가 수행해야 할 스포츠 동작을 모방하고 있다.

준비 운동과 스트레칭을 등한시하는 사람은 시간이 지남에 따라 자신이 올바른 가동범위를 잃어버리고 있다는 것을 깨달아야 한다. 장기적으로는 스쿼트에서 충분한 깊이까지 앉지 못하게 되거나, 벤치 프레스에서 바벨이 가슴을 찍지 못하게 될 수도 있다는 것이다. 동적 준비 운동은 앞으로 사용해야 할 근육을 준비시키고, 흉터 조직을 깨부수고, 정신을 부여잡게 하며, 인대와 건의 탄성을 늘려준다. 준비 운동을 하지 않으면, 리프팅을 수행하는 데 필요한 근육들을 깨우지 못한다. 충분히 앉지 못하거나, 올바른 바패스를 유지하지 못하는 이유가 대개 여기서 온다.

올바른 준비 운동을 하지 않으면 리프팅에 필요한 올바른 자세를 취하지 못하게 되고, 심한 경우 운동 패턴이 틀어지게 된다. 잘못된 운동 패턴은 관절들이 엉뚱한 방향에서 부하를 받게 만들어 장기적으로 부상이나 관절염으로 이어지는 문제가 있다. 동적 준비 운동은 우리의 가동범위를 증가시켜 준다. 파워리프터들은 동적 스트레칭을 훈련의 필수 요소로 넣어주어야 한다. 그래야 가장 효과적으로 앞으로 들어 올릴 중량에 맞추어 신체를 준비시킬 수 있다.

동적 스트레칭을 할 때는 천천히 시간을 들여서 올바른 테크닉으로 완벽하게 수행해야 한다. 동적 스트레칭은 바벨, 덤벨, 메디슨볼, 케틀벨을 사용할 수도 있고 그냥 맨몸으로도 할 수 있다. 만약 처음 하는 것이라면 마지막에 살짝 숨이 찰 거라는 것을 기억하기 바란다. 스트레칭과 준비 운동을 동시에 하는 것이니까 말이다. 다음은 동적 준비 운동을 통해 얻을 수 있는 이점들이다.

- **체온 증가.** 체온이 오르게 되면 관절 내의 활액이 액체로 변해서 관절을 한 차례 얇게 덮어씌운다. 활액은 관절 내부에 있는 쇼트닝과 비슷한 물질인데, 온도가 차가울 때는 매우 끈적끈적한 형태를 유지한다. 활액은 관절의 윤활제 역할을 하며, 관절이 전체 가동범위로 움직일 수 있도록 해준다. 온도가 차가우면 활액은 그냥 가만히 제자리에 있게 된다. 체온이 오르게 되면, 활액의 온도가 올라가며, 좀 더 액체에 가까워지게 되고, 관절 전체를 코팅한다. 활액이 따뜻해지기 전에 운동을 하게 되면, 관절이 제대로 올바른 가동범위로 움직일 수 없다. 준비 운동을

통해 몸이 데워지기까지 기다린다면, 고통도 조금 줄어들며, 훈련의 움직임도 더 부드럽고 효율적이게 될 것이다.

- **호흡수 증가.** 호흡수가 높아지면 신체에 혈중산소농도가 더 높은 혈액을 공급한다. 산소는 운동을 위해 필요한 에너지를 만들어내는 지방의 대사활동에 필요한 주요 요소라는 점을 기억하자.
- **근육에 새로운 산소 및 에너지 공급.** 이는 호흡수 증가와 관련이 있다. 더 높은 혈중 산소 농도는 근육 내 에너지를 활성화한다.
- **근육 내 모세혈관 활성화.** 운동을 처음 시작할 때는 근육 내의 모세혈관 활용 수준이 낮아져 있는 상태다. 이때 혈액은 다른 기능을 위해 사용되고 있을 것이다. 당신이 준비 운동을 하게 되면, 모세혈관에 혈류량이 늘어나고, 근육에 산소를 공급하게 되며, 해당 근육이 최대 강도로 수축하고, 최대한의 스트렝스를 이끌어내게 된다.
- **흉터 조직 분해.** 흉터 조직은 고중량 훈련의 부산물이다. 흉터 조직을 분해해주면 해당 근육이 조금 더 유연해지고 더 강한 수축이 가능해지며 자연히 더 강한 수축이 가능하다.
- **인대와 건의 탄성 증가.** 인대와 건이 더 부드러워지도록 훈련을 하지 않으면, 인대와 건이 가소성을 더 많이 띄게 된다. 이렇게 되면 인대와 건 파열의 가능성이 높아진다. 인대와 건은 준비 운동을 통해서만 그 기능을 유지할 수 있을 때가 있다. 빼먹었다가 나중에 부상을 당하는 일이 없도록 하자.
- **각성 수준, 열정, 정신적 준비 수준 증가.** 많은 사람들이 체육관에 다른 생각이 가득한 채로 오고는 한다. 준비 운동은 당신을 일상에서의 스트레스 상태에서, 쇠질의 즐거움을 즐길 수 있는 상태로 전환해주는 역할을 한다. 이 전환이 일어나지 않으면 근심 걱정을 내려놓지 못할 것이고, 자연히 훈련에 제대로 몰두할 수 없을 것이다.
- **근육 온도 증가.** 따뜻한 근육이 이완이 더 잘 된다. 주동근이 수축하면, 길항근이 이완되어야 한다. 근육이 제대로 활성화되지 않으면 길항근이 주동근과 동시에 수축하려 들 것이다. 그러면 신체는 당연히 중량을 제대로 들지 못하게 된다. 이런 일이 벌어지기를 바라는 사람은 없다. 우리는 모든 근육이 동일한 목표를 향해 협력하기를 원한다. 동적 준비 운동을 해주어야 주동근과 길항근의 협력을 이끌어낼 수 있다.
- **더 무겁게 들 수 있는 능력.** 신체가 더 따뜻해졌기 때문에, 근육이 더 큰 힘을 견딜 수 있게 되고, 더 무거운 중량에 쉽게 적응할 수 있다. 추가적인 혈류량과 가동성은 근육이 더 큰 힘을 받아들일 수 있게 하여 주어진 운동을 끝낼 수 있게 한다.

동적 스트레칭은 고통도 없고, 재밌고, 간단하며, 기분도 좋아지게 한다. 이러한 종류의 준비 운동은 부상의 위험을 감소시키고, 가동범위를 늘려준다.

동적 준비 운동 루틴

당신이 초보자든 중급자든 상급자든, 여기서는 당신이 선택할 수 있는 여러 루틴들을 예시로 보여줄 것이다. 체중은 물론이고, 바벨, 덤벨, 메디슨볼, 케틀벨 어느 것이든 사용할 수 있다. 동적 스트레칭을 하나 골랐다면, 전체 훈련 사이클 내내 그것을 유지해야 한다. 매주 바꿔서는 안 된다. 중량을 사용할 것이라면, 적절한 중량을 고르도록 하자. 저강도 운동이라는 것을 반드시 기억하기 바란다. 올바른 자세와 테크닉을 유지하고, 모든 운동을 전체 가동범위로 수행해야 한다. 운동의 순서도 바꾸지 말도록 하자.

체중 부하 운동

먼저 자신의 체중을 사용해보자. 상체 훈련이라면, 동적 상체 루틴을 사용해 근육을 준비시켜보자.

하체 루틴은 하체나 등을 훈련할 때 사용한다. 매 반복 때마다, 조금씩 가동범위를 늘려보도록 하라. 각각의 운동을 전부 통제하면서 수행해야 한다. 동적 스트레칭과 탄도성ballistic 스트레칭의 가장 큰 차이는 운동의 속도에 있다. 탄도성 스트레칭에서는, 가동범위를 늘리기 위해 강하고 빠르게 수행해야 한다. 동적 스트레칭에서는 전체 가동범위를 따라 우아하게 움직이도록 하자. 자신의 평소 가동범위를 넘을 수 있다면, 그토록 좋은 일이 없지만, 이런 경우가 아니라면 평소의 가동범위는 동일하게 유지하도록 하자.

가동범위를 늘리고, 통증을 줄이고, 훈련에 대비하는 것이 목표라는 점을 항상 염두에 두어야 한다. 준비 운동이 끝났는데도, 몸이 뻣뻣하다는 느낌이 들면, 더 많은 종류의 운동을 해주거나, 반복수를 늘려 해당 부분의 가동범위를 늘리고 풀어주어야 한다. 만약 운동을 시작해야 하는데 '오늘 영 뻣뻣한데, 제대로 풀스쿼트까지 앉을 수 있을지 모르겠네'라는 생각이 든다면, 아직 준비 운동을 덜 한 것이다.

상체 동적 준비 운동

1. **암 서클(앞으로) 20회:** 어깨너비로 서서 팔을 양옆으로 벌려 T자 모양을 만든다. 팔을 앞으로 동그랗게 돌리면서, 10kg 원판 크기의 동그란 모양을 만든다. 20회 반복한다.
2. **바디 트위스트 20회:** 어깨너비로 선다. 손을 맞잡은 채로 팔꿈치를 굽히고, 팔을 가슴 높이로 들어 올린다. 가능한 한 최대한 오른쪽으로 몸을 회전했다가 왼쪽도 똑같이 반복하는 것을 1회로 한다. 20회 반복한다.
3. **암 서클(뒤로) 20회:** 어깨너비로 서서 팔을 양옆으로 벌려 T자 모양을 만든다. 팔을 뒤쪽으로 동그랗게 돌리면서, 10kg 원판 크기의 동그란 모양을 만든다. 20회 반복한다.
4. **사이드밴드 좌우 각각 15회:** 어깨너비로 선다. 왼손을 머리 뒤에 두고 오른손은 차렷 자세를 한다. 오른손이 무릎 바로 아래에 도달할 때까지 몸을 오른쪽으로 기울인다. 다시 처음으로 돌아와서 오른쪽 15회를 끝내고 양손을 바꿔서 반복한다. 한쪽당 15회씩 실시한다.
5. **암 서클(앞으로, 위로) 15회:** 어깨너비로 서서 팔을 앞으로 쭉 뻗는다. 작은 원판 정도 크기로 팔을 돌리면서, 만세 자세가 될 때까지 팔을 천천히 위로 들어 올린다. 천천히 원을 그리면서 다시 내려온다. 15회 반복한다.

6. **푸시업 20회:** 땅에 배를 대고 엎드려서 어깨보다 조금 넓게 손을 짚는다. 시선은 앞으로, 두 다리는 쭉 뻗고, 발가락으로 발끝을 단단히 지지한다. 몸을 일자로 유지한 채로 팔을 곧게 펴 준다. 잠깐 멈췄다가, 가슴이 땅에 닿을 때까지 다시 내린다. 20회 반복한다.
7. **암 크로스(몸 앞에서 앞뒤로 움직이며 교차시키기) 20회:** 어깨너비로 서서 팔을 앞으로 쭉 뻗는다. 오른팔이 왼팔 위로 가도록 교차시켰다가 다시 처음으로 돌아온다. 왼팔이 오른팔 위로 가도록 교차시켰다가 다시 돌아온다. 위아래를 교차시키는 것을 1회로, 20회 반복한다.

하체 동적 준비 운동

1. **레그 스윙(뒤로) 각 15회:** 단단한 것을 잡고 곧게 선다. 왼발로 중심을 잡는다. 코어에 힘을 주고 오른다리를 쭉 펴고 뒤로 최대한 높게 흔들어준다. 시작 자세로 컨트롤하면서 돌아온다. 오른쪽 15회를 마치면 왼다리 15회를 이어서 수행한다.
2. **제자리 런지 각 10회:** 어깨너비로 선다. 손은 머리 뒤나 허리에 둔다. 한 발 내밀면서 깊게 런지를 한다. 이때 고개는 들고, 어깨는 당기고, 자세는 곧게 유지하고, 발은 앞쪽으로 곧게 향하되, 체중은 앞뒤로 고르게 배분한다. 앞발을 밀면서 시작 자세로 돌아온다. 오른쪽 10회 후, 왼쪽도 10회를 수행한다.
3. **레그 스윙(앞으로) 각 15회:** 단단한 것을 잡고 곧게 선다. 왼발로 중심을 잡는다. 코어에 힘을 주고 오른다리를 쭉 펴고 앞쪽으로 최대한 높게 흔들어준다. 천천히 처음 자세로 돌아온다. 오른쪽 15회를 마치면 왼다리 15회를 이어서 수행한다.
4. **맨몸 스쿼트 15회:** 발끝을 살짝 바깥으로 돌리고 어깨너비로 선다. 손은 머리 뒤로, 또는 허리 옆에 둔다. 고관절과 무릎을 접되, 이때 발볼과 뒤꿈치에 균등하게 무게가 분배되도록 한다. 머리와 등을 곧게 편다. 패럴렐 깊이 이상으로 앉았으면 다리를 펴서 다시 처음으로 돌아온다. 1세트당 15회 반복한다.
5. **레그 스윙(옆으로) 각 15회:** 단단한 것을 잡고 곧게 선다. 왼발로 중심을 잡는다. 코어에 힘을 주고 오른다리를 쭉 펴고 옆으로 최대한 높게 흔들어준다. 동작을 컨트롤하면서 시작 자세로 돌아온다. 오른쪽 15회를 마치면 왼다리 15회를 이어서 수행한다.
6. **스파이더맨 각 10회:** 팔굽혀펴기 자세에서 팔다리를 편안하게 벌린 자세로 시작한다. 한쪽 다리를 들고 무릎을 굽혀, 정강이가 팔에 닿도록 만든다. 무릎을 들어 올리는 동안 팔을 굽히도록 한다. 처음으로 돌아간다. 좌우 번갈아 반복하여, 한쪽 다리당 10회 수행한다.
7. **사이드 런지 각 15회:** 어깨너비로 선다. 손은 머리 뒤나 허리에 둔다. 오른발을 최대한 멀리 내딛으며 무릎을 굽힌다. 왼다리는 곧게 뻗어있어야 한다. 고개, 가슴, 상체는 곧게 세우고, 발끝은 앞쪽으로 곧게 뻗도록 한다. 오른다리로 땅을 밀고 왼다리를 쭉 펴면서 시작 자세로 돌아온다. 오른쪽 15회를 먼저 마친 후, 왼쪽 15회를 수행한다.

외부 저항물 활용

다음 소개할 10가지는 외부의 저항을 이용한다. 이건 어디까지나 몸을 데워보자는 느낌의 저강도 준비 운동이라는 것을 기억하고, 이에 적절한 중량을 고르도록 하자.

멈추지 말고 하나의 연속된 동작으로 5회, 4회, 3회를 반복한다. 중량물을 내려놓지 않고 한 번에 모든 횟수를 끝낼 수 있어야 한다. 가령 바벨을 사용한 상체 동적 준비 운동이라면, 업라이트 로우 5회, 스내치그립 하이풀 5회, 벤트오버로우 5회, 파워클린 푸시프레스 5회, 스트레이트 바 프론트레이즈 5회를 연속으로 수행한다. 이렇게 한 시퀀스를 끝내고 나서 다시 4회 반복 시퀀스를 해주고, 이어서 3회 반복 시퀀스를 수행하도록 한다.

바벨을 사용한 상체 운동

1. **업라이트 로우:** 손을 30~45cm 정도 벌려서 바벨을 잡는다. 팔 길이대로 바벨을 늘어뜨린다. 무릎을 살짝 구부리고 고개와 가슴을 든다. 팔꿈치를 구부려 바벨을 턱으로 당겨 올리면서, 팔꿈치는 바깥쪽으로 유지하고, 위로 들어 올린다. 바벨을 컨트롤하면서 천천히 팔을 내린다. 1세트에 5회, 2세트에 4회, 3세트에 3회를 반복하여 총 3세트를 진행한다.
2. **스내치그립 하이풀:** 어깨너비보다 넓게 바벨을 잡는다. 무릎을 구부리고 고개와 가슴을 들고, 바벨을 쭉 늘어뜨린다. 바깥쪽, 위쪽을 향하도록 팔꿈치를 구부리면서 바벨을 최대한 높게 들어 올린다. 바벨을 컨트롤하면서 천천히 팔을 내린다. 1세트에 5회, 2세트에 4회, 3세트에 3회를 반복하여 총 3세트를 진행한다.
3. **벤트 오버 로우:** 등을 곧게 펴고, 무릎은 살짝 구부리고, 고개를 들어 올린 채로 바벨을 잡는다(그림 3.1a). 바벨을 잡을 때 팔은 쭉 펴도록 한다. 바벨이 가슴 하부를 향해 움직이도록 팔꿈치를 구부리면서 바벨을 들어 올린다(그림 3.1b). 바벨이 땅에 닿을 때까지 천천히 컨트롤하면서 내려놓는다. 1세트에 5회, 2세트에 4회, 3세트에 3회를 반복하여 총 3세트를 진행한다.
4. **파워클린 푸시프레스:** 바벨을 잡고 쭈그려 앉는다. 딱 한 동작으로, 어깨 위에서 받아낼 수 있

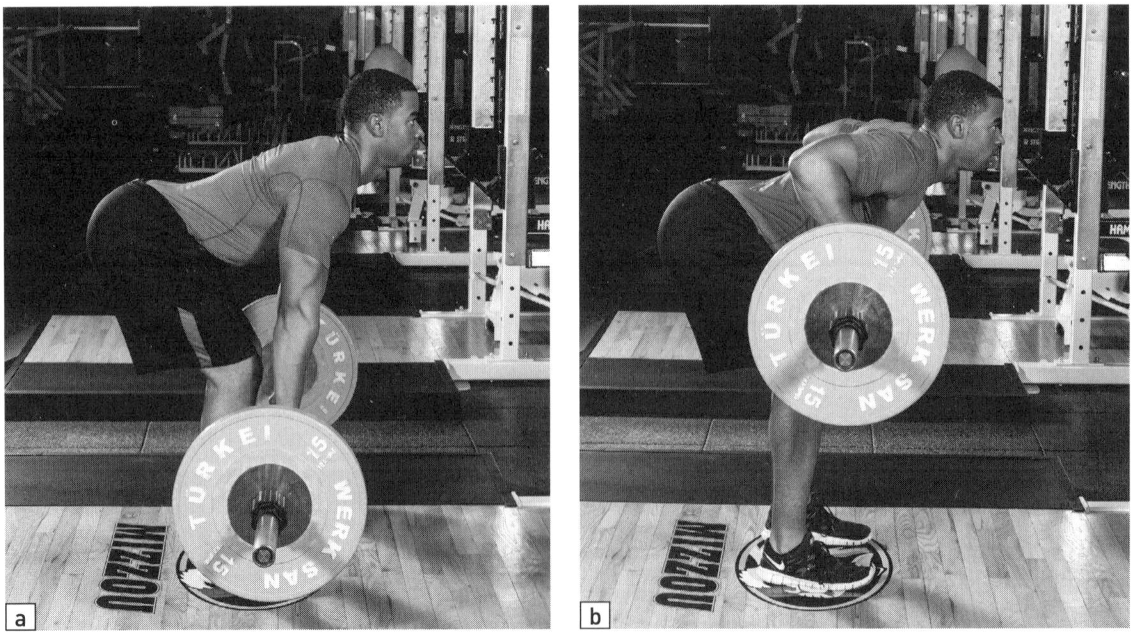

그림 3.1 벤트오버로우. (a) 시작 자세. (b) 바벨을 가슴 쪽으로 끌어당긴다.

도록 바벨을 높게 끌어올려, 어깨 위에서 받아낸다. 이때 발은 어깨너비로 한다. 쿼터 스쿼트만큼 앉았다가 바벨을 위로 밀어낸다. 팔이 곧게 펴질 때까지 바벨을 위로 밀어낸다. 바벨을 컨트롤하면서 가슴, 허벅지, 바닥 순서로 내려놓도록 한다. 1세트에 5회, 2세트에 4회, 3세트에 3회를 반복하여 총 3세트를 진행한다.

5. **스트레이트 바 프론트 레이즈:** 발을 어깨너비로 혹은 그보다 좁게 선다. 팔을 곧게 펴고 바벨을 잡는다. 바벨이 눈높이에 올라올 때까지 팔을 굽히지 않고 몸 앞쪽으로 곧게 들어 올린다. 천천히 바벨을 컨트롤하면서 처음 위치로 내려놓는다. 1세트에 5회, 2세트에 4회, 3세트에 3회를 반복하여 총 3세트를 진행한다.

바벨을 사용한 하체 운동

1. **비하인드헤드 스쿼트 푸시프레스:** 바벨을 어깨 위에 올려놓는다. 쿼터스쿼트까지 앉았다가 일어나면서 그 힘을 활용해 팔이 쭉 펴질 때까지 바벨을 하늘을 향해 밀어 올린다. 천천히 바벨을 컨트롤하면서 어깨 위로 내려놓는다. 1세트에 5회, 2세트에 4회, 3세트에 3회를 반복하여 총 3세트를 진행한다.

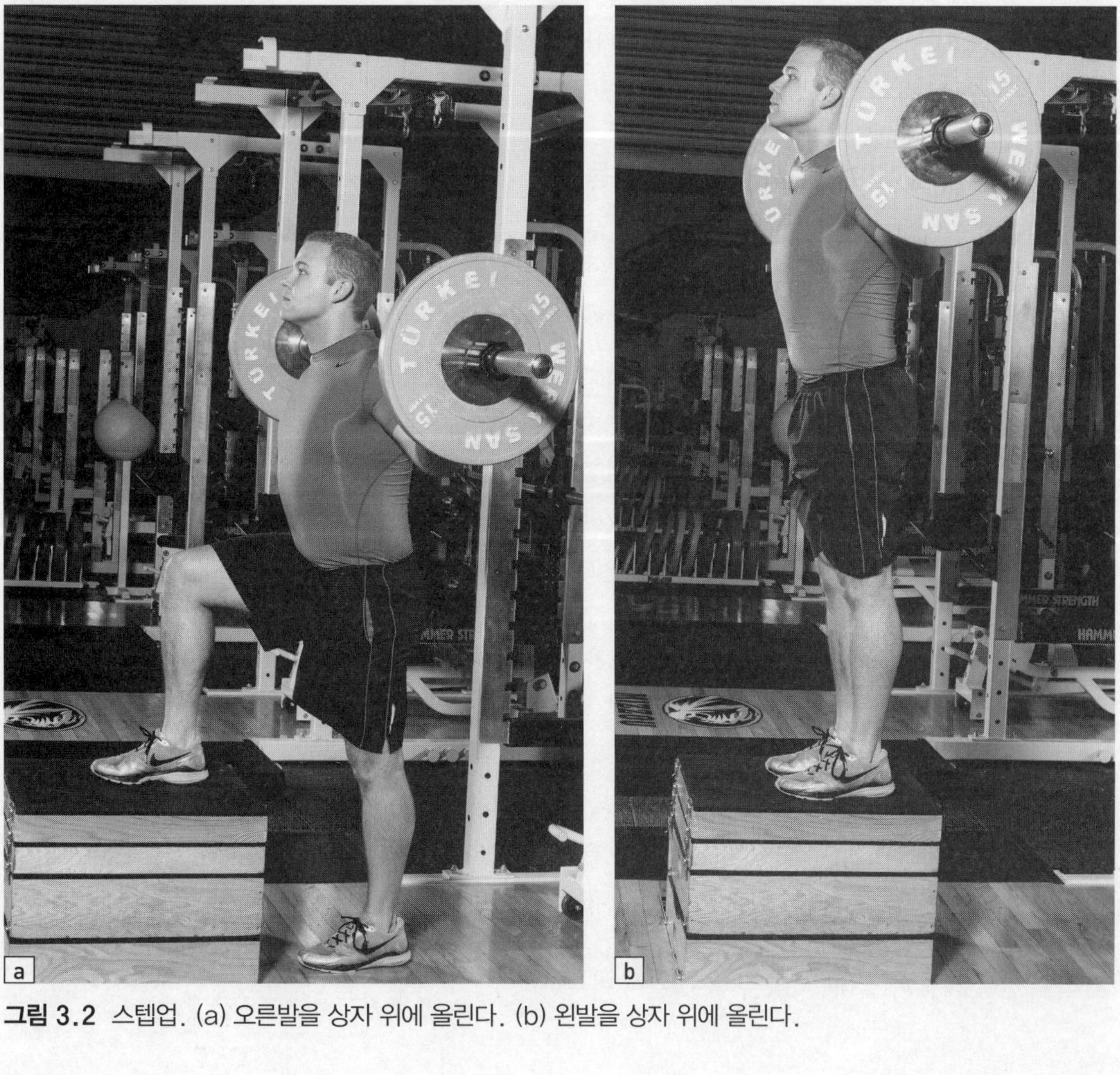

그림 3.2 스텝업. (a) 오른발을 상자 위에 올린다. (b) 왼발을 상자 위에 올린다.

2. **비하인드헤드 굿모닝:** 바벨을 어깨 위에 올려놓는다. 무릎을 살짝 구부린 채로 선다. 등은 평평하게, 머리는 위로 들어준 상태를 유지하며, 엉덩이를 뒤쪽으로 밀어준다. 바닥과 상체가 수평이 될 때까지 수그린다. 천천히 엉덩이를 다시 당겨서 곧게 서도록 한다. 1세트에 5회, 2세트에 4회, 3세트에 3회를 반복하여 총 3세트를 진행한다.

3. **스내치 그립 오버헤드 스쿼트:** 바벨을 머리 위로 들어주고, 발은 어깨너비로 한다. 그립은 어깨너비보다 넓게 잡는다. 고관절과 무릎을 가능한 한 천천히 구부린다. 팔, 머리, 등은 쭉 펴주고, 뒤꿈치는 땅에 밀착시킨다. 다리를 펴서 다시 시작 자세로 돌아온다. 1세트에 5회, 2세트에 4회, 3세트에 3회를 반복하여 총 3세트를 진행한다.

4. **스텝업:** 바벨을 어깨 위에 올려놓는다. 45~60cm 정도 높이의 박스를 바라보고 선다. 오른발부터 상자 위로 올리고(그림 3.2a), 이후 왼발도 따라간다(그림 3.2b). 오른발부터 다시 내려오고, 이어서 왼발도 내려오도록 한다. 오른쪽부터 먼저 반복을 끝내고 이어서 왼쪽도 정해진 세트를 채운다. 1세트에 5회, 2세트에 4회, 3세트에 3회를 반복하여 총 3세트를 진행한다. 오른쪽 반복이 끝나면 다시 원래 시작 자세로 돌아온다.

5. **제자리 런지:** 바벨을 어깨 위에 올려놓는다. 발을 어깨너비로 벌리고 선다. 한 발 내딛으며 깊게 런지를 한다. 고개는 들고, 어깨는 당기고, 척추는 곧게 세우고, 발끝은 전방을 똑바로 향하게 하고, 무게중심은 균등하게 배분한다. 앞발을 밀면서 다시 시작 자세로 돌아온다. 1세트에 5회, 2세트에 4회, 3세트에 3회를 반복하여 총 3세트를 진행한다.

덤벨 또는 작은 플레이트를 사용한 상체 운동

1. **덤벨 업라이트 로우:** 양손에 덤벨을 든다. 무릎을 살짝 구부리고, 고개와 가슴을 든다. 팔꿈치를 구부리고, 덤벨을 턱 높이까지 당긴다. 이때 팔꿈치는 바깥쪽, 위쪽을 향하도록 한다. 천천히 팔을 펴, 컨트롤하면서 덤벨을 내려놓는다. 1세트에 5회, 2세트에 4회, 3세트에 3회를 반복하여 총 3세트를 진행한다.

2. **덤벨 스내치 하이풀:** 덤벨을 손에 들고 다리 바깥으로 늘어뜨린다. 무릎은 살짝 구부리고, 고개와 가슴을 든다(그림 3.3a). 덤벨을 가능한 한 높이 들되, 이때 팔꿈치를 구부려서 위쪽을 향하도록 한다(그림 3.3b). 덤벨을 컨트롤하면서 내려 팔을 쭉 편다. 1세트에 5회, 2세트에 4회, 3세트에 3회를 반복하여 총 3세트를 진행한다.

3. **덤벨 벤트오버 프론트 레이즈:** 무릎을 구부리고, 등은 평평하게, 고개를 들고 시작한다. 덤벨을 들고 팔을 늘어뜨린다. 덤벨을 가능한 한 높게, 앞쪽으로 들어 올린다. 천천히 덤벨을 내리며 시작 자세로 돌아간다. 1세트에 5회, 2세트에 4회, 3세트에 3회를 반복하여 총 3세트를 진행한다.

4. **덤벨 원암 스내치:** 무릎을 구부리고, 등은 평평하게, 고개를 들고, 오른손은 옆으로 늘어뜨리고, 왼손으로는 덤벨을 잡는다. 무릎과 골반, 발목을 펴주면서 똑바로 선다. 이와 동시에 덤벨을 끌어당겨 머리 위로 일자로 들어 올리면서 팔을 쭉 펴준다. 가슴, 허벅지, 밑바닥 순으로 가져가면서 덤벨을 내려놓는다. 1세트에 5회, 2세트에 4회, 3세트에 3회를 반복하여 총 3세트를 진행한다. 다 끝내면 오른손을 똑같이 반복한다.

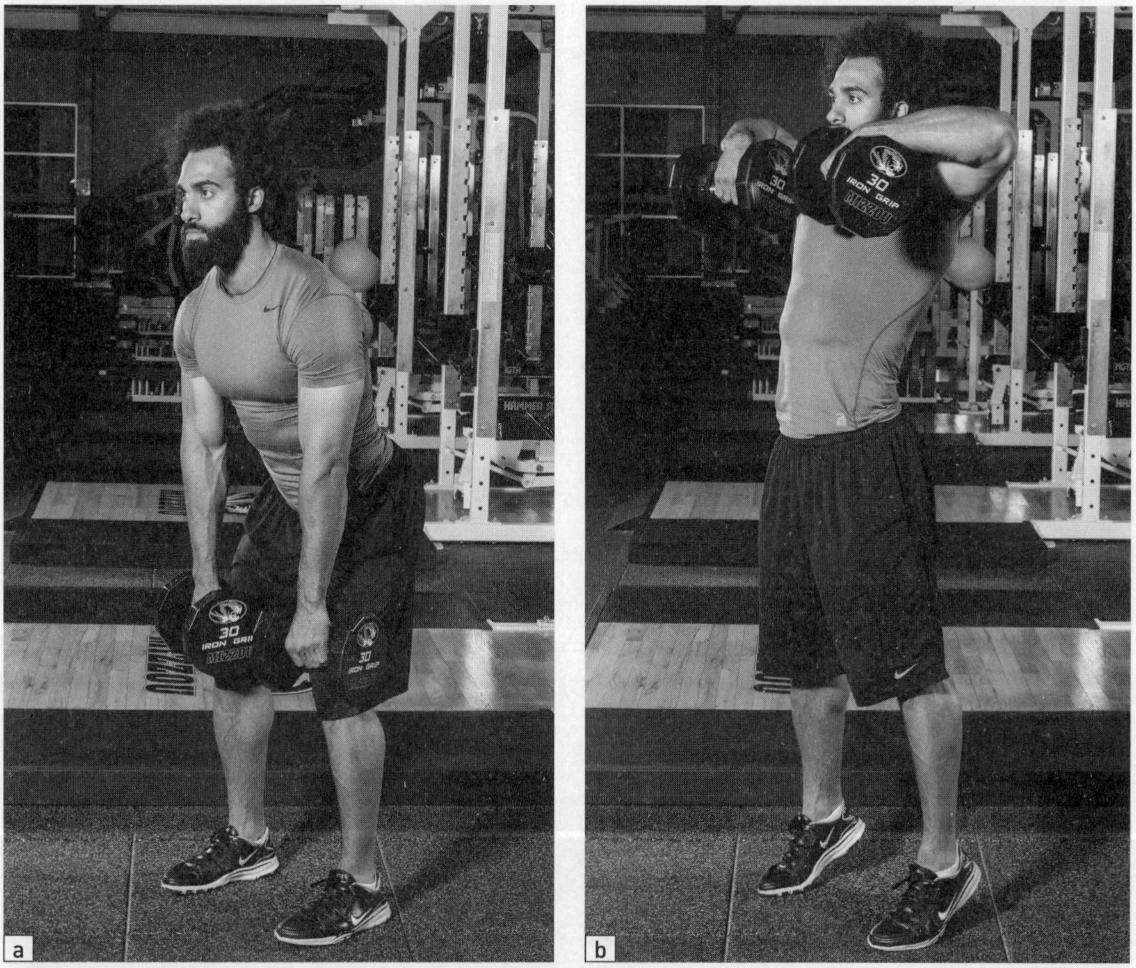

그림 3.3 덤벨 스내치 하이풀. (a) 시작 자세. (b) 덤벨을 위로 끌어올린다.

5. **덤벨 벤트오버 플라이:** 무릎은 구부리고, 등은 땅과 평행하도록 하되, 고개는 들어준다. 양손에 덤벨을 들고, 팔을 아래로 쭉 늘어뜨린다. 덤벨을 가쪽으로 들어 올려서 어깨와 평행이 되도록 한다. 천천히 덤벨을 컨트롤하며 내려서, 시작 자세로 돌아온다. 1세트에 5회, 2세트에 4회, 3세트에 3회를 반복하여 총 3세트를 진행한다.

덤벨 또는 작은 플레이트를 활용한 하체 운동

1. **덤벨 런지:** 덤벨을 양손에 들고, 어깨너비로 발을 벌린다. 한 발 앞으로 내딛어 깊게 런지를 한다. 고개는 들고, 어깨는 뒤로 당기고, 자세를 곧추세우며, 발끝은 앞쪽을 향하게 하고, 신체의 무게중심을 균등하게 배분한다. 자세를 조절하면서 앞발로 땅을 밀어서 원래 자세로 돌아온다. 한쪽 다리의 반복을 모두 끝낸 후, 다리를 바꾸도록 한다. 1세트에 5회, 2세트에 4회, 3세트에 3회를 반복하여 총 3세트를 진행한다.
2. **덤벨 루마니안 데드리프트(RDL):** 발을 어깨너비로 벌리고 서서, 양손에 덤벨을 잡는다. 이때 덤벨이 몸 앞쪽에 있어야 한다. 고개와 가슴을 들고, 등은 곧게 펴준다. 허리를 구부려 상체가 땅과 평행할 때까지 숙인다. 이때 무릎은 살짝 구부려준다. 덤벨이 정강이 중간 지점에 올 때

까지 내려준다. 이제 중량을 컨트롤하며 시작 자세로 돌아오되 상체를 곧게 편 상태를 유지한다. 1세트에 5회, 2세트에 4회, 3세트에 3회를 반복하여 총 3세트를 진행한다.

3. **덤벨 스쿼트:** 발을 어깨너비로 벌리고 발끝은 살짝 바깥으로 돌려주고, 덤벨은 허벅지 바깥쪽에 오도록 몸 양옆으로 들고 선다. 체중이 발볼과 발뒤꿈치 모두에 균등하게 실리도록 하면서, 고관절과 무릎을 구부린다. 고개와 등을 곧게 편다. 패럴렐보다 아래로 내려가면 다리를 펴서 시작 자세로 돌아온다. 1세트에 5회, 2세트에 4회, 3세트에 3회를 반복하여 총 3세트를 진행한다.

4. **덤벨 스텝업:** 45~60cm 높이의 박스 앞에 선다. 덤벨이 허벅지 바깥쪽으로 가도록 양손에 덤벨을 든다. 오른발부터 먼저 박스 위로 올리고, 이어서 왼발을 올린다. 오른발부터 먼저 땅으로 내려오고, 왼발이 따라 내려온다. 오른쪽으로 전체 반복을 끝낸 이후에, 왼쪽을 수행한다. 1세트에 5회, 2세트에 4회, 3세트에 3회를 반복하여 총 3세트를 진행한다.

5. **덤벨 사이드 런지:** 어깨너비로 선다. 양손에 덤벨을 들고 몸 앞에 둔다(그림 3.4a). 오른쪽으로 최대한 멀리 발을 뻗어, 무릎을 구부린다(그림 3.4b). 왼다리는 곧게 편다. 고개, 가슴, 상체를 곧게 펴고, 발끝은 전방을 향하도록 한다. 오른발로 땅을 밀고 다리를 곧게 펴서 다시 시작 자세로 돌아온다. 1세트에 5회, 2세트에 4회, 3세트에 3회를 반복하여 총 3세트를 진행한다.

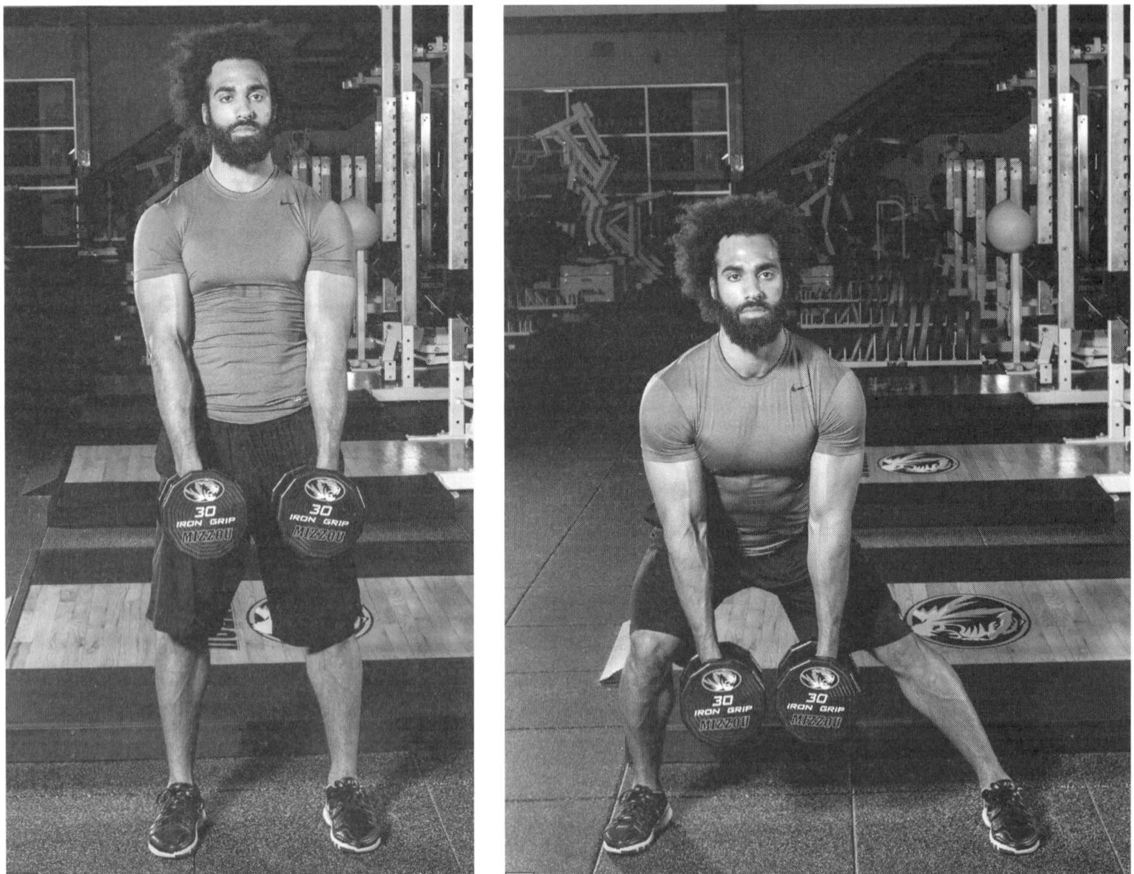

그림 3.4 덤벨 사이드 런지. (a) 시작 자세. (b) 오른쪽으로 한 발 내딛는다.

케틀벨을 활용한 상체 운동

1. **케틀벨 파워클린:** 케틀벨을 들고 앉는다. 뒤꿈치를 땅에 붙이고, 등은 펴고, 고개를 들고, 팔을 쭉 펴준다. 다리를 펴면서 순간적으로 케틀벨을 땅에서 뽑으며 어깨를 으쓱한다. 팔꿈치를 굽히면서 계속해서 케틀벨을 당기되, 어깨를 케틀벨 아래로 돌리면서 어깨로 받아낸다. 1세트에 5회, 2세트에 4회, 3세트에 3회를 반복하여 총 3세트를 진행한다.
2. **케틀벨 원암로우:** 가슴을 살짝 들고 고개를 치켜든 채로, 허리를 구부린다. 무릎을 구부리고 한 손에 케틀벨을 잡는다. 다른 손은 벤치를 붙잡고 버틴다. 팔꿈치를 구부려서 팔이 몸통에 가까워지도록 하면서, 몸통의 측면 방향으로 케틀벨을 들어 올린다. 팔이 쭉 펴질 때까지 팔을 천천히 편다. 1세트에 5회, 2세트에 4회, 3세트에 3회를 반복하여 총 3세트를 진행한다. 한쪽을 끝내고 나서 다른 쪽으로 넘어간다.
3. **케틀벨 원암 스윙:** 발을 어깨너비보다 넓게 벌리고, 무릎을 구부리고, 등을 곧게 편다. 케틀벨을 한 손에 들고 다리 사이로 늘어뜨린다. 케틀벨을 흔들어 어깨 위로 보내되, 케틀벨이 떨어지며 첫 자세로 돌아가는 과정을 컨트롤한다. 1세트에 5회, 2세트에 4회, 3세트에 3회를 반복하여 총 3세트를 진행한다. 한쪽을 끝내고 나서 다른 쪽으로 넘어간다.

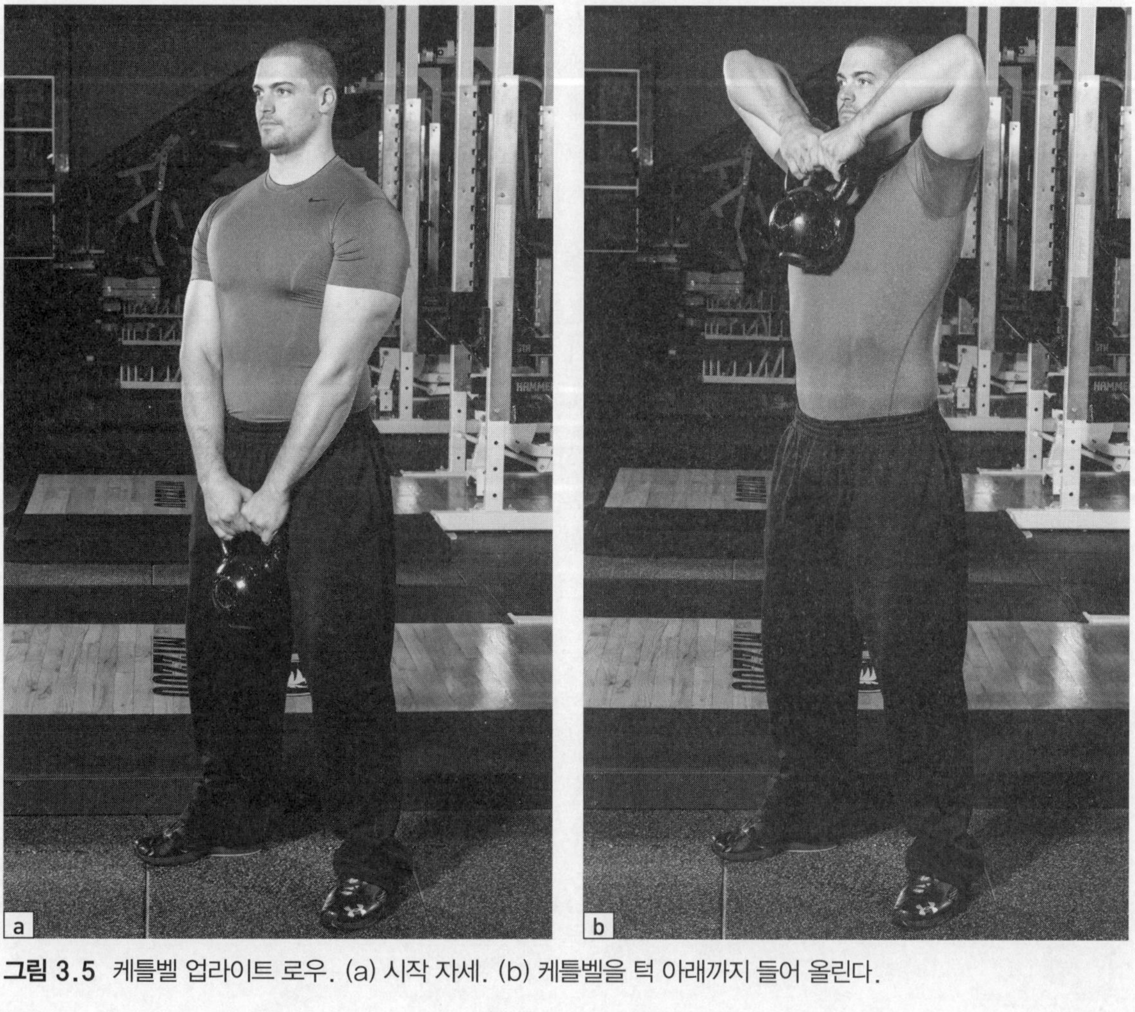

그림 3.5 케틀벨 업라이트 로우. (a) 시작 자세. (b) 케틀벨을 턱 아래까지 들어 올린다.

4. **케틀벨 업라이트 로우:** 케틀벨을 양손에 들고, 몸 앞쪽으로 늘어뜨린다(그림 3.5a). 무릎은 살짝 구부리고 고개와 가슴을 들어준다. 팔꿈치를 구부려 케틀벨을 턱까지 끌어올리되, 팔꿈치는 바깥쪽, 위쪽으로 향하게 유지한다(그림 3.5b). 천천히 팔을 펴서 내려놓는다. 1세트에 5회, 2세트에 4회, 3세트에 3회를 반복하여 총 3세트를 진행한다.
5. **케틀벨 투암 스윙, 양손 교대:** 발을 어깨너비보다 넓게 벌리고 선다. 무릎은 구부리고, 등은 곧게 펴고, 케틀벨을 다리 사이로 늘어뜨린다. 케틀벨을 흔들어 어깨 위로 보내되, 최상단에서 오른손은 놓고 이를 왼손으로 다시 잡는다. 시작 자세로 돌아오는 동작을 조절해 내리고, 다시 어깨 위로 흔들어서 오른손으로 옮겨 잡는다. 1세트에 5회, 2세트에 4회, 3세트에 3회를 반복하여 총 3세트를 진행한다. 한쪽을 끝내고 나서 다른 쪽으로 넘어간다.
6. **케틀벨 밀리터리 프레스:** 어깨너비로 서서 무릎을 살짝 구부린다. 상체는 수직이어야 하고, 케틀벨은 어깨 위에 올려놓도록 한다. 팔이 완전히 펴질 때까지 케틀벨을 위로 밀어 올린다. 내려놓을 때는 그 과정을 조절해서 다시 어깨 위에 올린다. 1세트에 5회, 2세트에 4회, 3세트에 3회를 반복하여 총 3세트를 진행한다.

케틀벨을 활용한 하체 운동

1. **케틀벨 클린앤스쿼트:** 어깨너비로 발을 벌리고 선다. 케틀벨을 들고 고관절과 무릎을 구부려, 패럴렐 밑으로 내려갈 때까지 앉는다. 뒤꿈치를 땅에 붙이고, 등은 펴고, 고개를 들고, 팔을 쭉 펴준다. 다리를 펴면서 순간적으로 케틀벨을 땅에서 뽑으며 어깨를 으쓱한다. 팔꿈치를 굽히고 어깨를 케틀벨 아래로 돌리면서 계속해서 케틀벨을 당겨서, 어깨 위에서 받아낸다. 일어서서 시작 자세로 돌아간다. 1세트에 5회, 2세트에 4회, 3세트에 3회를 반복하여 총 3세트를 진행한다.
2. **케틀벨 RDL:** 어깨너비로 서서 케틀벨을 몸 앞쪽으로 들고 선다. 고개와 가슴을 들고, 등은 곧게 편다. 상체가 지면과 수평이 될 때까지 허리를 숙인다. 이때 무릎은 살짝 굽어진다. 케틀벨이 정강이 중간에 도달하면, 상체를 일으켜 처음으로 돌아온다. 1세트에 5회, 2세트에 4회, 3세트에 3회를 반복하여 총 3세트를 진행한다.
3. **케틀벨 스윙 워크:** 어깨너비보다 넓게 서서, 무릎은 구부리고 등은 곧게 편다. 양손으로 케틀벨을 잡고 다리 사이로 둔다(그림 3.6a). 오른발을 앞으로 한 발 내딛으며 케틀벨이 어깨 위로 오도록 흔들어준다(그림 3.6b). 그리고 왼발을 움직인다. 케틀벨을 내리며 처음 자세로 돌아가는 과정을 컨트롤한다. 1세트에 5회, 2세트에 4회, 3세트에 3회를 반복하여 총 3세트를 진행한다.
4. **케틀벨 데드리프트:** 팔을 늘어뜨려 케틀벨을 손에 잡고 앉는다. 허리는 곧게 펴고, 뒤꿈치는 땅에 닿은 채로, 가슴을 든다. 다리가 다 펴질 때까지 바닥을 쭈욱 밀어낸다. 그러면 골반이 상승하면서 케틀벨도 위로 상승한다. 무릎을 굽혀 시작 자세로 돌아간다. 케틀벨이 바닥에 닿을 때까지는 가슴을 최대한 들어주도록 한다. 1세트에 5회, 2세트에 4회, 3세트에 3회를 반복하여 총 3세트를 진행한다.
5. **오버헤드 파머스 워크:** 케틀벨을 머리 위로 들고 팔을 쭉 펴준다. 곧게 서서 코어를 잠그고, 시

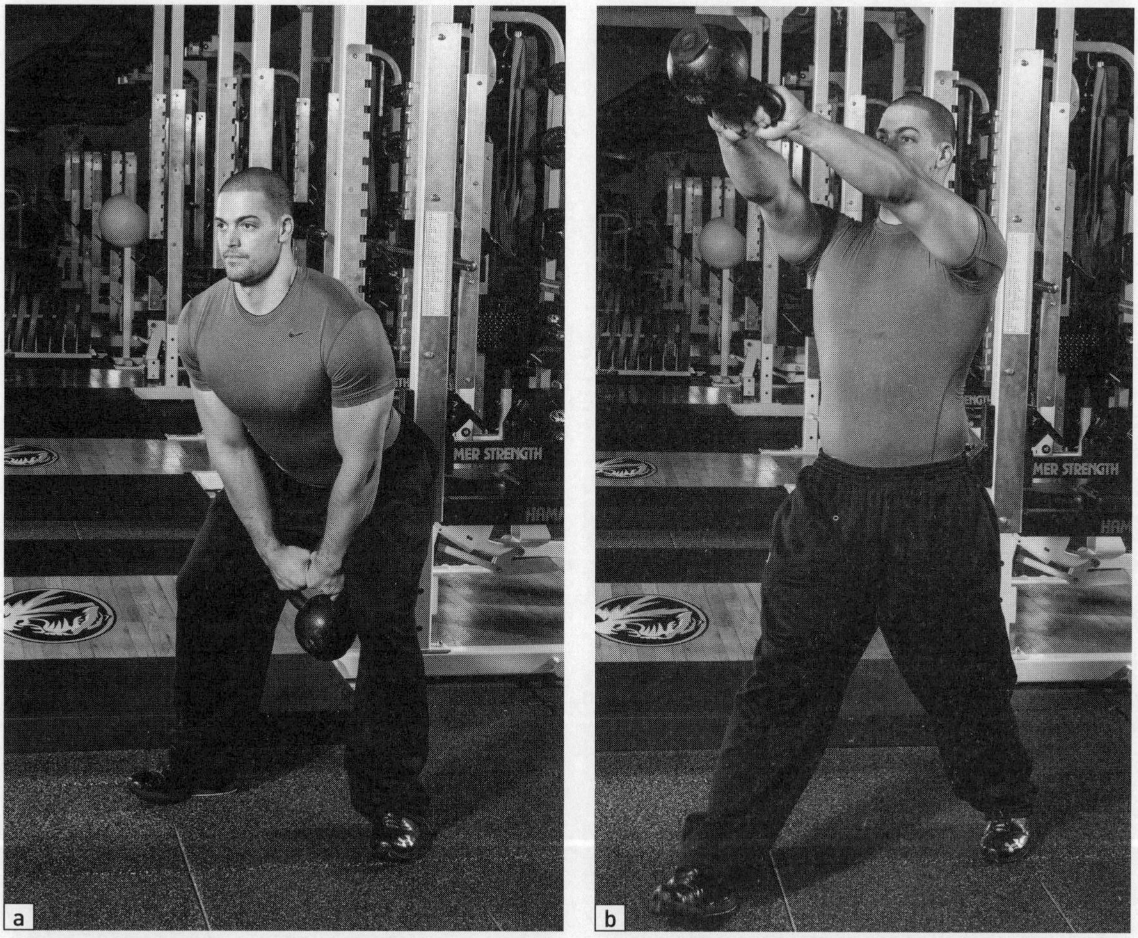

그림 3.6 케틀벨 스윙 워크. (a) 시작 자세. (b) 케틀벨을 흔들며 오른발을 내딛는다.

선은 정면을 바라본다. 케틀벨을 손에 든 채로 10~30m 정도 걷는다. 1세트에 5회, 2세트에 4회, 3세트에 3회를 반복하여 총 3세트를 진행한다.

6. **케틀벨 스쿼트:** 다리를 어깨너비로 벌리고 발끝을 살짝 벌린다. 몸 양옆으로 한 손에 하나씩 케틀벨을 들고 선다. 발볼과 뒤꿈치에 무게를 균등하게 배분하면서, 고관절과 무릎을 굽혀준다. 고개와 등은 곧게 편다. 패럴렐보다 더 깊게 앉는 순간, 다리를 쭉 펴서 시작 자세로 돌아온다. 1세트에 5회, 2세트에 4회, 3세트에 3회를 반복하여 총 3세트를 진행한다.

메디슨볼을 활용한 상체 운동

1. **메디슨볼 프론트 레이즈:** 발을 어깨너비로 벌리고 서서 무릎은 살짝 굽히고, 허리는 곧게 펴고 메디슨볼을 손에 들고 선다. 팔을 쭉 뻗은 채로 메디슨볼이 눈높이에 올 때까지 들어 올린다. 천천히 시작 자세로 돌아간다. 1세트에 5회, 2세트에 4회, 3세트에 3회를 반복하여 총 3세트를 진행한다.
2. **메디슨볼 체스트 프레스:** 발을 어깨너비로 벌리고 서서, 무릎은 살짝 굽히고, 허리는 곧게 펴고, 고개를 든다. 메디슨볼을 가슴 높이로 들어 올리고, 팔꿈치는 구부린다. 메디슨볼을 든 채

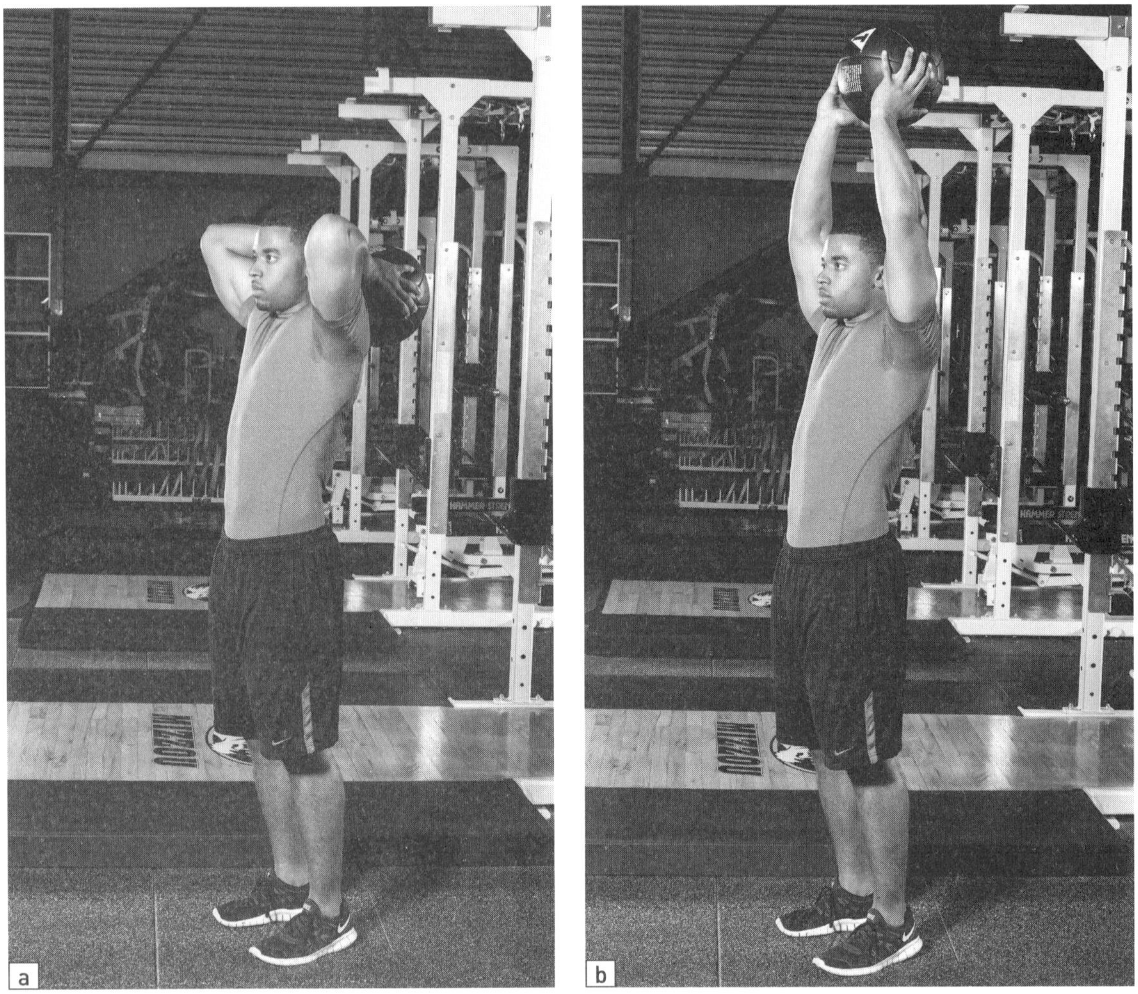

그림 3.7 메디슨볼 스탠딩 트라이셉스 익스텐션. (a) 시작 자세. (b) 메디슨볼을 머리 위로 들어 올려 팔을 쭉 펴준다.

로 팔을 쭉 폈다가 다시 시작 자세로 돌아온다. 1세트에 5회, 2세트에 4회, 3세트에 3회를 반복하여 총 3세트를 진행한다.

3. **메디슨볼 스탠딩 트라이셉스 익스텐션:** 발을 어깨너비로 벌리고 서서, 무릎은 살짝 굽히고, 허리는 곧게 펴고, 고개를 든다. 메디슨볼을 손에 든 채로 팔을 구부려 머리 뒤로 가져간다(그림 3.7a). 코어를 조이고 팔을 머리 위로 쭉 편다(그림 3.7b). 천천히 시작 자세로 돌아온다. 1세트에 5회, 2세트에 4회, 3세트에 3회를 반복하여 총 3세트를 진행한다.
4. **메디슨볼 자이언트 서클:** 발을 어깨너비로 벌리고 서서, 무릎은 살짝 굽히고, 허리를 곧게 펴고 선다. 메디슨볼을 들고 팔을 앞으로 쭉 뻗는다. 코어를 조이고 메디슨볼로 20kg 플레이트 크기 정도의 원을 그리면서 왼쪽, 오른쪽으로 돌려준다. 1세트에 5회, 2세트에 4회, 3세트에 3회를 반복하여 총 3세트를 진행한다.
5. **메디슨볼 바이셉스 컬:** 발을 어깨너비로 벌리고 서서, 무릎은 살짝 굽히고, 허리는 쭉 편다. 메디슨볼을 양손으로 잡고 허벅지 위에 올려놓는다. 코어를 조이고 팔꿈치를 구부려 메디슨볼

을 가슴까지 들어 올린다. 천천히 시작 자세로 내려간다. 1세트에 5회, 2세트에 4회, 3세트에 3회를 반복하여 총 3세트를 진행한다.

6. **메디슨볼 다이아몬드 푸시업:** 손을 메디슨볼 위에 마름모꼴로 올려놓고 배를 대고 엎드린다. 고개는 들어서 전방을 보고, 다리는 쭉 펴고, 발가락으로 땅을 붙잡는다. 팔을 쭉 뻗어서 몸을 밀어 올린다. 이때 몸은 항상 곧게 펴진 상태를 유지한다. 1초간 멈췄다가, 가슴이 다시 메디슨볼에 닿도록 팔꿈치를 구부려 몸을 내린다. 1세트에 5회, 2세트에 4회, 3세트에 3회를 반복하여 총 3세트를 진행한다.

메디슨볼을 활용한 하체 운동

1. **메디슨볼 오버헤드 스플릿 스쿼트:** 다리를 벌리고 선다. 한 발은 무릎을 살짝 구부려 앞에 두고, 다른 발은 뒤에 둔다. 발끝은 전방을 향하게 한다. 팔을 쭉 펴고 메디슨볼을 머리 위로 들어준다. 가슴을 들어주고 이 상태를 유지한다. 코어를 조이고, 뒷발의 무릎이 바닥에 닿을 때까지 천천히 내려간다. 시작 자세로 돌아온다. 1세트에 5회, 2세트에 4회, 3세트에 3회를 반복하여 총 3세트를 진행한다. 한쪽이 끝나면 다른 쪽도 동일하게 수행한다.

2. **메디슨볼 굿모닝:** 어깨너비로 발을 벌리고 선다. 메디슨볼을 머리 뒤에서 붙잡고, 어깨 위에 올려놓는다. 고개와 가슴을 들어주고, 허리는 펴준 상태로 유지한다. 동작을 수행하는 내내 무릎은 살짝 구부러진 상태를 유지한다. 지면과 수평이 되도록 허리를 구부린다. 상체를 펴서 시작 자세로 돌아온다. 1세트에 5회, 2세트에 4회, 3세트에 3회를 반복하여 총 3세트를 진행한다.

3. **메디슨볼 런지:** 발을 어깨너비로 벌리고 선다. 메디슨볼을 가슴 높이로 들어 올린다. 오른발을 가능한 한 앞으로 멀리 뻗는다. 무릎을 구부려 왼쪽 무릎이 땅에 닿도록 하고, 이때 발끝은 앞쪽을 향하게 한다. 앞발을 밀어내서 다시 왼발 옆으로 가져온다. 1세트에 5회, 2세트에 4회, 3세트에 3회를 반복하여 총 3세트를 진행한다. 한쪽이 끝나면 반대쪽도 똑같이 수행한다.

4. **메디슨볼 스쿼트:** 다리를 어깨너비로 벌리고, 발끝은 살짝 밖을 향하도록 돌려준다. 메디슨볼을 들고 몸 앞으로 쭉 뻗어준다. 발볼과 발뒤꿈치에 무게가 균등하게 실리는 것을 느끼면서, 고관절과 무릎을 구부린다. 고개와 허리는 곧게 편 상태를 유지한다. 패럴렐보다 더 깊게 앉는 순간, 다리를 펴서 시작 자세로 돌아온다. 1세트에 5회, 2세트에 4회, 3세트에 3회를 반복하여 총 3세트를 진행한다.

5. **메디슨볼 RDL:** 어깨너비로 다리를 벌리고 선다. 메디슨볼을 손에 들고 팔은 쭉 뻗어준다. 머리와 가슴을 들고, 허리는 곧게 펴준다. 무릎은 동작 전체에 걸쳐서 살짝 구부러져 있어야 한다. 상체가 지면과 수평이 되고, 메디슨볼이 정강이 중간에 닿을 때까지 허리를 숙인다. 상체를 세우며 처음으로 돌아온다. 1세트에 5회, 2세트에 4회, 3세트에 3회를 반복하여 총 3세트를 진행한다.

6. **메디슨볼 런지 로테이션:** 발을 어깨너비로 벌리고 서서 메디슨볼을 가슴 높이로 들어준다. 왼발을 가능한 한 앞으로 멀리 뻗어주면서, 무릎은 구부리고(그림 3.8a), 메디슨볼을 왼쪽으로 돌려준다(그림 3.8b). 왼쪽 발가락이 전방을 향하게 유지하면서, 오른쪽 무릎이 땅에 닿도록 한

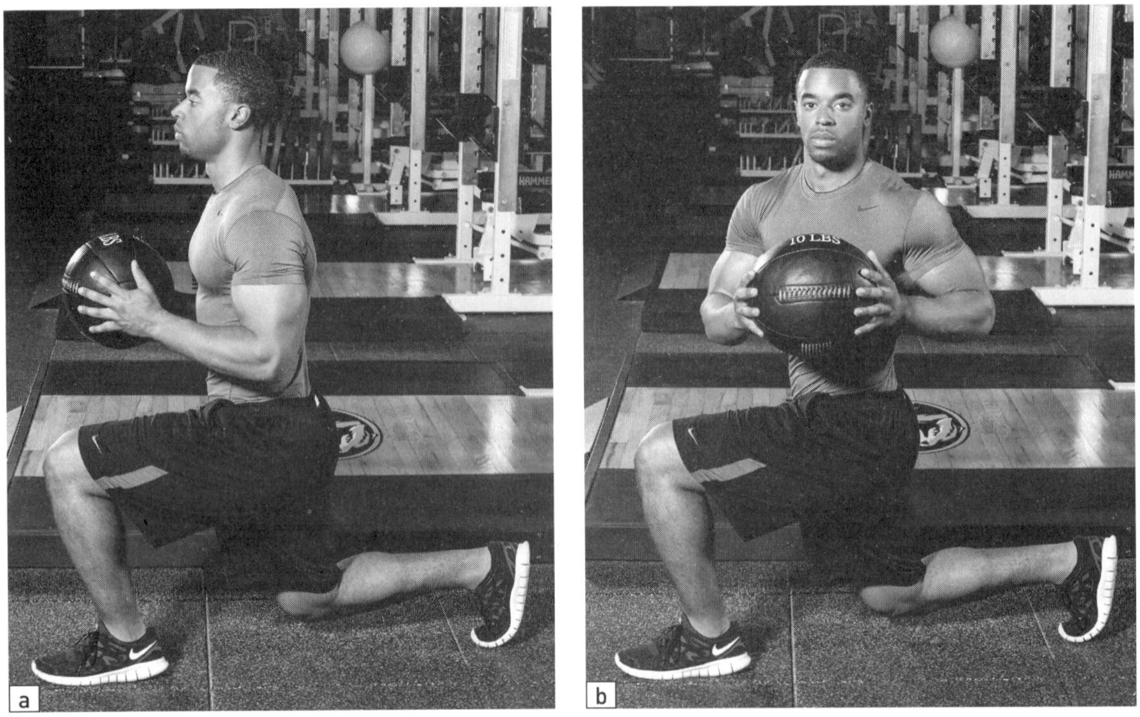

그림 3.8 메디슨볼 런지 로테이션. (a) 왼발로 런지를 한다. (b) 왼쪽으로 몸을 회전시킨다.

다. 앞발로 땅을 밀어내 다시 뒤로 가져오며 시작 자세로 돌아온다. 1세트에 5회, 2세트에 4회, 3세트에 3회를 반복하여 총 3세트를 진행한다. 한쪽이 끝나면 반대쪽도 똑같이 진행한다.

고무밴드를 활용한 상체 운동

고무밴드는 동적 유연성을 기르기에 매우 훌륭한 도구다. 당신의 창의력과 상상력에 따라 운동, 스트레칭이 불가능한 각도가 존재하지 않는다. 소위 고무밴드 맨이라고 하는 딕 하첼Dick Hartzell은 나이를 생각해보면 엄청나게 유연하다. 그는 고무밴드를 사용한 유연성, 가동성 운동을 강력하게 추천한다. 고무밴드는 장력을 나타내는 여러 색깔로 나뉘어 시중에 판매된다(역주: 색상별 장력 수치는 브랜드에 따라 모두 다르다).

- 노란색(매우 약함)
- 빨간색(약함)
- 보라색(적당)
- 녹색(평균)
- 파란색(강력)
- 검정색(매우 강력)
- 은색(초강력)

1. **밴드 업라이트 로우:** 양발로 밴드 안쪽을 밟고, 양손으로 밴드의 맨 윗부분을 밟는다. 몸을 곧게 펴고, 코어를 조인다. 팔꿈치가 바깥쪽, 위쪽을 향하도록 유지한 채 천천히 팔꿈치를 구부리면서, 턱쪽을 향해 밴드를 당긴다. 장력을 컨트롤하며 다시 팔이 쭉 펴지도록 시작 자세로 돌아간다. 10회 1세트를 수행한다.
2. **밴드 벤치 딥:** 벤치의 끝부분에 앉는다. 밴드를 어깨에 걸쳐 둘러놓고, 밴드의 끝을 붙잡는다. 손은 엉덩이 옆으로 벤치의 가장자리에 놓는다. 무릎을 펴고, 코어를 조이고, 팔을 펴면서 몸

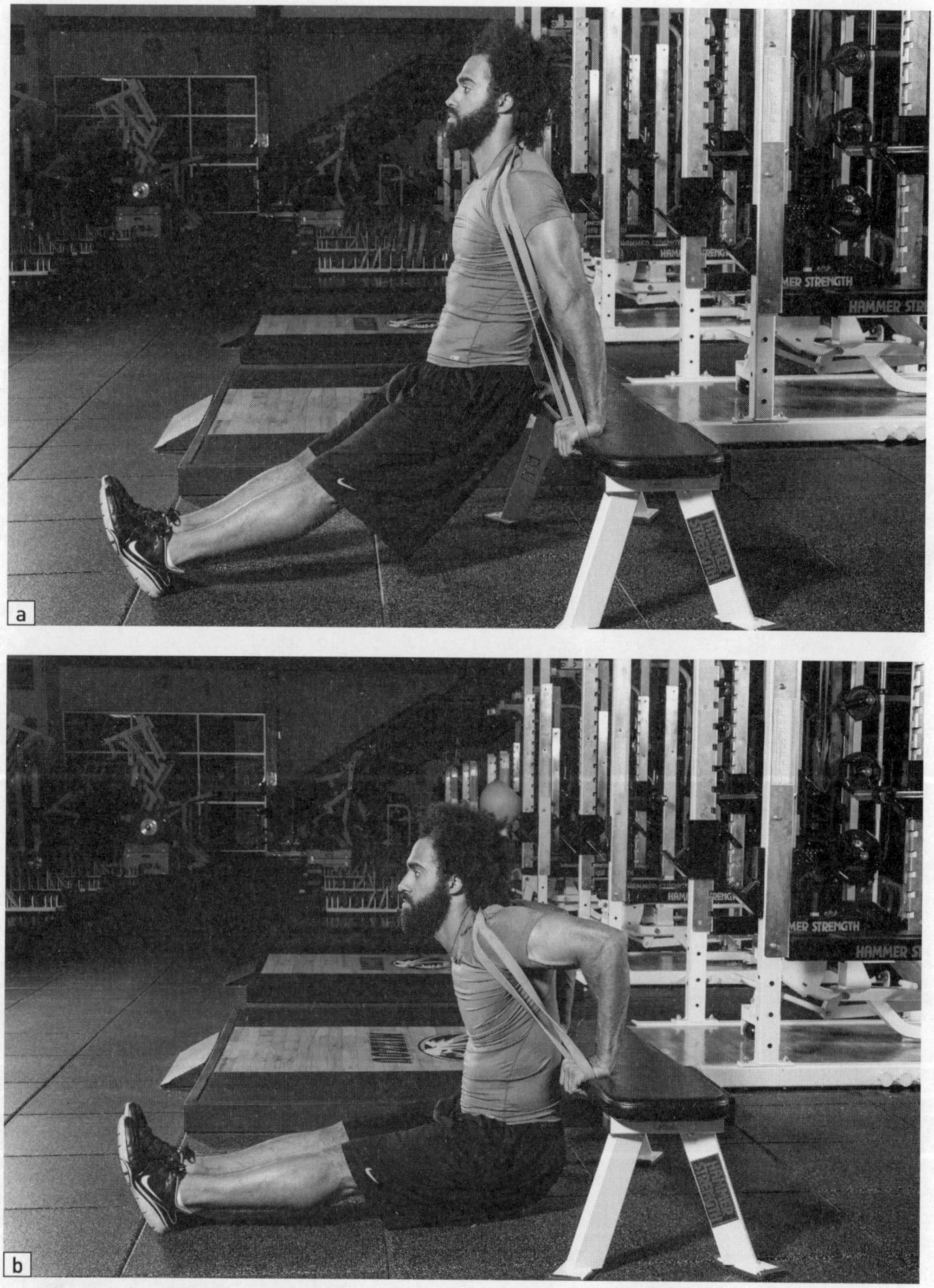

그림 3.9 밴드 벤치 딥. (a) 엉덩이를 벤치에서 들어 올린다. (b) 엉덩이를 바닥 쪽으로 낮춘다.

을 벤치에서 들어 올린다(그림 3.9a). 팔꿈치를 굽히고, 엉덩이를 낮추어 바닥으로 향하게 한다(그림 3.9b). 상완이 지면과 평행이 되거나, 이보다 낮아질 때까지 내렸다가, 팔을 쭉 펴서 동작을 끝낸다. 10회 1세트를 수행한다.

3. **밴드 래터럴 레이즈:** 곧게 선다. 밴드의 한쪽 끝을 오른발로 밟고 반대쪽을 오른손으로 잡는다. 코어를 조이고 지면과 평행할 때까지 오른팔을 옆으로 들어 올린다. 천천히 시작 자세로

돌아가서 이를 반복한다. 오른팔의 반복을 다 채우면 왼팔도 똑같이 수행한다. 한 팔당 10회 1세트를 수행한다.

4. **밴드 바이셉스 컬:** 무릎을 살짝 굽히고, 허리를 쭉 펴고 선다. 밴드의 한쪽 끝을 오른발로 밟고 반대쪽을 오른손으로 잡는다. 팔꿈치를 구부려서, 밴드의 한쪽 끝이 가슴 높이에 오도록 만든다. 천천히 시작 자세로 돌아간다. 오른팔의 반복을 다 채우면 왼팔도 똑같이 수행한다. 한 팔당 10회 1세트를 수행한다.

5. **밴드 푸시업:** 밴드를 등 뒤로 두르고, 밴드의 양 끝에 양손을 놓는다. 배를 대고 엎드려서, 손은 어깨 높이에 두고, 고개는 시선을 들어 앞을 본다. 다리는 쭉 펴고, 발가락을 발 밑에 우겨 넣어 버틴다. 몸통을 곧게 유지한 채로, 팔을 펴서 몸을 땅에서 띄운다. 상단에서 1초간 버티고, 가슴이 땅에 닿을 때까지 팔꿈치를 굽혀 몸을 내린다. 멈추지 말고 얼른 다시 시작 자세로 돌아온다. 10회 1세트를 수행한다.

고무밴드를 활용한 하체 운동

1. **밴드 스쿼트:** 어깨너비로 발을 벌리고 서서 발끝은 바깥으로 살짝 돌린다. 고무밴드의 한쪽 끝은 어깨를 따라 두르고, 다른 쪽 끝은 발로 밟는다. 발의 볼과 뒤꿈치에 무게를 고르게 분산시키면서, 고관절과 무릎을 구부려 앉는다. 고개와 허리는 곧게 편 상태를 유지한다. 패럴렐보다 더 깊게 앉으면, 다리를 펴서 시작 자세로 돌아온다. 10회 1세트를 수행한다.

2. **밴드 런지:** 밴드의 한쪽 끝을 밟고, 한쪽 끝을 어깨를 따라 두른다. 발을 어깨너비로 벌리고 곧게 선다. 오른발을 가능한 한 멀리 한 걸음을 내딛으면서, 왼쪽 무릎이 지면에 닿도록 한다. 이때 발끝은 전방을 향한다. 앞발로 땅을 밀어 다시 왼발 옆으로 가져오면서 시작 자세로 돌아온다. 10회 1세트를 수행한다.

3. **밴드 스텝업:** 밴드의 한쪽 끝은 어깨 위에 두르고, 반대쪽 끝은 발 밑에 두고 밟고 선다. 45~60cm 정도 높이의 박스 앞에 선다. 그림 3.10에서 고무밴드가 어떻게 꼬아져있는지 확인해보라. 오른발부터 박스 위를 딛고(그림 3.11a), 이어서 왼발이 뒤따라간다(그림 3.11b). 오른발부터 다시 내려오고, 이어서 왼발이 내려온다. 오른발부터 시작해서 반복이 끝나면, 왼발도 똑같이 수행한다. 한쪽당 10회 1세트씩을 수행한다.

4. **밴드 굿모닝:** 발을 어깨너비로 벌리고 서서, 밴드 한쪽 끝을 밟고, 다른 한쪽은 어깨를 따라 두른다.

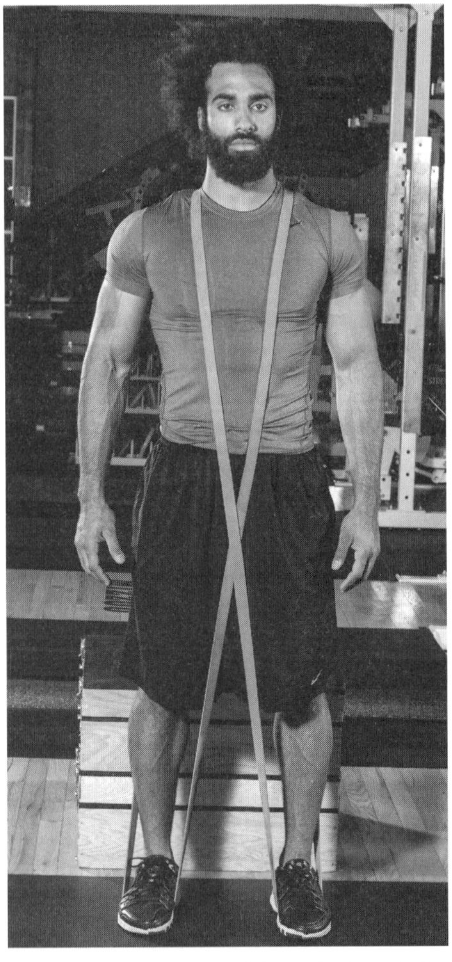

그림 3.10 밴드 스텝업을 위한 밴드 세팅

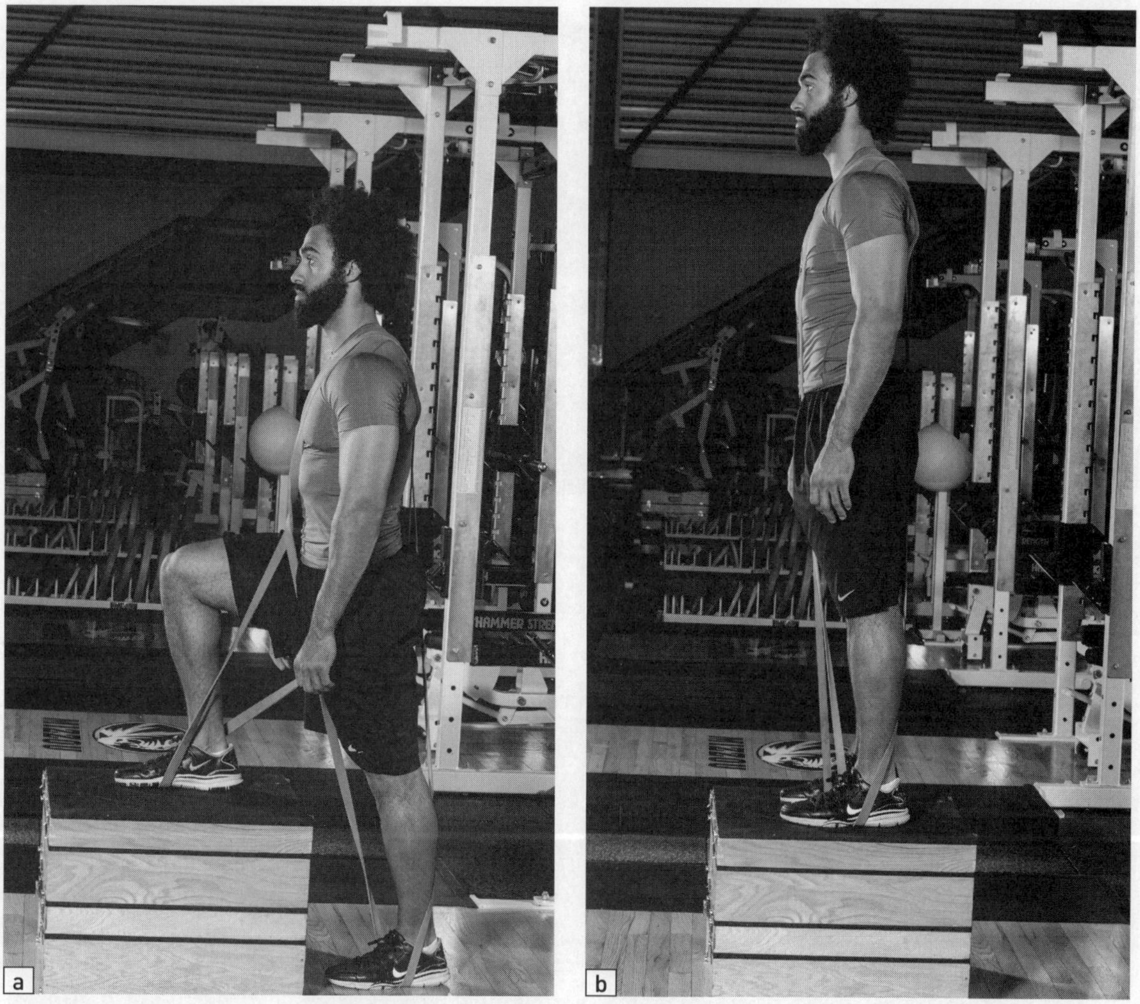

그림 3.11 밴드 스텝업. (a) 오른발로 박스 위에 올라선다. (b) 왼발도 박스 위로 뒤따라간다.

고개와 가슴을 들고, 허리는 곧게 편다. 무릎은 동작 내내 살짝 굽어져 있어야 한다. 상체가 지면과 수평이 될 때까지 허리를 굽힌다. 상체를 곧게 펴서 시작 자세로 돌아온다. 10회 1세트를 수행한다.

5. **밴드 레그컬:** 배를 대고 엎드린다. 밴드 한쪽을 발목에 걸고 다른 한쪽은 파워랙에 묶는다. 밴드가 엉덩이에 최대한 가까워지도록 다리를 구부린다. 천천히 시작 자세로 돌아간다. 10회 1세트를 수행한다.

밴드를 활용한 일반 스트레칭

1. **햄스트링:** 등을 대고 눕는다. 밴드 한쪽 끝을 왼발에 두르고, 반대쪽을 손으로 잡는다. 천천히 밴드를 가능한 한 최대한으로 당겨서, 다리를 들어 올린다(그림 3.12). 천천히 시작 자세로 돌아오며 반복한다. 왼쪽이 끝나면 오른쪽을 수행하고, 한쪽당 10회 1세트를 수행한다.
2. **슬와근:** 등을 대고 눕는다. 밴드 한쪽 끝은 오른발에 두르고, 반대쪽은 손으로 잡는다. 다리가

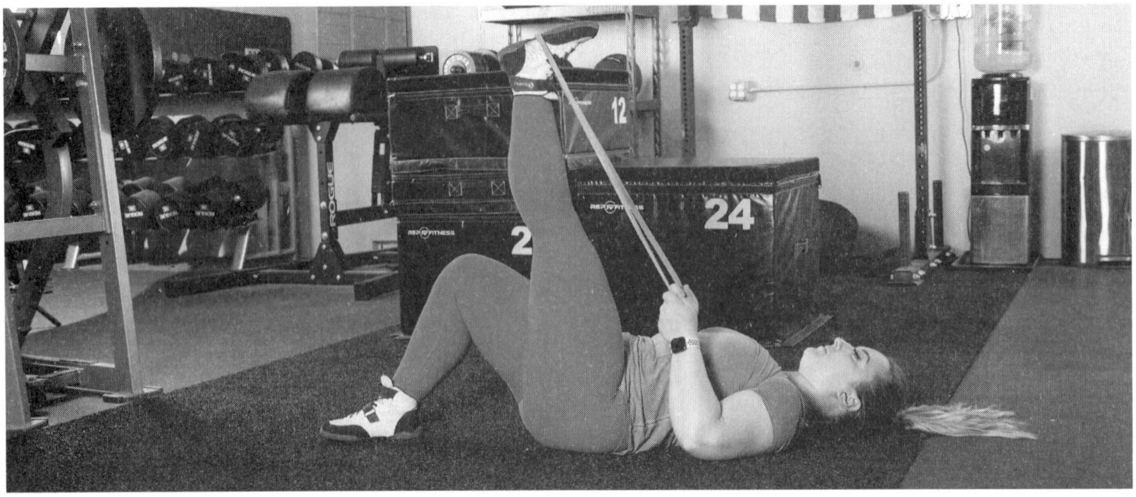

그림 3.12 햄스트링

지면과 수직이 되도록 당기고 가만히 유지하면서, 무릎 뒤쪽이 늘어나도록 한다. 천천히 시작 자세로 돌아와 다리를 바꾼다. 왼쪽이 끝나면 오른쪽을 수행하고, 한쪽당 10회 1세트를 수행한다.

3. **종아리:** 다리를 펴고 벤치 가장자리에 앉는다. 밴드 한쪽 끝을 오른발의 볼에 두르고 반대쪽을 양손으로 잡는다. 밴드를 당겨 저항을 주면서 발가락을 쭉 뻗어준다. 발을 바꾸고, 한쪽당 10회 1세트를 수행한다.
4. **사타구니:** 등을 대고 눕는다. 오른발에 밴드의 한쪽 끝을 두르고, 반대쪽을 오른손으로 잡는다. 오른다리를 가쪽으로 흔들어주면서, 밴드를 당겨 가능한 한 높게 다리를 들어 올린다. 천천히 시작 자세로 돌아가 발을 바꾼다. 한쪽당 10회 1세트를 수행한다.
5. **장경인대:** 무릎을 구부리고 등을 대고 눕는다. 오른다리를 왼다리 위로 꼬아준다. 오른발에 밴드를 두르고, 발과 가까운 지점의 밴드를 잡는다. 왼다리를 따라서, 오른발을 가슴 방향으로 잡아당긴다. 발을 바꾸고, 한쪽당 10회 1세트씩을 수행한다.
6. **대퇴사두, 고관절 굴곡근:** 배를 땅에 대고 엎드린다. 밴드 한쪽 끝을 발목에 걸고, 다른 쪽을 손으로 잡는다. 밴드를 당기며 최대한 높게 왼다리를 들어 올린다(그림 3.13). 가슴이 땅에서 살짝 뜰 것이다. 시작 자세로 돌아와 오른쪽도 똑같이 수행한다. 한쪽당 10회 반복한다.
7. **광배근, 어깨:** 어깨너비로 발을 벌리고 서서, 팔 길이만큼 밴드의 양 끝을 붙잡는다. 밴드를 머리 위로 들어 올려서(그림 3.14a) 엉덩이까지 내린다(그림 3.14b). 이때 팔은 동작 내내 곧게 펴져 있어야 한다. 잠시 멈췄다가 처음으로 돌아온다. 10회 1세트 반복한다.

그 어떤 동적 루틴을 고르든 정신적으로도 육체적으로도 도움이 될 것이다. 시간이 지나면서 당신은 동적 준비 운동에 대해 더 잘 알게 될 것이고, 당신이 더 나은 퍼포먼스를 낼 수 있도록 체온을 올리는 것의 중요성 역시 이해하게 될 것이다. 모든 운동을 다관절 움직임으로 채운다면 동적 준비 운동을 더 재밌게 할 수 있게 될 것이다. 덤벨, 바벨, 케틀벨, 메디슨볼로 클린, 프론트 스쿼트, 오버헤드 프레스를 하는 식으로 말이다.

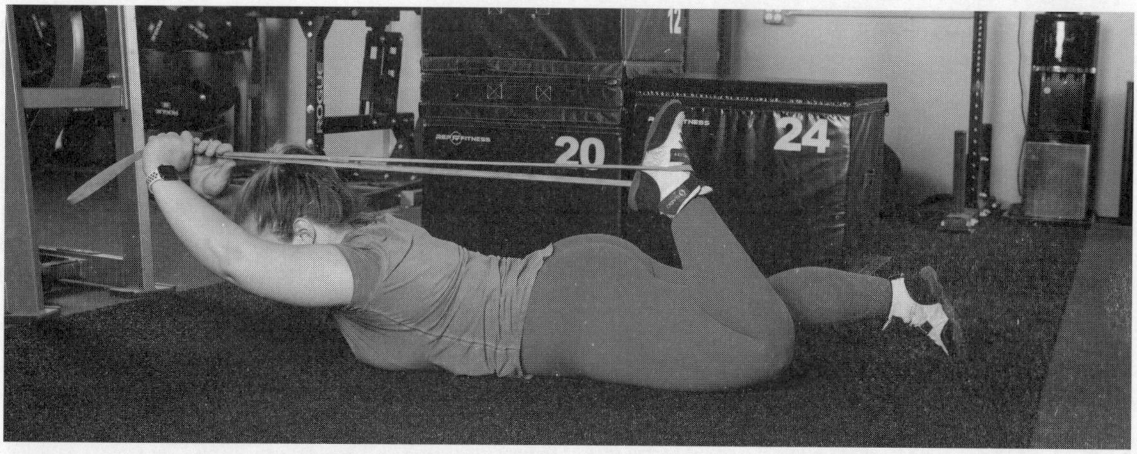

그림 3.13 대퇴사두와 고관절 굴곡근

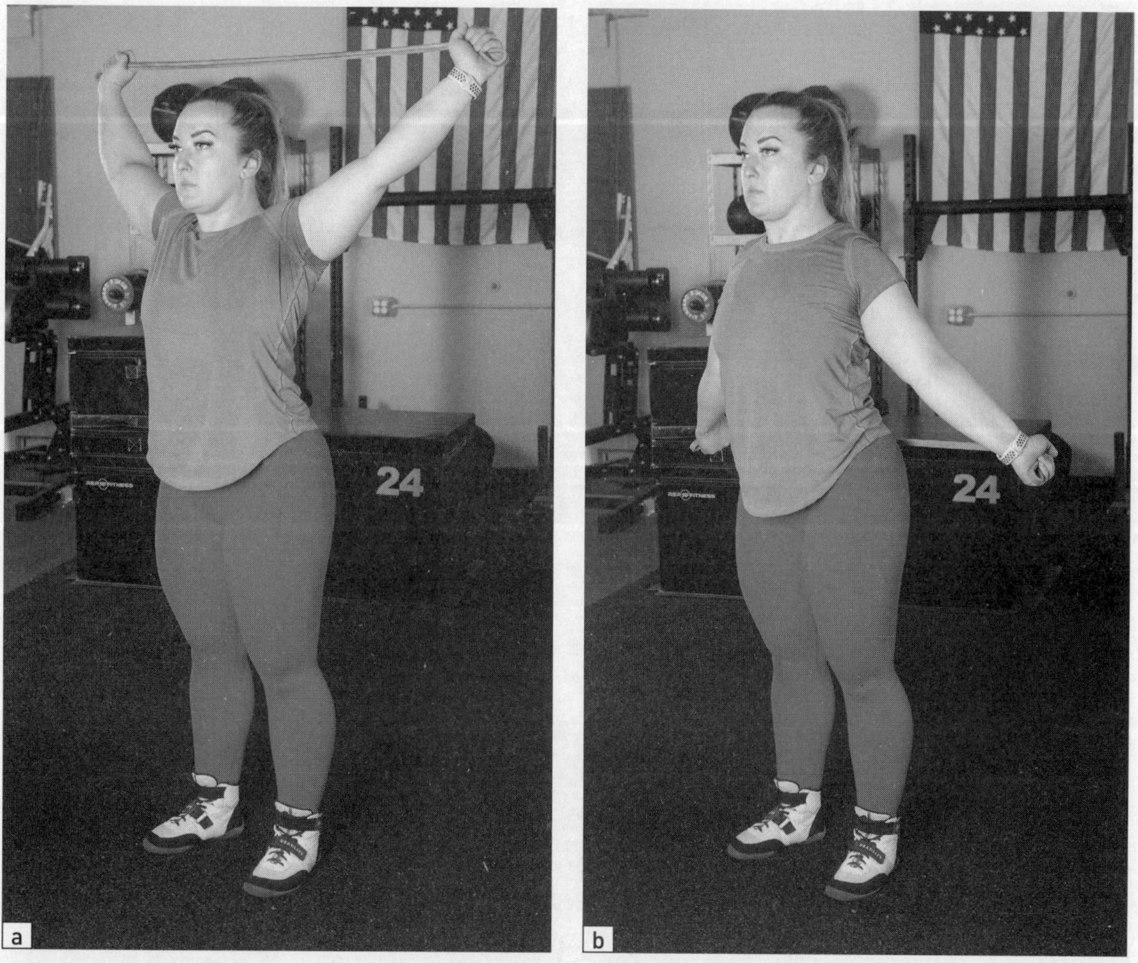

그림 3.14 광배, 어깨. (a) 밴드를 양손으로 잡고 머리 위로 들어 올린다. (b) 엉덩이까지 밴드를 내린다.

폼롤러 사용하기

폼롤러는 근육을 풀어주고, 상처 조직을 부숴줌으로써 동적 준비 운동을 도와준다. 만약 근육이 뻣뻣하다거나 경련이 난다면, 폼롤링을 통해 근육을 풀어줄 수 있다.

폼롤러를 사용하게 되면, 폼롤러를 굴리는 부위가 아플 것이다. 바로 그 자리가 뻣뻣한 근육들이 있는 자리다. 이 자리에 상처 조직이 생겼다는 것이고, 이것을 풀어주어야 한다. 이 아픈 자리를 피해서는 안 되고, 그 자리에 잠시 멈추어 근육이 풀어지도록 기다리도록 한다. 매듭이 생겨버린 고무줄을 생각해보자. 고무줄 양쪽 끝을 잡아당겨봐야 매듭이 더 작아지고 단단해지기만 할 뿐, 풀리지 않는다. 그렇지만 매듭을 누르고 계속 비비다 보면, 매듭이 약해지고 손으로 풀 수 있게 되는 것과 마찬가지다. 본질적으로 폼롤링과 유연성의 관계 역시 이와 다르지 않다. 폼롤러를 사용해 매듭을 풀고, 정적, 동적 스트레칭을 통해 섬유를 정렬시키면 장기적으로 부상의 위험이 많이 줄어든다. 다음은 기본적인 폼롤링 방법들이다(책 뒤쪽의 표 13.4도 참고하기 바란다).

폼롤러 루틴

1. **종아리:** 바닥에 두 다리를 쭉 펴고 앉아서, 종아리 아래에 폼롤러를 놓는다. 중심을 잡아야 하니 몸 뒤로 손을 짚는다. 폼롤러에 위에서 다리를 앞뒤로 굴리며, 종아리 맨 위부터 맨 아래까지 굴려준다. 10회 반복한다. 강도를 높이려면 한쪽 다리씩 번갈아 수행한다.

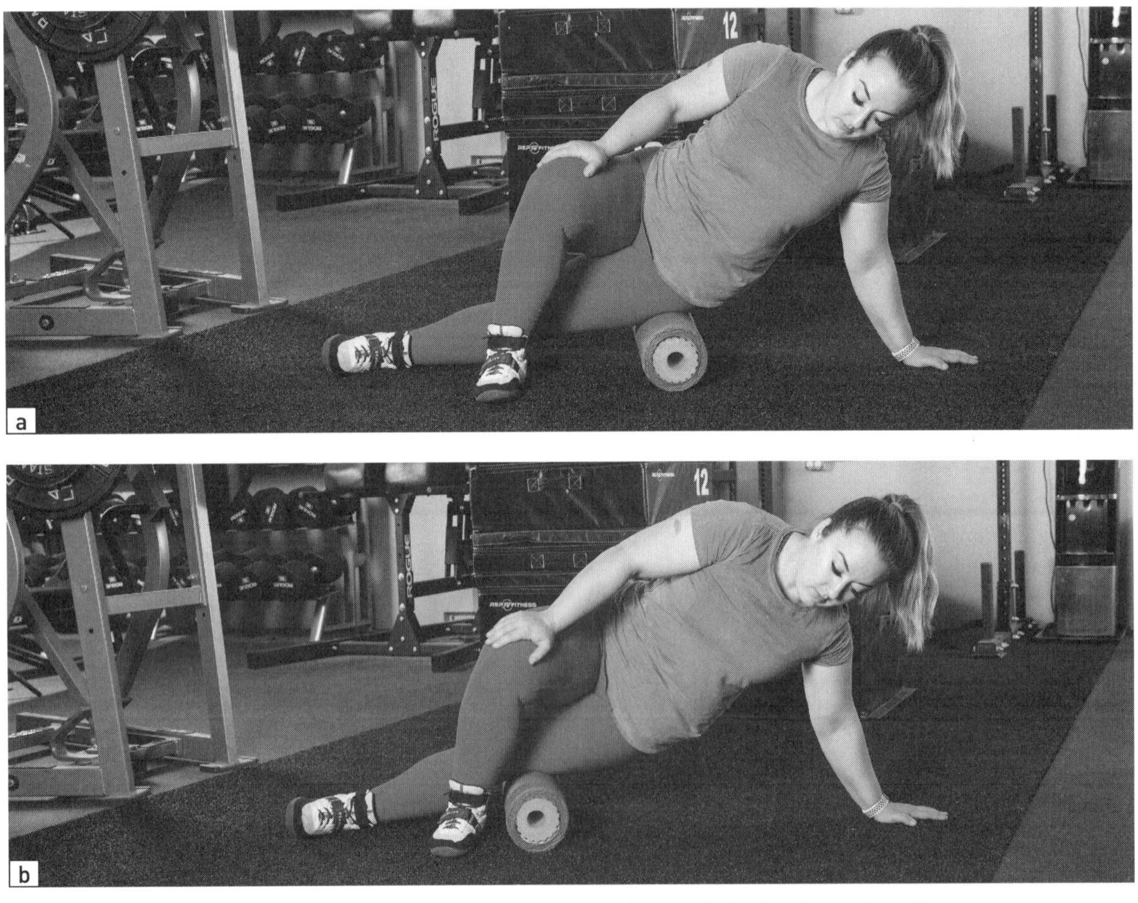

그림 3.15 IT밴드. (a) 골반 아래에 폼롤러를 두고 눕는다. (b) 무릎까지 내려가면서 굴려준다.

2. **햄스트링:** 바닥에 두 다리를 쭉 펴고 앉아서 햄스트링 아래에 폼롤러를 놓는다. 몸 뒤로 손을 짚어 중심을 잡는다. 폼롤러에 위에서 다리를 앞뒤로 굴리며, 햄스트링 맨 위부터 맨 아래까지 다리를 따라 굴려준다. 10회 반복한다. 강도를 높이려면 한쪽 다리씩 번갈아 수행한다.

3. **IT밴드(좌우):** 폼롤러를 왼쪽 골반 아래에 놓고 옆으로 눕는다(그림 3.15a). 무릎까지 따라 내려가면서 폼롤러를 굴린다(그림 3.15b). 좌우를 바꾼다. 한쪽당 10회씩 수행한다.

4. **둔근:** 오른쪽 무릎을 구부리고 오른발로 땅바닥을 지지한다. 왼다리를 꼬아서 오른다리 위에 올려두고, 폼롤러를 왼쪽 엉덩이 아래에 놓는다. 둔근 위쪽부터 폼롤러를 굴려준다. 발을 바꿔서 한쪽당 10회씩 수행한다.

5. **허리:** 무릎을 구부리고 발바닥으로 땅을 지지하고 눕는다. 폼롤러를 허리 밑에 둔다. 위아래로 굴리며 10회 반복한다.

6. **흉추:** 무릎을 구부리고 발바닥으로 땅을 지지하고 눕는다. 폼롤러를 흉추 밑에 둔다. 위아래로 굴리며 10회 반복한다.

7. **광배근:** 다리를 펴고 옆으로 눕는다. 팔을 들어 폼롤러를 광배근 아래에 둔다. 광배근의 맨 위부터 맨 아래까지 따라서 굴려준다. 좌우를 바꾸어 한쪽당 10회씩 수행한다.

운동 후 쿨다운 스트레칭

운동이 끝났으면, 다음의 쿨다운 스트레칭을 따르도록 하라. 이때는 근육이 이미 따뜻해졌고, 늘어나 있는 상태이므로 정적 스트레칭이 더 효과적이다. 정적 스트레칭은 5분을 넘기지 않도록 하며, 그날 훈련했던 근육만을 스트레칭하도록 하자. 이를 통해 더 빨리 회복이 되도록 하고, 젖산을 제거하고, 고강도 훈련에 따른 근육통과 뻣뻣한 느낌을 줄일 수 있다. 더 중요한 것은 이러한 스트레칭이 다음번 훈련 세션에 도움이 될 것이라는 것이다.

훈련 후 정적 스트레칭은 회복 속도를 빠르게 해주고, 근육통이나 뻣뻣한 느낌을 줄여주고, 기분이 좋아지게 해준다. 또한 이제 훈련의 세상에서 빠져나와 현실로 돌아오게 해주는 역할도 한다. 일상생활에서 훈련장에서와 같은 공격성을 띠면 곤란하지 않겠는가. 일상으로의 전환 시간은 당신이 다시금 재사회화가 이루어지는 때이고, 이는 당신이 조금 더 차분하게, 이성적인 방식으로 행동하도록 해주기에 꼭 필요하다고 하겠다.

다음은 간단하고 일반적인 스트레칭 루틴이다.

운동 후 정적 스트레칭 루틴

1. **하프 허들러:** 바닥에 앉아서, 오른다리는 펴고, 왼쪽 무릎은 구부린다. 이때 왼발이 오른쪽 허벅지 안쪽에 닿아있어야 한다. 양손으로 오른쪽 발목을 잡는다. 다리를 바꾼다. 각각 20~30초 정도 지속한다.

2. **V-싯:** 바닥에 앉아서 상체는 세우고 양 다리는 벌린다. 양손으로 오른쪽 발목을 잡았다가, 이어서 왼쪽 발목을 잡아보고, 마지막으로 한 손으로 양쪽 발목을 붙잡으며 상체를 숙인다. 각각 20~30초씩 지속한다.

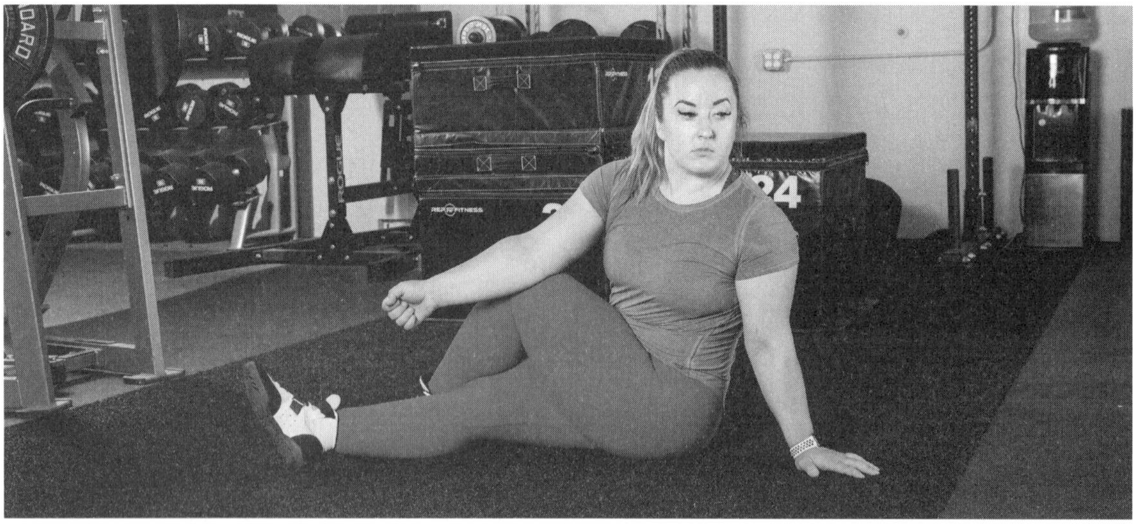

그림 3.16 프렛첼 스트레칭

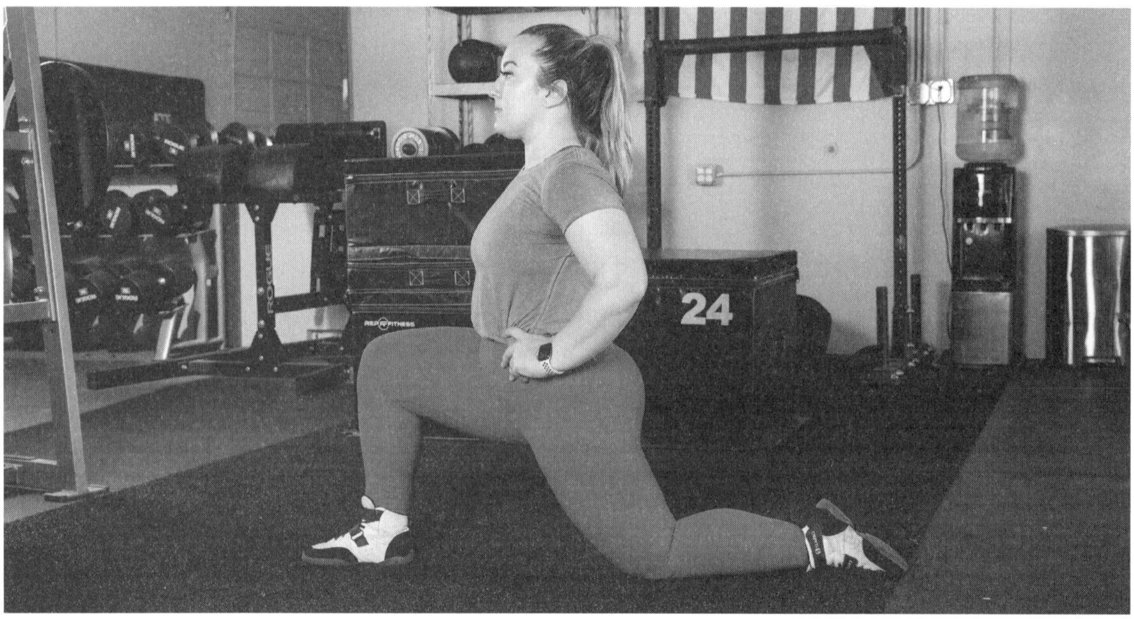

그림 3.17 닐링 쿼드/힙 플렉서

3. **프렛첼:** 오른다리를 쭉 펴고 바닥에 앉는다. 무릎을 구부린 채 왼다리를 오른다리 너머로 넘긴다. 상체는 곧게 세워져있어야 한다. 상체를 왼쪽으로 비틀고, 오른쪽 팔꿈치를 왼쪽 무릎 너머에 두고, 왼쪽 어깨 너머를 보며 상체를 비튼다. 균형, 안정성을 생각하여 왼손으로 바닥을 짚도록 한다(그림 3.16). 방향을 바꾼다. 한쪽당 20~30초 지속한다.
4. **버터플라이:** 바닥에 앉아서 무릎을 구부리고 양발 뒤꿈치를 붙인다. 팔꿈치로 무릎을 바닥으로 밀어내면서 앞으로 숙인다. 20~30초간 버틴다.
5. **닐링 쿼드/힙 플렉서:** 왼발은 몸 뒤에, 오른발은 몸 앞에 두고, 오른발은 땅에 딱 붙이도록 한다. 골반을 가능한 한 앞쪽으로 멀리 밀어준다. 상체는 수직으로 곧게 유지하고, 손은 양쪽 골

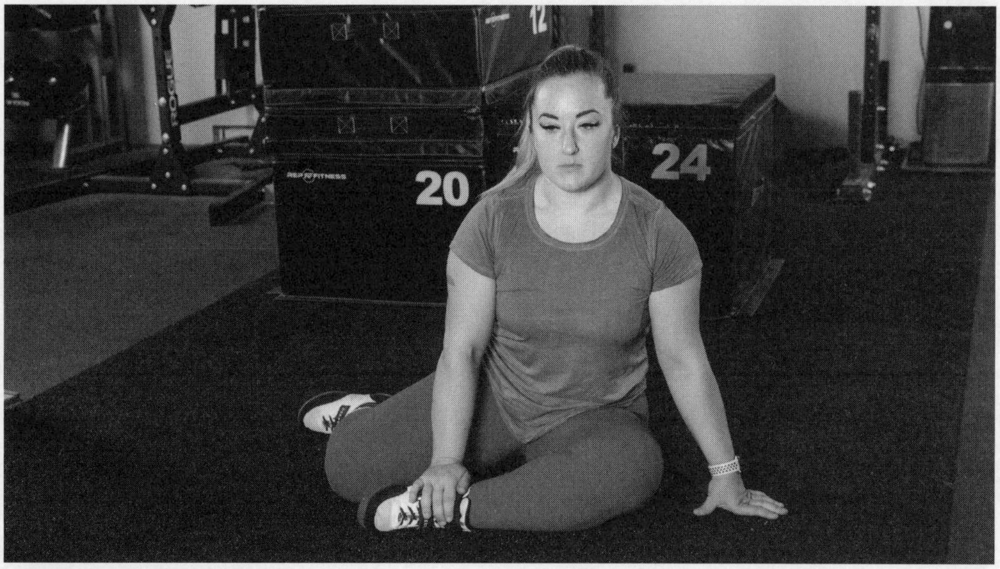

그림 3.18 90/90

반 위에 둔다(그림 3.17). 다리를 바꾼다. 한쪽당 20~30초씩 버틴다.

6. **라잉 리버스 트렁크 트위스트:** 등을 대고 누워서 양발을 모두 지면과 수직이 되도록 뻗어준다. 양쪽 어깨를 땅에 딱 붙이고, 손바닥이 바닥으로 가도록 하여 양손을 뻗는다. 발이 땅에 닿을 때까지 다리를 왼쪽으로 틀어준다. 자신이 목표했던 숫자를 달성할 때까지 오른쪽 왼쪽을 번갈아가며 땅을 찍어준다. 한쪽당 20~30초씩 멈춰준다.
7. **슬리퍼 스트레치:** 오른쪽 팔꿈치를 구부린 상태로 앞으로 뻗은 후, 오른쪽으로 눕는다. 상완이 바닥에 닿은 상태를 유지하면서, 왼손으로 오른손을 잡아서 바닥으로 당겨준다. 팔을 바꿔서 수행하고, 각각 20~30초간 지속한다.
8. **90/90:** 허들러 자세를 변형하여, 왼쪽은 골반과 무릎을 각각 90도로 구부려 몸 앞에 두고, 오른다리는 몸 뒤쪽에 둔다. 왼쪽 무릎 위로 기울이며 스트레칭을 해준다. 한쪽당 20~30초씩 지속해준다(그림 3.18). 왼발 위로 비스듬하게 누르면서 스트레칭을 한다. 다리를 바꿔가며 계속 한다.
9. **오버헤드 트라이셉스 스트레치:** 발을 어깨너비로 벌리고 선다. 팔을 머리 위로 쭉 뻗어서 손가락 깍지를 끼운다. 최대한 높이 들어준다. 팔꿈치를 살짝 구부리며 쉬어주었다가 반복한다. 20~30초간 지속한다.

회복

다음 훈련을 위한 준비 과정은 파워리프터가 넘어야 하는 주요 장애물이라 할 수 있다. 대회일 최고의 성과를 내기 위해서는, 연간 훈련 주기의 다양한 시점에 회복이 포함되어 있어야 한다. 그러나 잘못된 시점에서 회복에 너무 많이 치중하면, 자연스러운 회복 후 재구성 메커니즘을 따르는 게 아니라, 거기에 안주하게 되어버린다. 기본적인 대원칙으로, 만약 비시즌기 초기인데 벌써 회복 세션이 필요한 상황이 된다면, 이는 그때의 볼륨이나 강도, 또는 그 둘 모두가 긍정적 적응을 이끌어내기에 너무 높다는 것을 의미한다. 따라서 볼륨, 강도를 낮추어야 한다.

사람마다 신체 반응이 각기 다르기 때문에, 회복 테크닉은 높은 수준의 개인화가 필요하다. 어떤 사람에게는 너무나 완벽한 방법이 다른 사람에게는 전혀 통하지 않을 수 있다. 사람마다 유전적 요인, 개인적인 선호 사항, 신념 등이 다르기 때문이다. 유전적 요인은 한 사람이 어떤 것에 대해 다른 것보다 훨씬 더 잘 반응하도록 만든다. 가령 어떤 사람은 훈련 볼륨에 더 잘 반응하는데, 어떤 사람들은 높은 훈련 강도에 더 잘 반응한다. 이와 같이 순전히 유전적 요인 때문에 똑같은 회복 방법에 대해서도 사람마다 다르게 반응한다는 것이다. 개인적 선호와 이전의 경험 역시 회복 반응에 큰 차이를 가져온다. 가령 어떤 사람은 찬물 샤워를 너무나 싫어해서 회복이 아니라 오히려 추가적인 자극 요인으로 작용하게 된다. 또는 달리기와 같은 항정 상태 운동steady state exercise을 과거에 어떤 처벌의 형태로 수행했었던 사람이라면, 처음 의도는 이것이 회복을 돕기 위한 것이었을지 몰라도, 이 사람에게는 처벌의 형태로 인식될 것이고 당연히 추가적인 자극 요인으로써 작용하게 될 것이다. 개인적 신념 역시 회복에 영향을 준다. 만약 어떤 사람이 진심으로 어떤 것이 자신의 회복을 돕는다고 믿고 있는 경우, 이는 대개 실제로 회복을 도와준다. 인간의 뇌는 우리가 기분이 좋아지도록 제 스스로 여러 물질들(가령 엔돌핀)을 분비하는 매우 복잡한 시스템이다. 실제로는 생리학적으로 그렇게 될 이유가 없을지라도, 단순히 어떤 것이 효과가 있을 것이라고 믿는 것만으로도(왜냐하면 우리 코치님이 그렇게 말씀하셨으니까), 회복에 도움이 되기도 한다. 다음은 기본적인 회복 테크닉들이다.

수면

오버트레이닝의 가장 큰 단일 요소를 꼽으라고 한다면 단연코 수면 부족이다. 우리의 신체가 회복을 가장 최우선으로 여기는 유일한 시간인 수면이 부족해지면, 훈련에서 온 자극을 제대로 회복할 기회를 놓치게 된다. 수면을 돕는 것들로는 여러 가지가 있다. 어두운 환경을 만든다거나, 편안한 침구류를 사용한다거나, 온도를 조절한다거나, 명상을 돕는 소리를 쓴다거나, 직접 명상을 한다거나, 수면을 돕는 아연/마그네슘 보충제 같은 것을 사용한다거나, 쥐오줌풀Valerian이나 멜라토닌 같은 수면 보조제를 먹는 등 여러 방법이 있다. 어두운 환경을 조성하면 우리를 깨우게 만들 만한 요소들을 막아주므로 더 나은 수면의 질을 보장한다. 수탉이 햇빛에 반응하여 우는 것처럼, 빛은 우리의 신체를 깨우는 역할을 한다. 더 오랫동안 자려면 암막 커튼을 사용해도 좋고, 단순히 안대를 사용해도 좋다. 우리 눈의 수용체는 특히나 빛에 민감하여 눈꺼풀을 비집고 들어오는 약한 빛에도 반응하기 때문이다.

편안한 침구류도 당연히 중요하다. 편안하지 않으면, 제대로 잘 수 없다. 침대를 바꾸는 것은 비싸니, 매트리스 토퍼만 사용해도 더 편안해진다. 밀도, 두께, 모양이 다른 여러 제품이 있다. 제일 잘 맞는 것을 찾으려면 사전조사가 필요할 수도 있겠다. 올바른 크기의 베개를 쓰는 것도 중요하다. 옆으로 자는 사람들은 보통 더 크고 단단한 베개가 필요하다. 특히나 파워리프터들은 대개 덩치가 크니 더욱 중요하다. 정자세로 자는 사람들은 그냥 일반 베개로도 충분할 것이다.

소리를 사용하는 것도 좋은 생각이다. 자연의 소리를 따라해주는 백색소음기를 사용하거나, 심지어 단순히 밤새 파도 소리를 반복해서 듣는 것만으로도 밤중에 나는 주위의 소리들을 막아줄 것이다. 가령 밖에서 나는 개 짖는 소리 같은 것들 말이다. 이러한 것들을 활용하면 당신을 깨우지는 않으면서도 깊은 잠을 자는 시간에 영향을 주게 되어, 더 깊게 잠들게 해주거나, 깊은 잠을 자는 상태를 유지하게 해줄 것이다.

명상

명상은 인간의 자율신경계를 부교감신경 상태로 되돌려주는 방법이다. 여러 가지 명상법이 있지만 가장 유명하고, 여러 연구들로 그 근거가 뒷받침되며, 시중에 나와 있는 앱으로도 찾아볼 수 있는 방법으로 마음챙김mindfulness이라는 것이 있다. 그밖에도 유튜브에 여러 유도 명상 방법들이 있다. 가령 산책 명상, 스트레스 감소 명상, 수면 명상 같은 것들이다. 이것은 매우 개인적인 영역이고 주관적인 영역이다보니 어떤 것이 당신에게 가장 잘 먹힐지는 알 수 없다. 어떤 것이 되었든 당신이 꾸준하게 할 수 있는 방법이 가장 좋은 선택지라 하겠다. 그러니 콘텐츠의 내용이 되었든, 아니면 내레이션의 목소리가 마음에 들었든 당신이 가장 좋아하는 것을 찾아보고 휴식을 취할 수 있도록 하자.

보충제

아연이나 마그네슘이 부족하면 수면에 악영향을 준다. 그 기전이 명확하게 밝혀진 것은 아니지만, 앞의 두 무기질을 보충해주면 더 나은 수면을 취할 수 있다. 추가적으로 이 두 무기질은 동화 호르몬들의 역할을 도와주고, 근수축에도 도움이 된다. 그러니 이것이 딱히 수면의 질을 개선시켜 주지 못하더라도, 돈 낭비는 아니라고 하겠다.

수면의 질을 높여줄 수 있는 또 다른 보충제로 쥐오줌풀 뿌리와 멜라토닌이 있다. 쥐오줌풀은 GABAGamma Aminobutyric Acid(감마 아미노뷰티르 산)의 양을 증가시켜 이러한 효과를 가져오는 것으로 보인다. GABA는 우리 신체 내에서 자연적으로 만들어지는 아미노산으로, 우리 뇌에서 신체의 긴장을 완화시켜주는 신경전달물질로 작용한다. 연구에 따르면 약 300~600mg 정도의 쥐오줌풀이 효과적이라고 한다. 이를 섭취하는 가장 좋은 방법은 차로 만들어 마시는 것이다. 시간은 조금 오래 걸릴지 모르나, 이는 고대 그리스 시절부터 애용되어온 방식이다. 10분 정도만 우려도 유효한 효과를 얻을 수 있다. 2~3주 정도 섭취하면 그 효과를 느낄 수 있다. 멜라토닌은 우리가 잠에 들도록 하는 호르몬으로, 이를 신체 외부에서 섭취하면 자연스러운 수면 보조제로써 작용하게 된다. 이 보충제는 간간이 찾아오는 불면증을 이겨낼 수 있게 해준다. 만약 당신이 며칠 동안 연속적으로 수면 부족에 시달리다가, 가끔 하루 길게 자게 되는 경우, 이런 날 멜라토닌을 사용하면 꽤 도움이 된다. 대개 2.5mg씩 늘려가며 사용하고, 잠들기 1~2시간 전에 먹어주는 것이 가장 좋다.

수면 무호흡 처치

수면 무호흡은 대개 목둘레가 43cm가 넘어가는 거의 모든 사람들에게 영향을 준다. 사람이 누워있을 때 목둘레가 앞에서 말한 숫자를 넘는다면, 인간의 목은 그것이 근육이든 지방이든 목 자체의 무게를 버티지 못한다. 수면 무호흡은 정상 호흡을 방해하며, 그 의식이 완전히 돌아오지는 않더라도 계속해서 사람을 깨우며 깊은 잠을 잘 수 없게 만든다. 한 시간에 30번씩의 수면 무호흡이 일어나는 것은 꽤나 흔한 일이다. 회복은 대개 잠을 자는 동안 일어나기에, 계속해서 잠에서 깬다면 충분히 회복이 되지 않을 것이다.

현재 수면 무호흡에는 두 가지 치료법이 있다. 첫째는 양압기를 사용하는 것인데, 계속해서 기도가 열려있도록 압축공기를 밀어넣어 수면 무호흡을 방지하는 것이다. 두 번째는 구강장치를 사용하는 것인데, 2층 구조로 만들어져 아래턱을 지속적으로 전방으로 당겨준다. 이를 TAP Thornton Adjustable Positioner라고 부른다. 이 장치는 목을 조금 더 단단하게 만들어주고, 기도가 닫힐 가능성을 줄여준다. 물론 양압기가 최고인 것은 맞지만, TAP 구강 장치 역시 효과적이며, 특히나 양압기를 제대로 쓸 수 없는 사람들에게는 더더욱 그러하다. 만약 당신이 수면 무호흡증이 있다면 올바르게 처치하여 깊은 잠을 자는 것이 파워리프팅 잠재력을 끌어내고, 부상을 막는 가장 중요한 열쇠가 될 가능성이 매우 높다 하겠다.

마사지

마사지에는 여러 종류가 있다. 유착을 풀어주려면 심부 조직 마사지가 좋은데, 혈류량을 증가시키고 원래대로라면 미끄러지며 움직여야 할 섬유들을 기계적으로 떼어내줄 것이다. 다른 종류의 마사지들도 유익하다. 특히 진정시키고 편안해지는 스타일들이 그렇다. 마사지를 통해 신체가 조금 더 풀어지게 되면, 자율신경계의 부교감신경을 활성화하게 된다. 부교감신경계는 우리가 휴식하고 회복하도록 만들어준다. 자율신경계의 상태를 바꾸어줌으로써 우리 몸을 회복 모드로 만들어줄 수 있는 것이다.

플로트 탱크

플로트 탱크는 감각능력을 박탈하여 우리 신체를 부교감신경계가 활성화된 상태로 바꾸어준다. 플로트 탱크는 대부분의 빛을 차단하고, 편안한 소리를 통해 우리를 더 편안한 휴식 상태로 안내한다. 고농도의 염분은 신체를 물 위에 둥둥 잘 띄워줄 것이며, 내부의 물과 공기의 온도가 똑같기에 어디까지가 물이고 어디부터가 공기인지 구분도 어렵다. 플로트 테라피는 30~60분 정도 진행되고, 스트렝스와 파워를 큰 폭으로 늘려주는 것으로 밝혀졌다. 어떤 사람들은 플로트 테라피 이후 하루나 이틀 정도 엄청나게 늘어지는 느낌을 받기도 하지만 대개 3일차에 신체 컨디션이 엄청나게 좋아지는 것이 스스로 느껴진다.

썰매 훈련

썰매sled는 구심성 수축만을 함으로써 회복이 필요한 부분에 피가 잘 돌도록 도와준다. 원심성 훈련이 없기에, 근육 손상이 최소화되며, 따라서 근육통이 없다. 대개 이 훈련은 추가적인 피로 누적을 막기 위해서 15~20분 정도로 제한한다. 이때의 운동은 추가적인 회복이 필요한 부분, 그리고 강화해야 하는 부분에 집중해야 한다. 손잡이든, 쇠사슬이든, 밧줄이든, 스트랩이든 그 어떤 것이든 구심성 수축만을 사용하는 형태로 썰매에 적용할 수 있다. 이때의 부하는 운동이 무엇이냐에 따라 달라져야 하며, 몸에 부담스러운 수준까지 강도가 높아져서는 안 된다.

저강도 지속성 유산소

리듬감 있게, 저강도로 강도가 변하지 않고 지속되는 심폐 운동(심박수가 낮게 유지되는 운동을 상상하자)은 자율신경계 기능을 회복시킨다. 다시 말해서 당신의 신체를 다시 중립 상태로 바꿔주며, 회복 속도를 증가시킨다는 것이다. 또한 심박출량을 늘려주고 전체적으로 심장의 기능을 좋아지게 해주며, 미주신경의 긴장을 회복시켜준다. 저강도 유산소운동을 하는 것은 파워리프팅 합계에 악영향을 주지 않으며, 역으로 유산소성 에너지 시스템을 좋아지게 만들어 오히려 중량을 늘려주는 효과가 있다. 유산소성 에너지 시스템이 리프팅에 쓰이는 힘 자체를 강하게 해주지는 않지만, 매 시도 사이사이의 회복이 더 빨라지도록 도와주고, 다음에 자신의 최대 노력을 이끌어낼 수 있는 준비가 되도록 해준다. 이는 특히 4회차 시도를 할 때 유의미한 내용인데, 자신의 3회차 시도에 바로 이어 4회차 시도를 하게 될 때는 최대 3분까지밖에 쉬지 못하기 때문이다(역주: 일반 대회에서는 3회차 시도까지만 가능하지만, 세계 기록을 깬다거나 하는 경우 4회차에 도전할 수 있는 기회가 주어진다).

얼음물 목욕

얼음물 목욕은 전신의 혈관 수축반응을 이끌어내며, 자율신경계를 자극하여 회복을 돕는 효과를 내기에 오랫동안 회복 방법으로 사용되었다. 이 효과는 온도 덕분일 수도 있고, 신경계에 충격요법으로 작용해서일 수도 있고, 또는 단순히 물의 수압 덕분일 수도 있다. 물의 온도는 대략 섭씨 10도 내외여야 한다. 보통 욕조에 1/4~1/3 정도까지 얼음을 채우고, 나머지를 물로 채워 넣는다. 대략 6~10분 정도 입수한다. 입수 시간이 10분보다 길어지는 경우, 저체온증과 같은 부정적인 효과들이 나타날 수 있다.

냉온욕

냉온욕은 섭씨 10도 언저리의 얼음물 목욕과, 섭씨 40도 언저리의 온탕을 오가며 반복하는 것을 말한다. 얼음물 목욕이 그렇듯 냉온욕 역시 온도 변화와 수압으로 인해 혈관이 수축과 확장을 교대로 반복하게 되고, 이것이 자율신경계를 자극하는 것으로 생각된다.

요약

모든 일에는 올바른 시기와 장소가 있다. 스트레칭도 이와 같다. 동적 스트레칭은 당신이 올바른 자세를 취할 수 있도록 하기 위해 운동 전 가동성을 증가시키는 데 효과적이다. 정적 스트레칭은 운동 후 근육을 원래 길이로 돌려놓고 근육통을 감소시키는 데에 좋다. 가동성 훈련에는 공격성이 필요하고, 유연성 훈련에는 이완이 필요하다. 또한 회복 세션은 계속해서 이어지는 훈련 세션들로부터 신체를 복구시켜줄 것이며, 이것 역시 훈련에 필수적인 요소다. 가동성과 유연성에서 가능한 한 최선의 결과를 얻기 위해서 올바른 때와 장소를 구분할 수 있어야 한다. 그러면 머지않아 목표한 바를 이룰 수 있을 것이다.

Chapter 4
스쿼트

세상 어디든 근육에 미친 체육관이라면, 하체만큼은 스쿼트가 왕 대접을 받는다. 스쿼트에서 가장 어려운 것은 소위 자기만의 감을 찾는 데에 있다. 자기에게 맞는 올바른 자세와 테크닉을 갖추는 것 말이다. 파워리프팅 세계의 수많은 리프터들은 스탠스부터 바벨 견착 위치에 이르기까지 다양한 자세와 테크닉을 사용한다.

파워리프팅의 세 가지 경기 종목 중 스쿼트야말로 의심의 여지없이 마스터하기가 가장 어렵다고 할 수 있다. 스쿼트를 할 때는 바벨 견착 위치, 발의 위치, 골반의 움직임 등 기억해야 할 요소가 너무나 많다. 아주 작은 결함이 전체 동작을 날려버릴 수 있다. 여기에서 습관의 중요성이 드러난다. 셋업부터 다시 랙에 바벨을 올려놓는 처음부터 끝까지 모든 순간을 똑같은 자세와 똑같은 테크닉으로 수행할 수 있도록 습관이 들어야 한다. 스쿼트를 올바르게 하는 습관만 든다면, 더 빠르고, 쉽고, 부드럽게 바벨을 들 수 있게 될 것이다. 당신은 스쿼트를 통해 엉덩이와 다리가 강해질 것이다. 이외에도 다른 부분들, 가령 허리, 복근, 팔, 가슴, 어깨, 심폐 능력 등도 강해질 것이다.

이제 막 시작하는 파워리프터라면 어떤 것이든 자신의 약점을 없애기 위해 각각의 리프팅을 완성시키겠다는 목표를 가져야 한다. 자신을 과소 평가해놓고 시간이 지난 후에 '~ 했었어야 하는데, ~할 수 있었을지도 모르는데, ~했었을지도 모르는데'는 식으로 후회하고 싶은 사람은 아무도 없지 않은가 말이다. 그렇게 하고 나면 비로소 어떤 대회를 나가든 승리할 수 있게 될 것이다.

스쿼트는 본디 마스터하기 어려운 운동이므로, 이 장의 목표는 당신의 스쿼트에 대한 이해를 높이는 데에 있다. 이해는 자신감을 길러준다. 더 나은 자세와 테크닉이 있다면, 더 무겁게 스쿼트를 할 수 있다. 스쿼트의 요소들을 고르고 선택하기 시작하면서, 당신은 자기만의 자세와 테크닉을 발전시키게 된다. 이 과정에서 반드시 자신이 타고난 유전자, 즉 신체를 고려해야 한다. 원래 그런 것이다. 다음의 표 4.1을 참고하여, 자신이 타고난 체형을 확인하고, 어떤 스탠스가 가장 편한지 확인해보아야 한다. 이 내용에 대해서 어떤 과학적인 연구가 이루어진 적은 없지만, 사람의 팔다리 길이는 맨눈으로 보아도 알 수 있는 내용이니까 말이다. 이 내용은 리키 데일 크레인Rickey Dale Crain이 자기의 커리어 내내 수많은 파워리프터들을 관찰하면서 알아낸 결과물이다. 이 표의 유전적 특성에 맞지 않는 파워리프터들을 찾기는 쉽지 않을 것이다.

표 4.1 유전적 특성에 따른 스쿼트 스탠스

	짧은 상체	일반 상체	긴 상체
짧은 다리	중간/와이드	중간/와이드	내로우/중간
일반 다리	중간/와이드	중간/와이드	내로우/중간
긴 다리	내로우/중간/와이드	중간	내로우/중간

힘의 근원

	골반	다리	등
스탠스	와이드	중간/와이드	중간/내로우
사용되는 근육	내전근, 둔근, 대퇴사두근	대퇴사두근, 내전근 일부	대퇴사두근, 둔근 일부

Reprinted by permission from R.D. Crain, "Advanced Powerlifting Techniques," accessed September 2, 2020, http://www.crain.ws/advanced_powerlifting_techniques.html.

내로우 스탠스는 발을 어깨너비보다 좁게 하고, 발끝이 곧게 전방을 향하도록 한다. 중간 스탠스는 발을 어깨너비로 벌리고, 발끝은 살짝 바깥으로 벌려준다. 와이드 스탠스는 어깨너비보다 더 넓게 벌리고 발끝을 밖으로 살짝 돌려준다.

앞에서 말했듯이, 스쿼트가 3개 종목 중 가장 어렵다. 그리고 전체 훈련 과정에서 사람들이 가장 신경을 덜 쓰는 종목이기도 하다. 대부분의 리프터들은 나머지 두 종목에 조금 더 신경 쓰면서, 스쿼트는 근거 없이 기도를 하곤 한다. 많은 리프터들이 자기의 훈련 프로그램을 이야기하면서 자기가 스쿼트를 얼마나 조금 훈련하는지를 말하곤 한다.

스쿼트의 역학

물어볼 필요도 없이 스쿼트는 하체를 발달시키기에 매우 좋은 운동이다. 스쿼트를 올바른 자세와 테크닉으로 하는 것이 최선의 결과를 가져올 것이다.

바벨을 붙잡고, 뒤로 나와서, 셋업에 이르기까지

1. 바벨을 마주보고, 양손을 어깨너비로 바벨 위에 올려놓는다(그림 4.1a). 상위 체급의 리프터라면 손을 조금 더 넓게 잡는 것이 편할 것이다.
2. 한 발 다가가 바벨 아래로 몸을 잡아당긴다.
3. 바벨을 어깨에 평평하게 걸쳐놓는다(그림 4.1b).
4. 몸 전체를 바벨 아래로 집어넣는다.
5. 양발이 모두 바벨 아래로 들어가도록 하고, 서로 평행하도록, 혹은 한 발이 다른 발보다 아주 약간 앞으로 나가게 한다. 이때 양발에 체중이 균등하게 실리도록 하고 무릎을 살짝 구부려준다.
6. 바벨을 랙에서 뽑기 전, 숨을 마시며 폐와 가슴을 부풀린다. 셋업이 끝날 때까지 숨을 참는다.
7. 손으로 바벨을 콱 쥐어 잡고, 어깨와 복근을 조인다.

8. 골반을 전방으로 살짝 기울여주고 무릎을 편다. 골반을 위로 밀어 올리면서 랙에서 바벨을 뽑는다(그림 4.1c).
9. 가슴에 공기를 채워 넣고, 곧게 선다.
10. 뒤로 1~2 발자국 나와서 셋업을 끝낸다.

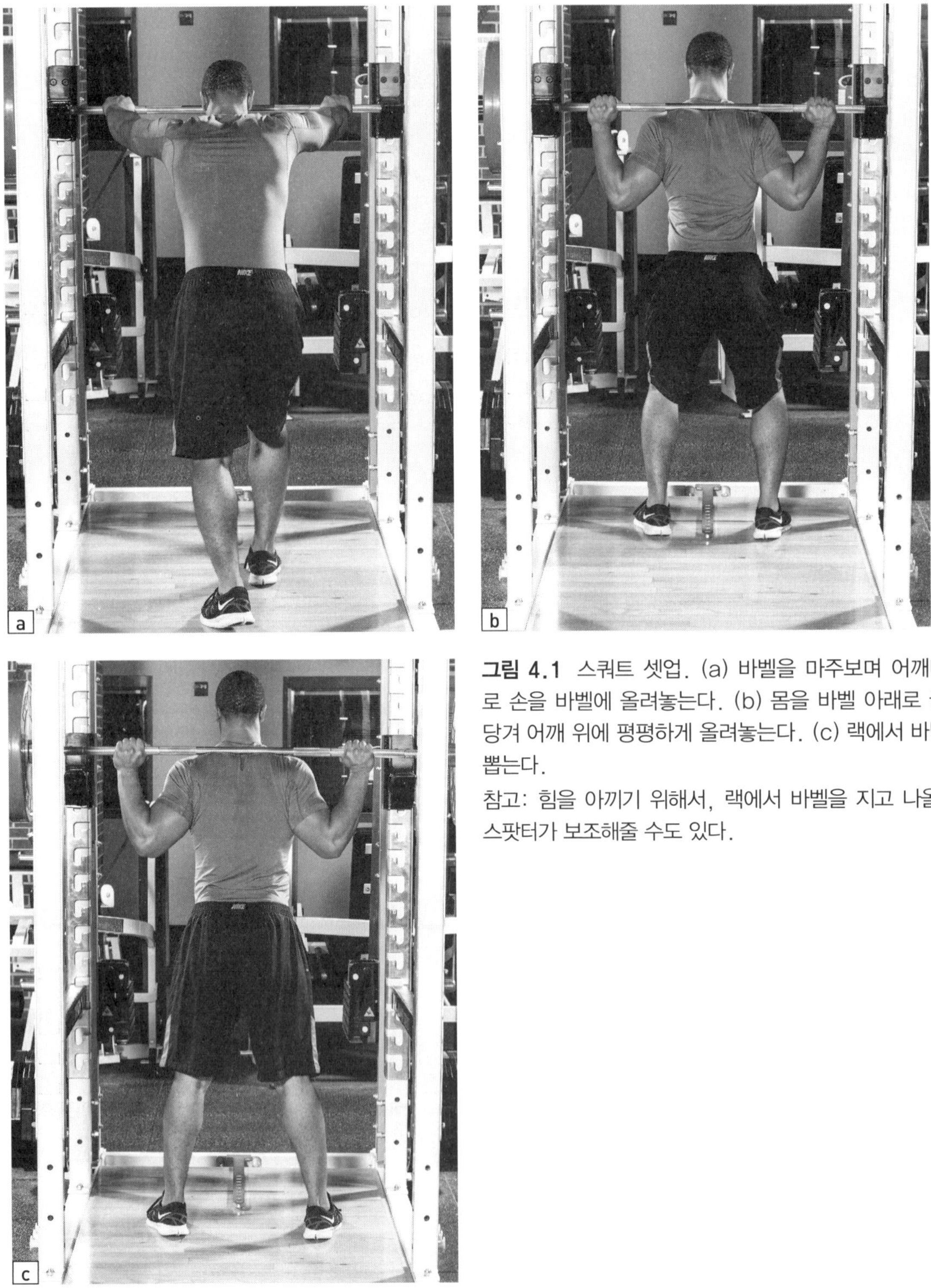

그림 4.1 스쿼트 셋업. (a) 바벨을 마주보며 어깨너비로 손을 바벨에 올려놓는다. (b) 몸을 바벨 아래로 끌어당겨 어깨 위에 평평하게 올려놓는다. (c) 랙에서 바벨을 뽑는다.

참고: 힘을 아끼기 위해서, 랙에서 바벨을 지고 나올 때 스팟터가 보조해줄 수도 있다.

손의 위치

1. 그립은 손바닥으로 둘러싸듯이 잡아도 되고(그림 4.2a), 손가락으로 둘러싸 잡아도 된다(그림 4.2b).
2. 회내(오버그립)로 강하게 잡는다.
3. 더 좁게 잡을수록, 등 근육들을 한 곳으로 더 잘 모아주게 되고, 더 단단하게 느껴진다.
4. 손을 잡는 위치는 사람마다 키와 유연성에 따라서 달라질 수 있다.

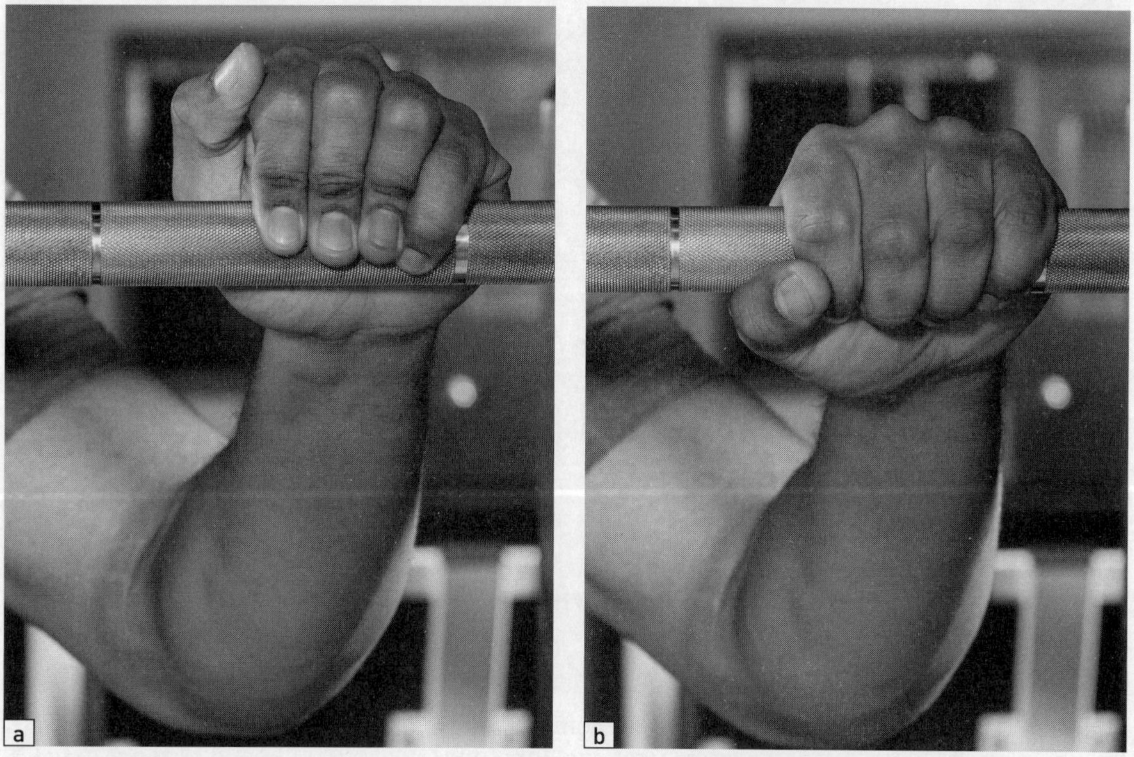

그림 4.2 스쿼트 시 손의 위치. (a) 손바닥으로 잡는 그립. (b) 손가락으로 감싸는 그립.

견착

파워리프터라면 가능한 한 모든 이점을 살리고 싶을 것이다. 소수의 리프터들만 대회에서 하이바 견착을 한다. 대부분은 로우바 스쿼트를 하는데, 이는 승모근보다 2.5~5cm 정도 낮은 위치에 견착을 하는 것이다(그림 4.3). 이렇게 하면 더 나은 레버리지를 활용할 수 있고, 고관절의 개입이 늘어나며, 리프터로 하여금 더 강한 파워를 내도록 하여 더 무겁게 들 수 있게 해준다.

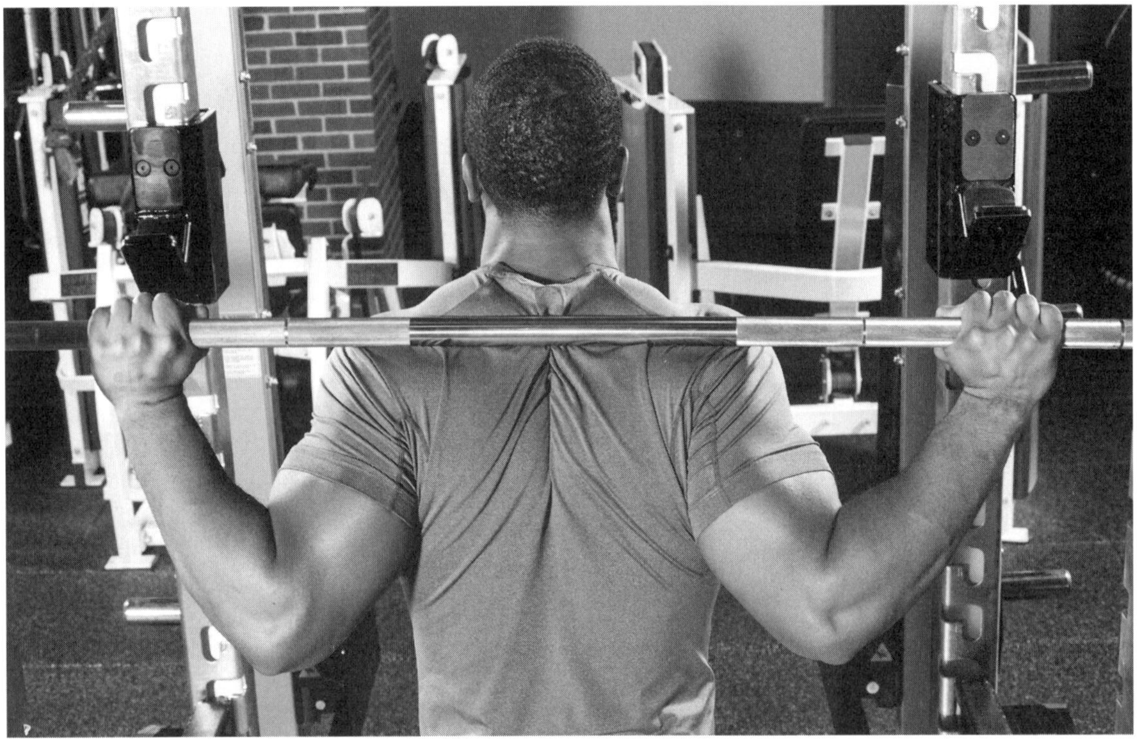

그림 4.3 대부분의 파워리프터는 승모근보다 2.5~5cm 낮은 위치에 견착을 하는 로우바 스쿼트를 한다. 참고: 로우바 스쿼트 시에 바벨이 구르거나 미끄러져 내리는 것을 막기 위해서, 곧게 서서 바벨을 어깨 쪽으로 당겨야 한다. 마치 바벨을 몸에 둘러싸는 것처럼 말이다.

탄마(탄산마그네슘, Chalk)

바벨이 등 위에서 구르는 것을 막고, 안정시키기 위해 등에 탄마를 바르도록 하자. 손에도 바르면 스쿼트 도중 바벨이 흘러내리는 것을 막을 수 있다.

머리와 시선

바벨을 짊어지고 나와서 셋업을 끝내면, 머리와 시선은 정면을 바라보거나, 살짝 위를 향해야 한다. 이것이 중립 자세다. 경추를 몸과 정렬하면 스쿼트를 하는 내내 체중이 올바르게 분산된다. 균형은 스쿼트의 핵심 요소 중 하나다. 만약 머리가 위를 쳐다본다거나 아래를 쳐다보는 등 올바르지 않은 자세, 즉 중립이 깨져있다면 이는 목, 등, 또는 신체 다른 부분에 불필요한 부하를 가하게 된다.

대부분의 초보 파워리프터들은 고개를 뒤로 젖히곤 한다. 이렇게 하면 무게가 뒤꿈치 쪽으로 실리게 되는데 잘못하면 바벨을 뒤로 떨어뜨릴 수도 있다. 고개를 아래로 기울이는 사람도 있는데 이렇게 하면 중량이 발볼 부분에 실리게 되며, 이 경우는 앞으로 고꾸라질 수도 있다. 시선은 곧게 앞쪽으로 보아야 한다. 월드클래스 파워리프터들이나 단거리 스프린터들이 하는 것처럼 말이다.

호흡

초보 또는 중급 수준의 파워리프터라면 스쿼트를 할 때, 호흡에 대해서 별로 신경을 쓰지 않을 수도 있다. 믿는 것이야 당신 자유지만 호흡은 당신이 그 무게로 스쿼트에 성공하든 실패하든 매우 중요한 역할을 한다. 절대로 중량이 당신을 컨트롤하게 내버려두지 마라. 당신이 중량을 컨트롤해야 하는 것이다. 올바른 호흡을 해야 중량을 제대로 컨트롤할 수 있으며, 당신은 곧 그렇게 하게 될 것이다.

바벨 밑으로 들어가 랙에서 바벨을 뽑기 바로 직전에, 공기를 최대한 많이 들이마셔라. 이를 발살바 매뉴버라 하는데 자세한 내용은 1장을 보기 바란다. 복근, 목, 등을 조이도록 한다. 셋업이 끝날 때까지 숨을 참았다가, 이후에 천천히 내쉰다. 이렇게 하면 중량이 조금 가볍게 느껴진다. 다시 한 번 들이마시고, 온몸의 모든 근육을 조여주고, 스쿼트의 하강 동작 내내 숨을 참는다. 패럴렐보다 더 내려가는 순간을 지날 때까지도 계속해서 참고, 거의 상승 동작이 끝나기 직전까지 숨을 참는다. 이렇게 함으로써 동작 전체에 걸쳐서 신체를 단단하게 유지할 수 있다. 숨을 너무 빨리 내뱉으면, 스쿼트를 수행할 단단한 기반을 잃는 것과 같다. 이는 스쿼트 도중에 깔려서, 해당 리프트에 실패하는 원인이 될 수 있다.

발의 위치

당신의 잠재력을 최대한으로 끌어내기 위해서는 올바른 발의 간격(스탠스)을 찾는 것이 중요하다. 앞의 표 4.1을 사용해서 올바른 스탠스를 찾도록 하자. 셋업이 끝나면, 발끝을 살짝 바깥쪽으로 30도 정도 돌려서 더 나은 균형감을 찾도록 하자.

스쿼트의 수행

이제 셋업이 끝났고, 하강을 시작할 준비가 되었다.

1. 무릎을 살짝 구부리면서 이와 동시에 골반을 뒤쪽, 아래쪽으로 밀어준다. 마치 의자에 앉는 것처럼 말이다(그림 4.4a).
2. 상체의 자세를 유지한다. 절대로 너무 앞으로 푹 숙여져서도 안 되고, 또한 너무 곧게 서 있으려고 해서도 안 된다.

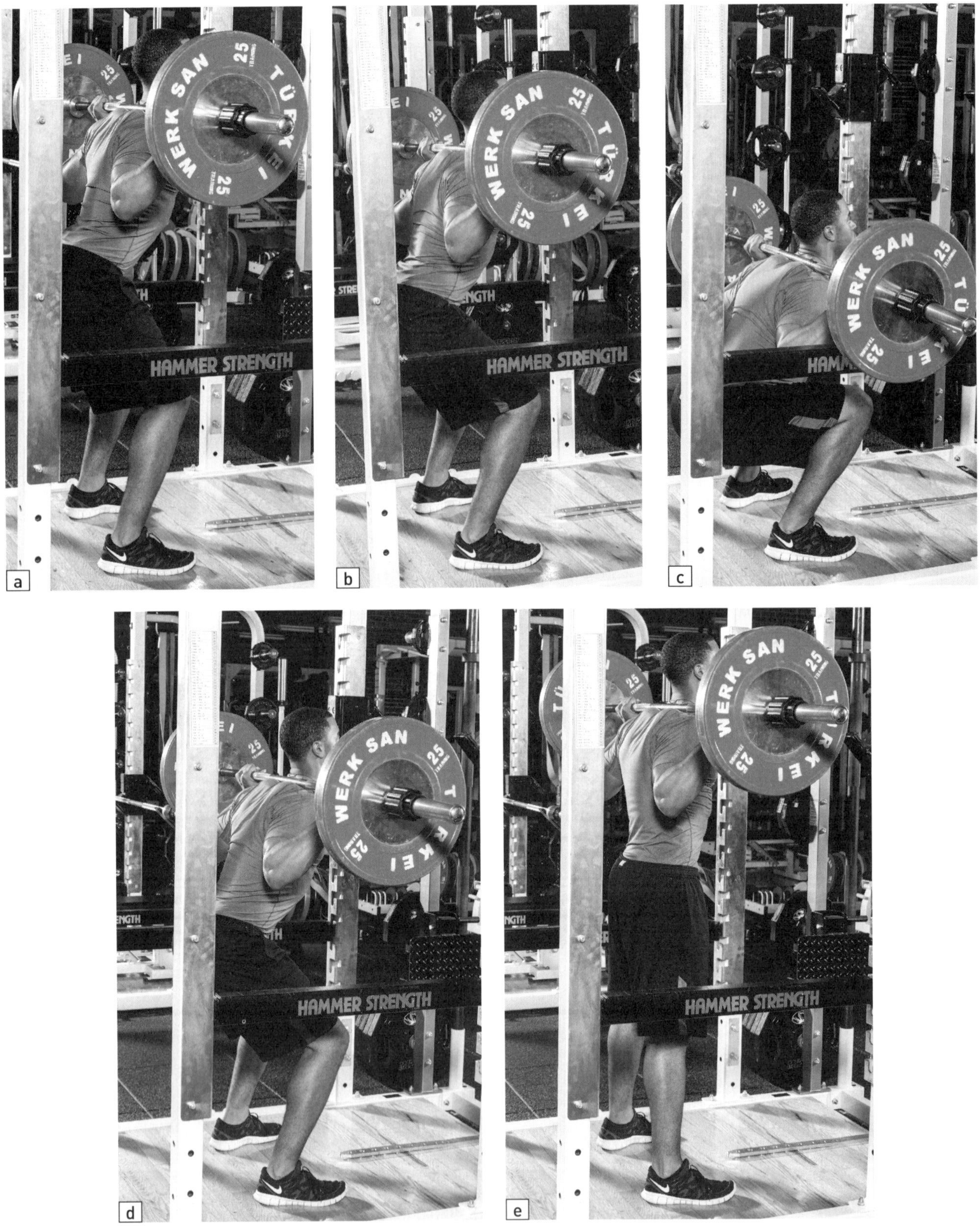

그림 4.4 스쿼트. (a) 의자에 앉듯이 골반을 뒤로 밀어준다. (b) 상체의 자세를 유지한 채로 무게를 컨트롤하면서 점점 깊이 앉는다. (c) 최하단에서 무릎은 발볼 근처 또는 그 뒤에 있도록 한다. 고개와 시선은 유지되어야 하고, 바닥에서 반동으로 튕기지 않도록 한다. (d) 일어날 때는 골반과 어깨를 동시에 들어 올리면서, 골반이 바벨 아래로 오도록 만든다. (e) 곧게 직립한 자세로 리프팅을 끝마친다.

3. 체중을 발볼과 발뒤꿈치에 고르게 분산시킨다.
4. 점점 더 깊이 앉으면서 중량을 컨트롤하는 감각을 잃지 않도록 한다(그림 4.4b).
5. 무릎이 발볼을 넘지 않도록 주의한다.
6. 정강이는 가능한 한 수직으로 유지한다.
7. 하단에서 반동으로 튕겨서 올라오지 않도록 한다(그림 4.4c).

패럴렐보다 깊이 앉았으면, 이제 일어날 준비가 끝난 것이다.

1. 골반과 어깨는 동시에 올라오도록 한다.
2. 발은 땅속으로 밀어낸다는 느낌을 갖는다.
3. 어깨와 가슴은 바벨을 향해 위쪽으로 박아넣도록 한다.
4. 골반이 바벨 밑으로 오도록 한다(그림 4.4d).
5. 고개와 시선은 계속해서 유지한다.
6. 똑바로 직립하고 무릎을 끝까지 펴서 동작을 끝낸다(그림 4.4e).

규정과 가이드라인

랙에서 바벨을 뽑아 시작 자세를 잡았으면, 움직이지 않고 무릎을 락아웃 한 채로 곧게 서서, 움직이지 않고 가만히 있어야 한다. 가끔 어떤 단체는 모노리프트를 사용하기도 하는데, 이 경우에는 바벨을 짊어지고 뒤로 나오지 않아도 셋업을 끝낼 수 있다. 주심과 시선을 마주치거나, 주심의 위쪽을 바라보면 당신이 준비가 끝났다는 신호가 된다. 그러면 해당 리프트를 시작해도 좋다는 명확한 신호를 주는데, 이는 팔을 아래로 내리는 동작과 함께, '스쿼트'라는 구령의 형태로 이루어진다. 신호를 들었으면 스쿼트를 해도 좋으며, 중량을 짊어지고 제대로 일어섰다면, 이제 주심이 바벨을 내려놓아도 좋다는 신호를 줄 것이다. 이 신호는 팔을 다시 위로 들어 올리는 동작과 함께 "랙"이라는 구령이 주어진다. 스쿼트가 성공했다는 판정을 받으려면, 리프터는 심판들의 기준을 충족시켜야 하며 총 3개 중 최소한 2개의 흰 불을 받아야 한다. 흰 불은 성공이라는 뜻이다. 2개 혹은 3개의 빨간 불을 받으면 실패라는 뜻이다.

장비

파워리프터라면 자신이 경기를 뛰는 단체의 허용 장비와 규정에 반드시 익숙해져야 한다. 만약 한 개 이상의 단체에서 활동할 생각이라면, 각각의 단체의 규정을 모두 숙지하도록 한다. 서로 다른 단체는 서로 다른 규정이 있을 가능성이 높기 때문이다.

다음의 규정들은 USAPL, IPF, 그리고 IWGA International World Games Association의 가이드라인을 따라 서술하였다.

스쿼트, 데드리프트 슈트

- 대회에서는 중간이 끊기지 않는 원피스 형태의 리프팅 슈트를 착용해야 한다.
- 스쿼트 슈트는 반드시 싱글 플라이single ply여야 하며 그 어떤 패치나 충전물이 있어서도 안 된다.
- 스쿼트를 시도할 때 어깨끈은 반드시 어깨 위에 올라가 있어야 한다.
- 슈트의 색상 및 색상 조합은 어느 것이든 상관이 없다.
- 스쿼트 슈트의 봉제선과 밑단 마감은 그 폭이 3cm를 넘어서는 안 되며, 두께는 5mm 이하여야 한다.
- 보호나 강화 목적의 봉제선도 최대 폭은 2cm를 넘어서는 안 되며, 두께는 8mm 이하여야 한다.
- 슈트의 다리 길이는 최대 15cm, 최소 3cm이며 측정 방식은 가랑이부터 허벅지 안쪽을 따라 잰다.

티셔츠

- 스쿼트를 할 때는 티셔츠를 입어야 한다. 여성은 브래지어나 스포츠브래지어를 착용할 수 있다. 남성과 여성이 다른 부분은 이것밖에 없다.
- 티셔츠에 로고가 있는 경우에는 사전에 대회를 주관하는 단체의 승인을 받아야 한다.
- 티셔츠의 색상 및 색상 조합은 어느 것이든 상관이 없다.
- 티셔츠는 고무나 늘어나는 재질로 만들어져서는 안 된다.
- 티셔츠에 주머니, 단추, 지퍼, 칼라가 있어서는 안 되며, V넥도 허용되지 않는다.
- 봉제선이 강화된 티셔츠는 허용되지 않는다.
- 티셔츠는 반드시 면, 폴리에스터, 또는 두 옷감의 혼방으로 이루어진 것만 허용된다.
- 소매는 팔꿈치보다 길어서는 안 되며, 삼각근 위보다 짧아서도 안 된다. 소매를 말아서 삼각근 위로 올리는 것은 허용되지 않는다.
- 티셔츠를 뒤집어 입어서는 안 된다.

신발

- 플랫폼에서 리프팅을 시도할 때는 반드시 신발을 신어야 하며, 테니스화나 스포츠 부츠를 신도록 한다.
- 클릿이나 스파이크가 있는 신발은 허용되지 않는다.
- 신발의 굽은 5cm보다 낮아야 한다.
- 신발의 밑창은 양쪽이 동일해야 한다.
- 스포츠화, 스포츠 부츠, 역도화, 파워리프팅 부츠 또는 밑창이 있는 데드리프트 슬리퍼도 허용된다.

양말

- 깨끗한 양말을 신어야 한다.
- 양말의 색상 및 색상 조합은 어느 것이든 무관하며, 생산자의 로고가 있어도 상관없다.
- 양발은 니랩과 닿아서는 안 되며 무릎을 덮어서도 안 된다.
- 다리 전체를 덮는 스타킹, 꽉 붙는 타이츠, 또는 긴 양말도 허용된다.

니랩

- 니랩은 인대를 따뜻하게 유지해주고, 스쿼트의 하단을 빠져나올 때 도움을 준다.
- 니랩의 길이는 최대 2m를 넘을 수 없고, 그 폭도 8cm를 초과할 수 없다.
- 니랩을 감을 수 있는 범위는 무릎관절의 중심부에서 위아래로 각각 15cm 이상 감을 수 없으며, 총 30cm 이하여야 한다.
- 니랩이 리프팅 슈트나 양말과 닿아서는 안 된다.

리스트랩

- 리스트랩은 손목을 안정시키는 데 도움을 준다.
- 리스트랩의 길이는 최대 1m를 초과할 수 없으며, 그 폭은 8cm를 초과할 수 없다.
- 리스트랩에 고리가 달려있어도 되지만, 리프팅을 수행할 때 엄지나 그 외 손가락에 걸려있어서는 안 된다.
- 벨크로 형태의 리스트랩은 최대 길이 1m를 초과할 수 없다.
- 리스트랩은 손목에서 손가락 쪽으로는 최대 2cm, 팔꿈치 방향으로는 10cm 이상 감을 수 없으며, 따라서 리스트랩을 감았을 때의 최대 폭은 12cm까지만 허용된다.
- 폭이 12cm 미만이라면 일반적인 스포츠 아대를 사용해도 된다.

파워리프팅 벨트

- 벨트는 상체를 안정화하는 것을 도와주고, 상체를 세우는 데 도움이 된다.
- 벨트의 재질은 가죽, 스웨이드, 또는 여타의 늘어나지 않는 재질이어야 하며, 접착식 또는 꿰매어 만든 것만 허용된다.
- 벨트는 벨트의 표면이나 안쪽에 별도로 누빔, 버팀목, 또는 여타의 지지대가 없어야 한다.
- 벨트의 버클은 싱글, 더블 프롱 형태가 허용되며, 레버 벨트와 같은 퀵릴리즈 형태도 허용된다.
- 벨트의 외부에 자신의 이름, 국가, 체육관 이름을 새길 수 있다.

벨트의 규격은 다음 사항들을 초과할 수 없다.

- 벨트의 최대 폭: 10cm
- 벨트의 최대 두께: 13mm
- 내부 버클의 최대 폭: 11cm

- 외부 버클의 최대 폭: 13cm
- 벨트 루프의 최대 폭: 5cm
- 벨트 끝부분에서 혓바닥 루프까지의 최대 길이: 15cm

만약 USAPL에서 주관하는 대회를 뛸 생각이 있다면, 대회에서 사용하는 모든 개인 장비를 검사받게 될 것이라는 점을 기억하기 바란다.

보조 운동

보조 운동은 스쿼트를 위한 튼튼한 기초를 만들어주는 것이다. 이를 통해 안정근들이 강해지면 훈련과 경기에서 쓰일 무거운 무게에 대비해 근육을 단련시킬 수 있다.

프론트 스쿼트

목적: 더욱 깊게 앉게 해준다.
타깃 근육: 대퇴사두근, 중둔근, 대둔근, 대퇴이두근
시작 자세: 바벨을 몸 앞쪽에서 가슴 근처에 들어준다(그림 4.5). 바벨은 다음의 두 방식으로 들 수 있다. 바벨 위로 양손을 십자로 꼬아서 손바닥으로 지지하는 방법이 있고, 파워 클린의 랙 포지션으로 잡아서 바벨은 어깨 위에, 팔꿈치는 위로 치켜들고, 손바닥은 펴서 손가락 끝 근처로 바벨을 잡을 수도 있다.
수행: 숨을 들이마신 뒤, 허벅지 윗부분이 지면과 평행한 정도보다 더 내려갈 때까지 앉는다. 다리를 펴주면서 시작 자세로 돌아오고, 다 일어선 뒤 숨을 내쉰다.
코칭 포인트: 팔꿈치를 치켜들고 상체를 곧게 세운 자세를 유지한다. 체중을 발볼과 발뒤꿈치에 균등하게 배분한다.

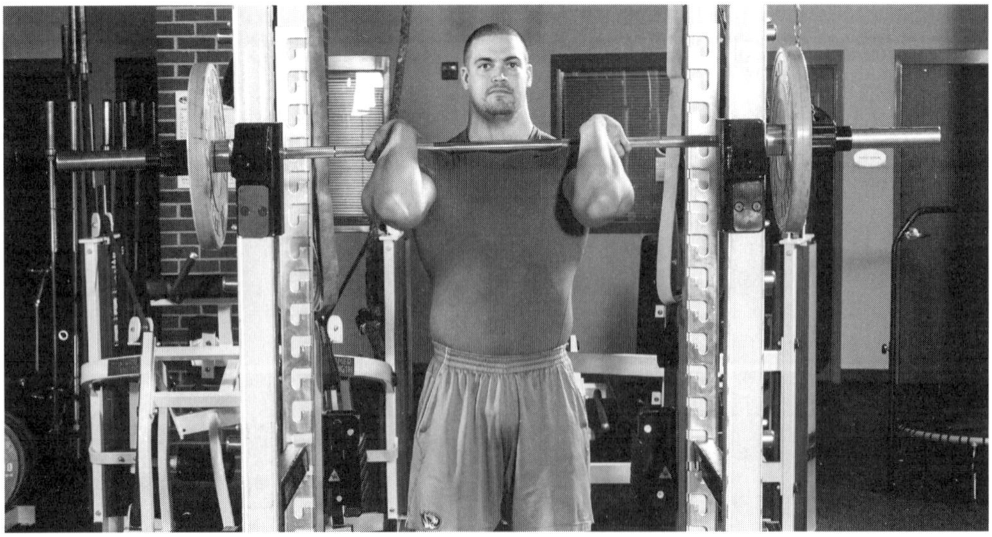

그림 4.5 프론트 스쿼트

올림픽 하이바 스쿼트

목적: 엉덩이와 코어를 강화한다.

타깃 근육: 대퇴사두근, 대둔근, 중둔근, 복근

시작 자세: 발을 어깨너비 또는 그보다 좁게 벌리고 바벨을 삼각근 높이 올려놓는다.

수행: 숨을 들이마신 뒤, 허벅지 윗부분이 지면과 평행한 정도보다 더 내려갈 때까지 앉는다. 다리를 펴 주면서 시작 자세로 돌아오고, 다 일어선 뒤 숨을 내쉰다.

코칭 포인트: 바벨의 무게가 어깨 위에 균등하게 실리도록 하고, 절대로 바닥에서 숨을 뱉지 않는다.

정지 스쿼트

목적: 스쿼트의 바닥에서 밀고 올라오는 힘과, 텐션을 잃지 않고 단단하게 버티는 능력을 길러준다.

타깃 근육: 대퇴사두근, 복근

시작 자세: 스탠스는 대회용과 같게, 발끝은 밖으로 돌려준다. 곧게 서서 가슴에 공기를 채운다.

수행: 숨을 들이마신 뒤, 허벅지 윗부분이 지면과 평행한 정도보다 더 내려갈 때까지 앉는다. 바닥에서 처음 시작 자세로 돌아오기 전 3초간 정지한다. 바닥에서 정지하게 되면 등척성 스트렝스를 길러주고, 바닥에서 텐션을 잃지 않고 단단하게 버티는 능력을 길러준다. 일어나면서 거의 최상단에 도달할 즈음이 되면, 천천히 숨을 뱉는다. 부하는 자신의 스쿼트 최대 기록의 40~50%를 넘지 않아야 하며, 3~5회 반복한다.

코칭 포인트: 위로 올라가는 시점 이전까지는 절대로 바닥에서 움직이거나, 튕기는 동작이 나와서는 안 된다.

부분 스쿼트

목적: 스티킹 포인트를 강화해준다.

타깃 근육: 대퇴사두근과 복근

시작 자세: 바벨에 자신의 스쿼트 최대 무게를 세팅한다. 여기에 100lbs(약 45.4kg)를 더 꽂는다. 가령 자신의 스쿼트 최대 기록이 700lbs라면, 800lbs를 세팅한다. 파워랙에서 자신의 스티킹 포인트보다 살짝 아랫부분에 안전핀을 설치한다.

수행: 평소 자신의 스쿼트 스탠스를 사용한다. 바벨이 안전핀에 닿을 때까지 스쿼트로 내려간다. 이후 다시 시작 자세로 돌아온다.

코칭 포인트: 가슴, 폐, 허리까지 공기를 채워서 동작 내내 단단함을 유지한다. 엉덩이와 복근도 조이도록 한다.

체인 스쿼트

목적: 중간부터 락아웃 구간의 폭발적인 파워를 길러준다.

타깃 근육: 대퇴사두근, 대둔근, 중둔근, 복근

시작 자세: 자신의 평소 스쿼트 스탠스로 서서(그림 4.6a) 자신의 최고 기록의 50~60% 무게를 세팅한다. 체인은 10lbs(4.5kg)부터 그 이상까지 무게가 다양하다. 초급자와 상급자 모두에게, 폭발적인 파워를 발달시키는 데 매우 좋은 훈련이다.

수행: 평소 스쿼트 스탠스에서부터, 허벅지가 지면과 수평이 될 때까지 내려간다(그림 4.6b). 다리를 펴면서 시작 자세로 돌아온다. 체인 스쿼트는 우리 신체에 바닥까지 앉는 동안에는 무게가 가벼워지고, 다시 일어서는 동안에는 체인의 무게로 인해 다시 무거워지는 자극을 준다.

코칭 포인트: 동작 내내 단단하게 텐션을 유지하도록 한다. 당신이 무게를 컨트롤해야지, 무게가 당신을 컨트롤해서는 절대 안 된다.

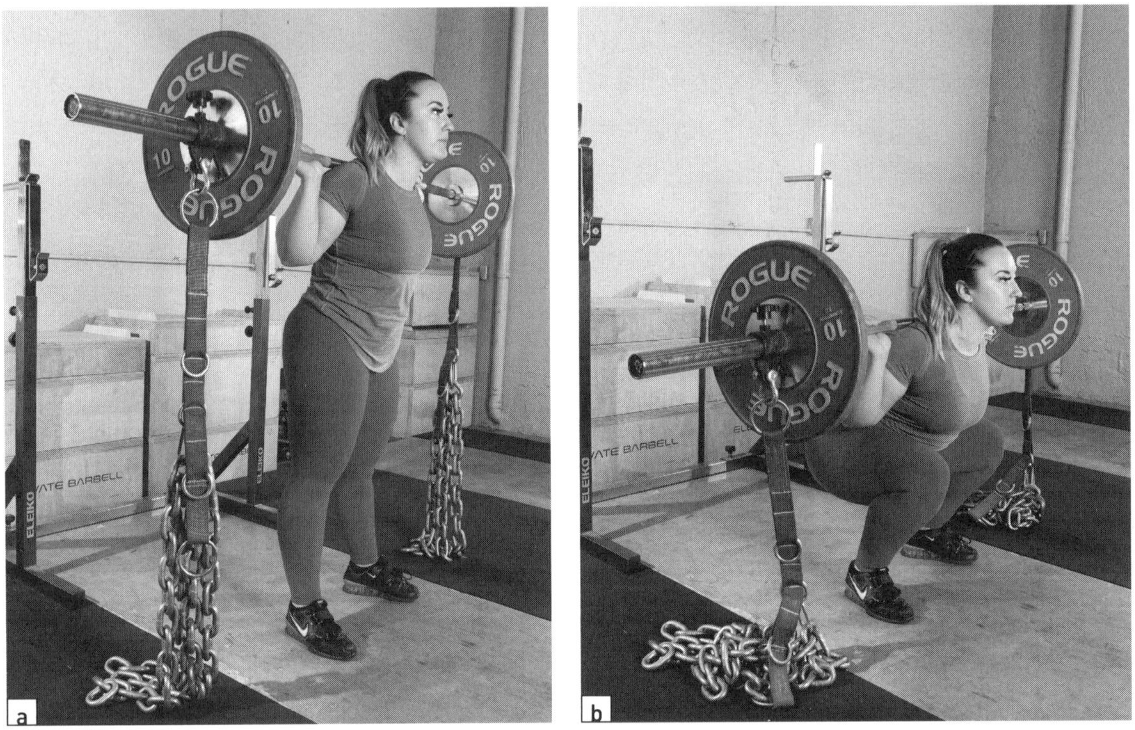

그림 4.6 체인 스쿼트. (a) 평소 스쿼트 스탠스. (b) 허벅지가 수평 아래가 될 때까지 내려간다.

박스 스쿼트

자신의 대회용 스쿼트 스탠스로 선다(그림 4.7). 박스 스쿼트에는 하이 박스와 로우 박스 두 종류가 있다. 다음의 안전 수칙을 기억하기 바란다.

- 박스 스쿼트를 터치앤고로 수행해서는 안 된다.
- 박스에서 튕겨 올라오면 안 된다.
- 박스에 앉아서 쉰다거나, 숨을 내쉬면 안 된다.
- 박스를 밀어낼 때, 앞으로 숙이면 안 된다.

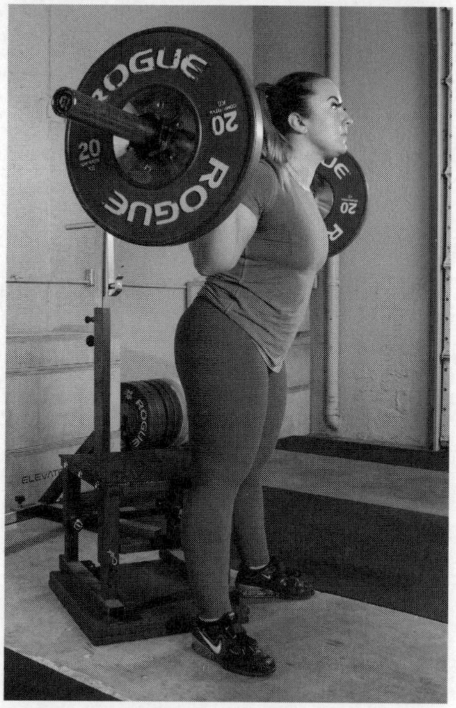

그림 4.7 박스 스쿼트

하이 박스 스쿼트

목적: 고중량 스쿼트의 느낌에 익숙해지고, 단단하게 텐션을 유지하는 것을 배운다.

타깃 근육: 대퇴사두근, 복근

시작 자세: 대회용 스탠스로 서서 곧게 선다. 박스에 앉았을 때 허벅지가 평행보다 5~7cm 위가 되도록 하는 충분히 높은 박스를 고른다(그림 4.8).

수행: 엉덩이가 박스에 닿을 때까지 내려간다. 완전히 주저앉아서 무게중심이 뒤쪽으로 발을 살짝 흔들어준다. 이후 강력하게 바닥으로 발을 박아넣으며 땅을 밀어내서 시작 자세로 돌아온다. 목표는 자신의 최대 스쿼트 기록보다 100lbs(45.4kg) 이상 더 무겁게 10회를 할 수 있게 되는 것이다.

코칭 포인트: 중량이 무거워지니만큼, 하는 내내 텐션을 강력하게 유지하도록 한다.

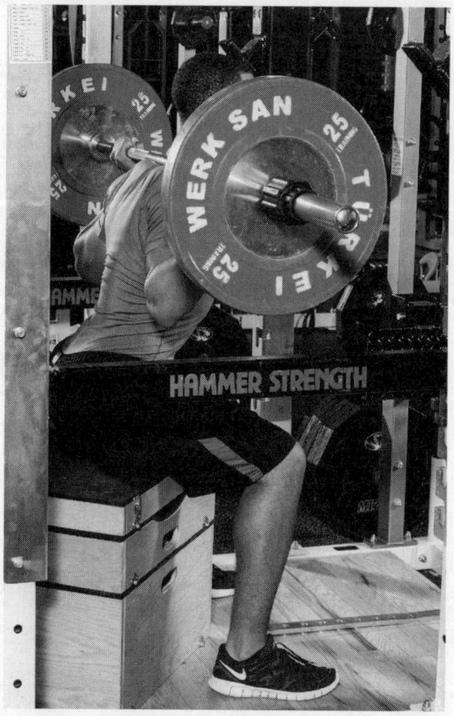

그림 4.8 하이 박스 스쿼트

로우 박스 스쿼트

목적: 바닥에서 강력하게 빠져나오는 파워를 개선하고, 단단하게 텐션을 유지하는 것을 배운다.

타깃 근육: 대퇴사두근, 중둔근, 대둔근, 복근

시작 자세: 대회용 스탠스로 서서 곧게 선다. 박스에 앉았을 때 허벅지가 평행보다 내려가도록 충분히 낮은 박스를 고른다(그림 4.9).

수행: 엉덩이가 박스에 닿을 때까지 내려간다. 절대로 바닥에서 튕기거나 터치앤고로 수행해서는 안 된다. 완전히 앉아서 무게중심이 뒤꿈치보다 뒤에 실릴 수 있도록 발을 살짝 뒤로 흔들어주었다가, 강력하게 바닥으로 발을 박아 넣으며 땅을 밀어내서 시작 자세로 돌아온다. 자신의 최대 스쿼트 기록의 50~60% 중량을 사용하여, 2~5회 반복한다.

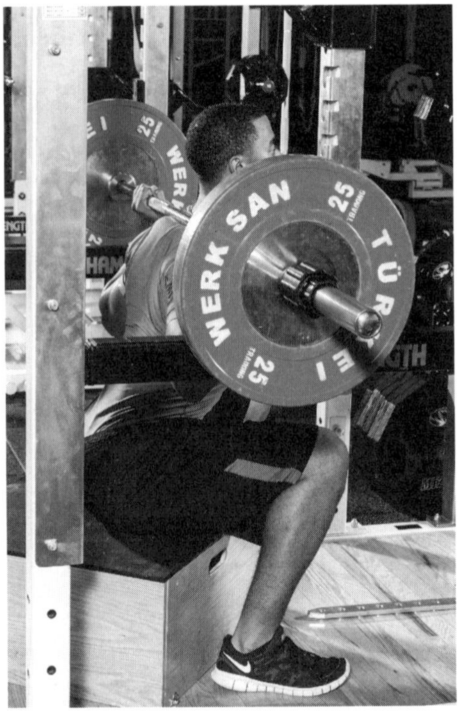

그림 4.9 로우 박스 스쿼트

싱글레그 루마니안 데드리프트(RDL)

목적: 균형 감각을 훈련하고, 안정감을 개선한다.

타깃 근육: 둔근과 햄스트링

시작 자세: 오른손에 중량물을 들고 어깨너비로 발을 두고 곧게 선다.

수행: 오른발을 뒤로 뻗으면서 시작한다. 고관절을 굴곡시켜 오른손에 든 중량물이 정강이 중간까지 내려가도록 낮추되, 가슴은 계속해서 체스트업을 유지한다. 왼쪽 무릎은 살짝 구부린다. 이때 왼팔은 균형을 잡는 데 써도 좋다.

코칭 포인트: 중량물을 내리는 과정을 컨트롤해야 하며, 절대로 등을 말아서는 안 된다.

리버스 런지

목적: 무릎 관절을 강화하고 안정시킨다.

타깃 근육: 대퇴사두근, 둔근, 내전근, 햄스트링, 종아리

시작 자세: 바벨을 어깨 위에 올려놓는다. 발을 어깨너비로 벌리고 직립한다.

수행: 왼다리를 몸 뒤로 밀면서, 동시에 오른쪽 무릎을 구부려 골반을 낮춘다. 상체를 수직으로 유지한다. 왼쪽 무릎이 직각을 이루고, 오른쪽 허벅지가 지면과 평행해지는 지점까지 간다. 오른다리로 밀면서 시작 자세로 돌아온다. 둔근을 조여 일어서면서 동시에 왼다리를 다시 몸 아래로 가져온다.

코칭 포인트: 상체를 수직으로 유지하고, 발가락은 전방을 향하고, 하강을 시작하기 전 신체를 안정시켜야 한다.

글루트 브릿지

목적: 코어 근육 전체를 강화한다.

타깃 근육: 둔근과 햄스트링

시작 자세: 벤치에 등을 대고 앉아서, 바벨을 골반에 걸친다. 바벨을 잡고, 무릎은 구부리고 발바닥은 땅에 붙인다.

수행: 바벨을 손으로 잡고, 발을 땅속으로 밀어주면서, 골반을 천장을 향해 들어 올린다. 골반이 어깨와 평행한 높이까지 올라오도록 한다. 동작의 최상단 부분에서 2초간 멈춰서 둔근을 조여준다. 중량을 컨트롤하면서 천천히 시작 자세로 돌아온다.

코칭 포인트: 발이 항상 땅에 딱 붙어있도록 한다. 과신전은 절대로 해서는 안 된다.

피스톨 스쿼트

목적: 유연성과 균형 감각을 개선한다.

타깃 근육: 둔근과 대퇴사두근

시작 자세: 어깨너비로 발을 벌리고 선다(그림 4.10a).

수행: 골반을 뒤로 밀어주면서 한쪽 발을 몸 앞으로 들어 올린다. 몸을 지지하고 있는 다리를 구부리면서 스쿼트를 한다(그림 4.10b). 균형을 잡기 위해 팔을 양옆으로 벌리거나, 몸 앞으로 들어 올린다. 앞다리를 들어 올린 채 골반을 아래로 최대한 멀리 내리도록 한다. 다시 골반을 앞으로 밀어주며 시작 자세로 돌아온다.

코칭 포인트: 디딤발을 견고하게 유지한다. 자신의 동작을 컨트롤할 수 있어야 한다.

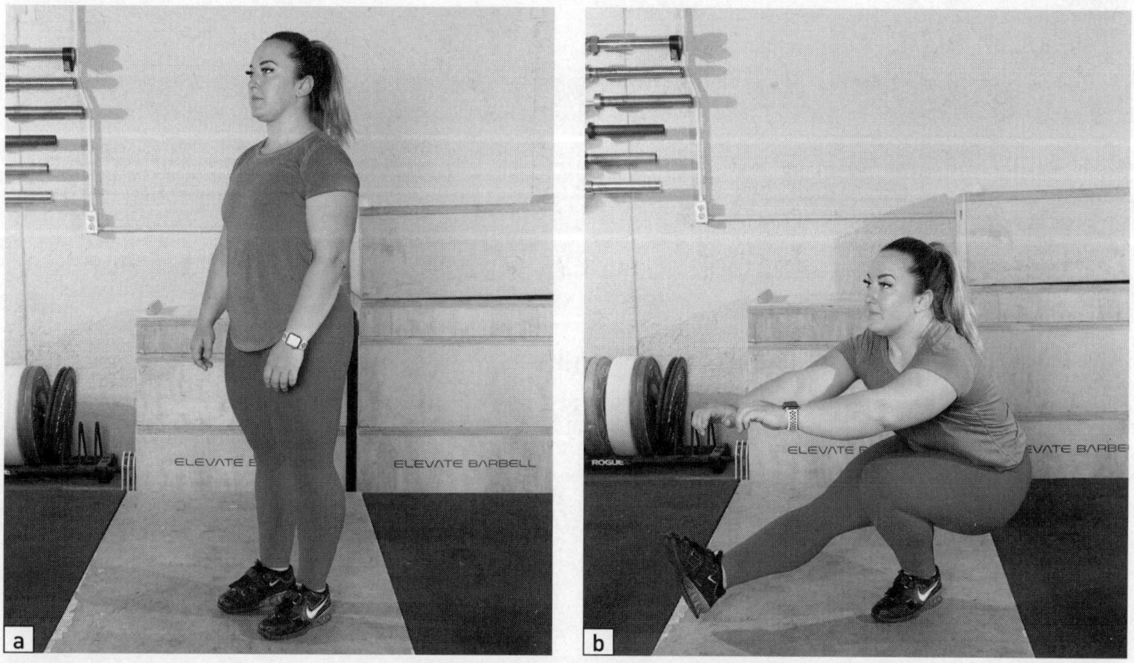

그림 4.10 피스톨 스쿼트. (a) 어깨너비로 발을 벌리고 선다. (b) 한쪽 다리를 든 채로 다른 발로 스쿼트를 수행한다.

불가리안 스플릿 스쿼트

목적: 코어와 안정근을 강화한다.

타깃 근육: 둔근, 대퇴사두근, 비복근, 기립근

시작 자세: 몸 뒤에 박스를 두고, 한쪽 발을 박스 위에 올린다. 다른 발은 앞으로 뻗되, 이때 골반이 앞발과 수직선상에 오도록 한다.

수행: 앞쪽 다리를 구부리며 동작을 시작한다. 동시에 뒷다리의 무릎은 지면을 향해 가도록 한다. 가슴과 어깨를 곧게 세우고, 이때 케틀벨을 가슴 높이로 들고 있는 상태를 유지한다. 앞다리가 지면과 평행할 때까지 내려가면 앞다리가 다 펴질 때까지 바닥을 밀어내 시작 자세로 돌아온다.

코칭 포인트: 절대 앞으로 숙여서는 안 된다. 발은 지면과 항상 밀착해있는 상태를 유지한다.

고블릿 스쿼트

목적: 코어를 강화하고, 가동성을 개선한다.

타깃 근육: 대퇴사두근, 둔근, 햄스트링, 대퇴근막장근

시작 자세: 곧게 서서 다리는 어깨너비로 벌리고, 케틀벨의 손잡이 부분을 잡고 가슴 높이에서 유지한다.

수행: 고관절과 무릎을 동시에 접으면서 시작한다. 발바닥은 땅에 딱 붙이고 가슴과 어깨는 곧추세운다. 골반의 가장 높은 지점이 무릎의 가장 높은 지점보다 낮아질 때까지 내려간다. 무릎은 바깥으로 벌려주는 상태를 유지하면서, 발을 땅속으로 밀어내 일어난다. 케틀벨은 몸에 가깝게 붙이도록 한다.

코칭 포인트: 무릎이 안쪽으로 모이게 두어서는 안 된다. 동작을 수행하는 내내 가슴은 들고, 허리는 곧게 펴준다.

벨트 스쿼트

목적: 최대 가동범위를 늘려주며, 척추 부하를 줄여준다(디로드).

타깃 근육: 골반, 둔근, 대퇴사두근, 햄스트링

시작 자세: 벨트를 골반에 두르고, 아래에 있는 고리를 구멍에 걸어준다. 스탠스는 평소 스쿼트 다리 너비로 한다.

수행: 일어서면 안전바가 자동으로 풀어진다. 안전바를 양손으로 잡는다. 골반과 무릎을 동시에 접어주며, 앉을 수 있는 최대한으로 앉아준다. 발로 플랫폼을 밀어내며 무릎이 다 펴질 때까지 일어선다. 안전바를 당겨서 무게를 다시 고정시킨다.

코칭 포인트: 발은 플랫폼에서 떨어지지 않게 하고, 체스트업을 유지한다.

스피드 스쿼트(다이나믹 에포트Dynamic Effort 훈련)

목적: 힘 발생률(RFDrate of force development)을 높여주고, 폭발적인 스트렝스를 길러준다.

타깃 근육: 엉덩이, 대퇴사두근, 둔근, 햄스트링, 기립근

시작 자세: 바벨을 어깨에 짊어지고 평소 스쿼트 스탠스로 기립한다.

수행: 고관절의 가장 높은 지점이 무릎의 가장 높은 부분보다 낮아질 때까지, 고관절과 무릎을 동시에 접어주며 하강을 시작한다. 바닥 지점에서 힘을 폭발시킨다. 발을 바닥으로 박아넣으면서, 가슴으로 바벨을 위로 밀어 올린다. 고관절과 무릎을 시작 자세로 돌려놓으며 완전히 편다.

코칭 포인트: 자신의 스쿼트 최대 기록의 45~60% 무게를 사용한다. 30초마다 한 번씩 2회 반복, 10~12세트를 수행한다. 가능한 한 빠르게 힘을 쓰되, 컨트롤을 잃어서는 안 된다.

글루트-햄 레이즈

목적: 둔근, 햄스트링, 기립근, 비복근을 강화하고 안정감을 늘린다.

타깃 근육: 대둔근, 햄스트링, 기립근, 비복근

시작 자세: 뒤쪽의 패드에 양발을 걸고 수평으로 엎드린다(그림 4.11a). 다리는 쭉 펴주고, 허리가 앞쪽 패드 끝에 걸리도록 한다.

수행: 무릎을 패드에 대고 굴곡시킨다. 동시에 상체를 수직으로 일으켜 세워서, 무릎을 꿇고 앉은 것 같은 자세가 나오도록 한다(그림 4.11b). 다리를 펴고 상체를 다시 내려서 시작 자세로 돌아온다.

코칭 포인트: 동작 내내 자신의 신체를 컨트롤해야 하며, 반동을 쓰지 않도록 주의한다.

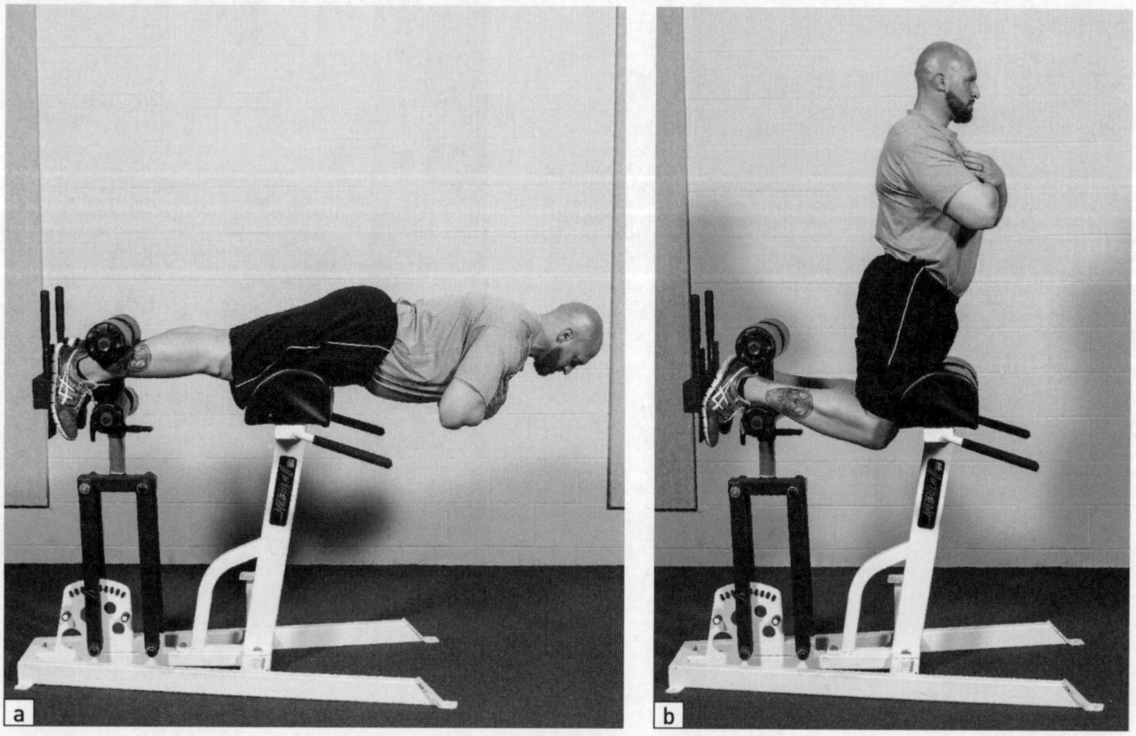

그림 4.11 글루트 햄 레이즈. (a) 시작 자세. (b) 상체를 들어 올린다.

세이프티 스쿼트 바

목적: 몸이 고중량에 적응하도록 한다.

타깃 근육: 대퇴사두근, 대둔근, 중둔근, 복부

시작 자세: 어깨에 바를 얹고, 패드 사이에 목을 댄다. 대회용 스탠스로 서서 뒤로 빠져나온다. 허리보다 살짝 위에 있는 J훅을 잡도록 한다.

수행: 패럴렐보다 깊이 앉을 때까지 풀스쿼트로 앉는다. 다리를 펴서 처음으로 돌아온다.

코칭 포인트: 바닥에서 빠져나올 때 팔이 아니라 다리를 사용해야 한다. 뒤로 앉는 싯백sit back과 깊게 앉는 것을 연습한다.

워크아웃Walkout

목적: 코어를 강화하고, 고중량에 몸을 적응시킨다.

타깃 근육: 복부, 대둔근, 대퇴사두근

시작 자세: 어깨에 중량을 얹고, 랙에서 나온다.

수행: 랙에서 빠져나와서 30초가량 서 있는다. 중량을 내려놓고 이 과정을 3~5회 반복한다.

코칭 포인트: 등척성 수축인 상태로 가슴, 복부, 등, 둔근, 다리를 단단하게 유지할 수 있어야 한다.

레그컬

목적: 햄스트링을 강화한다.

타깃 근육: 햄스트링

시작 자세: 레그컬 머신에 엎드린다. 뒤꿈치를 패드 아래에 놓고, 무릎은 머신에 올려둔다.

수행: 패드를 가능한 한 높게 당기거나, 엉덩이에 닿을 때까지 당긴다(그림 4.12). 천천히 중량을 내려놓았다가, 다시 들어 올린다.

코칭 포인트: 최하단과 최상단에서 잠시 멈춘다. 반복하는 동안 무게를 컨트롤할 수 있어야 한다.

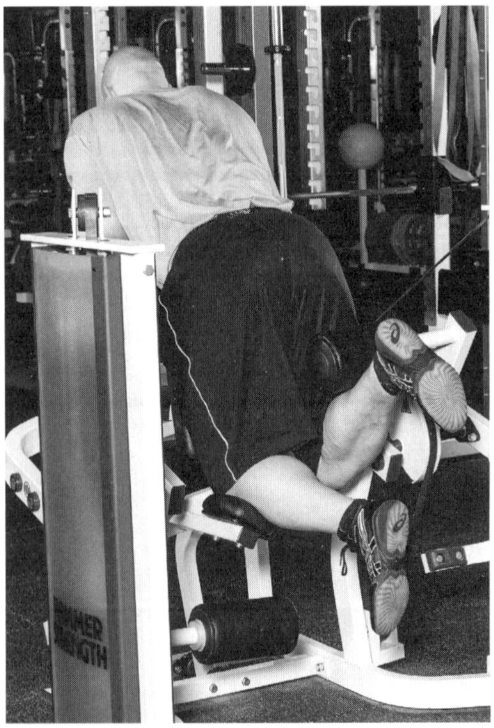

그림 4.12 레그컬

레그 익스텐션

목적: 대퇴사두근을 강화한다.

타깃 근육: 대퇴사두근

시작 자세: 머신에 앉아 손잡이를 잡는다. 무릎을 접어서 패드 아래에 발목을 댄다.

수행: 지면과 수평이 될 때까지 다리를 들어 올린다. 천천히 내려놓았다가 반복한다.

코칭 포인트: 최하단과 최상단에서 잠시 멈춘다. 반복하는 동안 절대로 동작을 빠르게 해서는 안 된다.

레그 프레스

목적: 스쿼트와 데드리프트를 위해 다리를 강화한다.

타깃 근육: 대퇴사두근, 대퇴이두근의 장두

시작 자세: 머신에 앉아서, 패드에 등을 대고 눕는다. 발을 플랫폼에 어깨너비로 놓는다.

수행: 안전핀을 뽑으며 시작한다. 무릎이 가슴 양쪽으로 벌어지도록 하면서 무릎을 구부린다. 처음처럼 거의 다 펴지도록 다리를 편다.

코칭 포인트: 동작 내내 중량을 컨트롤해야 한다. 절대로 최상단에서 무릎을 다 펴서는 안 된다.

런지

목적: 고관절 유연성, 균형감, 안정감을 개선한다.

타깃 근육: 대퇴사두근, 대둔근, 중둔근, 복부

시작 자세: 어깨너비로 발을 벌리고, 어깨에 바벨을 짊어진다.

수행: 한 발을 앞으로 내딛는다(그림 4.13). 뒷다리를 구부려 무릎이 지면에 닿을 듯 말 듯하게 한다. 가슴은 수직으로, 고개도 꼿꼿하게 들어준다. 앞발로 밀어서 다시 뒤로 가져와 시작 자세로 돌아온다.

코칭 포인트: 발을 내딛을 때 휘청하지 않도록 무게를 컨트롤한다.

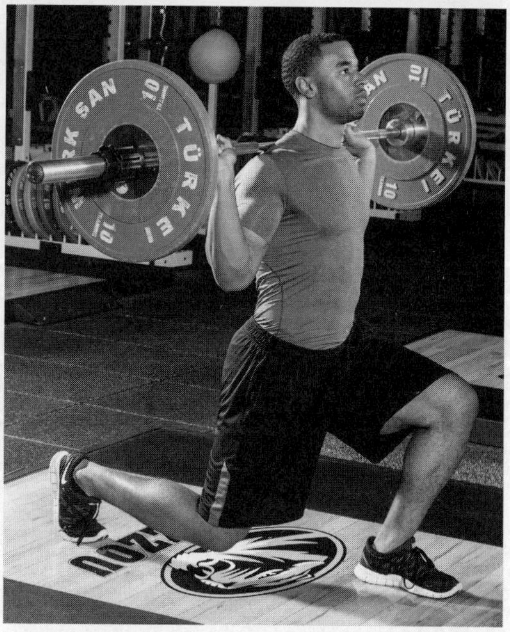

그림 4.13 런지

스텝업

목적: 엉덩이를 강화한다.

타깃 근육: 대퇴사두근, 대둔근, 비복근

시작 자세: 등에 바벨을 지고 45~60cm 높이의 박스 앞에 선다.

수행: 오른발부터 박스 위로 올라선다. 내려올 때도 오른발부터 내려와 시작 자세로 돌아온다.

코칭 포인트: 발을 상자 가운데에 두어야 넘어지지 않는다. 상체를 곧게 세우고, 오르내릴 때 중량을 컨트롤한다.

리버스 하이퍼

목적: 기립근을 강화하여, 안정감을 늘린다.

타깃 근육: 기립근, 대둔근, 햄스트링

시작 자세: 상반신을 패드에 대고 엎드린다. 허리 아래로 다리를 축 늘어뜨린다. 발목에 스트랩을 차고, 핸들을 잡는다.

수행: 핸들을 잡고, 다리가 지면과 수평이 되거나 또는 가능한 한 높아지도록 다리를 들어 올린다(그림 4.14). 시작 자세로 천천히 다리를 내려놓는다.

코칭 포인트: 처음은 중량을 달지 말고 체중만으로 시작해본다. 중량은 점차 익숙해지면 그때 추가하도록 한다.

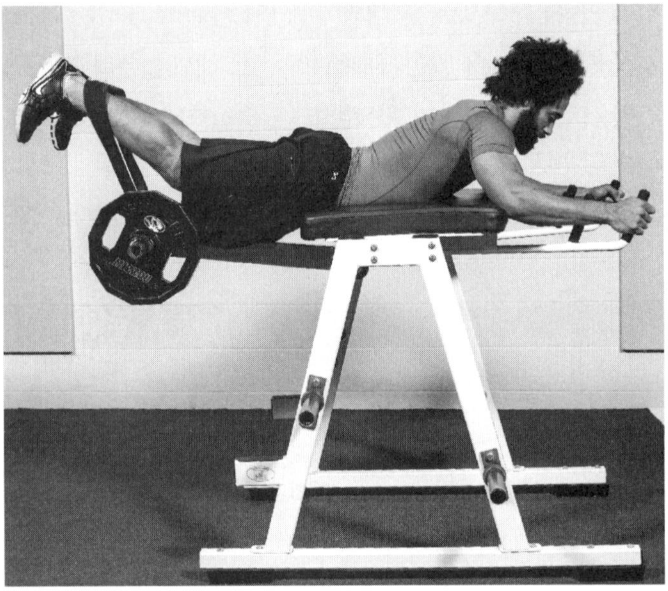

그림 4.14 리버스 하이퍼

카프 레이즈

목적: 스쿼트를 하는 도중의 안정성을 개선한다.

타깃 근육: 비복근

시작 자세: 등을 곧게 펴고 선다. 바벨을 짊어진다. 발가락과 발볼을 블록 위에 올려놓는다.

수행: 뒤꿈치를 바닥으로 내린다(배측굴곡). 그리고 최대한 높게 발끝으로 까치발을 선다(저측굴곡). 이때 무릎은 항상 펴져 있어야 한다.

코칭 포인트: 전체 가동범위를 따라 움직이며, 최상단과 최하단에서 잠시 멈춰야 한다.

굿모닝

목적: 스쿼트를 위해 허리와 햄스트링을 강화한다.

타깃 근육: 기립근, 대둔근, 반건양근, 대퇴이두근 장두, 반막양근, 대퇴이두근 단두

시작 자세: 발을 어깨너비 혹은 그보다 좁게 두고 선다. 바벨을 승모근 위나 후면 삼각근보다 아래에 올려둔다.

수행: 무릎을 살짝 구부린 채로, 골반을 뒤로 밀면서 상체가 지면과 평행이 될 때까지 허리를 앞으로 숙인다. 등은 항상 곧게 편 상태를 유지한다. 상체를 세워 시작 자세로 돌아온다.

제르셔 스쿼트

목적: 코어 근육을 강화한다.

타깃 근육: 대퇴사두근

시작 자세: 파워랙에서 무릎 높이에 바벨을 세팅하고, 바벨을 향해 몸을 낮춘다. 바벨을 팔꿈치 이두근과 전완이 만나는 팔의 오금에 놓는다. 고개와 가슴은 들고, 등은 곧게 편 상태를 유지한다.

수행: 다리가 쭉 펴질 때까지 중량을 스쿼트하듯이 들어 올린다(그림 4.15a). 천천히 다시 스쿼트 자세를 잡으며 무게를 컨트롤하며 하강한다(그림 4.15b).

코칭 포인트: 몸과 팔이 새로운 움직임에 익숙해질 수 있도록 가벼운 무게부터 시작한다.

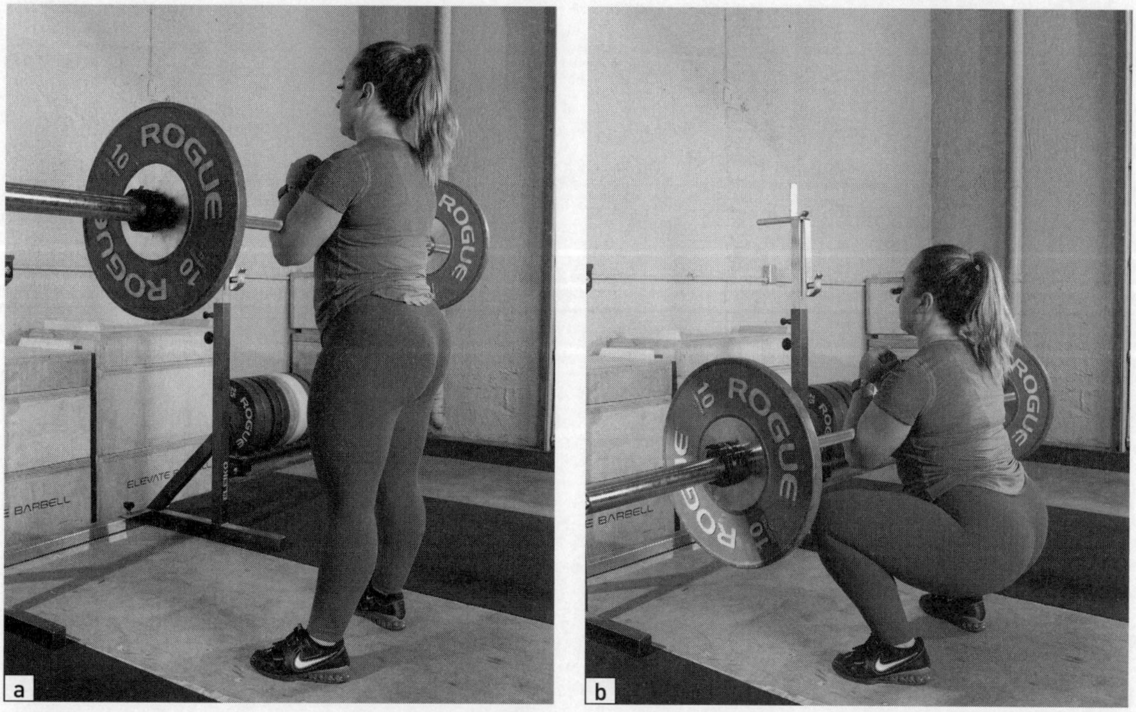

그림 4.15 제르셔 스쿼트. (a) 팔의 오금에 바벨을 놓는다. (b) 고개와 가슴을 들고, 등은 곧게 편 채로 스쿼트를 수행한다.

제퍼슨 리프트

목적: 스쿼트 바닥 부분을 빠져나오는 힘 강화

타깃 근육: 햄스트링, 대퇴사두근, 대둔근, 복근

시작 자세: 바벨을 땅에 놓고 다리를 벌려서, 한쪽 다리는 바벨 앞으로, 반대쪽은 바벨 뒤로 가도록 선다. 그대로 앉으면서 한 손은 몸 앞에 한 손은 몸 뒤쪽으로 하여 바벨을 잡는다.

수행: 팔과 다리가 락아웃이 되는 시점까지 스쿼트하듯이 중량을 들어 올린다. 체스트업을 유지하고, 등과 고개는 곧게 편 채로, 발은 전체가 지면에 닿도록 한다. 무릎을 굽혀 바벨을 내려놓는다.

밴드 스쿼트

목적: 바닥 구간을 폭발적으로 빠져나오도록 하고, 상단에서의 폭발력을 길러준다.

타깃 근육: 대퇴사두근, 대둔근, 중둔근, 햄스트링, 복근

시작 자세: 밴드 한쪽은 바벨의 슬리브에, 한쪽은 파워랙 하단 또는 무거운 것에 고정한다. 대회 스탠스로 선다(그림 4.16a).

수행: 무릎을 구부려 스쿼트 하강을 시작한다(그림 4.16b). 패럴렐 아래까지 앉았다가, 일어난다.

코칭 포인트: 셋업에 천천히 시간을 많이 투자하고, 내려갈 때와 상단에서 무게를 조심해서 컨트롤 한다.

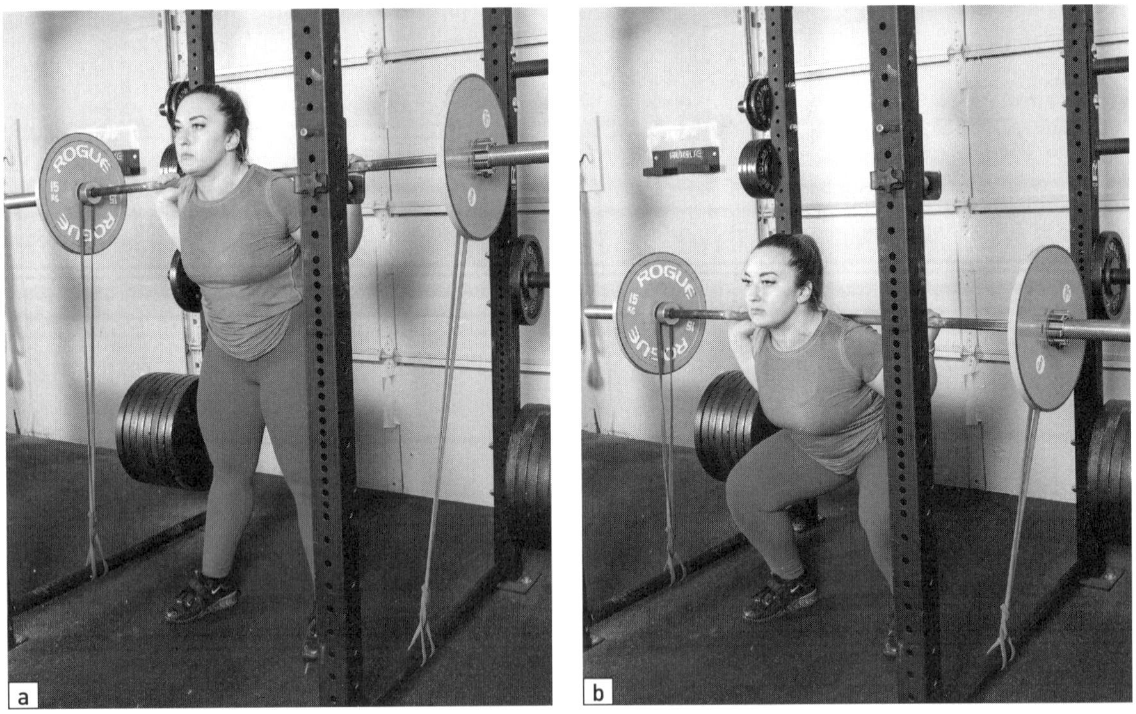

그림 4.16 밴드 스쿼트. (a) 밴드를 묶은 채로 대회 스탠스로 선다. (b) 스쿼트.

와이드 스탠스 스쿼트

목적: 엉덩이를 강화하고 유연성을 기른다.

타깃 근육: 대퇴사두근, 대둔근, 중둔근, 대내전근, 장내전근, 치골근

시작 자세: 승모근 바로 아래의 후면 삼각근에 바벨을 올려놓는다. 어깨너비보다 더 넓게 다리를 벌리고 발끝을 밖으로 돌리고 선다.

수행: 무릎을 구부려 스쿼트를 시작한다. 무게중심은 발 앞뒤에 균등하게 배분한다. 패럴렐보다 깊게 앉는다. 다리를 펴서 시작 자세로 돌아온다.

코칭 포인트: 무릎이 발과 방향이 같도록 주의하고, 정강이는 수직을 유지한다. 바닥에서 튕기지 않는다. 올라올 때는 무릎을 바깥쪽으로 밀어준다.

미디엄 스탠스 스쿼트

목적: 엉덩이와 다리를 강화한다.

타깃 근육: 대퇴사두근, 대둔근, 중둔근, 대내전근, 장내전근, 치골근

시작 자세: 승모근 바로 아래의 후면 삼각근에 바벨을 올려놓는다. 어깨너비로 다리를 벌리고 발끝을 밖으로 돌리고 선다.

수행: 무릎을 구부려 스쿼트를 시작한다. 무게중심은 발 앞뒤에 균등하게 배분한다. 패럴렐보다 깊게 앉는다. 다리를 펴서 시작 자세로 돌아온다.

코칭 포인트: 체중을 발 앞뒤에 균등하게 배분한다. 바닥에서 숨을 뱉지 않는다.

내로우 스탠스 스쿼트

목적: 대퇴사두근의 파워를 기른다.

타깃 근육: 대퇴사두근, 치골근

시작 자세: 바벨을 승모근 상단 위쪽에 올려놓는다. 어깨너비로 다리를 벌리고 발끝은 앞을 보도록 한다.

수행: 무릎을 구부려 스쿼트를 시작한다. 패럴렐보다 깊게 앉는다. 다리를 펴서 시작 자세로 돌아온다.

코칭 포인트: 동작 내내 무게를 컨트롤한다. 앞으로 기울어져서도 안 되고, 등이 말려서도 안 된다. 무게중심은 발 가운데에 유지한다.

복근 훈련

스쿼트가 강한 사람들을 관찰해보면 공통점이 있다. 몸 가운데가 매우 크고 두껍다는 것이다. 복부가 잘 발달되면 안정화 능력이 좋아지고, 더 많이 쥐어짤 수 있게 레버리지가 변한다.

일반 크런치

무릎을 90도로 구부리고 다리를 든 채로 뒤로 눕는다. 손은 귀 뒤에 둔다. 어깨를 5~7cm가량 들어 올린다. 시작 지점으로 돌아가기 전 2초간 멈춘다. 30회를 채운다.

자전거 타기

뒤로 누워 무릎을 구부리고 공중에 든다. 손을 귀 뒤에 댄다. 왼쪽 무릎을 가슴 쪽으로 당겨오고, 오른쪽 귀고 몸을 대각선으로 가로질러 왼쪽 무릎에 가까워지도록 한다. 처음으로 돌아와서 이번에는 오른쪽 무릎을 끌어올려 왼쪽 귀가 몸을 가로질러 오른쪽 무릎에 가도록 한다. 양쪽 반복을 1회로 하여 총 30회 한다.

플랭크

팔꿈치를 구부리고 엎드린다. 몸을 띄워서 팔꿈치, 전완, 발끝으로 체중을 버틴다. 등이 플랫하게 직선이 되도록 하여, 30~45초간 버틴다. 복부를 조여 허리를 다치지 않도록 한다. 점점 나아지면 시간을 늘리거나, 한 다리를 공중에 띄운다거나, 대각선 반대쪽 팔다리를 동시에 든다거나 하는 변형을 준다.

업업다운Up-up-down

뒤로 누워서 다리를 90도 구부려 공중에 다리를 띄운다. 손은 귀 뒤에 댄다. 어깨를 5~7cm가량 띄운다. 바닥에 닿기 전 크런치를 1회씩 더 하도록 한다.

요약

의심의 여지없이 스쿼트는 모든 다리 운동의 제왕과 같다. 자신에게 올바른 자세와 테크닉을 발견하는 것은 매우 중요한 일이다. 자기에게 필요한 보조 운동을 찾아 고중량 스쿼트를 위한 강력한 기반을 다질 수 있어야 한다.

Chapter 5
벤치 프레스

운동하는 사람이 제일 많이 듣는 질문 중 하나는 "벤치 얼마나 쳐요?"다. 벤치 프레스는 상체 운동의 제왕이며, 잘 모르는 사람들이 보기에도 어떤 사람이 얼마나 강한지 판단하는 기준이 된다. 만약 누군가 스쿼트를 300kg씩 치더라도 벤치 프레스가 겨우 80kg이라면 사람들은 그가 약하다고 할 것이다.

이번 장에서는 벤치 프레스의 테크닉을 설명하고, 이를 발전시킬 수 있는 방법에 대해 다룰 것이다. 이 장는 대원칙을 개괄적으로 설명하고, 또한 가장 유명한 두 가지 벤치 프레스 방식, 즉 직선 벤치 프레스와 J커브 벤치 프레스에 대해 다룰 것이다.

벤치 프레스의 대원칙

어떤 벤치 프레스 방식에서 사용하는 원칙들은 다른 방식의 벤치 프레스에도 똑같이 적용된다. 가령 날개뼈를 뒤로 당기고, 광배근을 조이라는 것 같이 말이다. 이렇게 되는 이유는 원인을 찾다보면, 아이작 뉴턴의 제3법칙, '모든 작용에 대하여 크기는 같고 방향은 반대인 반작용이 존재한다'까지 거슬러 올라가게 된다. 당신이 벤치 프레스를 밀면, 바벨의 중량이 당신을 아래로 똑같은 힘으로 밀게 된다. 이것은 바벨이 무겁게 느껴지고, 밀기가 어렵다는 점을 보면 분명히 알 수 있다. 몸은 벤치를 밀고, 벤치도 같은 힘으로 당신을 밀어낸다. 벤치의 폭은 29~32cm다. 벤치를 밀어내고 다시 이것이 몸으로 전달되는 힘을 최대화하려면, 벤치에 등을 최대한 많이 붙여야 한다. 벤치에 최대한으로 등을 딱 붙이지 않으면, 당신의 귀중한 힘이 새어버리는 것이고, 이 말인즉 바벨로 전달되는 힘이 새어버린다는 것이다. 벤치 프레스 도중 벤치에 등이 얼마나 닿느냐 하는 문제는 마치 차를 밀어야 하는데 콘크리트 바닥에서 미는 것과, 눈 위에서 미는 것을 비교하는 것과 같다. 눈길에서는 당신이 아무리 차를 세게 밀어도, 발이 미끄러지고, 땅이 당신을 제대로 밀어주지 못하니, 차를 제대로 밀지 못하게 된다. 콘크리트에서는 힘의 전달이 거의 완벽하게 일어나니, 상대적으로 차를 미는 것이 쉬워진다.

직선 벤치 프레스의 역학

이 방식의 벤치 프레스의 목표는 바벨을 직선으로 미는 것이다. 바패스bar path가 앞이나 뒤로 호를 그리지 않는다.

셋업

1. 이 방식은 등을 곧게 펴준다. 등이 천장을 향해 아치를 그리지 않는다.
2. 발은 바닥에 딱 붙이고 무릎 정확히 아래, 또는 그보다 앞에 둔다(그림 5.1).
3. 날개뼈를 뒤로 당기고, 내려준다. 흉강을 부풀리고 벤치에 광배근을 더 많이 접촉시킨다.
4. 시선은 정확하게 바벨 아래를 보고, 손은 자신이 편한 위치를 잡는다. 보통 당신이 경기를 뛰는 대회의 주관 단체에서 허용하는 한에서 최대한 넓게 잡는 것을 추천한다. 바벨이 움직여야 하는 거리가 줄어들기 때문이다.
5. 바벨을 뽑기 전에 숨을 깊게 마셔서, 몸을 최대한으로 단단히 한다. 발에서 손까지 전달되는 힘이 더 커질 것이다.
6. 머리의 위치는 다른 운동들과 비교했을 때 그다지 중요하지 않다. 개개인에 따라 다르고, 벤치 셔츠를 어떻게 세팅하느냐는 따라 매 시도마다 달라질 수도 있기 때문이다(벤치 셔츠에 대해서는 뒤쪽 장비 파트에서 다룰 것이다). 다만 어떤 단체들의 규정집에는 머리가 항상 벤치에 닿아 있어야 한다고 명시되어 있기도 하다. 그러니 대회를 위한 훈련을 할 때는 개별 단체의 규정집을 확인해보는 것이 좋겠다.

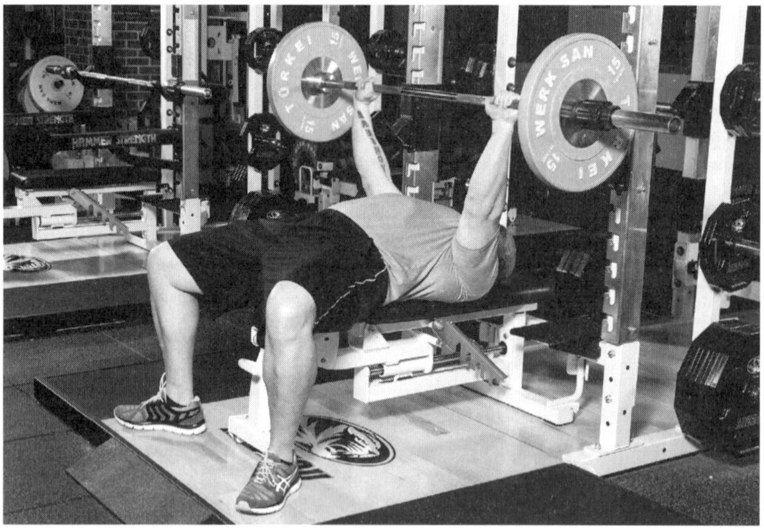

그림 5.1 직선 벤치 프레스 셋업. 발을 땅에 붙이고 무릎 아래에 놓는다. 날개뼈를 당기고 아래로 잡아내려 벤치에 광배근이 더 많이 닿게 한다.

직선 벤치 프레스의 수행

1. 바벨을 눈보다 위쪽에 두고 발을 제 위치로 가져간다.
2. 날개뼈를 뒤로, 아래로 당긴다.
3. 광배근을 조이고, 둔근과 다리에 힘을 주어 하체를 단단히 한다.
4. 준비가 되면 스팟터가 바벨을 손에 넘겨주고, 벤치 프레스를 수행해야 하는 위치까지 옮기는 것을 도와줄 것이다(그림 5.2a).
5. 이때의 바패스는 J커브가 없다. 따라서 스팟터가 랙에서 시작 지점까지 바벨을 건네주는 핸드오프 지점이 일반적인 경우보다 훨씬 멀리까지 갈 것이다.
6. 등 상부와 광배근의 텐션을 유지하고, 팔꿈치를 몸에 붙인 채로, 바벨을 양쪽으로 찢는다는 생각을 하면서 잡아당긴다. 바벨이 가슴에 닿고 나면(그림 5.2b) '프레스'라는 신호가 주어질 때까지 멈춘다. 뒤꿈치를 땅속으로 박아넣으면서 바벨을 할 수 있는 한 최대한 강하게 밀어 올린다(그림 5.2c).

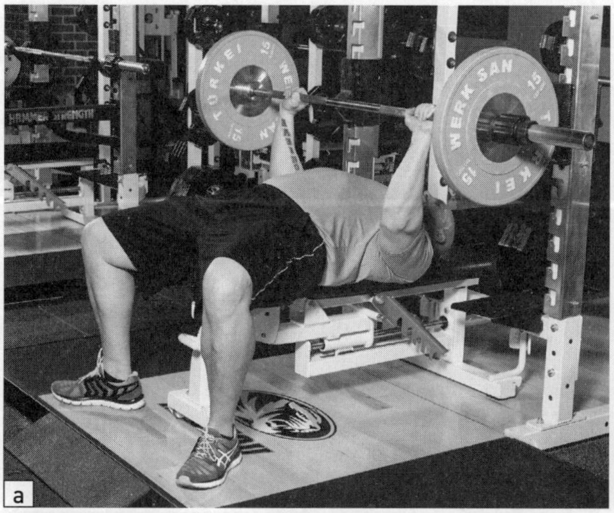
a

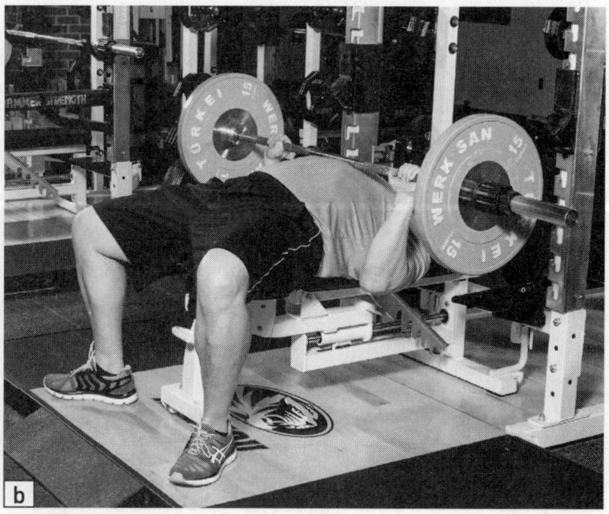
b

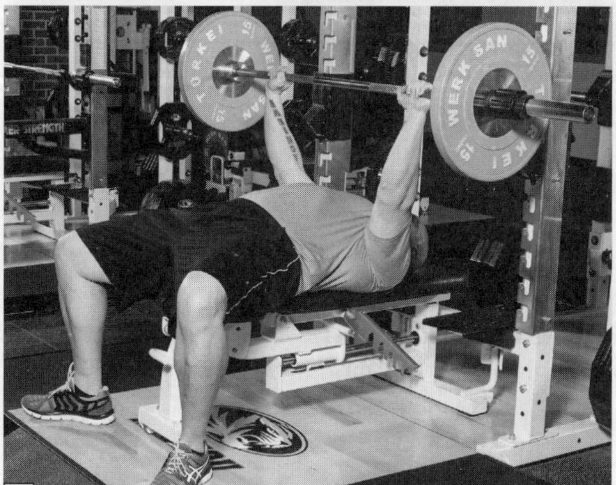
c

그림 5.2 직선 벤치 프레스. (a) 바벨을 잡는다. (b) 바벨을 가슴으로 내린다. (c) 바벨을 강하게 밀어 올린다.

J커브 벤치 프레스의 역학

이것을 할 때 벤치 셔츠를 입어주면 매우 좋다. J커브 테크닉에는 팔꿈치의 위치 전환이 필요한데, 하강할 때는 팔꿈치가 바깥쪽에서 몸 안쪽으로 붙고, 상승할 때는 몸 안쪽에서 바깥쪽으로 벌어진다. 이는 벤치 셔츠의 체스트 플레이트를 최대한으로 활용하기 위함이다.

셋업

1. J커브 테크닉을 제대로 사용하려면 셋업에서 등에 아치를 만들어야 한다.
2. 우리의 목표는 머리와 둔근 사이의 거리를 최소화하고, 배는 천장을 향해 최대한 높이 들어 올리는 것이다(그림 5.3).
3. 광배는 뒤로, 아래로 당긴다.
4. 발은 발볼이 지면과 밀착한 채로, 무릎보다 더 뒤로 오도록 한다.
5. 발볼과 발뒤꿈치를 연결한 선은 지면과 대략 30도의 각도가 된다.
6. 눈은 정확하게 바벨의 수직선상 아래에 있어야 한다.
7. 그립 너비는 자신이 편하게 잡는다. 보통 당신이 경기를 뛰는 대회의 주관 단체에서 허용하는 한 최대한 넓게 잡는 것을 추천한다. 바벨이 움직여야 하는 거리가 줄어들기 때문이다.
8. 바벨을 뽑기 전에, 숨을 깊게 들이마셔 몸을 최대한 단단하게 만든다. 그래야 발에서 손까지 힘이 강하게 전달된다.
9. 머리의 위치는 중요하지 않다. 개인별로 다르고, 셔츠 세팅에 따라 매번 다르기 때문이다. 그러나 어떤 단체들의 규정집에는 머리가 항상 벤치에 닿아있어야 한다고 명시되어 있기도 하다. 그러니 대회를 위한 훈련을 할 때는 개별 단체의 규정집을 확인해보는 것이 좋겠다.

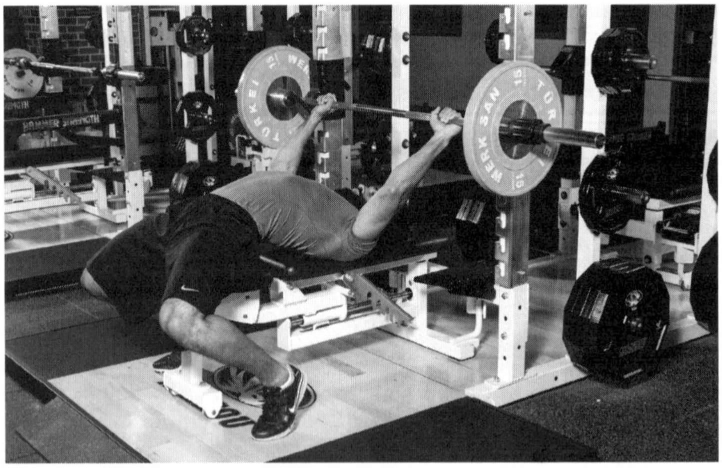

그림 5.3 J커브 벤치 프레스 셋업. 복부는 천장을 향해 들어 올리고, 머리와 둔근 사이의 거리는 가능한 한 최대한 가깝게 만든다. 발은 무릎보다 뒤에 있어야 하고, 발볼은 지면에 닿아있어야 한다. 눈은 정확하게 바벨 아래에 둔다.

J커브 테크닉을 사용한 벤치 프레스 수행

이 테크닉은 미는 동작에서 영문자 J, 또는 호를 그리는 움직임을 띤다. 핸드오프 이전에 엉덩이와 어깨가 벤치에 닿아있는 채로 아치를 최대한 높게 만들어야 한다. 그립은 자기가 편한 곳을 잡는다(그림 5.4a). 이 자리가 벤치 프레스를 시작하는 위치다. 처음 하강을 시작할 때는, 팔꿈치가 밖으로 벌어진 플레어 아웃flare out 상태가 되어(그림 5.4b), 체스트 플레이트를 그 자리에 고정하게 된다. 처음 하강을 시작하고 몇 cm 정도가 지나면, 바벨이 가슴에 닿을 때까지 팔꿈치가 광배 쪽으로 붙도록 턱인tuck in을 신경 쓴다(그림 5.4c). 하강하는 동안 바벨이 살짝 허리 쪽으로 이동할 수도 있다. 바벨이 확 쏟아지는 게 아니고 자신이 컨트롤하고 있다면 괜찮다. '프레스' 신호가 주어지면 뒤꿈치를 바닥으로 박아넣으면서, 이와 동시에 바벨을 위로 밀어 올리기 시작한다. 이때 팔꿈치는 여전히 몸 안쪽에 붙인 상태로 버텨주어야 한다(그림 5.4d). 팔꿈치는 거의 최상단에 가까워졌을 때, 또는 올라가는 도중 생기는 스티킹 포인트 지점에서 다시 바깥쪽으로 벌어진다(플레어 아웃).

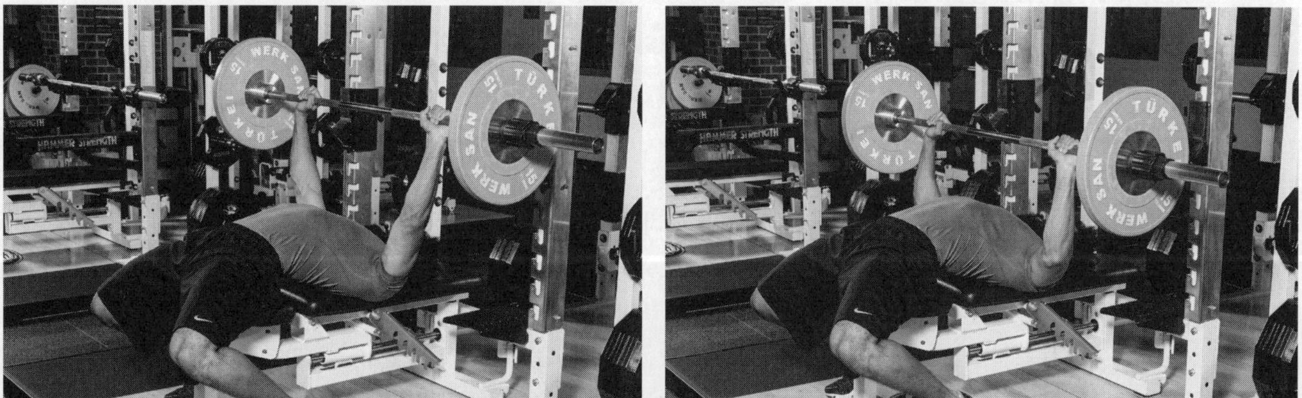

그림 5.4 J커브 벤치 프레스 테크닉. (a) 그립을 잡는다. (b) 시작과 동시에 하강 시 팔꿈치를 밖으로 벌린다(플레어아웃). (c) 하강 중에는 바벨이 가슴을 찍을 때까지 팔꿈치를 몸에 붙인다(턱인). (d) '프레스' 신호와 함께 뒤꿈치를 바닥 속으로 밀어넣고, 팔꿈치를 밀어넣으며 바벨을 밀어 올린다.

규정과 가이드라인

IPF 규정과 가이드라인을 기준으로 하면, 벤치 프레스를 할 때 머리, 어깨, 엉덩이가 벤치 표면에 붙어 있어야 한다. 바벨은 썸어라운드로 잡아서, 손바닥 안에 단단히 가둬두어야 한다. 신발은 전체가 바닥에 평평하게 달라붙어있어야 한다. 이 자세가 해당 리프팅을 수행하는 내내 유지되어야 한다. 이 자세에서 무엇 하나라도 틀어진다면 이는 해당 시기에서 실격 판정을 받을 수 있는 요소가 된다.

손의 간격은 81cm를 넘어서는 안 되며, 이는 양쪽 검지손가락 사이의 거리로 측정한다. 리버스 그립의 사용은 금지되었다.

바벨을 랙에서 뽑은 뒤 스파터나 로더들이 바벨을 전달해준 이후에는, 팔꿈치를 완전히 펴서 락아웃 상태로 주심의 신호를 기다려야 한다. 바벨이 움직이지 않고 완전히 정지했으며 바벨이 올바르게 가슴 위에 위치해 있는 것이 확인되면 곧바로 신호가 떨어진다. 이 신호는 팔을 아래로 내리는 동작과 함께, 리프터가 들을 수 있게 "스타트"라는 구령으로 되어 있다. 신호가 떨어지기 전 바벨이 하강을 시작하면 해당 시기는 실격 처리된다.

스타트 신호를 받은 후, 바벨이 가슴까지 내려오면 이때 바벨이 완전히 정지한 것이 보이도록 가만히 있어야 한다. 그 상태로 주심이 프레스 신호를 주기 전까지 기다려야 한다. 이 신호는 들을 수 있는 "프레스"라는 구령으로 주어진다. 프레스 신호가 주어지기 전 바벨의 상승이 시작되면 해당 시기는 실격 처리가 된다.

프레스 신호를 받고 나면 두 팔이 균등하게 올라오며, 팔이 완벽히 펴지도록 해야 한다. 팔이 완전히 펴진 채로 바벨이 움직이지 않고 정지해있으면, 주심이 바벨을 랙에 내려놓으라는 신호를 준다. 이 신호는 들을 수 있게 "랙"이라는 구령이 주어진다. 랙 신호가 나오기 전에 바벨을 랙에 걸면 해당 시기는 실격 처리된다.

한 번 실패하게 되면 같은 무게에 재도전하거나, 더 무거운 무게에 도전해야 한다. 중량을 낮추는 것은 허용되지 않는다.

장비

이제 막 시작하는 리프터라면 벤치 셔츠는 넉넉해서 편안하게 몸을 지지해줘야 한다. 너무 타이트하면 입는 것만 해도 엄청난 힘이 들기 때문이다. 초보자는 먼저 벤치 셔츠를 어떻게 사용하는지를 배워야 하고, 벤치 셔츠의 감을 알아야 한다. 너무 타이트하면 그 느낌을 알기가 어렵다.

또한 처음에는 기성품을 쓰는 것이 좋다. 개조나 변형이 없는 물품이어야 한다는 것이다. 처음 시작할 때의 초점은 벤치 셔츠의 느낌을 익히는 데에 두도록 한다. 6개월에서 1년 정도 꾸준히 장비리프팅 훈련을 하고, 대회를 나가다 보면 이제 셔츠를 변형하기 시작한다. 그쯤 되면 벤치 셔츠를 사용하는 것이 기술적으로 능숙해져 더 고급의 벤치 셔츠를 구해야 하는 필요성이 생기기 때문이다.

벤치 셔츠와 초보자의 관계는 마치 자동차와 이십 대 운전자와 같다. 젊은 사람들은 페라리에 끌릴 것이다. 스피드, 핸들링에 끌리고, 모든 스펙을 줄줄이 외울 수 있지만, 운전 경험이 얼마 없다. 그러니 낡은 아반떼나 별로 속도가 나지 않아 비교적 안전한 차로 운전 경험을 쌓는 것이 좋다. 그렇지만 중년이 되면 운전 경험이 많이 쌓이고, 비교적 덜 위험하게 페라리를 몰 수 있다. 이들은 20~30년간 운전 경험을 쌓았기 때문이다. 운전 경험이 전혀 없는 상태로 페라리부터 몰기 시작했다면, 그 나이가 되기 전에 사고로 죽었을지도 모른다. 물론 벤치 프레스를 하다가 죽지야 않겠지만, 초보 리프터는 아직 고급의 셔츠를 입을 준비가 되지 않았으며, 굳이 거기서 오는 좌절과 실패를 감수할 이유가 없다.

벤치 셔츠에는 두 종류가 있다. 폴리에스테르(이하 폴리)와 데님이다. 폴리 셔츠는 입기가 더 쉽다. 바벨이 닿아야 하는 타점도 더 넓다. 셔츠를 입고 보니 한쪽으로 살짝 쏠린다거나, 바벨이 원래 타점보다 살짝 위나 아래를 찍거나 하더라도, 여전히 하단에서 위로 쏘아주는 소위 팝pop이 살아있다. 또 폴리 셔츠는 벤치 프레스 동작 범위 전체에서 좀 더 지지를 많이 해주는 것 같다는 평을 듣는다.

데님 셔츠는 비교적 입기가 더 어렵다. 셔츠가 살짝 틀어지게 되면 바닥 구간에서의 팝이 많이 죽어버린다. 또 데님을 입었을 때는 조금이라도 뭔가 잘못되면 다시 바로잡기가 어려워진다. 데님이 하단에서 더 많이 튕겨주기는 하지만 상단에서는 반대다. 데님 셔츠는 몸에 좀 더 압박을 주기 때문에 아무래도 체지방이 많은 사람에게 적합한 것으로 보인다. 데님은 몸을 조여주어, 신체의 리바운드를 이끌어낸다. 그런 점에서 마른 사람들은 데님과는 잘 안 맞는 것 같다. 데님 셔츠를 사용하는 것은 일종의 예술에 가까운 기술 같다. 단순히 셔츠의 감을 익히기 위해 수많은 연습을 하는 것으로 끝나는 것이 아니라, 어깨를 삼두에 맞추어 조절하고, 목 칼라(깃) 부분을 최대한 아래로 끌어당겨, 더 많은 보조를 끌어내는 재킹jacking 등의 행동을 통해 바닥에서 펴내는 동작인 소위 스쿱scoop을 강화하는 것이다.

폴리 셔츠는 마른 사람들에게 더 잘 맞는 것 같다. 특히나 폴리 셔츠를 쓰는 경우에는 벤치 셔츠에 몸을 맞추는 것이 아니라, 자신의 평소 자세를 유지할 수 있어야 한다. 가령 벤치 셔츠가 빡빡하다 보니 하강 과정에서 어깨와 머리가 움직이는 일은 꽤 흔한 일이다. 이는 가슴을 찍기는 더 쉬울지 모르나, 부적절한 자세다. 그러면 셔츠가 주는 스트렝스상의 이점을 많이 잃어버리게 된다. 이게 아니라 셔츠가 자신에게 맞춰지도록 해야 한다. 82kg 체급의 위대한 벤치 프레스 장인 제이 프라이가 자주 했던

셔츠 변형 가이드라인

싱글 플라이: 셔츠가 한 겹의 재질로만 만들어져있다.

더블 플라이: 셔츠가 두 겹의 재질로 만들어져있다.

스쿱드 넥scooped neck: 중량을 견디는 지점을 변경한다. 이는 리프터에게 보조를 해주는 칼라 부분을 더 넓게 쓸 수 있도록 해준다.

그리드 스티치: 체스트 플레이트에 격자 패턴으로 바느질을 한다. 힘을 받을 지점들이 움직이는 것을 막아 더 나은 지지점을 제공한다. 또한 벤치 셔츠가 움직이지 못하니 체스트 플레이트 역시 더 단단하게 조여진다.

라운드 스티치: 소매 주위를 따라 바느질을 더한다.

강화 칼라: 바느질을 더해 목 칼라 부분을 강화하여 지지를 늘린다.

슈퍼 칼라: 바느질과 추가 재료를 더해 목 칼라를 강화, 지지를 늘린다.

오픈 백, 풀 오픈 백: 등을 따라서 뒤쪽 가운데가 완전히 열려있다.

부분 오픈 백: 목 칼라와 그 아래로 몇 cm까지는 뒤판이 만들어져있지만 그 아래로는 갈라져서 맨 등이 드러난다.

클로즈드 백: 등 전체를 따라 셔츠 뒤판이 모두 존재한다.

말이 있다. "나는 벤치를 밀 때 벤치 셔츠를 찢어버리려고 한다. 모든 것을 정말 강력하게 밀어서, 심지어 벤치 셔츠마저 나한테 맞춰지도록 한다. 나는 나를 벤치 셔츠에 맞추지 않는다. 바로 내가 셔츠를 통제하는 것이다." 정말 멋진 말이다. 너무나 많은 리프터들이 자기의 몸을 셔츠에 맞춘다. 이는 셔츠가 너무 타이트하거나, 변형을 많이 주었거나, 아직 자신이 그런 중량에 도전할 때가 아니기에 생기는 문제다. 많은 리프터들이 자신이 더 강해져서, 더 나은 장비를 위해 준비하는 것에 집중한다면, 그리하여 지금처럼 준비 없이 바로 상급의 장비로 넘어가는 걸 막는다면 우리는 수많은 전완 골절상을 줄일 수 있을 것이다.

벤치 기반 다지기

벤치 프레스를 만들기 위해서는 반드시 해야 할 것들이 있다. 먼저 벤치 프레스 훈련을 통해 테크닉을 완성하고, 그에 필요한 스트렝스를 기르는 것이다. 만약 자신의 벤치 프레스 테크닉이 아직 완성되지 않아서, 매 반복마다 그 움직임이 다르고, 바벨이 가슴을 찍을 때 매번 똑같은 지점을 찍지 못한다면, 어떤 발달도 제대로 된 효과를 보지 못할 것이다. 가장 좋은 훈련 부하는 무장비raw 기준으로는 80% 이상에서, 그리고 장비 훈련에서는 85% 이상인 것이 좋다. 이 차이는 가슴을 찍는 동작의 난이도가 다르기 때문에 그렇다. 75% 이상의 강도로, 6회 또는 그 이하의 반복수가 스트렝스를 기르기에 가장 좋다. 이보다 가벼운 무게는 운동 단위를 많이 동원하지 못하기 때문에, 제대로 발달되지 않는 운동단위들이 생길 수밖에 없다.

벤치 훈련이 끝나면 그다음은 벤치의 기반을 다져야 한다. 먼저 삼두근과 광배근을 만들어야 한다. 벤치 프레스 최강자들을 생각해보자. 블레임 썸너Blaine Sumner, 힐데보그 후그달Hildeborg Hugdal, 토니 볼로논Tony Bolognone, 티니 미커Tiny Meeker 같은 사람들 말이다. 이들은 모두 거대한 광배근과 엄청난 삼두근을 갖고 있다. 사슬의 강도는 그 사슬에서 가장 약한 고리가 얼마나 강하냐에 따라 결정된다. 그러니 만약 누군가 200kg 벤치 프레스를 밀 수 있는 가슴 근육과 삼두근, 어깨를 갖고 있다 하더라도, 광배근이 150kg밖에 버틸 수 없다면, 이 사람의 벤치 프레스는 150kg이 한계일 것이다.

올바른 근육들을 발달시켜줄 특정 운동들을 통해 벤치 프레스의 기반을 쌓아야 한다. 삼두근은 세 갈래로 이루어져있다. 외측두, 내측두, 그리고 장두. 각각의 갈래는 각기 다른 기능을 담당하니, 올바른 기능을 훈련할 수 있는 운동들을 해줘야 한다. 가령 미는 동작은 거의 직접적으로 장두와 연결되어 있다. 팔꿈치 가운데 쪽에 생기는 말발굽 모양의 밑바닥에서 가장 잘 보이는 별로 예쁘지는 않은 그 부분이다. 이를 이해한다면 벤치 프레스를 잘하기 위해서 단순히 삼두 운동을 고르는 것으로는 부족하다는 것을 알 수 있을 것이다. 킥백은 삼두의 외측두를 발달시켜 말발굽 모양을 확연히 드러나게 하기에 눈에 보이는 외양을 예쁘게 만들기에는 좋은 운동이다. 그렇지만 이 운동에서는 장두가 제대로 쓰이지 않으니, 벤치 프레스를 잘하기 위한 운동 선택으로는 잘못된 것이다.

광배근 역시 별도 훈련이 필요하다. 광배근은 거의 등 전체를 따라 지나가는 거대한 근육이다. 광배근을 훈련하는 것은 삼두 훈련과는 조금 다른데, 고중량 고볼륨이라는 조건만 만족한다면 운동의 종류는 그다지 중요하지 않다는 것이다. 고중량 고볼륨으로 만든 광배근은 어떤 운동을 했든 벤치 프레스 증량에 도움이 된다. 여기서 오는 발달은 가령 여러 관절이 개입되고 신체 안정화가 포함되어 있는 풀업이 단순한 머신 로우류보다는 좋겠지만, 등 운동이라면 무엇이든 크게 상관없다. 빌 길레스피가 풀업의 마법에 대해 말한 적이 있는데, 자신의 풀업 개수가 떨어지니 벤치 기록도 떨어지는 것을 발견했다는 것이다. 그에게는 풀업 스트렝스를 강하게 유지하는 것이 매우 중요할 것이다.

등 상부의 발달은 다음의 두 가지에 아주 큰 영향을 준다. 첫 번째는 견갑대 안정성 증가이고, 두 번째는 아치를 개선하는 것이다. 등 상부가 클수록 벤치 프레스를 쏘아올릴 발사대가 커지는 것이다. 벤치 프레스를 하는 내내 등 상부는 벤치에 딱 붙어있으니까 말이다. 장비 벤치 프레스에서는 등 상부도 강해야 자세를 유지할 수 있다. 벤치 셔츠를 입고 제대로 바벨을 밀기 위해서는 셔츠가 몸에 맞도록 힘으로 유지해야만 하며, 이렇게 해야만 벤치 셔츠를 제대로 쓰는 게 된다. 등 상부가 약해 날개뼈를 뒤로 당긴 상태를 유지할 수 없다면, 날개뼈가 열릴 것이고, 벤치 셔츠가 중량을 제대로 받지 못하게 되며, 그러면 리프터 자신이 감당해야 하는 무게가 늘어난다. 누군가는 이것을 치팅이라고 하겠지만, 이렇게 하는 것이야말로 벤치 셔츠를 최대한으로 활용하는 것이다. 벤치 프레스가 강한 사람들은 모두가 거대하고 잘 발달한 상부 등 근육을 갖고 있다는 것을 기억하기 바란다.

어깨도 키워야 하는데 벤치 프레스 스트렝스를 늘리고 파워리프팅을 오래오래 하기 위해서 밀어주는 기능의 전면 삼각근과 버텨주는 기능의 후면 삼각근 둘 다 강해야 한다. 밀어주는 역할을 하는 전면 삼각근만을 키워도 벤치 프레스 중량은 올라가겠지만, 반대쪽의 후면 삼각근을 무시한다면 균형이 깨지고 부상의 위험이 올라간다. 이 경우 약한 사슬은 단순히 중량이 낮아진다로 끝나는 게 아니라, 부상과 동의어가 된다. 이제 벤치 프레스 중량을 올려주는 운동들을 보자. 오버헤드 프레스는 지지 근육들을 강화해준다는 점에서 벤치 프레스를 하는 사람들이 꾸준히 해온 운동이다. 래터럴 레이즈, 플레이트 레이즈, 리어 레이즈, 벤트오버래터럴 레이즈 같은 운동들은 삼각근의 여러 개별 근육들을 키워주고, 균형을 잡는 역할을 한다.

이두근 역시 별도로 훈련을 해야 팔꿈치에 생길 수 있는 문제들을 미연에 방지할 수 있다. 등 훈련에서 이두근의 기능을 생각해보면, 이두 훈련을 최소화할 수도 있기는 하다. 이두근은 벤치 프레스를 강화하기 위해서가 아니라 부상 방지를 위해 훈련하는 것이다. 데드리프트를 얼터 그립으로 잡았을 때, 언더 그립으로 잡은 쪽 이두근이 찢어지는 경우가 놀랍도록 흔하다 보니, 파워리프터에게 있어 별도의 이두근 훈련은 꽤 중요하다 하겠다.

보조 운동

벤치 프레스를 잘하기 위한 가장 좋은 방법은 어떤 운동이든 벤치 프레스 중량이 올라가게 해주는 것을 하는 것이다. 가장 좋은 단 하나의 그런 운동은 없다. 당신에게 가장 좋은 운동이란 당신의 스티킹 포인트를 뚫고, 중량을 올려주는 운동이다.

보드 사용

벤치 프레스에서 보드를 쓰는 것은 아직 논쟁거리다. 어떤 이들은 이것이 몸에 과부하를 주기에 가장 좋은 방법이라고 주장한다. 어떤 이들은 보드를 사용해봐야 벤치를 잘하는 것이 아니라 보드 프레스만 잘하게 되는 것이라 주장한다. 어떤 이들은 이걸 쓰는 것은 특정 거리에 맞춘 프레스를 하는 것만 익히게 된다고 주장한다. 가령 총 30cm 대신 20cm 보드 프레스를 했다고 치자. 바벨이 가슴에서는 뜨지만 평소 20cm만 훈련을 했으니 30cm까지 갈 힘이 부족하고 락아웃이 안 되는 것이다.

핵심은 자신의 대회용 벤치, 즉 전체 가동범위 벤치 프레스에 미치는 영향이다. 이것이 가장 중요하다. 만약 벤치 셔츠를 입고 보드 프레스 훈련을 했더니 벤치 중량이 올라갔다면, 무조건 하면 된다. 벤치 셔츠 훈련이 자신의 대회용 벤치에는 영향이 없었다 하면, 괜한 데 에너지를 낭비하지 말아야 한다. 무엇보다도, 보드 프레스에 집착하지 말기 바란다. 대회에서는 보드 프레스를 하지 않는다. 보드 프레스가 400kg이나 증량을 시켜주더라도, 정작 대회용 벤치 프레스 중량에 변화가 없다면, 이건 시간 낭비에 불과하다.

프레스

보드 프레스

목적: 락아웃 스트렝스 강화

타깃 근육: 대흉근, 삼두근, 전면 삼각근

시작 자세: 일반 벤치 프레스 시작 자세

수행: 보드 프레스는 그저 가슴이 아닌 보드를 찍고 오는 부분 반복 운동일 뿐이다(그림 5.5). 보드는 1~5개의 2x4 구조재로 만든다. 보드 프레스는 벤치 프레스와 똑같은 방식으로 바벨을 내리고 밀어 올리면 된다. 바벨이 보드를 찍고 튕기게 되면, 이는 스트렝스가 아니라 반동을 쓰는 움직임이다. 보드 프레스는 다양한 변화를 줄 수 있어서 좋다. 이는 여러 범위에 걸쳐, 여러 약점들을 잡아낼 수 있다. 보드 프레스 그 자체로는 다음의 세 개의 하위 카테고리가 있다. 소프트터치앤프레스soft touch and press, 싱크앤히브sink and heave, 바운스bounce.

- 소프트터치앤프레스: 바벨을 아주 부드럽게 내려서 보드를 살짝만 건드리는 듯 아닌 듯 하게 만든 후에 민다. 빌 길레스피가 이 스타일의 보드 프레스를 좋아한다.
- 싱크앤히브: 바벨을 빠르지만 컨트롤하면서 내린 후, 보드와 바벨이 가슴 안으로 푹 꺼지게 만

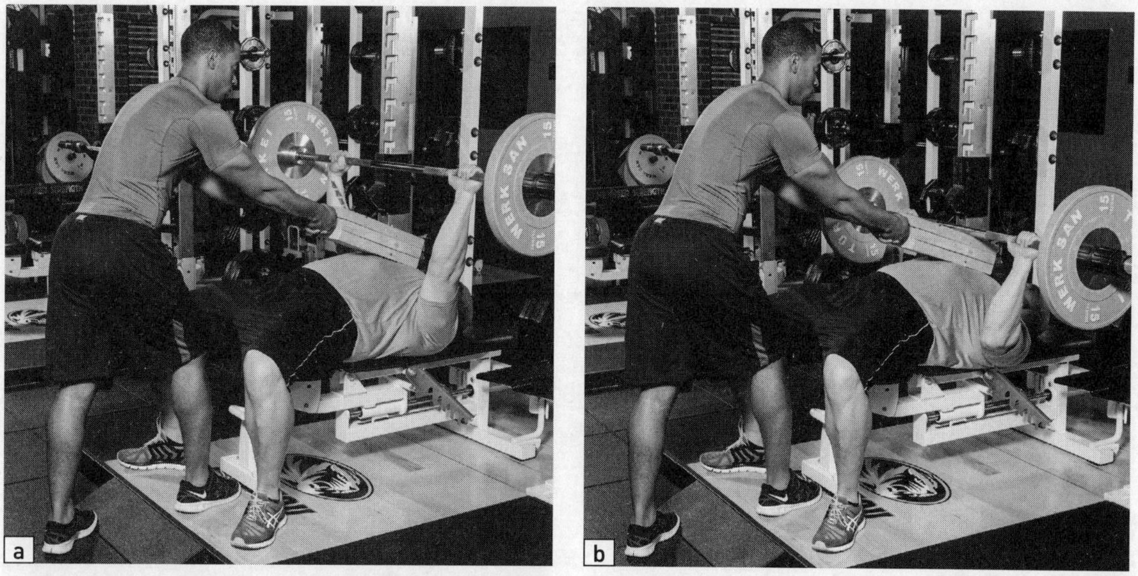

그림 5.5 보드 프레스. (a) 시작 자세. (b) 부분 가동범위.

든다. 그러고 나서 바벨을 밀어 올린다.

- **바운스**: 벤치 프레스를 잘 못하는 것처럼 하면 된다. 바벨이 전속력으로 떨어지게 만들고는 보드에서 튕겨 올린다. 그 뒤에 바벨이 위로 뜨는 동안 잡아서 밀어 올리는 것이다.

보드 프레스를 하는 방법에 맞고 틀리고는 없다. 그저 보드 프레스 덕분에 벤치 프레스가 꾸준히 강해지게만 하면 된다. 벤치 프레스가 오르지 않으면, 다른 것으로 바꿔보도록 해라. 가령 바운스에서 싱크앤히브로 간다거나, 싱크앤히브에서 소프트터치로 바꾸는 식으로 말이다. 중량을 가장 많이 칠 수 있는 것은 바운스가 첫 번째고, 그다음이 싱크앤히브다. 중량은 소프트터치앤프레스 방식이 제일 낮다.

코칭 포인트: 자신의 벤치 프레스 테크닉과 최대한 비슷한 방식으로 수행해야 한다. 점차 테크닉을 개선시키도록 하자.

타월 프레스

목적: 벤치 프레스를 강화하고 자세를 개선한다.

타깃 근육: 흉근, 삼두근, 광배근, 삼각근, 회전근개

시작 자세: 일반 벤치 프레스와 똑같이 셋업한다. 팔을 뻗어 바벨을 잡고, 누군가 가슴 위에 수건을 말아서 올려놓도록 한다.

수행: 수건에 닿도록 바벨을 내린다. 컨트롤하면서 바벨이 수건 안으로 움푹 꺼지도록 한다. 바벨이 더 이상 내려가지 못하고 수건에 완전히 안착했으면 바벨을 다시 밀어 올린다.

코칭 포인트: 평소 벤치 프레스 자세와 최대한 닮아있도록 한다. 자신의 스티킹 포인트 극복 훈련이므로 수건의 크기를 바꿔가며 여러 시도를 해본다.

밴드 저항 프레스

목적: 락아웃 구간 강화

타깃 근육: 대흉근, 삼두근, 삼각근, 회전근개, 광배근

시작 자세: 10장에 묘사된 대로 밴드를 걸어준다. 벤치에 누워 평소 셋업 그대로 잡는다. 바벨을 뽑아 든다(그림 5.6a).

수행: 바벨을 컨트롤하면서 가슴을 향해 내린다(그림 5.6b). 가슴을 찍고 나면 락아웃 지점까지 바벨을 밀어 올린다.

코칭 포인트: 밴드가 락아웃 구간에서 과부하를 걸어주게 되고, 이에 탑 지점이 바닥보다 더 밀기가 어려워진다. 밴드는 가슴으로 바벨을 내리는 구간의 속도를 빠르게 만들기에, 올바른 셋업이 필수적이다. 최대 무게에 가까워질수록 무게 증가폭을 작게 해야 한다.

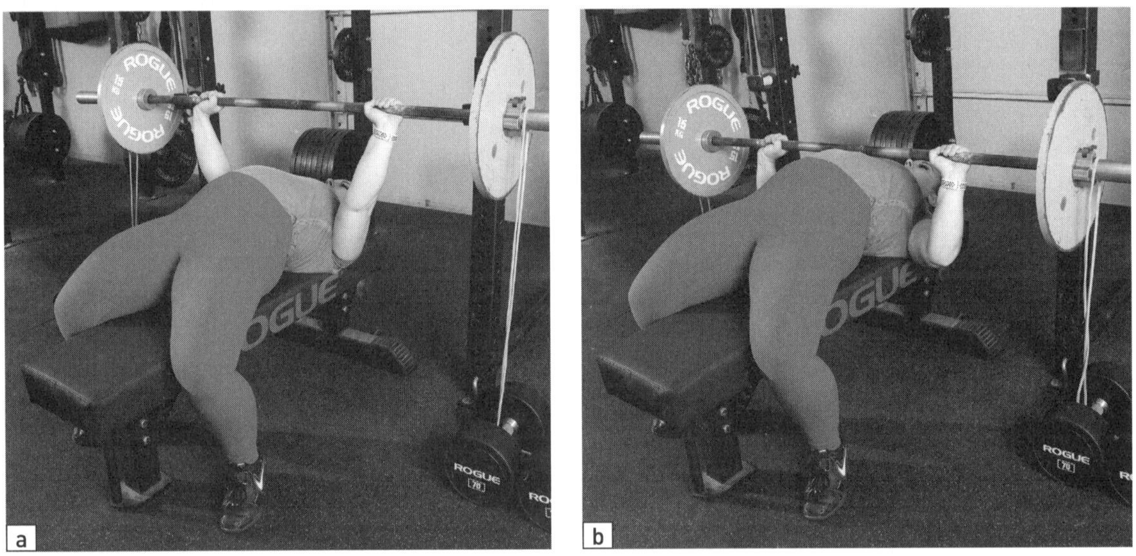

그림 5.6 밴드 저항 프레스. (a) 팔 길이로 바벨을 잡는다. (b) 바벨을 가슴으로 내린다.

랙 프레스

목적: 락아웃 스트렝스 강화

타깃 근육: 대흉근, 삼두근, 광배근, 삼각근, 회전근개

시작 자세: 파워랙에서 자신의 스티킹 포인트 구간에 안전바를 설정한다. 팔을 뻗은 상태로 시작한다.

수행: 천천히 바벨을 내려, 스티킹 포인트에 맞춰 세팅한 안전바에 바벨이 닿도록 한다. 바벨이 안전바에 닿으면 잠시 멈췄다가 바벨을 밀어 올린다.

코칭 포인트: 바벨이 안전바에 쾅하고 찍히지 않게 한다. 그러면 원래 움직여야 하는 궤적에서 바벨이 벗어나게 된다.

플로어 프레스

목적: 상체의 미는 힘을 강화한다.

타깃 근육: 대흉근, 삼두근, 삼각근, 회전근개, 광배근

시작 자세: 바닥에 누워서 최대한 일반 벤치 프레스를 할 때와 최대한 비슷하게 셋업을 한다. 팔을 뻗어 바벨을 잡는다.

수행: 팔꿈치가 바닥에 닿을 때까지 일반 벤치 프레스를 하듯이 바벨을 내린다(그림 5.7). 바벨을 다시 밀어 락아웃까지 간다. 이때 레그드라이브는 하지 않는다.

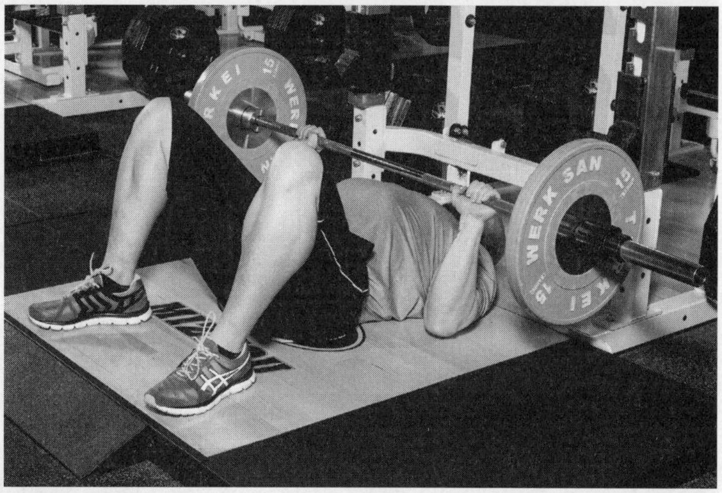

그림 5.7 플로어 프레스

코칭 포인트: 반드시 바벨의 하강 구간을 천천히 컨트롤해야 한다. 너무 빠르게 내려서 바닥을 치게 되면 아플 뿐만 아니라 바벨의 컨트롤마저 잃게 될 위험이 있다.

리버스 밴드 벤치 프레스

목적: 락아웃 스트렝스 강화

타깃 근육: 대흉근, 삼두근, 삼각근, 회전근개, 광배근

시작 자세: 밴드를 파워랙의 상단에 반대로 달아서 바벨에 연결한다. 밴드의 장력 덕에 바닥 지점이 상단보다 훨씬 가볍게 느껴질 것이다. 벤치 프레스 셋업과 똑같이 잡고, 최대 신전 구간에서 바벨을 잠시 붙잡고 있는다.

수행: 천천히 바벨을 가슴으로 내린다(그림 5.8). 바벨이 가슴을 찍고 나면 바벨을 밀어 최대 신전 구간인 탑까지 다시 밀어준다.

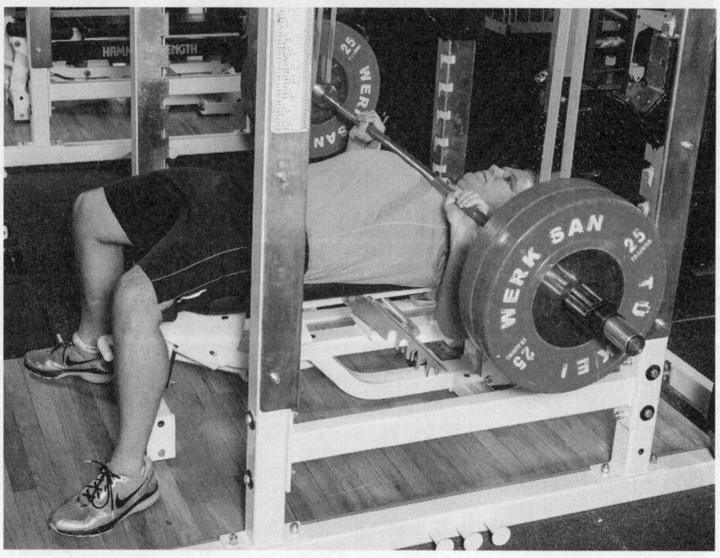

그림 5.8 리버스 밴드 벤치 프레스

코칭 포인트: 벤치 프레스와 최대한 비슷한 자세로 수행한다. 무게를 더 들기 위해 자세가 평소와 달라지는 경우가 매우 흔하다. 자신의 평소 자세를 유지하는 것이 매우 중요하다.

클로즈 그립 벤치 프레스

목적: 락아웃 스트렝스 강화

타깃 근육: 대흉근, 삼두근, 광배근, 삼각근, 회전근개

시작 자세: 일반 벤치 프레스와 같이 셋업을 하되, 평소보다 그립을 좁게 잡는다(그림 5.9a).

수행: 바벨을 천천히 가슴으로 내린다(그림 5.9b). 바벨이 가슴을 찍으면, 팔이 다 펴질 때까지 바벨을 밀어낸다.

코칭 포인트: 팔꿈치가 몸에 딱 붙어있는 상태를 유지한다. 너무 가까이 붙여서 손목이 가쪽으로 꺾여야 하는 정도까지는 가지 않도록 주의한다. 과도한 부하로 손목 부상의 위험이 있다.

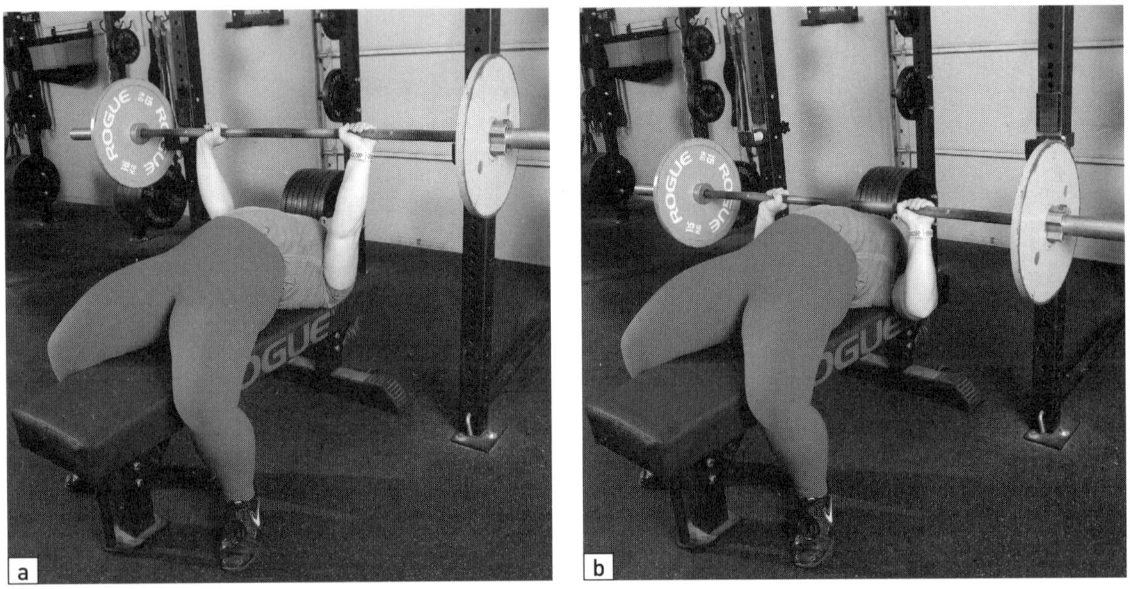

그림 5.9 클로즈 그립 벤치 프레스. (a) 손을 평소보다 좁게 잡는다. (b) 바벨을 가슴으로 내린다.

클로즈 그립 인클라인 프레스

목적: 최대 스트렝스 증가

타깃 근육: 대흉근, 삼두근, 삼각근, 회전근개, 광배근

시작 자세: 인클라인 벤치에 눕는다. 그립은 어깨너비보다 좁게 잡고, 바벨을 들어 올린다.

수행: 천천히 가슴으로 바벨을 내린다. 가슴을 찍으면 팔이 다 펴질 때까지 밀어 올린다.

코칭 포인트: 엉덩이가 벤치에서 떨어지지 않도록 주의한다. 무게 욕심을 내다가 엉덩이가 벤치에서 뜨는 경우가 흔한데, 이렇게 되면 관절 각도와 강조되는 구간이 달라진다.

오버헤드 핀 프레스

목적: 락아웃 스트렝스 강화

타깃 근육: 삼각근, 삼두근

시작 자세: 바가 머리 위에 오도록 파워랙 안전바를 세팅한다(그림 5.10a 안전바가 대개 더 높게 세팅이 된다).

수행: 팔꿈치가 다 펴질 때까지 바벨을 곧게 머리 위로 밀어 올린다(그림 5.10b). 락아웃이 끝나면 다시 시작 자세로 돌아온다.

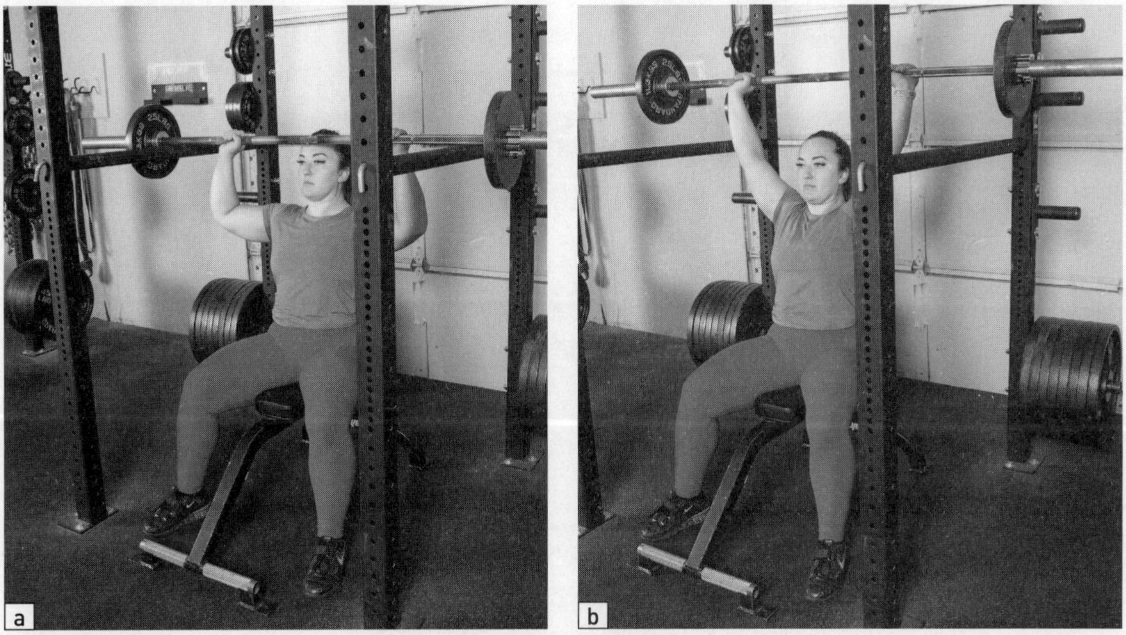

그림 5.10 오버헤드 핀프레스. (a) 바벨이 머리 위에 오도록 앉는다. (b) 팔꿈치가 락아웃되도록 머리 위로 바벨을 밀어 올린다.

카펫 프레스

목적: 벤치 프레스 강화, 자세 개선

타깃 근육: 대흉근, 삼두근, 광배근, 삼각근, 회전근개

시작 자세: 일반 벤치 프레스처럼 셋업을 한다. 팔을 쭉 펴고 다른 사람이 가슴에 카펫을 말아 올려두게 한다.

수행: 카펫을 향해 바벨을 내린다. 천천히 카펫 안으로 바벨이 푹 내려앉도록 한다. 바벨이 멈추면 다시 밀어 올린다.

코칭 포인트: 평소 벤치 프레스 자세를 따라하도록 한다. 자신의 스티킹 포인트에 맞도록 여러 크기를 사용해보도록 한다.

폼 프레스

목적: 락아웃 스트렝스 강화

타깃 근육: 대흉근, 삼두근, 광배근, 삼각근, 회전근개

시작 자세: 파워랙에서 폼(스폰지)을 자신의 스티킹 포인트에 가져다놓는다. 평소 벤치 프레스 셋업으로 바벨을 들어 올린다.

수행: 천천히 바벨을 컨트롤하며 자신의 스티킹 포인트에 설정된 폼까지 내린다. 폼에 닿으면 바벨이 그 안으로 파고들도록 한다. 바벨의 하강이 멈추면 다시 원래대로 밀어 올린다.

코칭 포인트: 바벨이 빠르게 하강하여 '쾅!' 하고 부딪혀서는 안 되며, 바벨을 밀어 올릴 때 엉덩이가 벤치에서 떠서도 안 된다.

오버헤드 프레스

목적: 락아웃 스트렝스 강화

타깃 근육: 삼각근, 삼두근

시작 자세: 바벨을 쇄골 위에 올려놓고 선다(그림 5.11a).

수행: 팔꿈치가 다 펴질 때까지 컨트롤하면서 바벨을 머리 위로 밀어 올린다(그림 5.11b). 바벨을 조심스럽게 시작 자세로 내린다.

코칭 포인트: 절대 다리를 써서는 안 된다. 그러면 푸시프레스가 된다. 과도한 허리 젖힘도 없어야 한다. 이 운동은 머리 위로$_{overhead}$ 미는 것이지, 기울인 채로$_{incline}$ 미는 것이 아니다.

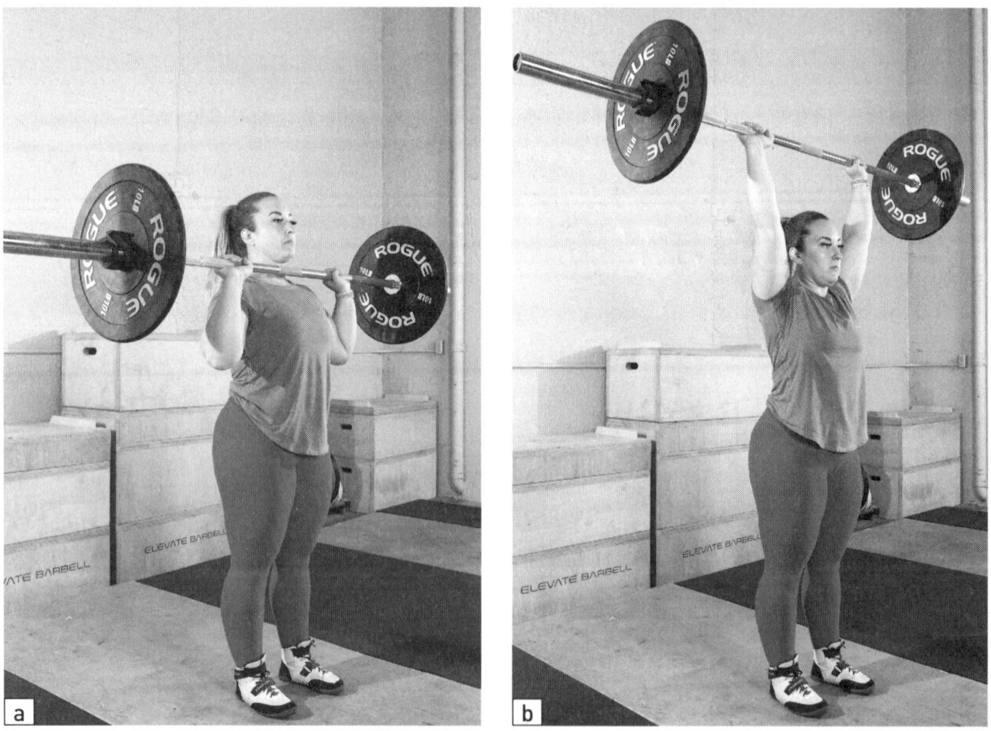

그림 5.11 오버헤드 프레스. (a) 바벨이 쇄골 위에 올라와있다. (b) 팔꿈치가 다 펴질 때까지 바벨을 머리 위로 민다.

삼두근

JM 프레스

목적: 락아웃 스트렝스 강화

타깃 근육: 삼두근

시작 자세: 팔을 펴고 벤치에 눕는다. 바벨은 클로즈그립으로 잡는다(그림 5.12a).

수행: 바벨을 쇄골까지 직선으로 내린다(그림 5.12b). 더 이상 바벨을 내릴 수 없는 위치까지 가면 팔을 쭉 편다.

코칭 포인트: 팔꿈치는 몸 쪽으로 곧장 내려와야 한다. 전완은 지면과 평행이 되도록 한다.

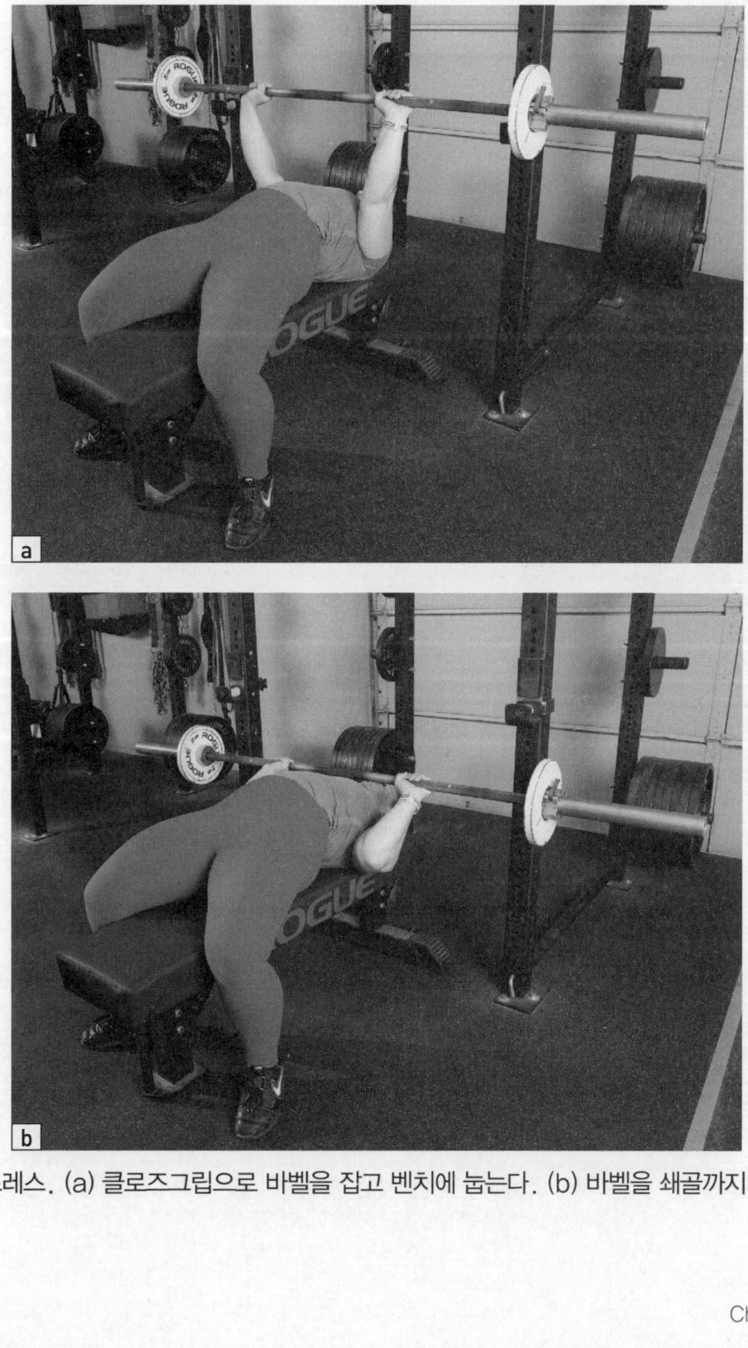

그림 5.12 JM 프레스. (a) 클로즈그립으로 바벨을 잡고 벤치에 눕는다. (b) 바벨을 쇄골까지 내린다.

롤링 트라이셉스 익스텐션

목적: 락아웃 스트렝스 강화

타깃 근육: 삼두근

시작 자세: 벤치에 누워 손바닥이 안쪽으로 오게 하고 양손에 덤벨을 하나씩 든다.

수행: 덤벨을 어깨 위쪽으로 내린다. 덤벨이 머리 쪽으로 가도록, 팔꿈치가 지면과 수직이 될 때까지, 팔 전체를 뒤로 굴린다(그림 5.13a). 이후 다시 팔꿈치를 허리 방향으로 굴려서 앞쪽으로 가져온 뒤, 팔을 쭉 편다(그림 5.13b). 팔꿈치가 흉곽까지 내려오기 전부터 이미 팔이 펴지기 시작해야 한다.

코칭 포인트: 대부분의 사람들이 팔꿈치를 앞으로 굴릴 때 너무 과하게 한 나머지 덤벨 벤치 프레스처럼 해버리곤 한다. 누군가에게 자신의 흉곽이나 그보다 위쪽에 손을 대고 있어달라고 하자. 자신의 팔꿈치가 파트너의 손에 닿으면 그때부터 팔꿈치를 펴도록 한다.

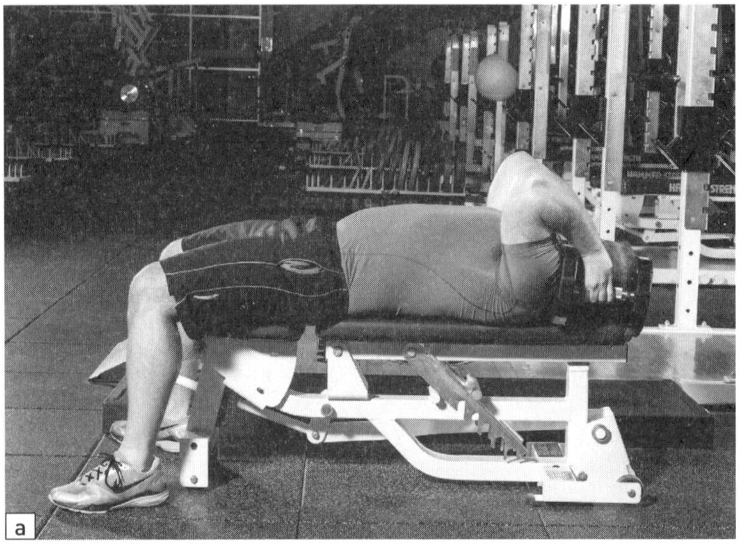

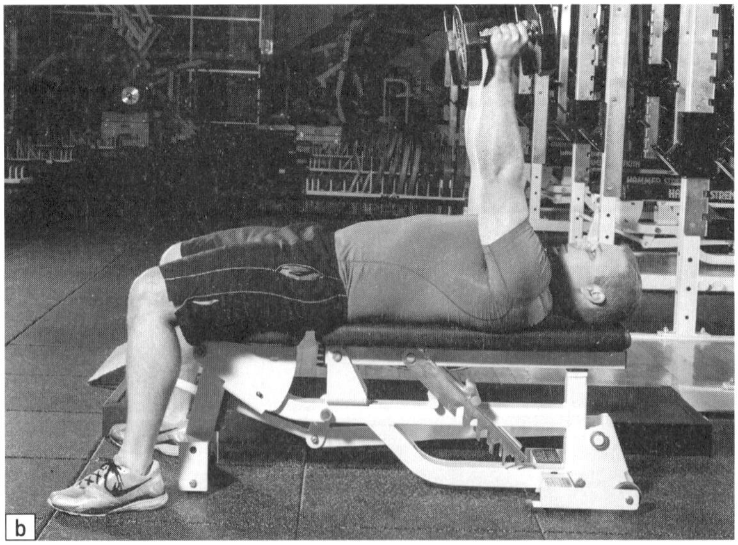

그림 5.13 롤링 트라이셉스 익스텐션. (a) 팔꿈치가 지면과 수직이 될 때까지 덤벨을 내린다. (b) 팔을 펴서 처음으로 돌아간다.

스컬 크러셔

목적: 락아웃 스트렝스 강화

타깃 근육: 삼두근

시작 자세: 벤치에 누워서 바벨을 클로즈그립으로 잡는다.

수행: 팔꿈치가 천장을 바라보도록 하고, 천천히 바벨을 이마 앞으로 내린다(그림 5.14a). 바벨이 이마에서 5cm 정도 떨어진 지점까지 내려오면, 삼두근으로 팔을 완전히 편다(그림 5.14b).

코칭 포인트: 이 운동은 팔꿈치에 걸리는 부하가 크다. 그립 너비를 바꿔가며 시도해보고, EZ바도 사용해보도록 하자. 비교해보고 자신이 느낌이 더 좋은 방법으로 하는 것이 좋다.

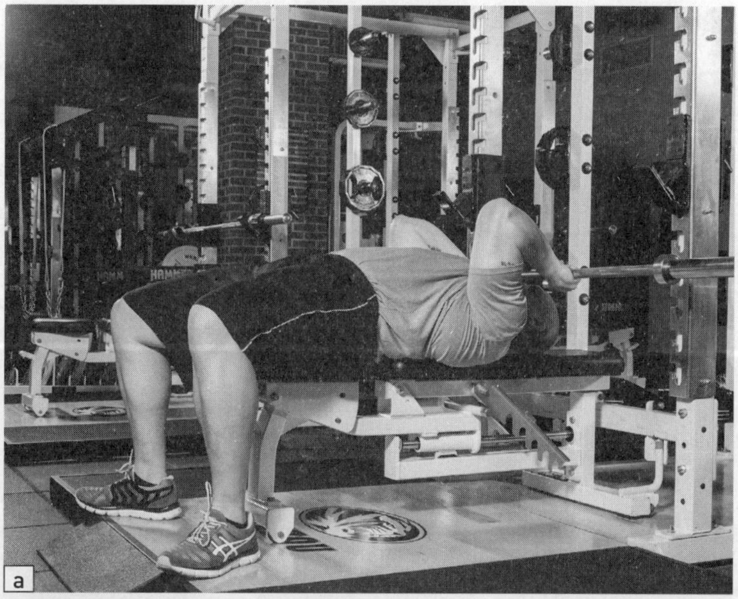

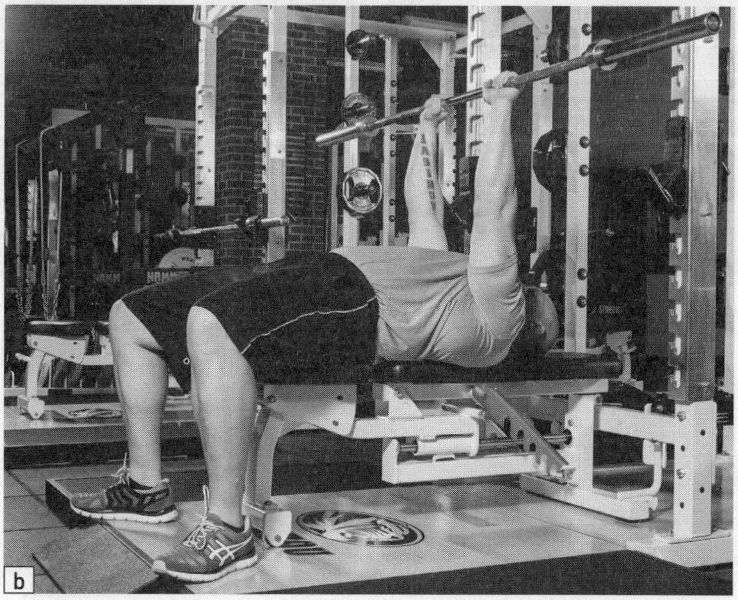

그림 5.14 스컬 크러셔. (a) 바벨을 이마 앞으로 내린다. (b) 삼두근으로 팔꿈치를 펴서 처음 자세로 돌아간다.

테이트 프레스

목적: 락아웃 스트렝스 강화

타깃 근육: 삼두근

시작 자세: 벤치에 누워서 양손에 덤벨을 들고, 덤벨끼리 한쪽 끝이 맞닿아있도록 한다. 그립은 일반 벤치 프레스처럼 손바닥이 아래를 향하도록 한다(그림 5.15a).

수행: 덤벨끼리 닿아있는 상태를 그대로 유지한 채로, 팔꿈치가 몸 바깥쪽으로 향하도록 벌리면서(플레어) 덤벨을 가슴으로 가져온다(그림 5.15b). 동작 내내 절대로 덤벨 사이가 떨어져서는 안 된다. 덤벨이 가슴을 찍으면, 팔을 펴서 다시 원래대로 돌아온다. 이때 팔꿈치는 항상 바깥쪽을 향해있어야 하고, 덤벨은 당연히 서로 붙어있어야 한다. 상단에 도달하면 덤벨의 평평한 부분이 서로 맞닿게 될 것이다. 물론 바닥에서는 그 평평한 부분이 가슴에 닿을 것이다.

코칭 포인트: 동작 내내 팔꿈치가 몸 안쪽으로 붙으려고 할 것이다. 항상 밖으로 펴도록 하라. 벤치의 각도를 다르게 하여 약간씩 변주를 주는 것도 좋다.

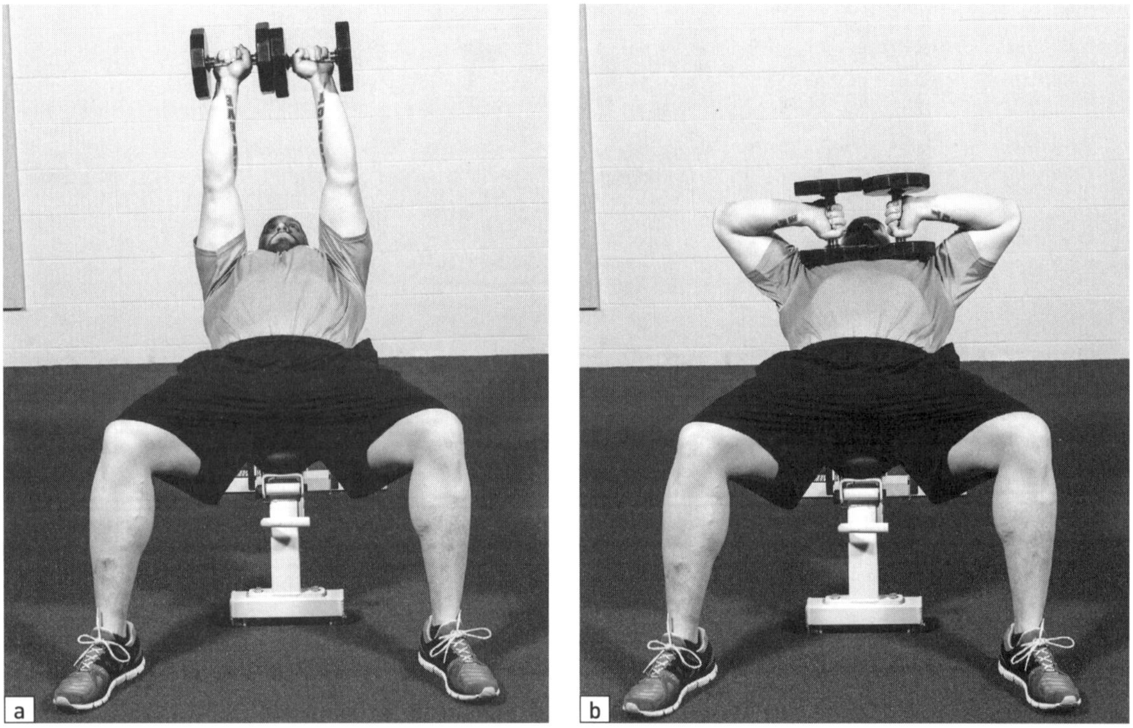

그림 5.15 테이프 프레스. (a) 시작 자세. (b) 덤벨이 가슴에 닿아있다.

플레어 아웃

목적: 락아웃 스트렝스 강화

타깃 근육: 삼두근

시작 자세: 벤치에 누워서 벤치 프레스에서처럼 손바닥을 아래로 하고, 덤벨의 한쪽 끝끼리 붙어있도록 한다.

수행: 롤링 트라이셉스 익스텐션에서처럼 덤벨을 내린다. 신전 동작을 위해 앞쪽으로 굴린다. 중간쯤에서 덤벨을 돌려서 동작을 끝내는데, 덤벨끼리 떨어뜨린 채로 테이트 프레스를 하는 것처럼 하면 된다.

밴드 푸시다운

목적: 락아웃 스트렝스 강화

타깃 근육: 삼두근

시작 자세: 머리 위에 밴드를 묶는다. 양손으로 밴드를 잡는다.

수행: 팔꿈치를 몸에 붙인 채로, 밴드를 턱 근처에서 잡아서 팔이 락아웃 될 때까지 아래로 누른다. 1초간 멈추었다가 돌아온다.

코칭 포인트: 더 많이 늘어날수록, 장력이 더 강해진다. 삼두를 완전히 불태워버리고 싶다면, 무릎을 꿇고 시작해서 실패지점까지 계속한다. 실패지점에 도달하면 이제 두 발로 일어서서 다시 반복을 계속한다.

파노라 푸시다운Panora Push-Down

목적: 락아웃 스트렝스 강화

타깃 근육: 삼두근

시작 자세: 트라이셉스 푸시다운 머신에서 반쯤 팔을 펴고 로프를 잡는다.

수행: 아래로 누르면서 동시에 로프를 좌우로 벌린다. 다시 중간 지점인 시작 자세로 돌아온다. 이 지점보다 손이 높게 올라오지 않도록 주의한다.

코칭 포인트: 이 운동은 고반복으로 수행한다. 중량에 신경 쓰지 말고, 완벽한 움직임을 만드는 데에 집중해야 한다.

피스톤 푸시다운

목적: 락아웃 스트렝스 강화

타깃 근육: 삼두근

시작 자세: 밴드 두 개를 머리 위에 묶어놓고, 무릎을 꿇거나 두 발로 서서 한 손에 밴드를 하나씩 잡는다(그림 5.16a). 손바닥은 서로를 향해서 마주보게 하거나, 바닥을 바라보게 한다.

수행: 번갈아서 아래로 한 팔씩 쭉 펴준다. 피스톤이 번갈아 작동하는 것 같은 모양이 된다(그림 5.16b).

코칭 포인트: 이 운동도 고볼륨으로 해줘야 한다. 가능하면 먼저 무릎을 꿇고 지칠 때까지 해주고 나서, 곧바로 이어서 일어서서 반복을 더 해주면 삼두가 마구 타들어가는 느낌이 든다. 엄청난 고반복으로 수행해야 한다. 세트당 1분씩 지속하도록 한다.

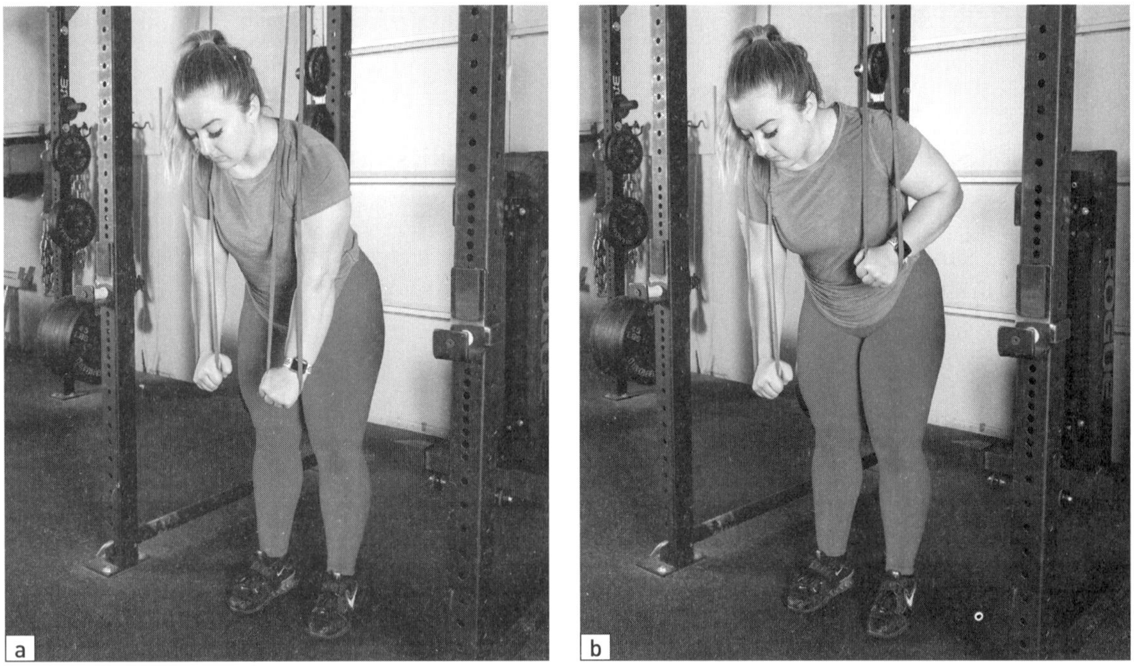

그림 5.16 피스톤 푸시다운. (a) 한 손에 밴드를 하나씩 잡는다. (b) 번갈아 한 팔씩 아래로 누른다.

등

풀업

목적: 안정성 증가

타깃 근육: 광배근

시작 자세: 풀업바를 어깨너비로 잡는다. 팔을 쭉 펴고 발이 땅에서 떨어져 있도록 한다.

수행: 턱이 바보다 위로 갈 때까지 당긴다. 몸을 컨트롤하면서 시작 지점으로 내려간다. 풀업을 못한다면 다리를 구부리고 파트너가 발을 잡아줄 수 있도록 한다. 파트너가 잡아주면 바닥 지점에 내려갈 때까지 네거티브로 5초를 버티면서 내려간다.

코칭 포인트: 올라갈 때 흔들리는 사람이 많다. 이를 잡을 수 있다면 근육에 가해지는 강도가 크게 올라간다. 지루하니까 이런저런 변형을 추가하도록 한다. 친업, 얼터네이트 그립, 와이드그립 등 수없이 많은 변형이 가능하며, 이 모든 것들이 광배를 강하게 만들어줄 것이다.

랫풀다운

목적: 안정성 증가

타깃 근육: 광배근

시작 자세: 랫풀다운 머신에 앉아서 허벅지를 패드 아래에 끼운다. 팔은 쭉 펴고 어깨너비보다 조금 넓게 잡는다.

수행: 상체를 곧게 세운 채 천천히 바를 가슴 상부까지 내린다. 시작 자세로 돌아가는 동안 바를 컨트롤한다.

코칭 포인트: 앞뒤로 몸을 흔드는 사람이 많은데 이를 없애야 한다. 살짝 눕는 것은 괜찮지만, 등으로 익스텐션을 걸면서 흔드는 사람이 많다. 이것은 잘못된 자세다. 풀업이 그렇듯 이 역시 변형이 많다. 클로즈 그립, 와이드그립, 리버스 그립, V그립, 로프 등 온갖 변형을 다 해보기 바란다.

바벨 로우

목적: 안정성 증가

타깃 근육: 광배근

시작 자세: 무릎을 살짝 구부리고 등은 지면과 평행한 상태에서, 바벨을 어깨너비로 잡고 팔을 쭉 늘어뜨린다(그림 5.17a).

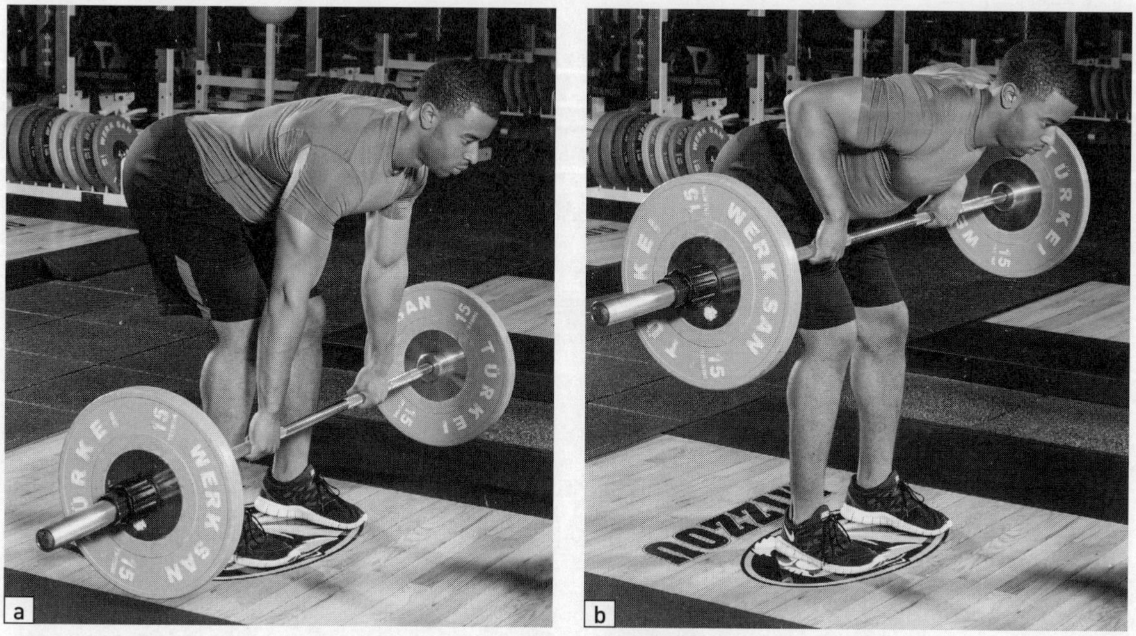

그림 5.17 바벨 로우. (a) 바벨을 어깨너비로 잡는다. (b) 바벨을 복부 중간을 향해 당긴다.

수행: 광배근으로 바벨이 몸에 닿을 때까지 자신의 복부 가운데로 당긴다(그림 5.17b). 1초간 멈췄다가 바벨을 천천히 내려놓는다.

코칭 포인트: 흔들리면 안 된다. 근육으로 들어야지 반동으로 드는 것이 아니다. 다시 한 번 말하지만 이 역시 변형이 많은 운동이다. 와이드그립, 클로즈 그립, 리버스 와이드그립, 리버스 클로즈 그립, 리버스 그립, 얼터네이트 그립 등 이런저런 변형을 모두 해보고 자기에게 가장 잘 맞는 것을 해야 한다. 이 운동은 허리에 걸리는 부하가 꽤 크다. 기존에 허리에 문제가 있었다면 체스트 서포티드 로우 등의 대체 운동을 찾아야 한다.

시티드 케이블 로우

목적: 안정성 증가

타깃 근육: 광배근

시작 자세: 케이블 머신에 다리를 쭉 펴고 앉는다. V그립을 잡고 팔을 쭉 뻗는다. 가슴은 쭉 펴고 허리를 타이트하게 만든다.

수행: 광배근으로 V그립을 배꼽까지 당긴다. 천천히 시작 자세로 돌아간다.

코칭 포인트: 이 운동은 몸을 움직여도 되는 몇 안 되는 운동 중 하나다. 대부분의 사람들이 네거티브 구간에서 몸을 앞으로 약간 숙여주면 광배근이 더 잘 늘어나는 느낌을 받는다. 포지티브 구간에서 백익스텐션처럼 되지 않도록만 주의한다. 랫풀다운에 쓰는 와이드그립이나 여타 변형 그립들, 로프 등을 사용해 변형을 주어도 좋다.

체스트 서포티드 로우

목적: 안정성 증가

타깃 근육: 광배근

시작 자세: 가슴을 케이블 머신의 패드에 대고, 팔을 뻗어 손잡이를 잡는다.

수행: 광배근이 최대로 수축하는 지점까지 등을 사용해 당긴다. 천천히 시작 자세로 내린다.

코칭 포인트: 가슴이 패드에서 절대 떨어지지 않도록 주의해야 한다. 광배근으로 당겨야지 척추기립근을 꺾어서 당기면 안 된다. 그립을 바꿔가며 제일 느낌이 좋은 것을 찾아본다.

T바 로우

목적: 안정성 증가

타깃 근육: 광배근

시작 자세: 무릎은 살짝 구부리고, 등은 쭉 펴고 선다. T바가 무릎 사이로 지나간다(그림 5.18a). 바에 부착된 그립을 잡거나, 손잡이가 없는 경우 밧줄타기를 하는 것처럼 양손이 서로 위아래로 가게끔 바벨을 잡는다.

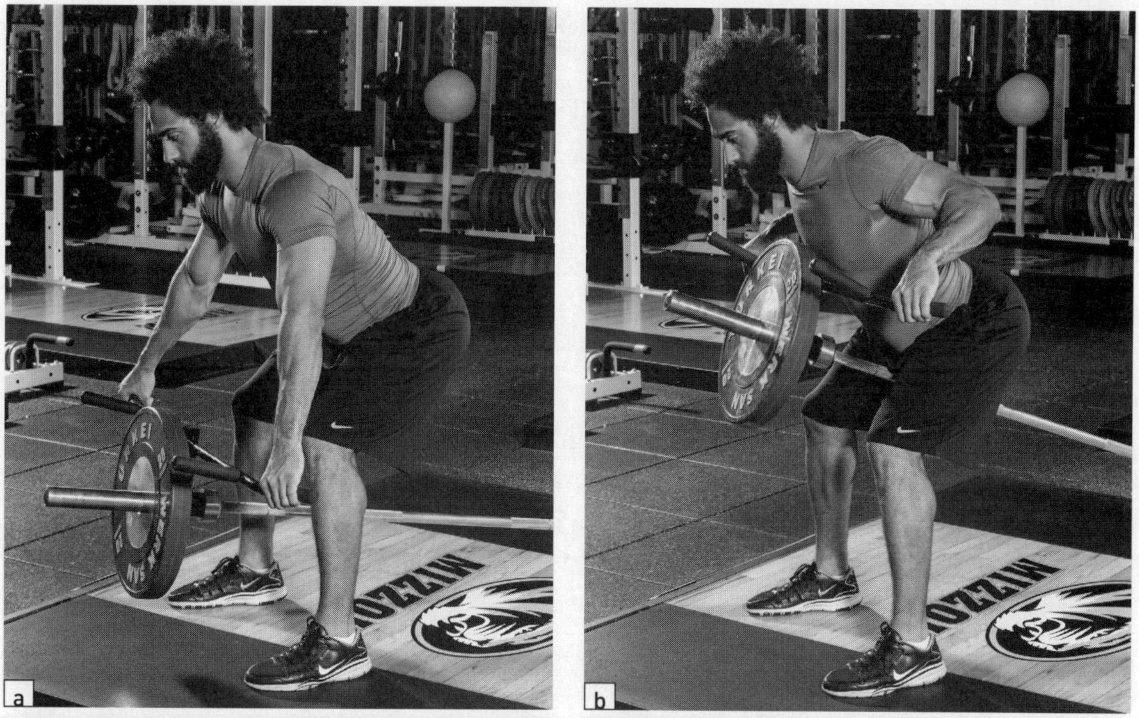

그림 5.18 T바 로우. (a) 시작 자세. (b) 바벨을 당긴다.

수행: 바를 가능한 한 높게 당긴다(그림 5.18b). 이때 허리는 절대로 움직이지 않고 단단하게 버티고 있어야 한다. 이후 시작 지점으로 무게를 컨트롤하면서 돌아온다.

코칭 포인트: 몸을 흔드는 움직임이 없도록 하여, 기립근이 아니라 광배근을 이용해 당길 수 있도록 한다. 그립을 바꿀 수 있다면 여러 가지 시도를 해보자. 이 운동은 허리에 과한 부하가 걸리므로, 기존에 허리에 문제가 있다면 체스트 서포티드 로우와 같은 대체 운동을 하도록 하자.

덤벨 로우

목적: 안정성 증가

타깃 근육: 광배근

시작 자세: 한쪽 무릎은 벤치에 올리고 다른 쪽 발은 지면에 둔다. 무릎에 벤치를 올려둔 쪽과 같은 쪽 손도 벤치에 올려서 몸을 단단히 한다. 반대쪽 손으로 덤벨을 잡고 어깨 아래로 쭉 늘어뜨린다. 손바닥이 몸 안쪽을 보도록 한다.

수행: 덤벨을 골반 바깥쪽으로 당겨 올리고, 천천히 아래로 내린다.

코칭 포인트: 모든 등 운동에 똑같이 나타나는 흔한 실수인 덤벨을 흔들지 않도록 주의한다.

인버티드 로우

목적: 안정성 증가

타깃 근육: 광배근

시작 자세: 바닥이나 파워랙에 눕는다. 바벨을 1.2m 정도 높이에 걸고, 오버핸드 그립으로 바벨을 잡는다(그림 5.19a). 손은 어깨너비로 유지한다. 몸을 단단하게 머리끝부터 발뒤꿈치 끝까지 일자로 만든다.

수행: 몸을 단단하게 유지한 채로 가슴 중간이 바벨에 닿을 때까지 몸을 당긴다(그림 5.19b). 3초간 멈췄다가 내려간다.

코칭 포인트: 가슴이 바벨에 닿은 채로 3초간 확실히 멈추도록 한다. 몸에 어딘가 힘없이 늘어진 부분이 생겨서는 안 된다. 특히 엉덩이가 처지지 않도록 주의한다. 몸은 단단히 유지되어야 한다. 이 운동이 너무 쉽다면 바벨을 더 낮추거나, 발의 위치를 올려서 난이도를 높인다. 등 보조 운동으로 매우 좋은 운동이다.

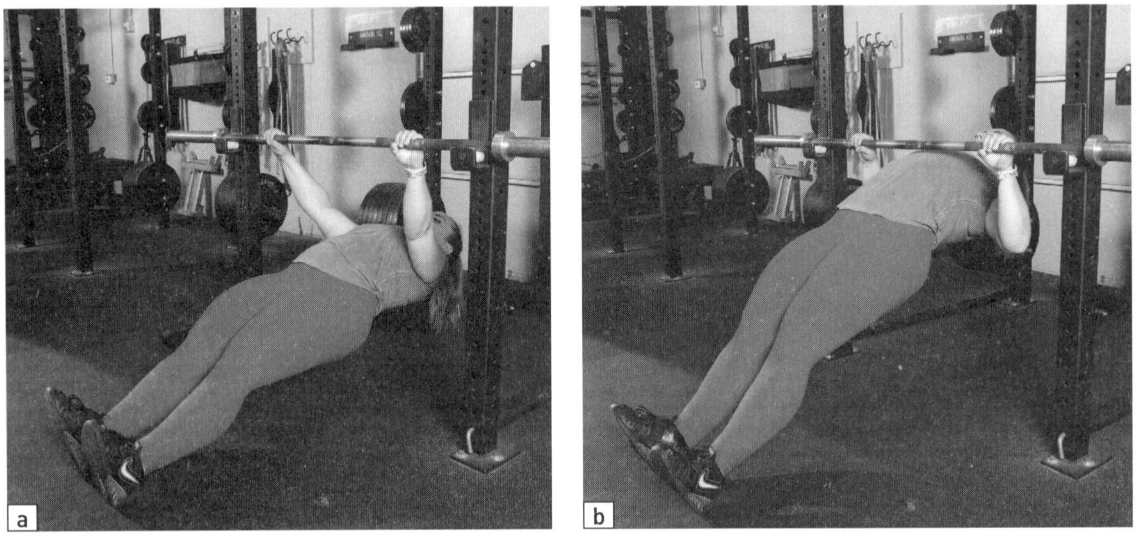

그림 5.19 인버티드 로우. (a) 오버핸드 그립으로 바벨을 잡고 눕는다. (b) 가슴 중간이 바벨에 닿을 때까지 당긴다.

등 상부

큐반 프레스

목적: 등 상부 스트렝스 강화 및 안정성 증가

타깃 근육: 승모근, 회전근개

시작 자세: 인클라인 벤치에 엎드려서 손바닥이 뒤로 가도록 하여 원판이나 덤벨을 들고 팔을 늘어뜨린다. 단, 땅바닥에 닿아서는 안 된다.

수행: 팔꿈치가 몸과 정확하게 90도가 되도록 옆으로 벌리면서 들어 올린다(플레어아웃, 그림 5.20a). 팔꿈치를 그 위치에 그대로 유지한 채로 전완이 땅과 평행해질 때까지, 중량물을 회전시킨다(그림 5.20b). 이때 팔을 위에서 보면 L자가 되도록 한다. 지면과 평행하게 덤벨을 밀어준다(그림 5.20c). 모든 동작을 다시 천천히 반대로 수행해서 원래대로 돌아온다.

코칭 포인트: 동작 전체를 천천히 수행하는 데 집중한다. 중량보다는 횟수를 늘릴 수 있도록 한다(10회 또는 그 이상).

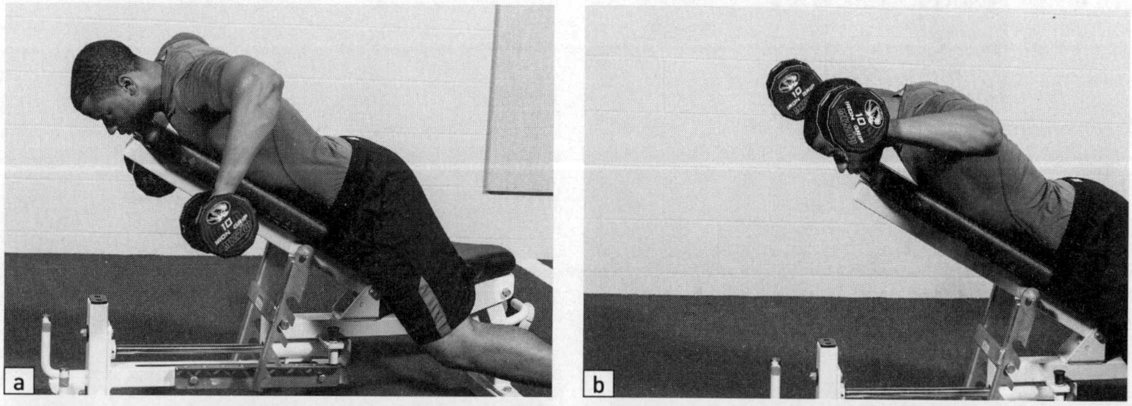

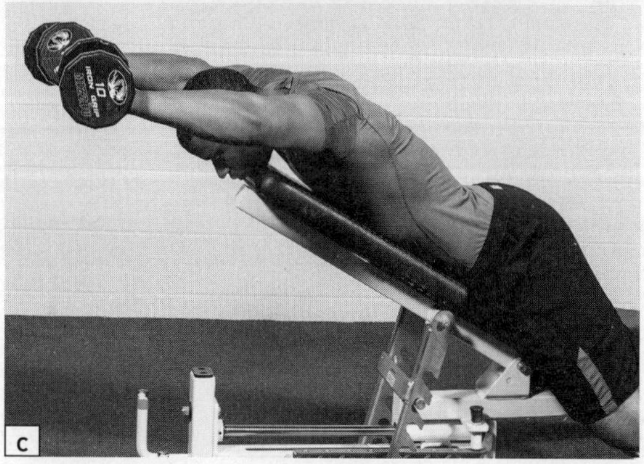

그림 5.20 큐반 프레스. (a) 팔꿈치를 든다. (b) 중량물을 회전시킨다. (c) 덤벨을 민다.

페이스 풀

목적: 등 상부 스트렝스 강화 및 안정성 증가

타깃 근육: 승모근, 능형근

시작 자세: 팔을 뻗어서 눈높이 또는 그보다 높이 셋팅한 로프를 잡는다(그림 5.21a).

수행: 머리보다 높은 지점에서 로우를 하는 것처럼 팔꿈치를 뒤로 당겨서 얼굴 쪽으로 로프를 당긴다(그림 5.21b).

코칭 포인트: 이 운동은 가볍게, 볼륨으로 근육을 만드는 운동이다. 너무 무거우면 여기에 쓰이는 근육을 바꿔버리게 된다. 로프 끝에 있는 공을 새끼손가락이나 엄지 끝으로 잡아서 해보도록 하자. 손의 위치가 변하면 근육을 쓰는 각도가 변한다. 20~30회로 2~4세트 수행한다.

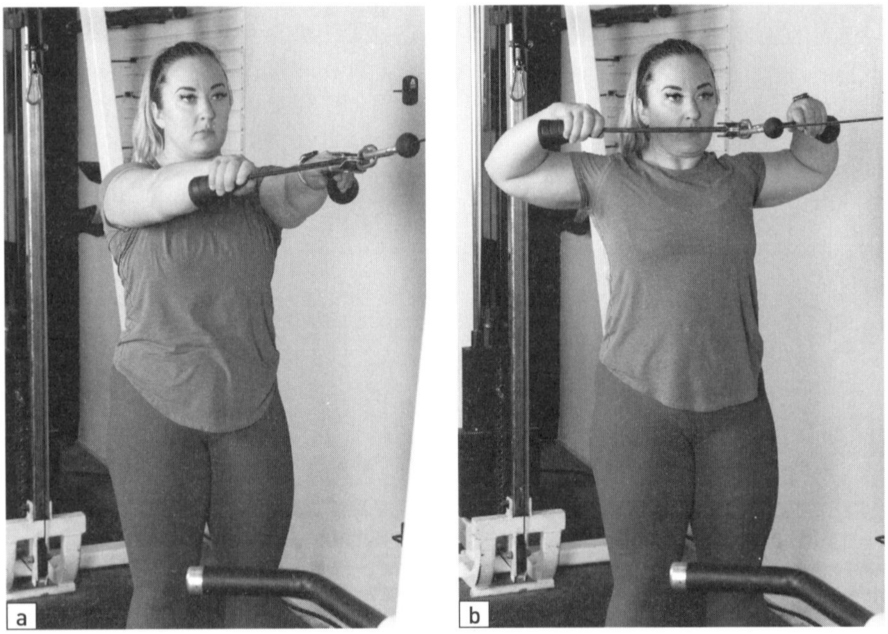

그림 5.21 페이스 풀. (a) 팔을 뻗어 로프를 잡는다. (b) 로프를 얼굴 쪽으로 당긴다.

업라이트 로우

목적: 등 상부 스트렝스 강화 및 안정성 증가

타깃 근육: 승모근

시작 자세: 곧게 서서 팔을 늘어뜨리고 오버그립으로 바벨을 잡는다. 그립 너비는 엄지를 기준으로 15~30cm 정도로 한다.

수행: 바벨을 턱까지 끌어올린다. 팔꿈치가 천장을 향하도록 한다. 탑에서 1초간 멈췄다가 컨트롤하며 바벨을 내린다.

코칭 포인트: 팔꿈치가 뒤가 아니라 위를 향하도록 한다. 덤벨, 케이블, EZ바, 서서, 앉아서 등 여러 변형을 시도해본다. 3~6세트, 8~12회 반복한다.

시티드 스내치

목적: 등 상부 스트렝스 강화 및 안정성 증가

타깃 근육: 승모근, 능형근

시작 자세: 허리를 곧게 펴고 벤치에 앉아 덤벨을 들고 몸 양옆으로 늘어뜨린다.

수행: 업라이트 로우와 비슷하게 한다. 업라이트 로우의 거의 최상단 지점까지 똑같이 하되, 멈추지 말고 팔이 쭉 펴질 때까지 덤벨을 머리 위로 밀어 올린다.

코칭 포인트: 덤벨이 거의 수직선으로 올라갈 수 있도록 덤벨을 몸에 가까이 붙여야 한다. 이 역시 저중량 고반복 운동이다. 2~4세트, 20~30회 반복한다.

시티드 클린

목적: 등 상부 스트렝스 강화 및 안정성 증가

타깃 근육: 승모근, 능형근

시작 자세: 허리를 곧게 펴고 벤치에 앉아 덤벨을 들고 몸 양옆으로 늘어뜨린다(그림 5.22a).

수행: 업라이트 로우와 비슷하게 한다. 업라이트 로우의 거의 최상단 지점까지 똑같이 하되, 덤벨을 위아래로 순간적으로 뒤집어서 덤벨이 팔꿈치 바로 수직선상 위에 오도록 한다. 상완과 전완은 90도 각도를 이루고, 덤벨은 천장을 향한다(그림 5.22b).

코칭 포인트: 프론트 레이즈나 덤벨컬이 아니다. 덤벨을 몸에 가까이 붙여야 한다. 이 역시 저중량 고반복 운동이다. 2~4세트, 20~30회 반복한다.

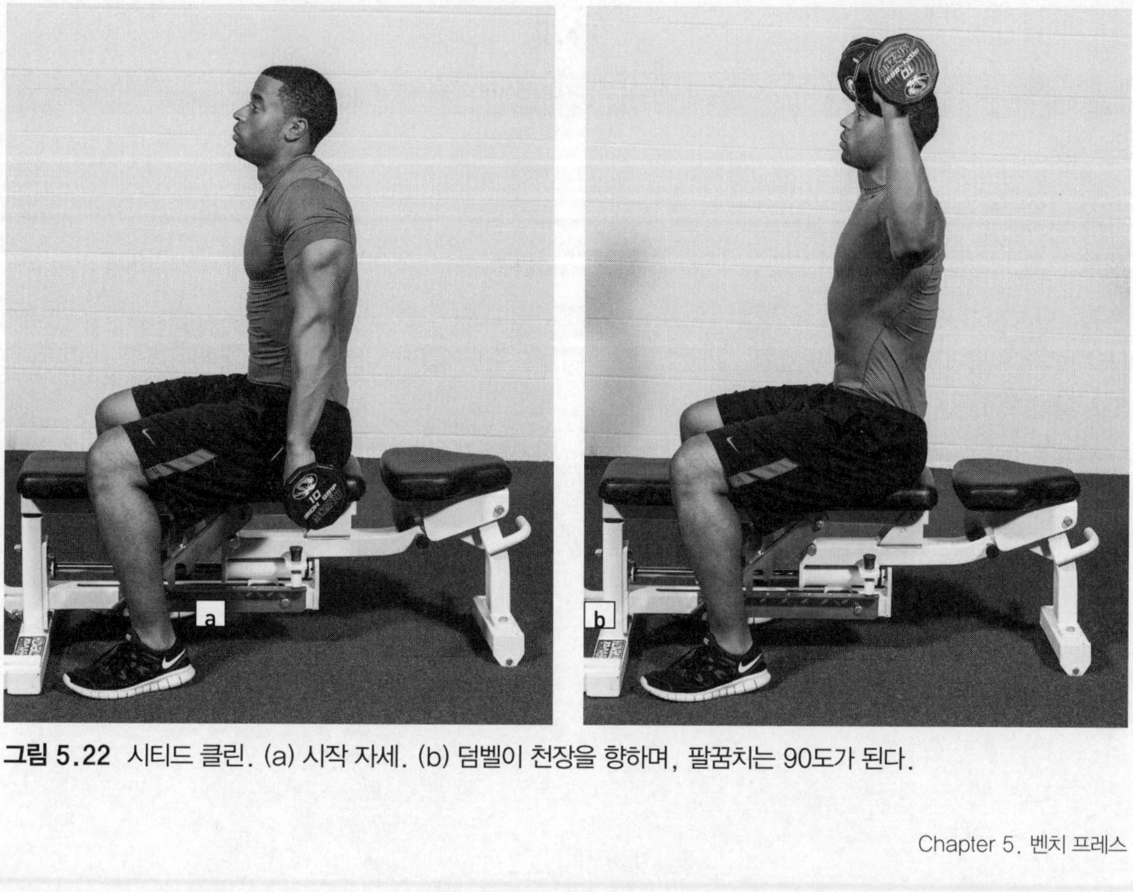

그림 5.22 시티드 클린. (a) 시작 자세. (b) 덤벨이 천장을 향하며, 팔꿈치는 90도가 된다.

머슬 클린

목적: 등 상부, 견갑대 스트렝스 강화

타깃 근육: 승모근, 능형근, 삼각근

시작 자세: 곧게 서서 바벨을 오버그립으로 잡는다.

수행: 업라이트 로우처럼 팔꿈치를 들어 올린다. 업라이트 로우의 상단 근처에서 행 클린처럼 팔꿈치를 바벨 아래로 아래로 쏘아주면서 바벨을 받는다. 팔꿈치가 시선과 같은 방향이 되도록 한다.

코칭 포인트: 다리를 써서는 안 된다. 등의 부담을 덜어주기 위해 무릎은 살짝 굽혀주되, 이는 반동을 쓰는 운동이 아니라 어디까지나 근육 운동이라는 점을 기억해야 한다. 2~4세트, 8~12회 반복한다.

머슬 스내치

목적: 등 상부 발달

타깃 근육: 승모근, 능형근, 삼각근

시작 자세: 곧게 서서 바벨을 스내치 그립으로 잡는다.

수행: 업라이트 로우에서처럼 팔꿈치를 위로 들어 올린다. 업라이트 로우 상단 근처에서 움직임을 멈추지 말고 머리 위에서 락아웃이 될 때까지 계속 밀어 올린다.

코칭 포인트: 다리를 써서는 안 된다. 등의 부담을 덜어주기 위해 무릎은 살짝 굽혀주되, 이는 반동을 쓰는 운동이 아니라 어디까지나 근육 운동이라는 점을 기억해야 한다. 2~4세트, 8~12회 반복한다.

어깨

밀리터리 프레스

목적: 어깨 스트렝스 증가

타깃 근육: 삼각근

시작 자세: 서서 또는 앉아서 바벨을 쇄골 위에 올려놓는다(그림 5.23a)

수행: 팔꿈치가 락아웃이 될 때까지 바벨을 곧장 머리 위로 밀어 올린다(그림 5.23b). 바벨이 올라갔다 내려올 때 턱을 때리지 않도록 살짝 고개를 뒤로 빼야 할 수도 있다. 바벨이 얼굴을 지나가고 나면 다시 고개를 앞으로 밀어넣는다.

코칭 포인트: 뒤로 과하게 젖히지 않도록 주의한다. 이것은 대흉근같이 추가적인 근육들을 동원해 추가적인 안정성을 얻기 위해 매우 흔히 벌어지는 일이다. 이 운동은 매우 다재다능하므로 세트와 반복 수를 바꿔가며 스트렝스나 볼륨 훈련 모두에 사용할 수 있다.

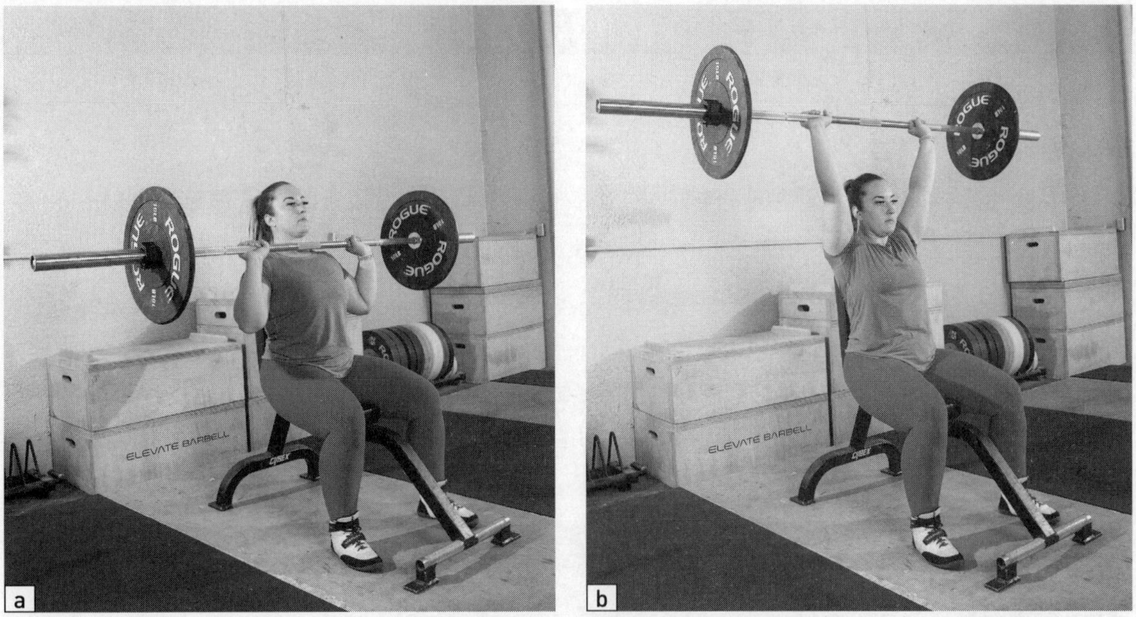

그림 5.23 밀리터리 프레스. (a) 바벨을 쇄골 위에 올려놓는다. (b) 바벨을 곧장 머리 뒤쪽으로 밀어낸다.

브랫포드 프레스Bradford Press

목적: 어깨 스트렝스 증가

타깃 근육: 삼각근

시작 자세: 오버핸드그립으로 바벨을 턱 높이로 몸 앞에서 들고 있는다. 팔꿈치는 정확하게 어깨 앞쪽에 있어야 한다.

수행: 바벨을 머리 살짝 위까지 밀어 올린다(그림 5.24a). 바벨을 머리 위로 가져가서, 팔꿈치를 살짝 바깥으로 돌려주면 바벨을 머리 뒤로 넘겨 두개골의 밑단으로 가게 할 수 있다(그림 5.24b). 천천히 시작 자세로 돌아온다.

코칭 포인트: 오버헤드프레스를 하면 안 되고 머리 위로 살짝 들어서 넘긴다는 것에 주의한다. 바벨로 머리 위쪽을 살짝 깎아준다는 상상을 하면 좋다.

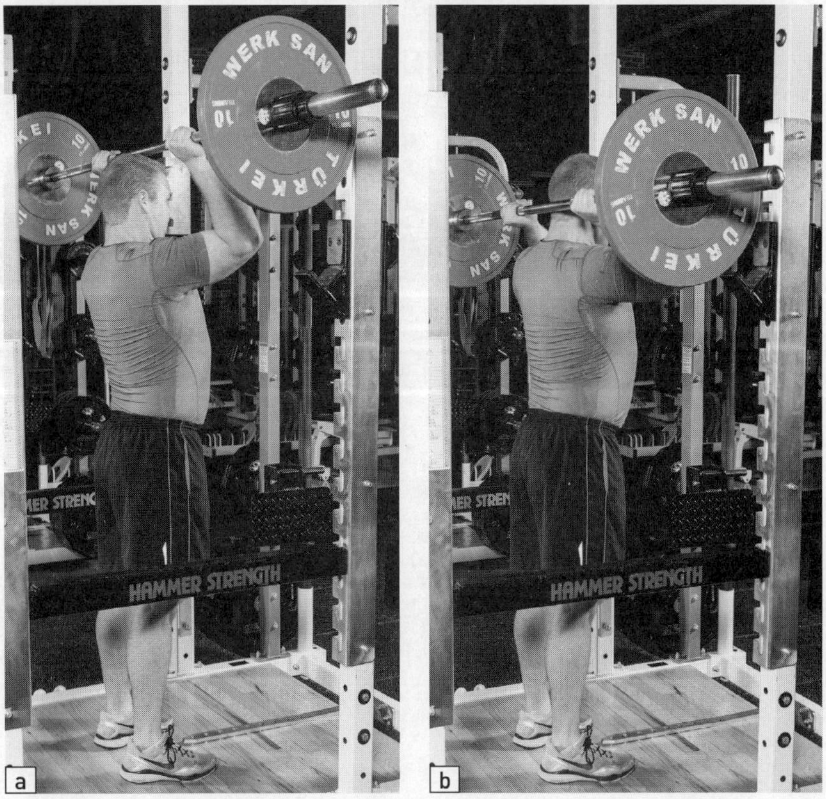

그림 5.24 브랫포드 프레스. (a) 바벨을 머리 위까지 민다. (b) 바벨을 머리 뒤로 넘겨 두개골 아래로 가져간다.

래터럴 레이즈

목적: 어깨 가쪽 스트렝스 증가

타깃 근육: 삼각근

시작 자세: 뉴트럴 그립으로 양손에 덤벨을 들고 서거나 앉는다. 손바닥이 몸 쪽을 보도록 한다.

수행: 팔꿈치를 아주 살짝만 구부리고 팔을 곧게 편다. 덤벨이 어깨 또는 그보다 살짝 낮은 위치에 도달해서 몸과 팔이 90도를 이루도록 가쪽으로 덤벨을 곧장 들어 올린다. 천천히 처음으로 돌아온다.

코칭 포인트: 다리를 절대 쓰지 않도록 한다. 어깨만 써서 스트릭트로 진행해야 한다. 과거 어깨 부상 병력이 있다거나 어깨가 아프면 75도까지만 올리도록 한다. 어깨 충돌 구간은 대략 90~105도 구간이다. 어깨 충돌 증후군 병력이 있다면 이 구간을 피하도록 한다.

프론트 레이즈/플레이트 레이즈

목적: 어깨 가쪽 스트렝스 증가

타깃 근육: 삼각근

시작 자세: 덤벨을 몸 앞에 두고 앉거나 선다. 덤벨을 오버 그립으로 잡고 손바닥은 몸 쪽을 향하게 한다.

수행: 팔꿈치를 살짝만 구부리고 팔을 곧게 편다. 덤벨이 어깨 높이 혹은 그보다 살짝 낮아질 때까지 팔을 곧게 들어 올려서, 몸과 팔이 90도가 되게 한다. 천천히 시작 자세로 돌아온다.

코칭 포인트: 다리를 절대 쓰지 않도록 한다. 어깨만 써서 스트릭트로 진행해야 한다. 과거 어깨 부상 병력이 있다거나 어깨가 아프면 75도까지만 올리도록 한다. 어깨 충돌 구간은 대략 90~105도 구간이다. 어깨 충돌 증후군 병력이 있다면 이 구간을 피하도록 한다.

리어 델트 레이즈

목적: 등 상부 스트렝스 강화

타깃 근육: 후면 삼각근, 능형근

시작 자세: 등이 지면과 평행하도록 숙이되, 등은 곧게 플랫백으로 펴준다. 덤벨을 양손에 들고 팔을 늘어뜨리고, 손바닥은 몸을 향하도록 한다.

수행: 팔을 쭉 편 채로, 덤벨을 몸 뒤쪽으로 밀어준다. 손바닥이 엉덩이와 평행하거나, 그보다 조금 더 높이 올라가면 천천히 처음으로 돌아온다.

코칭 포인트: 다리를 절대 쓰지 않도록 한다. 고반복으로 하면 전반적인 어깨 건강에 좋은 운동이 된다.

벤트 오버 래터럴 레이즈

목적: 등 상부 스트렝스 강화

타깃 근육: 후면 삼각근, 능형근

시작 자세: 등을 곧게 플랫백으로 펴고, 앞으로 숙인다. 덤벨을 양손에 들고 팔은 늘어뜨리고, 손바닥은 서로를 향하도록 돌린다(그림 5.25a).

수행: 팔을 거의 곧게 펴고(살짝 구부리는 것을 추천한다) 덤벨을 몸 옆으로, 그리고 살짝 앞쪽으로 들어 올린다(그림 5.25b). 덤벨이 등과 평행이 되면 천천히 시작 지점으로 내린다.

코칭 포인트: 이 운동을 할 때, 다음의 세 가지 실수를 많이 한다.

1. 등을 너무 높이 들고 있는 경우. 머리를 어딘가 안정적인 곳에 올려둔다. 가령 인클라인 벤치 같은 곳에 기댄다.
2. 덤벨을 어깨가 아니라 허리로 드는 경우. 벤트 오버 스내치처럼 되어버린다. 머리를 어딘가 단단한 곳에 박아서 가만히 있도록 만들어주자.
3. 덤벨이 너무 뒤쪽으로 가는 경우. 덤벨이 자신의 시야 양쪽에서 보여야 한다. 덤벨이 자기 시야에 들어오지 않으면, 좀 더 앞쪽에서 들도록 한다.

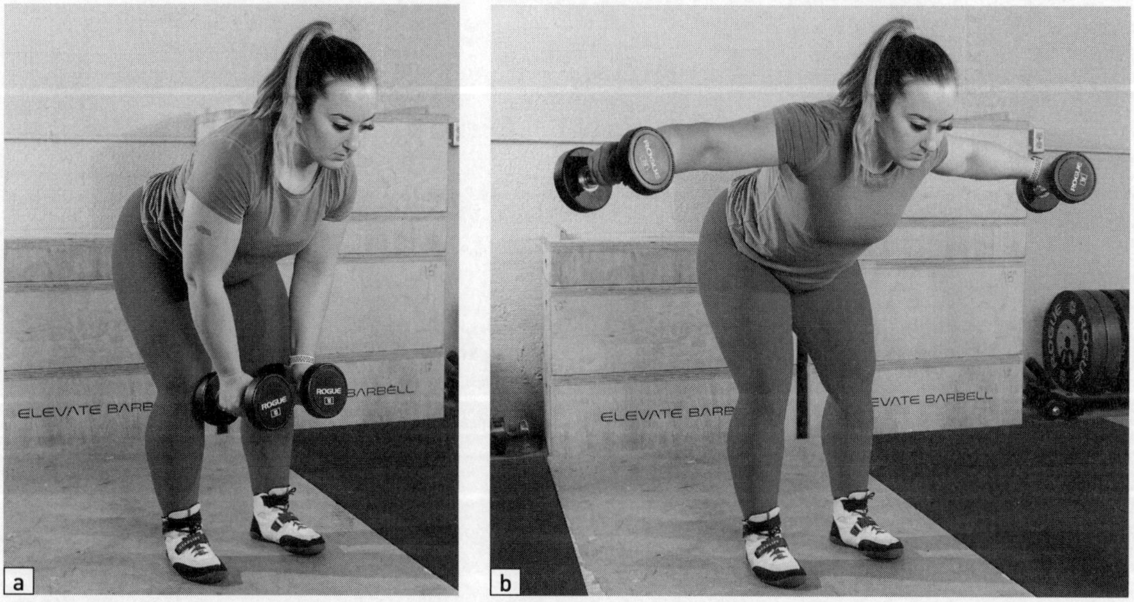

그림 5.25 벤트오버 래터럴 레이즈. (a) 덤벨을 양손에 들고 팔을 편다. (b) 덤벨을 옆으로 들어 올린다.

요약

아마 사람들이 제일 이상하게 하고 있는 운동이 벤치 프레스일 것이다. 대부분의 사람들은 스쿼트나 데드리프트를 올바르게 배우는 데는 많은 시간을 쏟으면서, 정작 벤치 프레스는 간단하고 자연스러운 운동인 것처럼 여긴다.

벤치 프레스를 잘하기 위해서는 많은 시간과 이를 버틸 끈기가 필요하다. 불행하게도 사람들은 그렇게 하기보다는 중량을 더 들기 위해 자세를 틀어버리곤 한다. 그러나 이는 정작 대회용 벤치 프레스의 증량이 막히게 하는 길이다. 벤치 프레스는 약점 개선 운동에 시간을 쏟아서 반드시 발달시켜야 하는 종목이다. 장비 리프팅을 할 사람이라면 장비 리프팅 연습에도 많은 시간을 들여야 한다.

벤치 프레스 훈련을 할 때는 다음을 반드시 기억해야 한다. 이 운동은 곧 남성성의 상징이라는 것을 말이다. 제대로 된 자세를 사용하지 않고, 고중량을 들려고 하면 결과물은 없는 것과 같다. 많은 사람들이 정작 대회용 벤치 프레스는 못 하면서, 보드 프레스나 플로어 프레스만 투자해서 엄청난 고중량을 만들곤 한다. 이들은 결국 중량에 눈이 멀어 본운동을 날려버리는 행위를 하고 있는 것이다.

모든 것을 제대로 할 수 있도록 시간을 투자하자. 그렇게 해야 비로소 자신의 벤치 프레스 잠재력을 최대로 쌓아올릴 수 있다.

Chapter 6
데드리프트

전 월드챔피언이자 데드리프트 세계기록 보유자 돈 블루Don Blue는 이런 말을 했다. "진짜 대회는 바벨이 플랫폼에 올라온 뒤에 시작된다." 우리 신체의 모든 주요 근육, 소근육들을 사용하기 때문에, 데드리프트는 의심의 여지없이 신체의 전반적인 스트렝스를 확인하는 가장 궁극적인 방법이라 할 수 있다. 대회에서는 세 종목 중 가장 마지막에 수행한다. 빌 카즈마이어Bill Kazmaier, 브래드 길링엄Brad Gillingham, 데드리프트 역대 최강자로 손꼽히는 라마르 간트Lamar Gant, 리키 데일 크레인Rickey Dale Crain, 프리실라 리빅Priscilla Ribic, 제니퍼 톰슨Jennifer Thompson, 다니 멜로Dani Melo와 같은 파워리프팅의 거인들은 필요하다면 이것만으로도 그 대회에서 이길 수 있을 정도로 무겁게 데드리프트를 뽑을 수 있다.

우리의 무기를 갈고 닦으려면 올바른 자세와 테크닉을 알고 있어야 하고, 좋은 습관을 길러야 한다. 나쁜 습관이 한번 들면 이를 고치기가 매우 어렵고, 대회에서 실패는 물론 심각한 부상을 입게 될 수도 있다. 나쁜 습관의 또 다른 문제점은 자세와 테크닉을 수정하려고 하면, 이것이 이상하고 불편하게 느껴진다는 것이다. 그렇지만 올바른 자세와 테크닉에 적응하고 나면, 바벨이 훨씬 쉽게 들릴 것이고 데드리프트가 본디 자극해야 하는 근육들을 쓸 수 있게 될 것이다. 초보자라면 자신의 자세와 테크닉을 지적하고 도와줄 경험 많은 코치가 없을 수 있다. 이 장은 데드리프트를 어떻게 해야 하는지 알려주기 위한 것이다. 특히나 당신이 초보자라면 더더욱 말이다.

훈련 중이거나 대회에서 스쿼트와 벤치 프레스를 할 때는, 각각의 리프팅을 시작할 때 모멘텀을 사용해서 성공시킬 확률을 높일 수 있다. 또한 파워 슈트, 니랩, 벨트, 벤치 셔츠의 도움을 받을 수 있다. 그렇지만 데드리프트의 경우는 그저 땅에 바벨이 놓여 있고 당신은 혼자 서있을 뿐이다. 파워 슈트를 입고 벨트를 차고, 원한다면 니랩을 감을 수도 있다. 이 장비들이 어느 정도 도와줄 수는 있지만 그럼에도 불구하고 처음 바벨을 땅에서 띄우는 동작인 퍼스트풀은 당신 스스로 해내야만 한다.

많은 파워리프터들이 마치 떨어지듯이 아래로 빠르게 내려가 바벨을 붙잡고, 모멘텀을 얻기 위해서 바닥에서 바벨을 당기며 뽑아내는 소위 다이브 테크닉을 쓴다. 다른 테크닉으로 천천히 바벨을 향해 내려갔다가 갑자기 바벨을 붙잡고는 순간적으로 바벨을 확! 잡아채면서 바벨을 띄우는 동작인 허키저키 무브가 있다. 두 테크닉 모두 틀렸고, 허리를 다칠 수 있으며, 해당 리프팅을 실패할 수도 있다. 앞의 두 테크닉은 모두 가슴, 팔, 머리의 위치는 아직 그대로인데 골반만 혼자서 너무 빠르게 위로 떠버려서 리프터로 하여금 스티프레그 데드리프트나 허리가 말린 채로 데드리프트를 하도록 만들기 때문이다.

대회에서는 대개 두 가지 스타일의 데드리프트를 한다. 첫째는 컨벤셔널 데드리프트로 발은 어깨너비 혹은 그보다 좁게 벌리고, 손이 다리보다 바깥인 위치에서 바벨을 잡는다. 두 번째는 스모 데드리프트로 다리를 넓게 벌리고 손이 다리 안쪽에서 바벨을 잡는 형태다. 세 번째로 세미 스모라는 형태가 있는데, 발은 어깨너비로 벌리고 손이 다리 안쪽에서 바벨을 잡는 형태다. 세미 스모를 하는 사람들은 많지 않지만, 데드리프트 역대 최강자 중 한 명인 에드 코언Ed Coan이 이 자세를 사용한다. 초보자라면 컨벤셔널 데드리프트를 하는 것이 현명한 선택이다. 이것이 다른 것들에 비해 익히기가 더 쉽기 때문이다. 경험이 쌓이면서 점차 자신의 스쿼트 스탠스를 기준으로 하여 스모 데드리프트로 전환이 가능하다. 가령 스쿼트를 와이드 스탠스로 한다면 스모 데드리프트가 맞을 가능성이 있다. 엉덩이, 내전근, 대둔근이 강하다는 뜻이니까 말이다. 만약 스쿼트를 어깨너비 스탠스로 한다면, 컨벤셔널 데드리프트가 더 적절할 것이다. 스쿼트의 스탠스가 와이드와 내로우 그 중간쯤 어딘가라면, 세미 스모나 컨벤셔널 중 자신에게 더 편하게 느껴지는 스타일을 하는 것이 좋겠다.

그립

그립에는 네 종류가 있다. 더블 오버핸드, 얼터네이트, 훅그립, 더블 언더핸드 그립.

더블 오버핸드 그립(그림 6.1a)는 올림픽 역도에서 파생되었다. 양손 모두가 오버핸드 그립이 되어, 주먹의 너클 부분이 몸과 반대쪽으로 가고, 손바닥이 몸을 향하도록 잡는다. 이 그립은 균형이 잘 잡혀 있으며, 바벨이 헬리콥터처럼 돌아가는 회전이 일어나지 않도록 해준다. 이 그립은 힘이 약하지만, 손이 크고, 손가락이 길어서 바벨을 완전히 감쌀 수 있는 사람들은 선호하는 그립이다.

얼터네이트 그립(그림 6.1b)은 대부분의 파워리프터들이 사용하는 그립이다. 이 그립은 가능한 한 가장 강한 악력을 낼 수 있다. 보통은 젓가락질하는 손으로는 오버핸드, 그 반대손으로는 언더핸드 그립을 잡는다. 반대 방향으로 그립을 잡는다는 것은 풀 동작에서 양손 악력에서 큰 차이가 없게 만들어 준다. 이때 반드시 상체가 유연해야 하는데, 그렇지 않으면 앞에서 말했던 헬리콥터처럼 바벨이 돌아가게 될 것이다. 다시 한 번 말하지만 얼터네이트 그립을 잡는 이유는 어디까지나 더 강한 악력을 만들어주기 위해 잡는 것이다.

훅그립(그림 6.1c)도 올림픽 역도에서 파생된 그립이다. 손이 큰 사람들이 이 그립을 사용하며, 그들은 이게 훨씬 강하다고 주장한다. 훅그립은 기본적으로 엄지손가락의 위치를 바꾸는 것이다. 훅그립에서는 엄지가 먼저 바벨에 닿고, 그 위를 나머지 손가락들이 덮어버리게 된다. 다른 손가락들의 입장에서는 바벨이 아니라 엄지손가락을 잡는 것이다. 올림픽 역도를 하는 사람들은 거의 이 그립만을 잡으며, 올림픽 역도를 하다가 파워리프팅으로 전향한 사람들도 이 그립을 많이 사용한다. 다만 자신이 엄지손가락에 문제가 있다면, 사용해서는 안 된다.

마지막 네 번째, 더블 언더핸드 그립은 거의 아무도 쓰지 않는다. 어떤 사람들은 손바닥이 몸 반대쪽을 바라보는 더블 언더핸드 그립으로 시작했다. 왜냐하면 그렇게 해야 이론적으로는 바벨을 최대한 몸에 가깝게 붙여서 떨어지지 않도록 할 수 있기 때문이다. 그렇지만 이 그립은 이두근에 과한 긴장을 불러오고, 가벼운 중량에서도 이두근 파열이 꽤 쉽게 일어났다. 이 그립은 정말로 사용하지 않기 바란다.

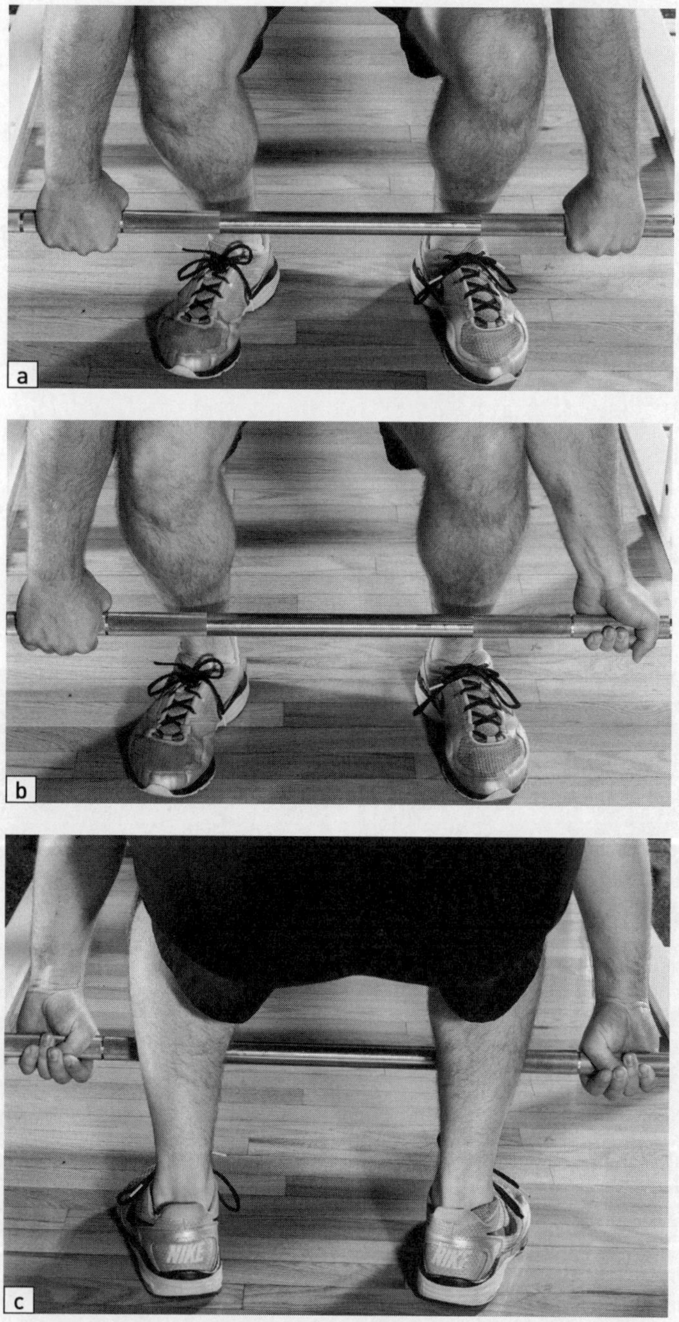

그림 6.1 데드리프트 그립. (a) 더블 오버핸드, (b) 얼터네이트, (c) 훅그립

컨벤셔널 데드리프트의 역학

컨벤셔널 데드리프트는 많은 파워리프터들이 사용하는 매우 인기 있는 테크닉이다. 컨벤셔널 데드리프트의 핵심은 바벨을 몸에 가까이 붙이고, 다리를 맨 마지막에 펴는 것이다. 바벨을 띄울 때 순간적으로 확 잡아채려 하지 마라. 그립이 풀리지 않도록 바벨에 탄마나 베이비파우더 없이 깨끗하게 유지된 상태가 되도록 해야 한다.

셋업

1. 발볼이 바벨 바로 아래에 위치하도록 바벨 앞에 선다(그림 6.2a).
2. 발끝은 정면 또는 살짝 바깥을 향하도록 한다.
3. 정강이는 바벨에 가깝게 유지하거나, 닿도록 한다. 발은 어깨너비 혹은 그보다 좁게 선다. 다리는 어깨너비로 벌리거나, 다리의 바깥쪽이 바벨의 널링이 끝나는 부드러운 지점 정도에 가도록 한다.
4. 아래로 내려가는 자세를 취한다. 머리는 쭉 뻗어있어야 하고, 가슴은 치켜들고, 허리는 일자로 펴진 플랫백 상태를 유지한다. 팔은 아래로 쭉 뻗은 채로 바벨을 잡는다.
5. 퍼스트풀에서 골반은 무릎보다 높은 위치에 있어야 한다.
6. 다리 바로 바깥쪽, 즉 부드러운 부분이 끝나고 널링이 시작하는 곳에서 그립을 잡는다(그림 6.2b).
7. 얼터네이트 그립으로 잡는다. 바벨을 몸에 가깝게 붙이고, 손에서 굴러 빠져나가는 것을 막는다.

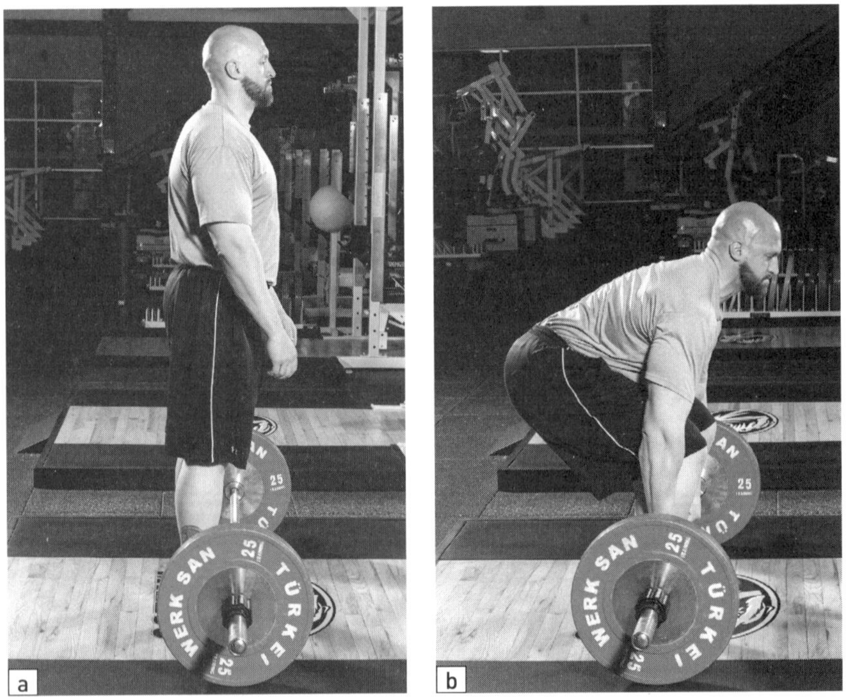

그림 6.2 컨벤셔널 데드리프트 셋업. (a) 바벨 앞에 서서 자세를 잡는다. (b) 바벨을 잡는다.

풀 동작

1. 팔을 곧게 편 채로 유지한다. 풀을 시작하기 전에 그림 6.3a처럼 팔, 가슴, 그리고 어깨로 바벨을 당겨서, 바벨이 실제로 뜨기 직전까지 힘을 제대로 받지 못하게 만드는 느슨한 틈들, 소위 슬랙을 모두 없애주도록 한다. 데드리프트에서 실제로 힘을 쓰는 것은 팔이 아니라 다리와 엉덩이라는 것을 기억하자.
2. 숨을 들이마시고, 바벨을 쥐어짜면서 발과 다리를 바닥에 대고 밀어낸다.
3. 바벨이 땅에서 뜨기 시작하면 골반, 어깨, 그리고 가슴을 동시에 들어 올리도록 한다(그림 6.3b).
4. 바벨은 곧은 직선으로 움직여야 한다. 바벨이 몸에 붙을수록 들기가 더 쉽다.
5. 바벨이 무릎을 지나면, 허벅지를 앞으로 밀면서 다리가 곧게 펴질 때까지 어깨를 위로, 그리고 뒤로 당긴다. 이때 무릎은 락아웃까지 끝나야 한다(그림 6.3c). 팔은 곧게 펴져 있어야 하고, 어깨는 살짝 뒤로 젖혀져야 한다. 이대로 곧게 일어서는 것이다.

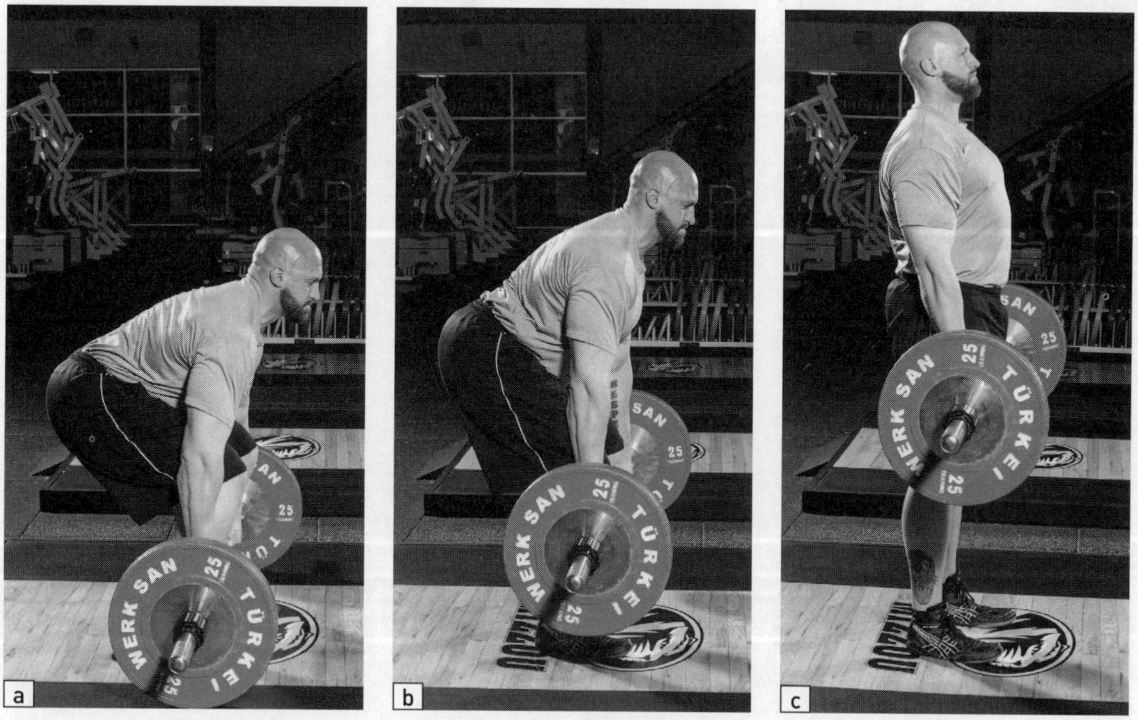

그림 6.3 컨벤셔널 데드리프트 풀. (a) 바벨을 당겨서 슬랙을 없앤다. (b) 바벨이 땅에서 뜨면 힙, 어깨, 가슴을 들어 올린다. (c) 허벅지를 앞으로 밀면서 동시에 어깨를 위로, 그리고 뒤로 당긴다.

바벨 내려놓기

1. 바벨을 컨트롤하면서 내려놓는다.
2. 무릎과 고관절을 구부리고, 바벨이 올라올 때와 똑같은 궤도를 따라 내려가도록 한다.
3. 바벨은 몸에 가깝게 붙인다.
4. 허리는 곧게 펴고, 타이트함을 유지하며, 고개도 치켜든 상태를 유지한다.

스모 데드리프트의 역학

스모 데드리프트는 고관절이 매우 유연하고 와이드 스탠스를 쓰는 사람에게 유리하다. 기억해야 할 두 가지 중요한 요소가 있다. 하나는 땅에서 바벨을 띄우기 위해 엄청난 힘을 만들어내야 하고, 다른 하나는 다리를 너무 빠르게 다 펴면 안 된다는 것이다.

셋업

1. 바벨 앞에 그림 6.4a처럼 두 다리를 벌리고 서되, 바벨의 링 부분을 랜드마크로 참고한다.
2. 발끝을 약 30도 정도 바깥으로 벌려서 발끝과 무릎의 방향이 일치하도록 맞춘다.
3. 발은 어깨너비보다 넓게 벌린다. 정강이는 바벨에 매우 가깝게 붙이거나, 붙어있도록 한다.

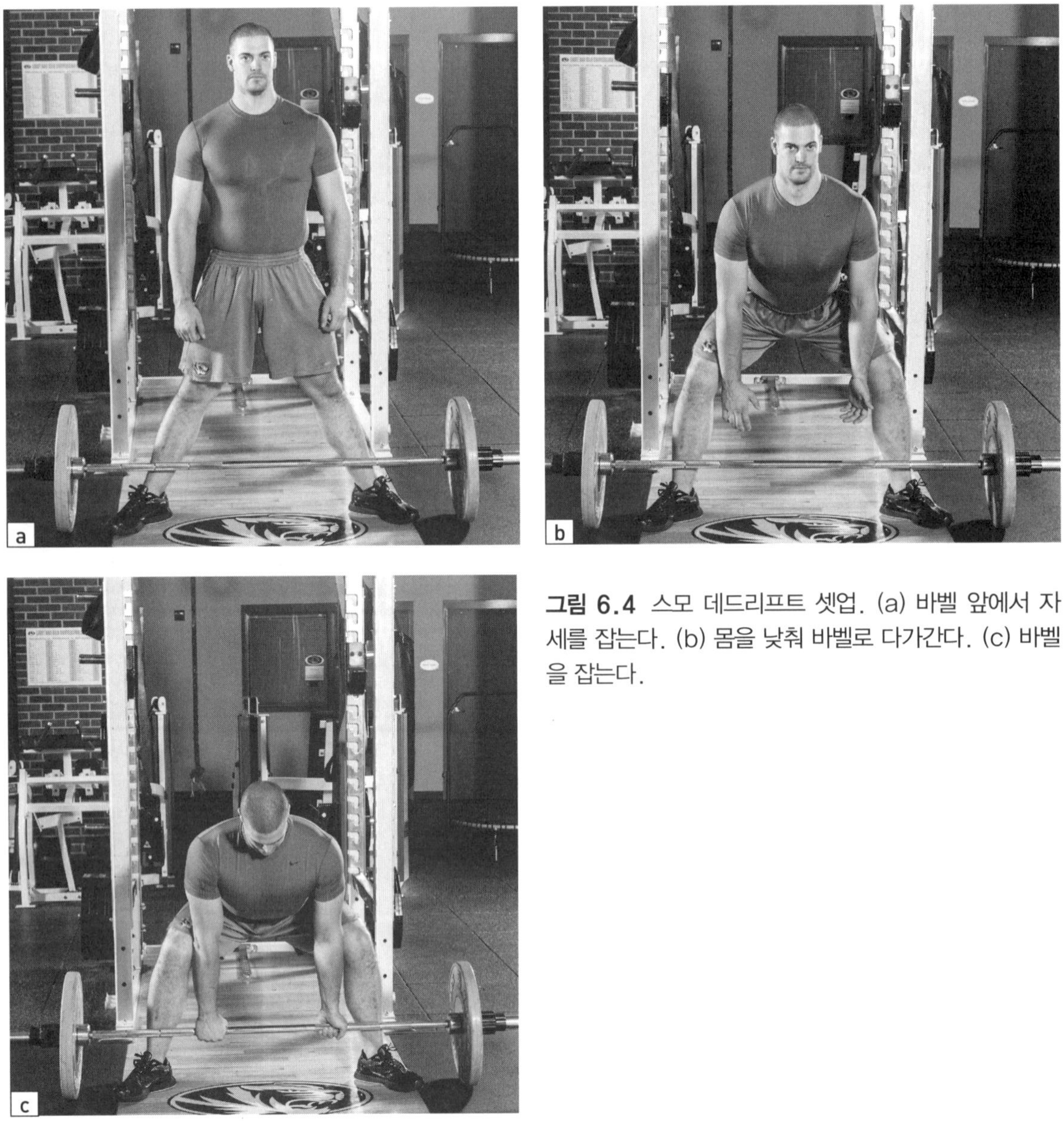

그림 6.4 스모 데드리프트 셋업. (a) 바벨 앞에서 자세를 잡는다. (b) 몸을 낮춰 바벨로 다가간다. (c) 바벨을 잡는다.

4. 아래로 내려갈 때는, 가슴을 들고, 허리는 곧게 편 상태를 유지한다. 그림 6.4b처럼 고관절과 무릎을 굽혀서 몸을 낮추며 바벨을 향해 다가간다. 팔은 다리 안쪽에 있어야 하며 바벨을 향해 곧장 수직으로 떨어져야 한다.
5. 풀의 시작 부분에서, 골반은 무릎보다 높은 위치에 있어야 한다.
6. 그립은 다음의 세 방법으로 잡을 수 있다. 널링과 부드러운 부분을 섞어서 잡거나, 널링 부분만을 잡거나, 부드러운 부분만을 잡거나. 다만 마지막은 악력이 매우 강하지 않은 이상 추천하지 않는다.
7. 그림 6.4c처럼 얼터네이트 그립으로 바벨을 잡는다. 이렇게 하면 바벨을 안정시킬 수 있고, 몸에 가까이 붙이고, 손에서 바벨이 굴러떨어지는 것을 막을 수 있다.

풀 동작

1. 풀을 당기기 전 팔을 곧게 펴서 유지한다. 그림 6.5a처럼 팔, 가슴, 어깨를 통해 바벨을 당겨서 슬랙을 모두 없애준다. 데드리프트에서 실제로 당기는 힘을 쓰는 것은 팔이 아니라 다리와 엉덩이라는 것을 기억하자.
2. 가슴을 당겨서 세우고, 숨을 들이마셔서 공기를 채우고, 살짝 뒤로 앉는다.
3. 바벨을 쥐어짜면서 발과 다리를 바닥에 대고 밀어낸다. 발로 바닥을 찢어버리겠다는 느낌으로 바닥을 밀어준다.
4. 바벨을 몸에 가깝게 유지하고, 직선으로 움직이도록 한다(그림 6.5b). 그러면 들기가 더 쉽다.
5. 바벨이 위로 뜨기 시작하면, 허리를 평평하게 플랫백 상태를 유지하면서, 체스트업으로 가슴

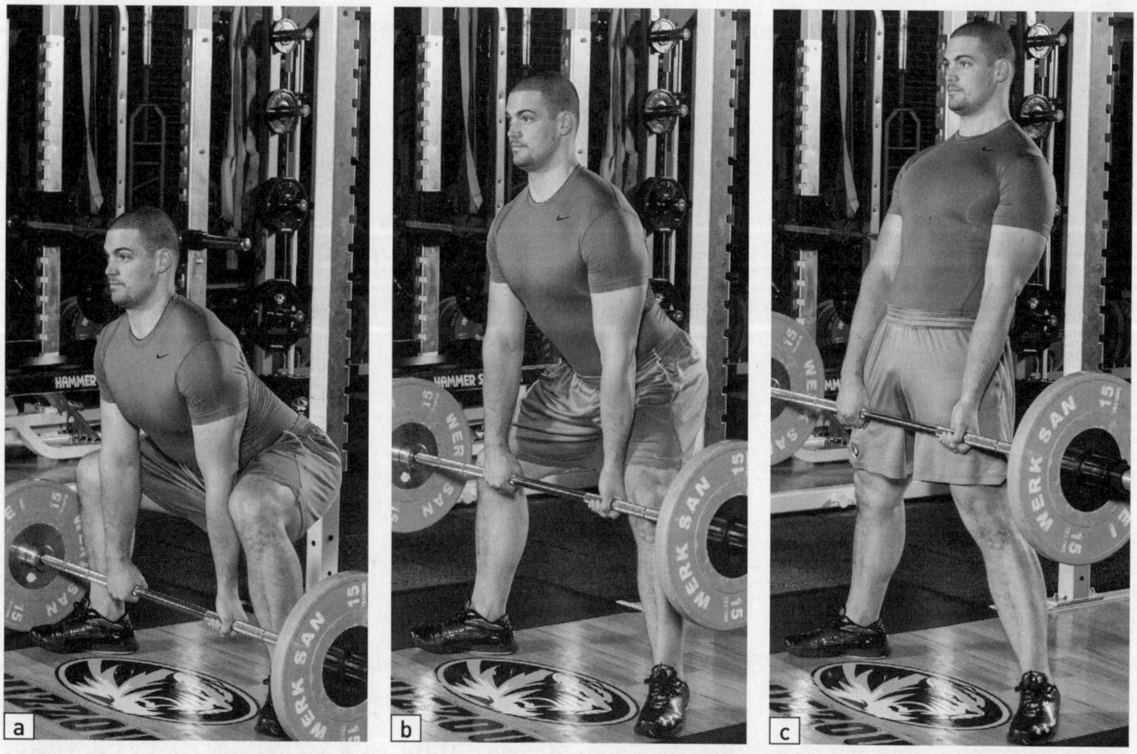

그림 6.5 스모 데드리프트 풀. (a) 팔, 가슴, 어깨로 당겨서 바벨에서 슬랙을 빼준다. (b) 바벨을 몸에 가깝게 붙인 채로 직선으로 들어 올린다. (c) 허벅지는 앞으로 밀면서, 동시에 어깨는 위로 그리고 뒤로 당긴다.

을 들어 올린 채 가슴이 살짝 바벨 위에 있도록 한다.

6. 바벨이 무릎을 지나면, 허벅지를 앞으로 밀면서 다리가 곧게 펴질 때까지 어깨를 위로, 그리고 뒤로 당긴다. 이때 무릎은 락아웃까지 끝나야 한다(그림 6.5c). 팔은 곧게 펴져 있어야 하고, 어깨는 살짝 뒤로 젖혀져야 한다. 곧게 일어서 있어야 한다.

바벨 내려놓기

1. 바벨을 컨트롤하면서 내려놓는다.
2. 무릎과 고관절을 구부리고, 바벨이 올라올 때와 똑같은 궤도를 따라 내려가도록 한다.
3. 바벨은 몸에 가깝게 붙인다.
4. 허리는 곧게 펴고, 타이트함을 유지하며, 고개도 치켜든 상태를 유지한다. 바벨이 땅에 닿으면 숨을 내쉰다.

컨벤셔널 데드리프트 vs 스모 데드리프트

여기서는 컨벤셔널과 스모 중 무엇이 더 진정한 파워리프팅이냐를 논하려는 것이 아니다. 여기서는 스모가 컨벤셔널에 갖는 이점이 무엇인지, 그 반대의 경우는 어떠한지를 보자는 것이다.

컨벤셔널이 배우기가 훨씬 쉽다. 데드리프트는 간단한 운동 같아 보일 수는 있지만, 이를 배우는 데에는 수많은 테크닉이 필요하다. 인생 처음으로 대회를 준비한다면 컨벤셔널을 해라. 컨벤셔널을 하는 사람은 발과 다리의 자세 때문에 대퇴사두근 개입이 더 높아서, 바닥에서 띄우기가 더 쉽다. 무릎까지만 바벨을 띄울 수 있다면, 아마 락아웃도 가능할 것이다. 만약 띄우기는 되는데 락아웃이 안 된다면, 그 자세에서 고중량 랙풀을 해야 할 시점이다.

스모 데드리프트는 상대적으로 더 복잡하며, 배우는 데에도 더 오래 걸린다. 이뿐만이 아니라 스트렝스와 가동성 측면에서 더 많은 근육들이 발달해야만 한다. 어떤 사람들은 체형상 여러 가동성 문제들과 팔다리의 길이 때문에 스모 데드리프트를 하기에 너무나 불리한 체형을 타고난 사람도 있다. 스모 데드리프트의 장점은 바벨이 움직여야 하는 거리가 훨씬 더 짧아진다는 것이다. 스모 데드리프트를 하면 바닥에서 띄우기가 매우 어렵다. 그러나 바닥에서 띄우기만 성공한다면 거의 분명하게 락아웃까지 성공할 수 있다.

규정과 가이드라인

대회에서 규정은 매우 간단하며, 그리고 파워리프팅 단체라면 이것이 거의 기준이 된다.

- 리프터는 플랫폼에 서서 정면을 바라보아야 하며, 바벨은 이때 발 앞에 수평으로 놓여 있어야 한다.
- 리프팅이 끝날 때, 무릎은 반드시 락아웃이 되어 있어야 하며, 어깨는 뒤로 젖혀져 있어야 한다.

- 주심의 신호는 팔을 아래로 내리는 움직임과, "다운"이라는 들을 수 있는 구령으로 이루어져있다. 바벨은 흔들리지 않고 완전히 정지하였으며, 리프터가 분명히 리프팅을 끝내야만 신호가 떨어진다.
- 바벨이 땅에서 뜨거나, 이를 띄우려는 어떤 계획적인 시도가 있었다면 이것은 해당 시기를 시작한 것으로 간주한다. 해당 시기를 시작하면, 리프터가 완전히 일어섰고, 무릎이 락아웃되기 전까지는 바벨이 아래로 움직여서는 안 된다.

다음의 사유들은 모두 실격으로 간주된다.

- 락아웃 이전 바벨이 아래로 움직이는 경우
- 제대로 서지 않았으며 어깨가 뒤로 젖혀지지 않은 경우
- 리프팅의 종료 시점에 무릎이 락아웃이 되지 않은 경우
- 바벨이 허벅지 위에 올라탄 경우
- 앞이나 뒤로 발걸음을 내딛는 행위
- 주심의 신호 이전에 바벨을 내려놓는 행위
- 플랫폼에 바벨이 다시 내려오기 전, 손이 바벨에서 떨어지는 경우

장비

데드리프트 파워슈트는 모든 요건을 만족해야 한다. 많은 리프터들은 어깨 스트랩은 중간 정도, 골반은 타이트하게, 다리는 느슨한 슈트를 좋아한다. 그렇지만 슈트의 핏은 개인에 따라 매우 다르다.

벨트 사용 여부는 개인의 선택이다. 벨트를 쓰면 복근으로 밀어낼 대상이 생기는 것은 맞다. 그렇지만 너무 타이트한 벨트는 불편할 뿐더러, 퍼포먼스에 해가 된다.

어떤 단체들은 데드리프트 시 목이 긴 양말을 요구하기도 하니, 사전에 규정을 확인하여 대회에 올바른 복장을 착용하도록 하자.

바벨을 몸에 가깝게 붙이는 것 외에도, 신발을 무엇을 신는지도 중요하다. 컨벤셔널 데드리프트에는 레슬링화, 슬리퍼, 체조용 신발 등이 좋다. 스모 데드리프트라면 발의 가쪽으로 힘을 받기 때문에 바닥과 밑창의 마찰력이 강한 신발이 좋다.

고중량 데드리프트를 하게 되면 탄마를 써야 한다. 손바닥, 손가락 뒤쪽을 포함한 손가락에 탄마를 발라서 마찰력을 높이도록 하자.

바벨이 지나가면서 몸을 쓸고 지나가는 자리는 반대로 마찰력을 줄여야 하는데, 이 부분에는 베이비파우더나 탤컴파우더를 바르도록 하자. 스모 데드리프트를 하는 사람은 전완 부분에 이 파우더를 발라서, 허벅지에서 쓸리는 마찰력을 줄여야 한다. 파우더를 바르고 나면, 가능하면 손을 쓰지 말도록 한다. 파우더 병의 바닥을 사용해서 바르면 좋다. 또한 대회 전날 허벅지 제모를 하면 마찰력을 추가로 줄일 수 있다.

악력 기르기

악력을 기르기 위한 방법에는 여러 가지가 있다. 초보자라면 스트랩을 사용하지 말고, 또는 최소한 중량이 얼마든 간에 이를 사용하지 않는 버릇을 들이도록 하자. 대회에서는 스트랩을 사용할 수 없으니, 훈련에서도 가능하면 스트랩을 사용하지 않는 것이 좋다.

그립 강화에는 다음과 같이 다양한 방법이 있다.

- 양손 모두 오버그립으로 잡고 데드리프트하기
- 수건 풀업
- 플레이트 핀치 그립 훈련(원판 끝을 잡고 세로로 들고 버티기)
- 야구공 풀업(파워랙에 야구공 두 개를 매달고, 이 공을 잡고 풀업을 한다)
- 파머스 워크(45lbs 또는 20kg 원판을 들고 수행)

당부의 말: 컨벤셔널이든 스모든 데드리프트를 할 때 맨 마지막에 펴지는 것은 언제나 다리가 되어야 한다. 데드리프트의 가장 중요한 대원칙으로 바벨이 최대한 몸에 딱 달라붙도록, 마치 바벨이 여자친구나 남자친구인 것처럼, 몸에 딱 붙은 상태를 유지하도록 한다.

보조 운동

자신의 약점이 퍼스트풀이든, 중간 지점이든, 최종 락아웃이든 다음의 운동들을 통해 자신의 약점을 강화해야 한다.

스티프 레그 데드리프트

목적: 데드리프트 퍼스트풀 강화

타깃 근육: 척추기립근, 대둔근, 햄스트링

시작 자세: 어깨너비로 발을 벌리고 선다. 오버그립으로 바벨을 잡는다.

수행: 숨을 들이마시고 앞쪽으로 숙이면서 엉덩이는 뒤쪽으로 민다. 허리를 곧게 펴고, 단단하게 유지하면서, 체스트업을 해서 가슴은 치켜든다. 가능하면 다리는 쭉 편 상태를 유지한다. 바벨을 몸에 가깝게 붙인 채로, 정강이 중간 지점 또는 바닥에 가까워지도록 낮춘다. 처음으로 돌아와서 탑에서 숨을 내쉰다.

코칭 포인트: 허리를 말면 안 된다. 바벨은 몸에 가깝게 붙이도록 한다.

10cm 블록 스티프 레그 데드리프트

목적: 데드리프트 퍼스트풀 강화

타깃 근육: 척추기립근, 대둔근, 햄스트링

시작 자세: 어깨너비로 발을 벌리고 10cm 정도 높이의 블록이나 벤치 위에 선다. 오버그립으로 바벨을 잡는다(그림 6.6a).

수행: 숨을 들이마시고 앞쪽으로 숙이면서 엉덩이는 뒤쪽으로 민다(그림 6.6b). 허리를 곧게 펴고, 단단하게 유지하면서, 체스트업을 해서 가슴은 치켜든다. 가능하면 다리는 쭉 편 상태를 유지한다. 바벨을 몸에 가깝게 붙인 채로, 바벨이 발가락 혹은 그보다 낮아질 때까지 낮춘다. 처음으로 돌아와서 탑에서 숨을 내쉰다.

코칭 포인트: 다리가 쭉 펴진 상태를 유지하고, 전체 가동범위로 움직이도록 한다.

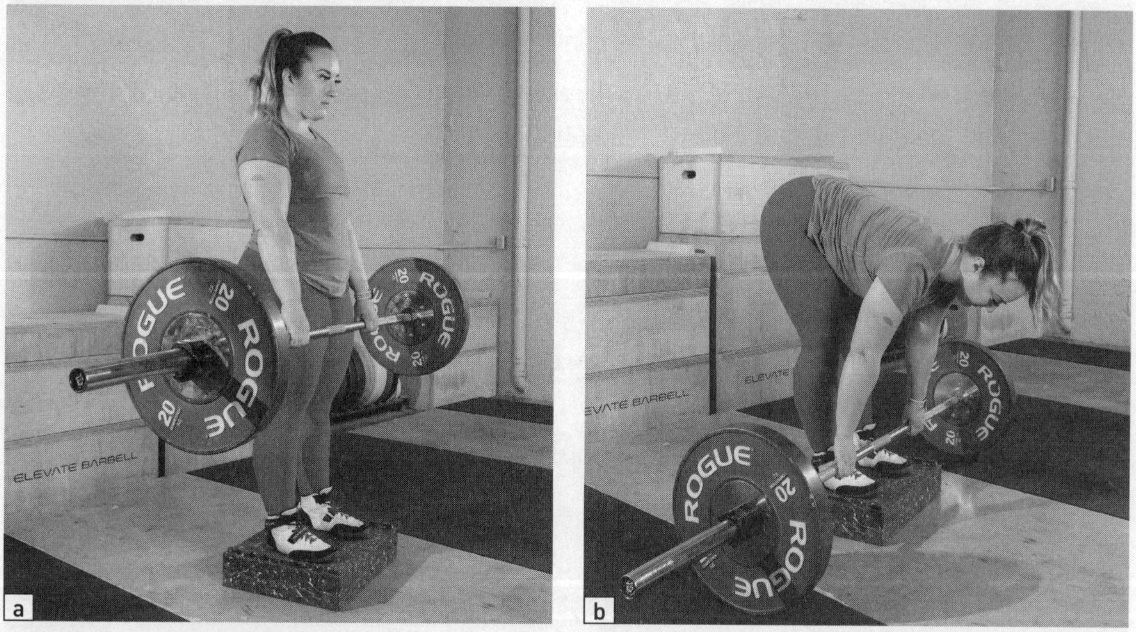

그림 6.6 10cm 블록 스티프 레그 데드리프트. (a) 오버그립으로 바벨을 잡고 블록 위에 선다. (b) 앞으로 숙이면서 엉덩이는 뒤로 밀어준다.

스내치 그립 데드리프트

목적: 데드리프트 퍼스트풀에 쓰이는 근육 강화

타깃 근육: 승모근, 척추기립근, 능형근

시작 자세: 어깨너비 혹은 조금 더 넓게 발을 벌리고 선다. 무릎이 팔보다 안쪽에 있어야 하고, 발바닥 전체가 땅에 닿은 채로 발끝은 살짝 밖으로 돌린다. 오버 그립으로 팔을 벌려서 링 바깥쪽을 잡는다(그림 6.7a).

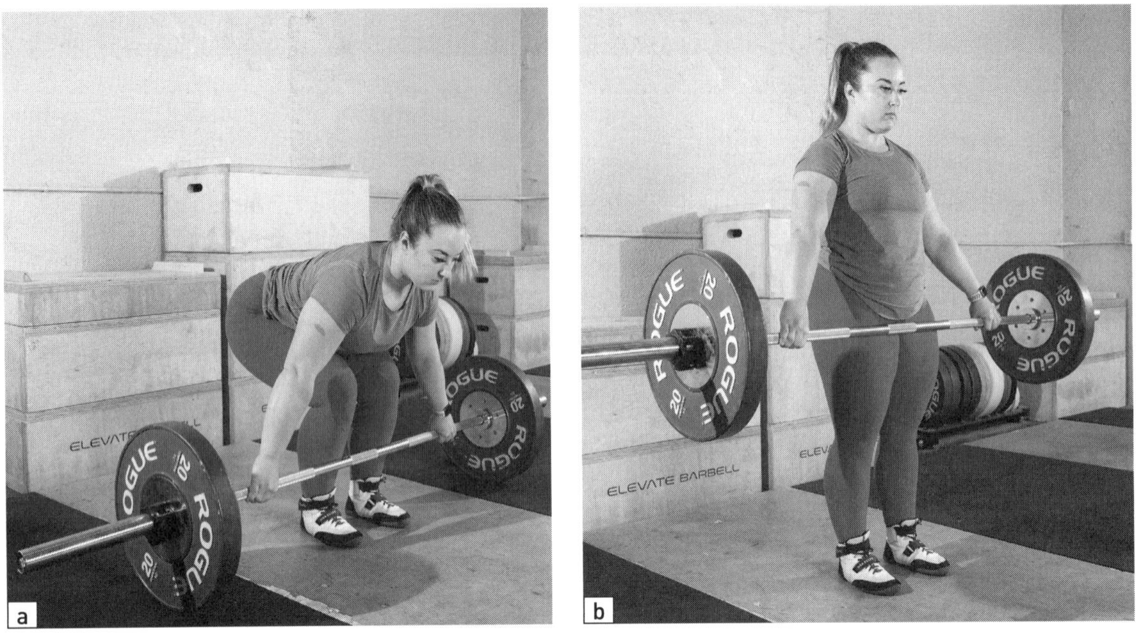

그림 6.7 스내치 그립 데드리프트. (a) 팔을 벌려 링 근처를 오버그립으로 잡는다. (b) 다리가 쭉 펴진 채로 직립 상태가 될 때까지, 엉덩이를 앞으로 밀고 어깨를 뒤로 당긴다.

수행: 숨을 들이마시고 무릎을 구부린다. 엉덩이를 앞으로 밀면서 동시에 어깨를 들어 올린다. 바벨은 몸에 가깝게 붙인 상태로 유지하되, 팔꿈치는 완전히 펴져 있어야 한다. 무릎이 완전히 락아웃 된 채로 직립 상태가 될 때까지 엉덩이를 앞으로 밀어넣으면서, 어깨는 뒤로 당긴다(그림 6.7b). 상단에서 숨을 내쉬고, 처음 자세로 돌아온다.

코칭 포인트: 팔을 쭉 편 상태를 유지해야 한다. 팔꿈치가 굽지 않도록 한다. 가슴을 들고 허리는 곧게 유지해야 한다.

10cm 블록 스내치 그립 데드리프트

목적: 데드리프트 퍼스트풀에 쓰이는 근육 강화

타깃 근육: 승모근, 척추기립근, 능형근

시작 자세: 블록, 매트, 벤치, 원판 등에 올라서서 땅보다 10cm 정도 높은 위치에 선다. 발은 어깨너비 혹은 그보다 살짝 더 넓게 벌리고 선다. 무릎이 팔보다 안쪽에 있어야 하고, 발바닥 전체가 땅에 닿은 채로 발끝은 살짝 밖으로 돌린다. 오버 그립으로 팔을 벌려서 링 바깥쪽을 잡는다(그림 6.7a).

수행: 숨을 들이마시고 무릎을 구부린다. 엉덩이를 앞으로 밀면서 동시에 어깨를 들어 올린다. 바벨은 몸에 가깝게 붙인 상태로 유지하되, 팔꿈치는 완전히 펴져 있어야 한다. 무릎이 완전히 락아웃 된 채로 직립 상태가 될 때까지 엉덩이를 앞으로 밀어넣으면서, 어깨는 뒤로 당긴다(그림 6.7b). 상단에서 숨을 내쉬고, 처음 자세로 돌아온다.

코칭 포인트: 무게중심을 잘 맞춘다. 발끝이 땅에서 떨어지도록 무게중심을 맞춘다. 올바르게 호흡한다.

밴드 스티프 레그 데드리프트

목적: 폭발적인 힘을 기른다.

타깃 근육: 대둔근, 햄스트링, 척추기립근

시작 자세: 어깨너비 혹은 그보다 좁게 발을 벌리고 선다. 오버그립으로 바벨을 잡는다. 이때 바벨에 밴드를 묶어놓은 상태여야 하고, 이때 이미 최대한 늘어난 상태여야 한다.

수행: 숨을 들이마시고 엉덩이를 뒤로 밀면서 앞으로 숙인다. 허리는 곧게, 단단한 상태를 유지한 채로, 체스트업을 해서 가슴을 들고 다리는 가능한 한 최대한 곧게 편다. 바벨을 몸에 가깝게 붙이면서, 정강이 중간 또는 바닥에 가까워질 때까지 바벨을 내린다. 처음 바벨이 내려갔던 궤적 그대로 시작 자세로 돌아오면서 밴드가 늘어나는 것을 느낀다. 동작을 마무리할 동안 밴드가 계속해서 저항을 더한다. 상단에서 숨을 뱉는다.

코칭 포인트: 몸을 타이트하게 유지한다. 힘을 빼면 밴드가 몸을 앞으로 당기니 주의한다. 발끝에 힘이 실리지 않도록 무게중심을 조절한다.

체인 스티프 레그 데드리프트

목적: 폭발적인 힘을 기른다.

타깃 근육: 대둔근, 햄스트링, 척추기립근

시작 자세: 어깨너비 혹은 그보다 좁게 발을 벌리고 선다. 오버그립으로 바벨을 잡는다. 이때 바벨에 체인을 걸어놓은 상태여야 하고, 이때 이미 최대한 늘어난 상태여야 한다.

수행: 숨은 들이마시고 엉덩이는 뒤로 밀면서 앞으로 숙인다. 허리는 곧게, 단단한 상태를 유지한 채로, 체스트업을 해서 가슴을 들고 가능한 한 최대한 다리는 곧게 편다. 바벨을 몸에 가깝게 붙이면서, 정강이 중간 또는 바닥에 가까워질 때까지 바벨을 내린다. 처음 바벨이 내려갔던 궤적 그대로 시작 자세로 돌아오면서 체인이 무게를 더하는 것을 느낀다. 동작을 마무리할 동안 체인이 계속해서 저항을 더한다. 상단에서 숨을 뱉는다.

코칭 포인트: 동작 전체에 걸쳐 바벨을 컨트롤한다. 발 전체에 무게중심이 고르게 분배되도록 한다.

굿모닝

목적: 데드리프트 퍼스트풀 구간 근육 강화

타깃 근육: 척추기립근, 대둔근, 햄스트링

시작 자세: 발을 어깨너비 혹은 그보다 좁게 벌리고 서서 바벨을 어깨 위에 짊어진다(그림 6.8a).

수행: 숨을 들이마시고 엉덩이를 뒤로 밀면서 허리를 숙인다. 고개와 가슴을 치켜들고 등은 곧게 유지하여 그림 6.8b처럼 상체가 지면과 평행할 때까지, 상체와 하체의 각도가 90도가 될 때까지 내려간다. 처음으로 돌아와서 숨을 내쉰다.

코칭 포인트: 무릎을 살짝 구부려야 한다. 무게중심은 발볼과 발뒤꿈치에 고르게 배분한다.

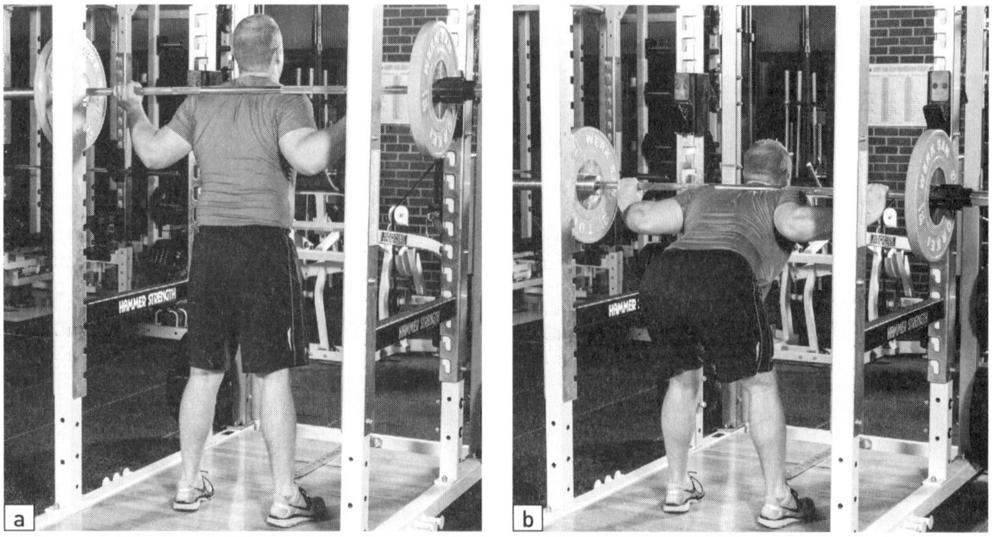

그림 6.8 굿모닝. (a) 시작 자세. (b) 상체가 지면과 평행하다.

클린 풀

목적: 퍼스트풀의 속도를 개선시킨다.

타깃 근육: 승모근, 척추기립근, 능형근, 대원근

시작 자세: 어깨너비로 발을 벌리고 뒤꿈치가 땅에 붙은 채로 아래로 내려가 바벨을 잡는다(그림 6.9a). 무릎이 팔보다 안쪽에 있고, 팔은 곧게 편다. 어깨가 바벨의 위에 있어야 하고, 허리는 곧게 편다. 고개와 시선은 정면을 본다.

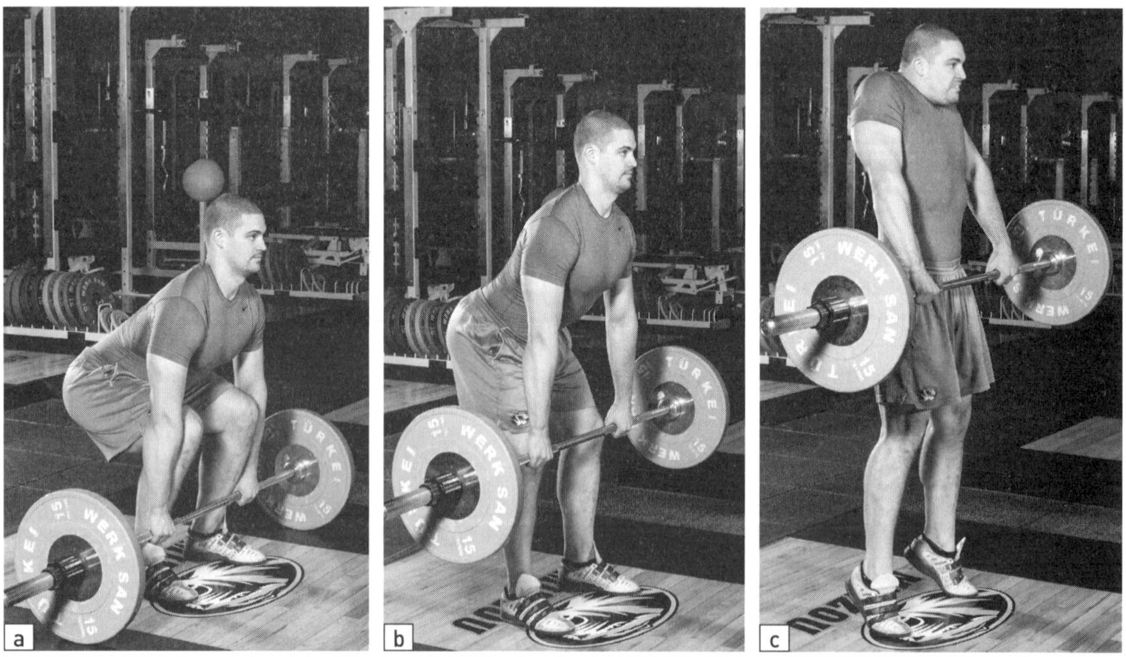

그림 6.9 클린 풀. (a) 앉아서 바벨을 잡는다. (b) 골반과 어깨를 들어 올린다. (c) 으쓱하는 슈러그 동작으로 중량을 들고, 발끝으로 선다.

수행: 숨을 들이마신다. 무릎을 펴면서, 엉덩이와 어깨를 동시에 들어 올린다(그림 6.9b). 바벨을 곧게 들어 올리면서 몸에 가깝게 붙인다. 바벨이 무릎을 지날 때, 골반을 앞으로 밀면서 슈러그 동작과 함께 발끝에 힘을 주어 위로 띄운다(그림 6.9c). 상체는 수직으로 곧게 펴져 있다. 바벨을 내릴 때는 무릎을 살짝 굽히고 몸에 바벨을 가깝게 붙이며, 허리는 곧게 편다. 바벨이 시작 지점으로 돌아옴과 동시에 숨을 내쉰다.

코칭 포인트: 바벨을 몸에 가깝게 붙이되, 팔은 곧게 펴져 있어야 한다. 팔을 구부린다면 너무 무거운 것이니 무게를 낮춘다.

케틀벨 스윙

목적: 엉덩이와 하체의 파워와 폭발적인 힘을 기른다.

타깃 근육: 둔근, 햄스트링, 복근, 삼각근

시작 자세: 발을 어깨보다 살짝 넓게 벌리고 선다. 케틀벨을 오버그립으로 양손으로 잡고 무릎은 살짝 구부린다.

수행: 엉덩이를 뒤로 밀면서 시작한다. 고관절을 접어주면서 케틀벨을 다리 사이로 뒤쪽으로 흔든다. 이때 가슴은 체스트업 상태를 유지하고 있어야 한다. 팔을 쭉 편 상태를 유지하면서, 폭발적으로 엉덩이를 앞쪽으로 날려 보낸다. 엉덩이를 강하게 조여주면서 그 탄력으로 케틀벨을 어깨 높이까지 흔들어 올린다.

코칭 포인트: 팔은 곧게 편다. 스쿼트처럼 아래로 주저앉는 것이 아니다.

데피싯 데드리프트

목적: 바닥에서 바벨을 띄우는 퍼스트풀 구간을 강화하고, 허리를 튼튼하게 한다.

타깃 근육: 척추기립근, 둔근, 햄스트링, 대퇴사두근

시작 자세: 2~8cm 높이의 원판에 올라선다. 무릎과 고관절을 구부려서 팔을 펴고 바벨을 어깨너비로

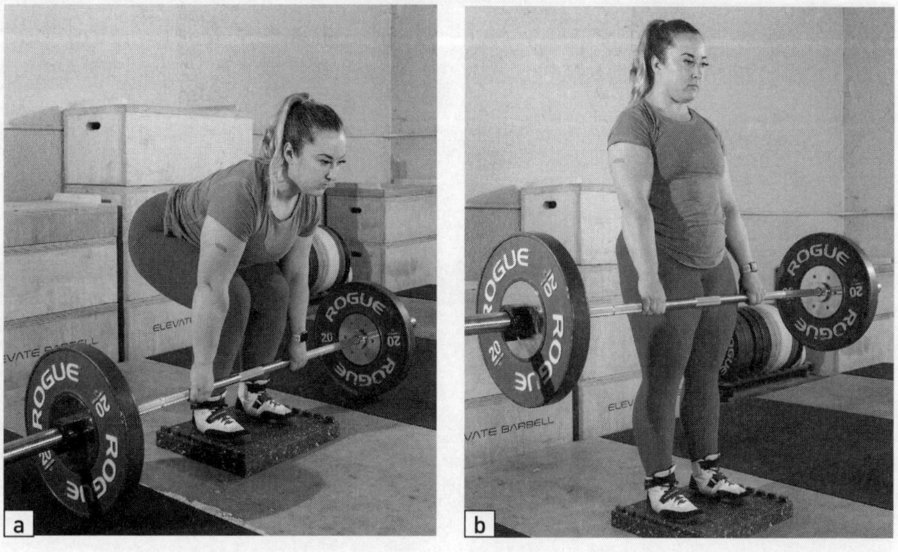

그림 6.10 데피싯 데드리프트. (a) 원판에 올라서서 무릎과 고관절을 구부리고, 팔을 뻗어 바벨을 잡는다. (b) 발을 원판 안으로 밀어넣으면서, 동시에 중량을 위쪽으로 당긴다.

잡는다(그림 6.10a).

수행: 숨을 들이마시고 발을 원판을 통해 밀어내면서, 동시에 중량을 위로 당긴다(그림 6.10b). 다리가 다 펴질 때까지는 가슴과 다리가 동시에 상승하고 있어야 한다. 가슴은 체스트업을 유지하고, 고개는 중립 상태를 유지한다. 내릴 때는 바벨이 몸을 따라서 미끄러지도록 혹은 가깝게 유지하면서 내린다.

코칭 포인트: 바닥에서 바벨을 순간적으로 확 채면서 든다거나jerk off, 허리가 말려서는 안 된다.

백 익스텐션

목적: 후면사슬 강화

타깃 근육: 척추기립근, 대둔근, 햄스트링

시작 자세: GHM(글루트-햄 머신)을 조정해서 골반이 앞쪽 패드 끝에 걸치게 하고 엎드린다. 발을 패드 사이에 대고 손은 가슴 앞에서 교차하거나, 차렷 자세로 둔다. 몸이 지면과 수평이어야 한다.

수행: 골반을 펴면서 동작을 시작한다. 무릎은 패드로 박아넣으면서 동시에 상체는 위로 끌어올려 상체가 지면과 수평이 되는 지점까지 간다. 천천히 골반을 접어서 지면에 상체가 가까워지도록 시작점으로 돌아간다.

코칭 포인트: 올라갈 때 반동을 써서는 안 된다. 내려갈 때도 떨어지는 것이 아니라 통제된 움직임이어야 한다.

루마니안 데드리프트(RDL)

목적: 후면사슬, 그립 강화

타깃 근육: 둔근, 햄스트링, 척추기립근

시작 자세: 어깨너비보다 조금 좁은 스탠스로 무릎은 살짝 굽히고, 목은 중립 상태에 놓는다. 오버그립으로 바벨을 잡고 허벅지에 기대어둔다.

수행: 엉덩이를 뒤로 밀어 고관절을 접어주며 시작한다. 허리는 펴고, 가슴은 체스트업, 고개는 중립 상태로 유지하면서 정강이 중간 지점에 닿을 때까지 허벅지를 따라 바벨을 미끄러뜨린다. 무게중심은 발 전체에 걸쳐 고르게 분산되어 있어야 한다. 팔과 등 상부를 사용해서 시작점으로 돌아오는데, 몸이 수직으로 설 때까지 바벨이 다리를 따라 올라오도록 끌어당긴다. 이때 고관절을 살짝 회전시키도록 한다.

코칭 포인트: 허리나 어깨가 말려서는 안 되며, 바벨이 몸 앞으로 튀어나가지 않고 몸을 따라 움직이도록 해야 한다.

서스펜션 로우

목적: 부하를 주지 않으면서 등 근육을 발달시킨다.

타깃 근육: 광배근, 능형근

시작 자세: 발은 박스 위에 올려놓고 팔을 쭉 편 채로, 몸이 지면과 수평이 되도록 스트랩의 길이를 조절한다. 몸이 천장을 바라보고 누워있는 형태가 된다.

수행: 손바닥끼리 마주보도록 하여, 몸통을 손 쪽으로 당긴다. 팔꿈치는 몸에 딱 붙이도록 하며, 동작 내내 몸통이 견고하게 유지되어야 한다. 2초간 멈추었다가, 천천히 팔을 펴면서 돌아온다.

코칭 포인트: 발목, 무릎, 골반, 어깨가 일직선상에 있어야 하며, 코어도 타이트하게 유지되어야 한다.

싱글 암 벤트오버 랜드마인 로우

목적: 그립 및 광배근 강화

타깃 근육: 후면 삼각근, 능형근, 광배근

시작 자세: 스플릿 스탠스로 서서 오른발을 바벨에 가깝게 붙인다. 무릎은 45도 정도로 구부리고, 왼다리는 90도 정도로 구부려서 뒤를 향하게 한다. 바벨의 한쪽 끝을 왼손으로 잡고, 오른팔의 전완은 오른쪽 허벅지나 무릎 위에 올려놓는다(그림 6.11a).

수행: 허리를 곧게 펴고, 단단하게 조여준 채로, 왼손으로 바벨을 가슴을 향해 당긴다(그림 6.11b). 근육을 2초간 조여준 후, 천천히 시작 자세로 돌아온다.

코칭 포인트: 반동을 쓰거나 무게를 확 잡아채서는 안 된다.

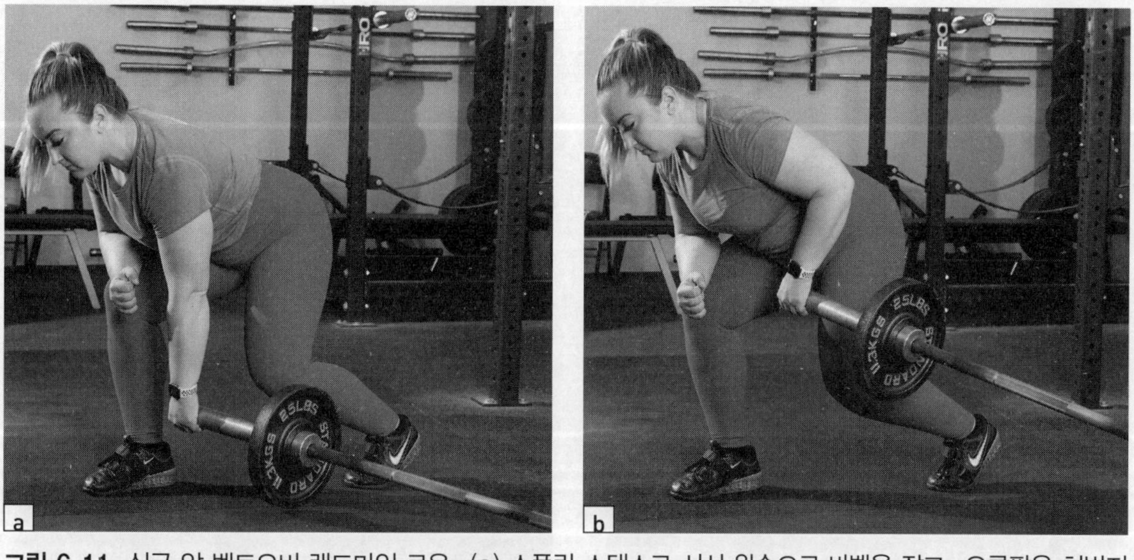

그림 6.11 싱글 암 벤트오버 랜드마인 로우. (a) 스플릿 스탠스로 서서 왼손으로 바벨을 잡고, 오른팔은 허벅지나 무릎 위에 둔다. (b) 왼손으로 바벨을 가슴 쪽으로 당겨 올린다.

글루트 햄 레이즈

목적: 안정근 강화

타깃 근육: 척추기립근, 대둔근, 햄스트링, 비복근

시작 자세: 글루트햄 머신에 엎드려서 발목을 패드에 끼우고, 허벅지는 앞쪽 패드에 댄다. 몸이 지면과 수평이 되며, 이때 다리는 쭉 뻗도록 한다. 손은 가슴 앞에서 교차시키거나 머리 뒤로 한다.

수행: 숨을 들이마시고, 무릎을 구부리면서 이 힘으로 몸통이 지면과 수직이 될 때까지 당겨 올린다. 다

리를 펴고, 상체를 앞쪽으로 멀리 보내면서 시작 자세로 돌아온다. 이때 상체가 지면과 수평이 되어야 한다. 몸통을 내릴 때 숨을 내쉰다.

코칭 포인트: 동작 전체에 걸쳐 몸을 통제할 수 있어야 한다.

랙풀(무릎 아래 구간)

목적: 바닥 지점 퍼스트풀 강화

타깃 근육: 승모근, 대둔근, 햄스트링, 광배근, 능형근, 대퇴직근, 대퇴사두근

시작 자세: 파워랙에서 정강이 중간 정도 높이에 안전핀을 꽂는다. 얼터네이트 그립을 사용하고, 어깨 너비로 서서 내려가 바벨을 붙잡고, 가슴은 체스트업, 팔은 쭉 펴고, 허리도 펴고, 시선은 정면을 보도록 한다(그림 6.12a).

수행: 숨을 들이마시고 몸에 바벨을 딱 붙인 채 중량을 그대로 당겨 올린다. 바벨이 무릎을 통과함과 동시에 허벅지를 앞쪽으로 밀어준다(그림 6.12b). 마지막까지 체스트업을 유지하면서, 다리를 펴도록 한다. 날숨은 끝까지 일어섰을 때 내쉬도록 한다. 중량을 내릴 때는, 무릎을 구부리고 바벨이 올라왔던 궤적을 그대로 따라가도록 한다.

코칭 포인트: 엉덩이를 낮은 위치에 유지해야 한다. 무게를 당겨서 끌어올리는 것이지, 순간적으로 잡아채는(저크) 동작이 아니다. 허리를 곧게 편 상태를 유지해야 한다. 밴드나 체인을 활용할 수도 있다.

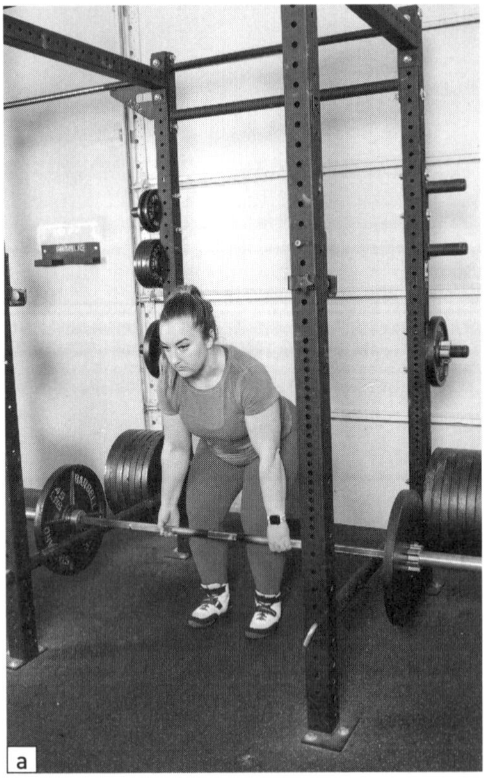

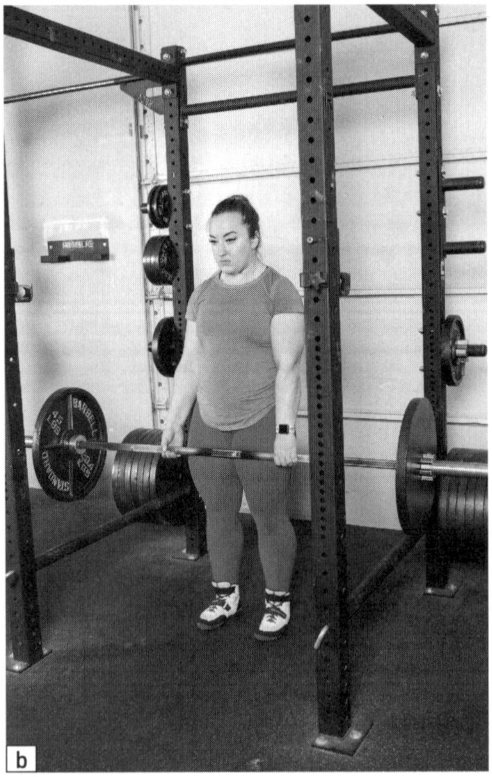

그림 6.12 무릎 아래 랙풀. (a) 내려가서 얼터네이트 그립으로 바벨을 잡는다. (b) 중량을 곧장 위로 당긴다. 바벨은 몸에 딱 붙이고, 허벅지는 앞쪽으로 밀어준다.

와이드그립 풀업

목적: 등을 두껍게 만든다.

타깃 근육: 광배근, 능형근, 대원근, 이두근, 상완요골근

시작 자세: 오버그립으로 어깨보다 넓게 잡고, 최대한 낮게 매달린다(그림 6.13a). 광배근, 어깨, 팔을 쭉 늘어뜨린다.

수행: 숨을 들이마시고, 눈의 위치가 철봉보다 높아질 때까지 당긴다(그림 6.13b). 내려가면서 숨을 내쉰다.

코칭 포인트: 전체 가동범위를 사용해야 한다. 그립도 중간, 좁게 등 변형이 가능하다.

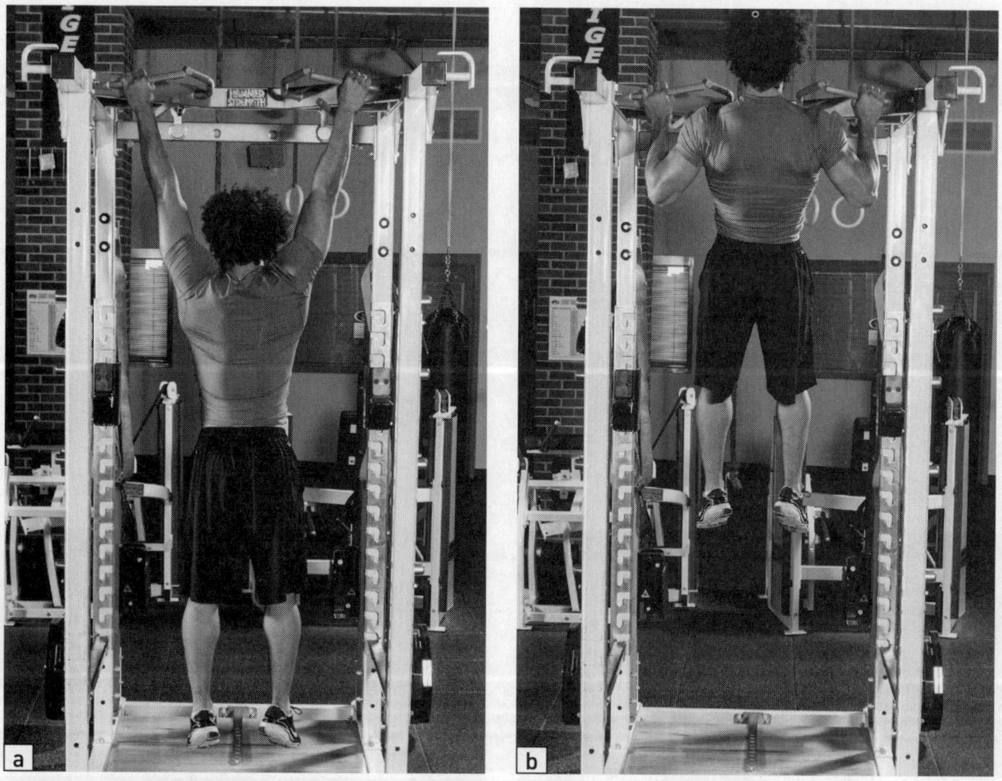

그림 6.13 와이드그립 풀업. (a) 시작 자세. (b) 눈이 철봉보다 높다.

친업

목적: 바벨이 무릎을 지날 때 사용하는 근육들을 강화한다.

타깃 근육: 광배근, 대원근, 이두근, 상완요골근

시작 자세: 언더그립으로 손은 어깨너비로 벌려 철봉에 매달린다.

수행: 숨을 들이마시고 살짝 뒤로 기울이고, 턱이 철봉 높이에 닿을 때까지 몸을 당겨 올린다. 내려오며 내쉰다.

코칭 포인트: 팔이 완전히 펴져야 한다. 전체 가동범위를 사용해야 한다.

랫풀다운

목적: 등을 두껍게 하고, 광배근 가운데를 채워준다.

타깃 근육: 광배근, 대원근, 이두근

시작 자세: 와이드 오버그립으로 잡는다. 케이블 머신을 바라보고, 허벅지를 패드에 끼운다. 뒤로 살짝 기울인다.

수행: 숨을 들이마시고, 바벨을 당겨 가슴 상부에 닿도록 한다. 이때 팔꿈치는 뒤로 당기면서, 등을 아치로 만든다. 숨을 내쉬며 처음으로 돌아간다.

코칭 포인트: 뒤로 너무 과하게 눕거나, 너무 상체가 세워져있어서는 안 된다. 당길 때 반동으로 잡아채서는 안 된다. 바벨은 물론이고 그립도 여러 가지 바꿔가면서 변화를 주도록 한다.

시티드 로우 케이블 로우

목적: 등을 키우고 안정근을 고립시켜 훈련한다.

타깃 근육: 승모근, 대능형근, 광배근, 대원근, 척추기립근, 후면 삼각근

시작 자세: 케이블 머신을 바라보고 앉는다. 발을 풋레스트에 올려놓고, 손잡이를 잡는다(그림 6.14a).

수행: 숨을 들이마시고 흉곽에 닿을 때까지 손잡이를 당긴다(그림 6.14b). 손잡이가 몸에 가까워지면, 다리가 살짝 구부러져야 한다. 등에 아치를 만들어주면서, 팔꿈치로 몸통을 둘러싸도록 한다. 숨을 내쉬면서 중량을 통제하면서 내려놓는다.

코칭 포인트: 등이 말리면 안 되고, 다리를 펴서도 안 된다.

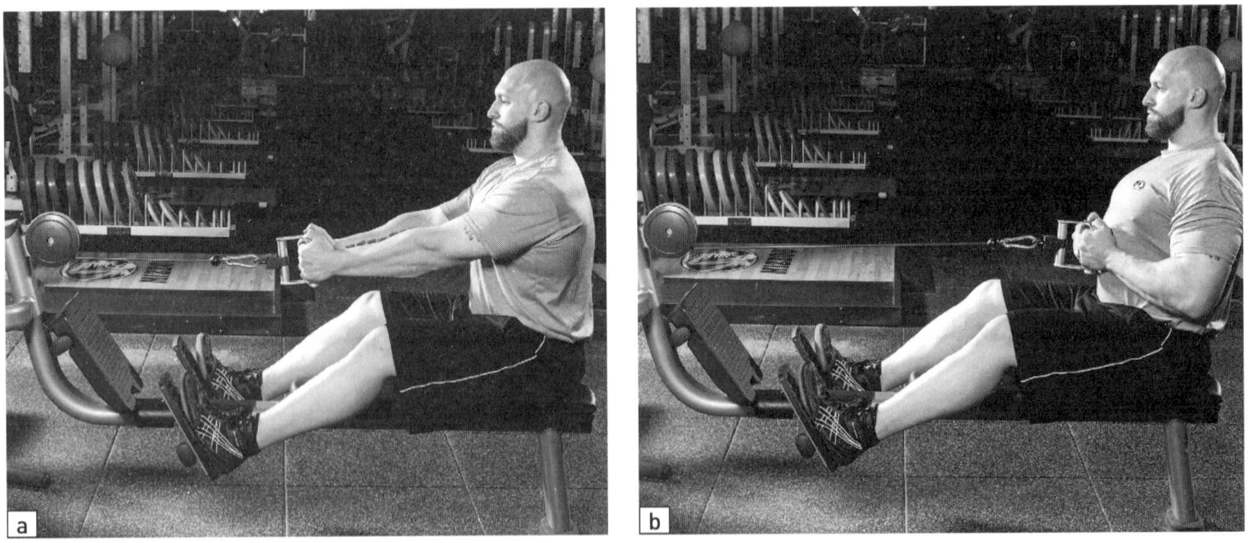

그림 6.14 시티드 로우 케이블 로우. (a) 발을 올리고 손잡이를 잡는다. (b) 손잡이를 흉곽까지 당긴다.

바벨 벤트오버 로우

목적: 데드리프트의 마지막 동작을 도와주는 등 근육 전체를 키워준다.

타깃 근육: 승모근, 능형근, 극하근, 대원근, 광배근, 후면 삼각근, 이두근

시작 자세: 무릎을 살짝 구부리고 시작한다. 고관절은 접어주어 허리가 쭉 펴지도록 한다. 오버그립으로 바벨을 잡는다.

수행: 숨을 들이마시고 바벨이 상체에 닿을 때까지 당긴다. 숨을 내쉬면서 처음으로 돌아간다.

코칭 포인트: 반동으로 바벨을 잡아채며 들지 않는다. 허리는 펴고, 무릎은 구부린 상태를 유지한다. 와이드에서 클로즈 그립까지, 오버와 언더그립을 바꿔가며 다양한 변형을 준다.

싱글 암 덤벨 로우

목적: 데드리프트 마지막에 조여주는 근육들을 기른다.

타깃 근육: 대능형근, 광배근, 승모근, 대원근, 후면 삼각근, 이두근, 상완요골근

시작 자세: 손바닥이 몸 쪽으로 오도록 덤벨을 잡는다. 반대쪽 무릎과 손을 벤치 위에 올려두고, 허리는 곧게 편다(그림 6.15a).

수행: 숨을 들이마시고 가능한 한 높게 덤벨을 당겨 올린다. 이때 팔꿈치는 그림 6.15b처럼 천장을 가리키도록 한다. 숨을 내쉬며 처음으로 돌아온다.

코칭 포인트: 너무 과한 무게를 사용하지 않는다. 너무 무거우면 자세나 테크닉에 문제가 생긴다.

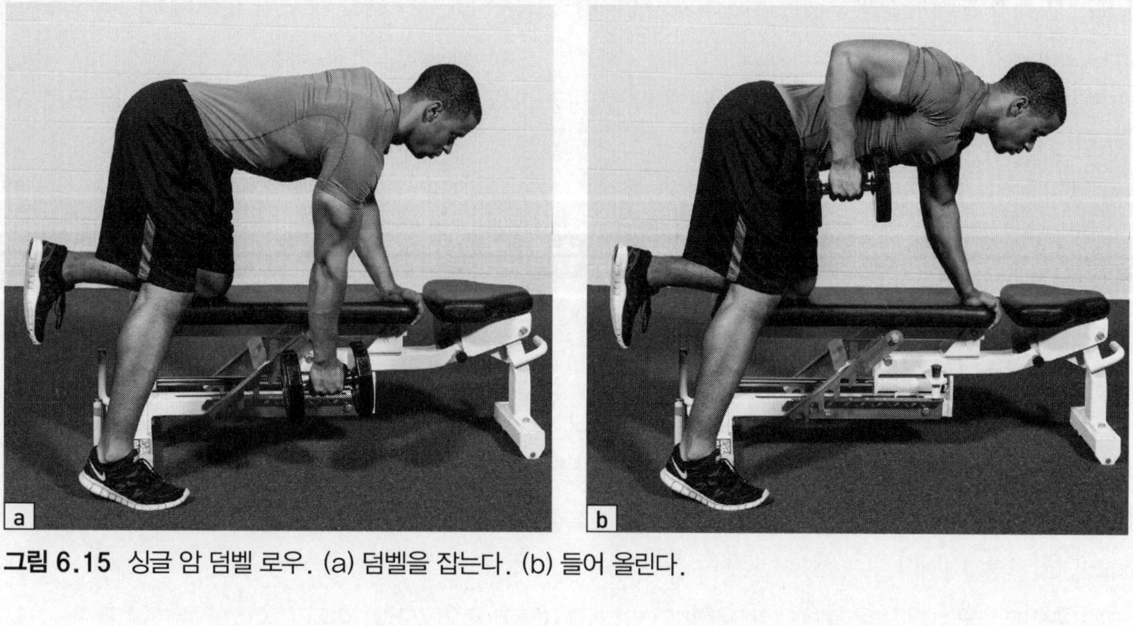

그림 6.15 싱글 암 덤벨 로우. (a) 덤벨을 잡는다. (b) 들어 올린다.

랙풀(무릎 높이)

목적: 등 중앙을 두껍게 한다.

타깃 근육: 승모근, 광배근

시작 자세: 파워랙에서 무릎 높이에 안전핀을 설정한다. 어깨너비 혹은 그보다 좁게 선다. 얼터네이트 그립으로 바벨을 잡되 손이 다리 바깥으로 가게 한다. 팔을 쭉 펴고 바벨을 잡을 수 있을 때까지, 무릎을 살짝 구부려준다. 체스트업을 유지하고, 허리는 곧게 편 채로, 머리와 시선은 정면을 향하도록 한다.

수행: 숨을 들이마시고, 허벅지를 따라 중량을 끌어올린다. 허벅지를 바벨을 향해 밀어주면서, 다리를 끝까지 펴서 리프팅을 끝낸다. 팔을 쭉 펴고 직립한 상태가 될 것이다. 허리는 곧게 편 채로 무릎을 구부리면서 내려놓는다. 날숨은 맨 위에서 실시한다.

코칭 포인트: 짧은 순간이지만 자신의 데드리프트보다 더 무거운 중량을 다룰 수 있을 것이다. 체인이나 밴드로 변화를 줄 수 있다.

슈러그(전면)

목적: 데드리프트 마지막 락아웃 구간 강화

타깃 근육: 승모근

시작 자세: 파워랙에 바벨을 보고 마주 선다. 어깨너비 혹은 더 좁게 발을 벌리고 선다. 얼터네이트 그립으로, 어깨너비로 바벨을 잡는다.

수행: 랙에서 바벨을 든다. 무릎은 살짝 구부린다. 팔과 허리를 곧게 편다. 숨을 들이마시며 복부를 조이고, 어깨가 최대한 귀에 가까워지도록 으쓱한다. 2초간 버텼다가 숨을 내쉬며 천천히 처음으로 돌아온다.

코칭 포인트: 팔은 쭉 펴고, 발바닥은 땅에 딱 붙인다. 너무 무겁게 하면 팔이 구부러지고 발끝으로 서게 되니 주의한다.

덤벨 슈러그

목적: 락아웃에 쓰이는 근육의 고립운동

타깃 근육: 승모근, 능형근

시작 자세: 어깨너비 혹은 더 좁게 발을 벌리고 선다. 무릎은 살짝 구부리고, 상체는 곧게 세우고, 고개는 일자로, 또는 살짝 앞을 향하도록 한다. 양손에 덤벨을 든다.

수행: 숨을 들이마시고, 가능한 한 높게 어깨를 으쓱한다. 2초간 버텼다가, 처음으로 돌아온다. 중량을 내리면서 숨을 내쉰다.

코칭 포인트: 무겁지 않은 덤벨을 사용한다. 발바닥은 땅에 붙어있어야 한다.

랙풀(무릎 위)

목적: 어깨를 뒤로 당겨주어, 데드리프트 마무리 구간을 강화한다.

타깃 근육: 승모근

시작 자세: 파워랙에서 무릎보다 높게 안전핀을 세팅한다. 어깨너비로 발을 벌리고 서서, 가슴은 들고, 허리는 펴고, 무릎은 구부린다. 얼터네이트 그립으로 바벨을 잡고 손은 다리보다 바깥쪽에 둔다(그림 6.16a). 고개와 시선은 전방을 향하도록 한다.

수행: 숨을 들이마시고, 허벅지를 따라 바벨을 끌어올린다. 체스트업을 유지한 채로, 다리를 펴서 리프팅을 끝마친다(그림 6.16b). 서있을 때 팔은 곧게 펴져야 한다. 내려놓을 때는 체스트업을 유지한 채로 무릎을 구부리고 숨을 내쉬며 랙에 내려놓는다.

코칭 포인트: 이 동작은 매우 짧은 시간에 이루어지므로, 중량이 자신의 데드리프트보다 더 무거워야 한다. 그렇지만 반복이 불가능한 무게여서는 안 된다. 밴드나 체인을 더해 변주를 줄 수 있다.

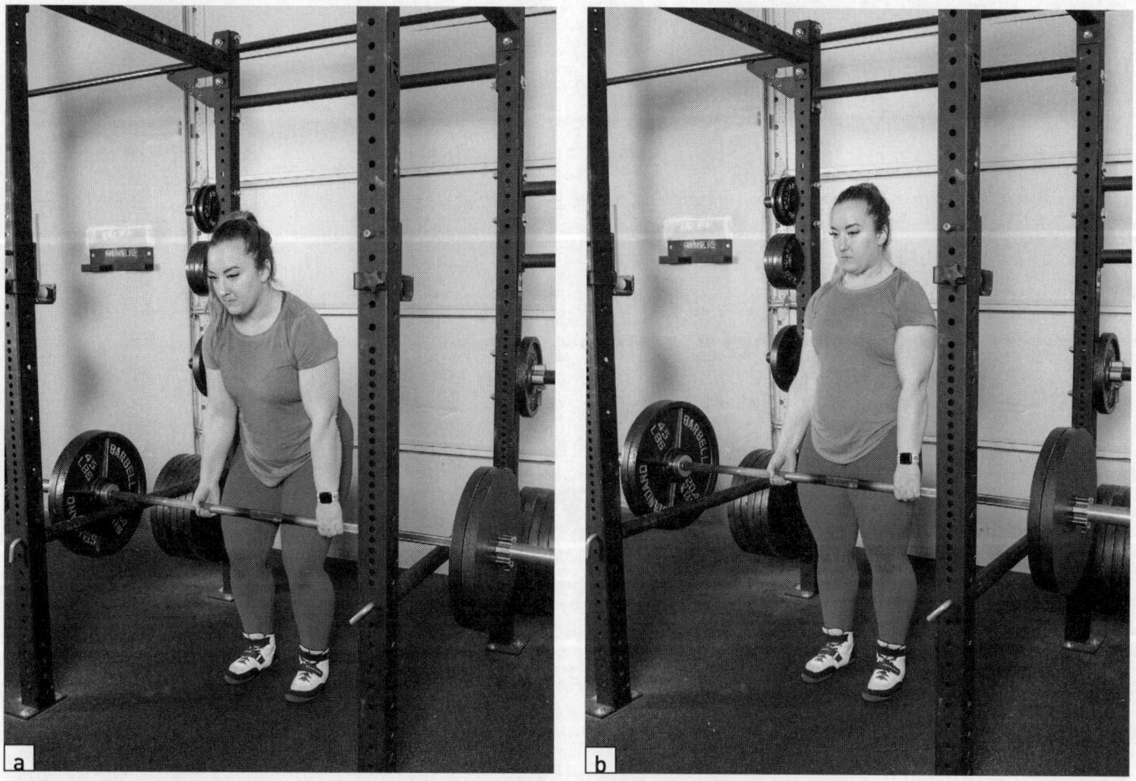

그림 6.16 랙풀(무릎 위). (a) 얼터네이트 그립으로 손이 허벅지 바깥으로 가도록 잡는다. (b) 바벨을 허벅지를 따라 끌어올린다. 체스트업을 유지한 채로 다리를 쭉 편다.

업라이트 로우

목적: 승모근을 키워서 락아웃을 강화한다.

타깃 근육: 승모근, 삼각근, 상완근

시작 자세: 어깨너비로 발을 벌리고, 무릎은 살짝 구부리고, 허리는 곧게 펴고 선다. 오버그립으로 잡되, 양손의 거리는 30~45cm 정도로 한다. 팔은 쭉 편다.

수행: 숨을 들이마시고, 턱에 닿을 때까지 곧게 바벨을 들어 올린다. 팔꿈치를 높게 유지하고, 몸과 머리도 곧게 유지한다. 천천히 숨을 내쉬면서 무게를 통제하면서 내려놓는다.

코칭 포인트: 허리를 곧게 편다. 흔들거나 하는 움직임이 있어서는 안 되며, 다리를 사용해서도 안 된다.

트랩바 슈러그

목적: 락아웃에 쓰이는 근육을 강화한다.

타깃 근육: 승모근, 능형근, 대원근

시작 자세: 트랩바를 사용하면 손바닥이 몸 쪽을 향하도록 뉴트럴그립을 잡을 수 있으며, 평소보다 더 무거운 무게로, 더 큰 가동범위로 움직일 수 있다. 트랩바 안에 서서 어깨너비 혹은 그보다 좁게 발을 벌리고 선다. 손바닥이 몸 쪽을 향하도록 하여 팔을 늘어뜨린다. 무릎은 살짝 구부러진 채로, 상체는 곧게 펴져 있고, 고개와 시선은 전방을 향하도록 한다.

수행: 숨을 들이마시면서 복근을 수축하고, 어깨가 귀에 가까워지도록 최대한 위쪽으로 으쓱한다. 2초간 동작을 유지하고, 처음으로 돌아오면서, 천천히 숨을 내쉰다.

코칭 포인트: 동작 내내 자신이 통제 가능한 중량을 사용해야 한다.

T바 로우

목적: 락아웃에 쓰이는 근육을 강화한다.

타깃 근육: 승모근, 능형근, 후면 삼각근

시작 자세: 다리를 어깨너비로 벌려 T바 위에 선다. 무릎과 고관절을 접어주어, 허리를 곧게 일자로 펴준다. 고개와 시선은 위로 치켜든 상태를 유지하고, 팔을 뻗어 손잡이를 잡는다.

수행: 숨을 들이마시고 가슴에 닿을 때까지 바벨을 당긴다. 천천히 숨을 내쉬면서 중량을 통제하며 바벨을 내려놓는다.

코칭 포인트: 전체 가동범위를 사용해야 한다. 당길 때 반동으로 잡아채서는 안 된다.

댄 오스틴의 데드리프트 루틴

댄 오스틴은 데드리프트 700lbs(318.2kg)에 성공한 최초의 경량급 파워리프터다. 그의 최고 기록은 725lbs(329.5kg)다. 아래는 그가 700lbs 데드리프트를 준비할 때 사용했던 루틴이다(표 6.1).

댄 오스틴은 목요일에 데드리프트를 했으며, 가벼운 하체 운동을 같이 했다. 골반, 다리, 등의 준비 운동으로 박스 스쿼트 5세트를 수행했으며, 이때의 무게는 월요일의 헤비 스쿼트 데이의 중량을 기반으로 뽑아내었다. 그는 8주 훈련 사이클을 사용했으며, 이때 대회는 9주차에 예정되어 있었다. 비시즌기에, 댄 오스틴은 컨벤셔널 데드리프트로 훈련했으며 5세트 10회를 수행했다. 훈련 사이클을 시작하기 3주 전부터 댄은 스모 데드리프트로 바꾸었다. 1주차의 중량은 목표인 700lbs를 기초 삼아서 이 무게의 80%인 560lbs로, 2세트 4회를 수행했다.

보조 운동에서 댄 오스틴의 목표는 안정근을 강화하고, 약한 근육들을 최대한 강하게 만드는 것이다. 이를 위해 각각의 운동마다 좋은 자세와 테크닉이 유지되는 한에서 최대한 무겁게 수행했다. 댄 오스틴은 표 6.2에 표시된 운동을 순서대로 수행하여 등을 맨 아래부터 맨 위까지 전부 훈련했다. 하체 훈련일에는 레그컬과 리버스하이퍼를 슈퍼 세트로 수행했다.

표 6.1 댄 오스틴의 9주 데드리프트 훈련 프로그램(파운드 기준)

주차	무게, 반복수						
1	135×8	225×5	315×5	405×3	505×1	560×2×4	
2	225×5	315×5	405×3	505×1	545×1	580×2×4	
3	225×5	315×5	405×3	525×1	565×1	600×2×4	
4	225×5	315×5	405×3	525×1	575×1	620×2×4	
5	225×5	315×5	405×3	525×1	585×1	640×2×2	
6	225×5	315×5	405×3	525×1	585×1	635×1	660×2×2
7	225×5	315×5	405×3	525×1	585×1	635×1	680×2×2
8(70% 중량 디로드)	225×5	315×5	405×3	490×2×8			
9	대회 주차: 1차 시기 633, 2차 시기 672, 3차 시기 705						

표 6.2 댄 오스틴의 데드리프트 프로그램의 보조 운동

운동	1, 2주차	3~5주차	6~8주차
루마니안 데드리프트(RDL)	3×10	3×8	3×5
굿모닝	3×10	3×8	3×5
랫풀다운(언더그립)	3×10	3×8	3×5
싱글 암 덤벨 로우	3×10	3×8	3×5
중량 친업	3×10	3×8	3×5
슈러그(바벨, 덤벨 무관)	3×10	3×8	3×5

요약

의심의 여지없이 데드리프트는 리프터의 진정한 스트렝스를 테스트하기 위한 종목이다. 데드리프트를 시작할 때는 모멘텀을 전혀 사용할 수 없기에, 최대한 무겁게 들기 위해서 올바른 자세와 테크닉을 사용하는 것이 매우 중요하다. 대회에서 데드리프트를 마지막으로 하기 때문에, 누가 이길지, 또는 기록을 세울지는 끝까지 가보아야만 알 수 있다.

Chapter 7
주기화 방법

주기화라는 것은 어려운 것이 아니다. 그저 '훈련을 어떻게 계획하고 조직할 것인가'라는 뜻이다. 주기화에는 파동형undulating, 컨주게이트conjugate, 선형linear, 블록block의 방법이 있다. 앞의 모든 방법들은 같은 목표를 달성하기 위해서, 즉 강해지기 위해 존재한다. 이는 마치 서울에 사는 두 친구가 각각 성수동에서 합정까지 가는데 한 명은 강변북로로 운전해서 가고, 다른 친구는 2호선을 타고 가는 것과 같다. 둘 다 같은 목적지를 향해 가는 것이지만, 어떻게 갈 것인지는 어디까지나 개인의 선호에 따라 다른 것이다.

이 장는 파동형과 컨주게이트 주기화에 대한 개괄적인 내용을 다루고 있다. 각각의 주기화 방법은 책 한 권을 할애해도 모자라며, 이미 이에 대해 다룬 책들도 나와 있다. 모두 자기만의 특색이 있으므로, 프로그램을 돌리기 전 이들 각각에 대해 자세히 파보는 것도 좋겠다. 많은 사람들이 특정 주기화 방법은 전혀 먹히지 않는다고 주장하지만, 사실 그것은 그저 그 주기화 방법을 제대로 적용하지 못했을 뿐인 경우가 대다수다.

파동형 주기화

파동형 주기화에서는 항상 자신의 특정 RM까지 훈련하게 된다. 각각의 운동에 주어지는 RM 값이 달라지게 되고, 따라서 매주 혹은 몇 주에 걸쳐 같은 RM을 훈련하는 일은 없다. 인간의 신체는 특정 운동이나 중량에 적응하기 이전에 반복수에 먼저 적응해버리므로, 지속적인 반복수의 변화는 우리의 신체가 한 가지 자극에만 적응하지 않도록 만든다. 이를 통해 우리 몸이 더 긴 시간 동안 훈련 자극에 반응하도록 만드는 것이다.

훈련에서 생기는 파동은 컨주게이트 메소드가 그렇듯, 리프터로 하여금 여러 특성을 동시에concurrent 훈련하도록 만든다. 그러나 파동형 주기화에서는 컨주게이트에서처럼 매 세션 또는 몇 세션마다 운동 종목을 바꾸는 것이 아니라, 계속해서 같은 운동을 사용한다.

당신은 여러 범위에 걸친 RM 값을 훈련해서, 같은 훈련이 이어지지 않도록 해야 한다. 가령 1주차에 3RM을, 2주차에 4RM을 훈련하는 것은 변화가 부족하다. 여기서의 대원칙은 최소 2RM 이상의 차이가 나야 한다는 것이다. 가령 1주차에는 6RM, 2주차에는 4RM, 3주차에는 2RM, 4주차에는 5RM, 5주차에는 3RM, 그리고 6주차에 1RM을 훈련하는 식으로 말이다.

파동형 주기화에서는 백오프back off를 하고 싶은 날에도, 특정 RM까지 반복해서 훈련이 가능하다. 단순히 더 높은 RM 값까지 하는 것이다. 가령 5RM 대신 15, 20RM 훈련을 하는 식으로 말이다.

이를 위해 당신은 각각의 반복 범위가 무엇을 위한 것인지 이해하고 있어야 한다. 가령 15RM은 스트렝스에는 큰 영향이 없겠지만, 근비대에는 영향이 클 것이다. 역으로 3RM 훈련은 근비대에는 별 영향이 없겠지만, 스트렝스에 미치는 영향은 매우 클 것이다. 이는 모두 TUT(부하가 가해졌던 시간의 총합)라는 개념과 관련이 있다. TUT 값이 클수록 근비대에 미치는 영향이 크고, TUT 값이 작을수록 스트렝스와 파워에 미치는 영향이 크다.

훈련 구성의 많은 부분을 자신이 개발하려는 특성에 맞추어야 한다. 가령 비시즌기에 체중을 늘리고 싶다면, 훈련의 초점을 10~20RM에 맞추어야 한다. 그 RM 값이 근비대에 가장 큰 영향을 주기 때문이다. 기초 스트렝스를 늘리고 싶다면 4~8RM 언저리로 훈련해야 한다. 그 RM 값이 기초 스트렝스에 가장 큰 영향을 주기 때문이다. 절대 스트렝스와 파워를 늘리고 싶다면 1~3RM 범위에 집중해야 한다. 그 RM 값이 절대 스트렝스와 파워에 가장 큰 영향을 주기 때문이다. 저 RM 범위를 절대로 벗어나서는 안 된다는 말을 하고자 하는 것이 아니다. 반드시 저 RM 범위 바깥의 훈련을 포함시켜야 하는 것은 사실이다. 그러나 나중에 어떤 반복 범위의 훈련을 몇 번이나 했는지 총량을 세어봤을 때, 훈련 구성에서 자신이 발달시키고자 하는 영역의 훈련 횟수가 가장 많아야 한다는 뜻이다.

개별 운동의 빈도수는 최소 주 1회 이상은 되어야 한다. 많은 사람들이 주 2회로 좋은 효과를 보았고, 주 3회도 좋다고 한다. 이는 당신이 1주일에 훈련하고자 하는 날짜가 얼마나 되는지, 그리고 과거에 훈련을 어떻게 해왔는지에 따라 다르다. 만약 벤치 프레스를 주 1회에서 주 3회로 올리듯 너무 급격하게 볼륨을 올린다면 이는 오버트레이닝이나 부상으로 이어질 가능성이 높다. 주당 훈련 일자를 늘리고 싶다면 훈련일을 하루씩 늘리되 매우 적은 양의 볼륨으로 시작해서 차차 늘려나가야 한다. 운동 종목도 몇 가지만 고르되 가볍게 시작해야 한다.

여기에 적응이 되면 운동의 숫자도 늘리고 강도도 늘리는 것이다. 그러면 신체가 올바르게 적응하도록 만들어 번아웃이나 부상 가능성은 낮추면서도 전체적인 훈련 부하를 높일 수 있다.

어떤 사람들은 파동형 주기화 방식이 반복수가 계속 바뀌느라 헷갈린다고 하기도 한다. 이는 사실이 아니다. 항상 자신의 RM 값을 기록, 추적해야 하고, 훈련할 때마다 이 기록을 깰 수 있도록 노력해야 한다. 파동형 주기화는 두 가지 방법으로 스트렝스가 증가하는 것을 확인할 수 있다. 첫 번째는 아주 확실한 방법인데, 단순히 자기의 개별 RM을 기록해두고 매번 훈련 때마다 이를 깨려고 하는 것이다. 만약 5RM 훈련을 했고, 2주 뒤에 이보다 5kg을 더 들 수 있었다면, 스트렝스가 증가한 것이다. 두 번째는 예측 1RM 표를 쓰거나, 그 수치를 역산하는 것이다. 미국 NSCANational Strength and Conditioning Association 가이드라인에 따르면, 10RM보다 낮은 RM들은 1RM을 추정하는데 꽤나 정확하다고 한다. 10회보다 숫자가 커질수록 점점 오차가 커진다. 반대로 10보다 더 숫자가 작아질수록 점점 더 정확한 수치를 뽑아낼 수 있다. 예측이므로 정확한 값이 나올 것이라는 생각은 하지 말자. 가령 어떤 사람들은 1RM보다 2.5kg 낮은 무게로 3회나 반복할 수 있지만, 5kg을 더 얹으면 단 1회도 하지 못하는 경우가 있다. 어떤 사람들은 아예 반복 자체가 불가능할 수도 있다. 이들은 1RM과 8RM 사이에 40kg씩 차이가 날 수도 있는 것이다.

파동형 주기화의 핵심은 매 세션마다 훈련 수준을 항상 최대치로 유지하는 데에 있다. 근육 세포와 운동 뉴런을 충분히 피로하게 만들어 적응이 일어나도록 해야 한다. 파동형 주기화의 장점은 항상 반복수 계획이 달라지며, 항상 새로운 PR을 달성하려고 노력한다는 점이다. 파동형 주기화의 단점은 언제나 컨디션이 최상이어야 하고, 매 세션마다 자기의 한계치까지 몰아붙여야 한다는 점이다. 근육은 부서진 뒤 이를 복구하는 과정에서 근원섬유 숫자가 늘고 근육의 크기가 커지는 것인데 말이다.

파동형 주기화는 매 훈련마다 일관성이 있고, 새로운 PR을 세우는 것을 좋아하는 사람에게 잘 맞다. 다만 핵심 운동의 다양성이 부족하다는 점 때문에 어떤 사람들에게는 운동법을 바꾸고 싶게 하는 원인이 되기도 한다.

표 7.1, 7.2, 7.3은 각각 주당 1, 2, 3회 훈련하는 경우의 예시다.

이제 개별 운동에 대해서 어떻게 설정하는지를 알아보았으니, 여러 운동들과 각종 보조 운동들을 결합했을 때는 어떻게 구성하는지를 알아보자.

특정 1개 종목만 파는 스페셜리스트가 아니라면 한 번에 한 개 이상의 종목을 훈련하기를 원할 것이다. 이런 프로그램에는 두 가지 선택지가 있는데, 이는 순전히 훈련자의 선호에 따라 갈린다. 하나는

표 7.1 파동형 주기화 샘플: 주 1회 훈련

기초 스트렝스 목표		절대 스트렝스 목표	
주차	훈련 1	주차	훈련 1
1	6RM	1	1RM
2	8RM	2	5RM
3	3RM	3	3RM
4	5RM	4	5RM
5	10RM	5	10RM
6	7RM	6	5RM
7	2RM	7	3RM
8	5RM	8	1RM

표 7.2 파동형 주기화 샘플: 주 2회 훈련

기초 스트렝스 목표			절대 스트렝스 목표		
주차	1세션	2세션	주차	1세션	2세션
1	5RM	10RM	1	5RM	1RM
2	7RM	2RM	2	3RM	6RM
3	4RM	12RM	3	10RM	4RM
4	8RM	3RM	4	5RM	1RM
5	6RM	12RM	5	7RM	3RM
6	4RM	1RM	6	4RM	10RM
7	8RM	15RM	7	1RM	5RM
8	5RM	1RM	8	8RM	1RM

표 7.3 파동형 주기화 샘플: 주 3회 훈련

기초 스트렝스 목표				절대 스트렝스 목표			
주차	1세션	2세션	3세션	주차	1세션	2세션	3세션
1	5RM	10RM	8RM	1	8RM	5RM	10RM
2	8RM	6RM	12RM	2	2RM	10RM	3RM
3	4RM	10RM	8RM	3	12RM	1RM	6RM
4	12RM	6RM	3RM	4	2RM	6RM	1RM
5	6RM	10RM	8RM	5	5RM	10RM	3RM
6	4RM	15RM	6RM	6	7RM	15RM	1RM
7	2RM	6RM	10RM	7	3RM	6RM	4RM
8	5RM	3RM	6RM	8	5RM	8RM	1RM

주요 리프팅에 대해서는 같은 RM 값을 사용하는 것이고, 다른 하나는 주요 리프팅에 대해서는 주당 계획이 진행됨에 따라서 계속해서 RM 값을 바꿔주는 것이다.

첫 번째 선택지는 주요 운동에 모두 똑같은 RM 값을 적용하는 것이다. 가령 벤치 프레스와 스쿼트가 주요 운동이었다고 치고, 일주일에 2번의 리프팅을 하며, 현재는 표 7.2의 절대 스트렝스 목표로 1주차를 진행하고 있다고 치자. 1세션에서 스쿼트와 벤치 프레스 모두 5RM 훈련을 하고, 보조 운동을 진행한다. 2세션에서는 둘 다 1RM 훈련을 하고 보조 운동으로 넘어간다.

두 번째 선택지는 운동별로 다른 값을 사용하는 것이다. 아까와 같이 벤치 프레스와 스쿼트를 2세션 하는 경우를 가정하자. 스쿼트로 시작을 해서 1세션에서 5RM까지 끝낸다. 그리고 벤치 프레스는 1RM까지 하는 것이다. 2세션은 스쿼트로 시작해 1RM까지 훈련하고, 이어서 벤치 프레스 5RM 훈련을 하는 것이다.

이제 세 가지 종목을 모두 하는 파동형 주기화를 생각해보자. 매 운동 세션마다 종목을 번갈아 수행할 수도 있고, 하루에 모두를 다 할 수도 있다. 주요 운동이 세 개 중 무엇이 되든 상관없지만 대부분은 데드리프트를 세 번째로 넣는다. 데드리프트가 대회 가장 마지막에 하는 종목이기에 그렇다. 데드리프트를 수행하는 방법에는 크게 두 가지가 있는데, 첫째는 다른 운동들과 똑같이 취급해서 훈련 때마다 매번 수행하는 것이다. 두 번째는 가령 주 3회의 데드리프트가 무리라고 느껴지는 경우, 이런 경우 가장 무겁게 하는 날에만 데드리프트를 하고, 나머지 훈련일에는 전부 랙풀이나 굿모닝 같은 보조 운동들로 대체를 하는 것이다. 둘 중 무엇을 고를지는 어디까지나 자신의 결정에 따라 다른 것이지만 가장 좋은 것은 둘 다 해보는 것이다. 리프팅 기록 갱신과 자신의 체력 보존에 어떤 것이 더 좋은지 확인해보고 이를 따르도록 하라.

데드리프트를 주 3회 하는 첫 번째 방법으로 세 종목을 주 3회 훈련한다면, 1주차의 첫 번째 훈련 세션은 스쿼트, 벤치 프레스, 그리고 데드리프트 순으로 진행될 것이며, 표 7.3의 절대 스트렝스 목표에 따라 8RM으로 수행하게 될 것이다. 1주차의 2세션은 스쿼트, 벤치, 데드 순으로 5RM으로 수행할 것이고, 3세션은 스쿼트, 벤치, 데드 순으로 10RM으로 수행한다.

만약 RM 값을 바꿔가면서 한다면 1주차 1세션은 스쿼트에 8RM, 벤치 프레스 5RM, 데드리프트 10RM이 된다. 2세션에서는 스쿼트에 10RM, 벤치 프레스 8RM, 데드리프트 5RM. 3세션에서는 스쿼트에 5RM, 벤치 프레스 10RM, 데드리프트 8RM이 된다.

파동형 주기화의 운동 순서 설정은 꽤 흥미로운 부분이 있다. 기본적으로 두 가지 선택지가 존재하는데, (1) 자신이 발달시켜야 하는 우선 순위에 따른 방법과 (2) 경기가 진행되는 순서에 따르는 방법이 있다. 무엇을 따르든 상관은 없다.

우선 순위에 따르는 경우, 리프터들은 자신이 가장 에너지가 넘칠 때 그 에너지를 특정 운동에 쏟아부을 수 있다. 반복수를 더 쉽게 채울 수 있을 것이고, 더 무겁게 들 수 있을 것이다. 이 방법을 선택한 사람은 훨씬 더 무겁게 들 수 있게 된다.

경기 순서에 따르는 경우, 대회 당일 더 좋은 성과를 거두곤 한다. 신체가 스쿼트, 벤치 프레스, 데드리프트 순서로 몸을 쓰는 데에 익숙해져있기 때문이다. 대회 날이 되면 자신이 얼마나 들 수 있을지 판단이 되고, 몸이 어떻게 될지 알기에 자신의 시도에서 더 나은 결과를 얻게 된다. 이 경우 흰 불 9개를 받게 될 테니, 최종 합계는 더 높게 나올 것이다.

보조 운동을 선택할 때는 자신에게 가성비가 가장 좋은 운동을 골라야 한다. 더 많은 주요 종목을 파동형 주기화로 만들수록, 보조 운동만큼은 더 효율적이고 효과적이어야 한다. 자기가 가진 에너지를 주요 운동에 써버리기 때문이다. 한 번 훈련할 때 6종목 이상의 운동을 하지 말기 바란다. 3개 종목을 파동형 주기화로 하고 있다면, 보조 운동은 3개밖에 할 수 없는 것이다. 자신의 약점이 뭔지 파악하고 이를 끌어올릴 방법을 생각해야 한다. 가령 스쿼트 도중 가슴을 제대로 세우지 못하겠다면 최선의 선택지는 리버스 하이퍼가 될 것이다. 만약 이 선택지가 데드리프트에서 고관절을 밀어넣는 문제까지 해결해준다면 이보다 더 좋은 선택지는 존재하지 않을 것이다. 한 가지의 보조 운동으로 두 가지 문제를 해결한 것이니까 말이다. 벤치 프레스에서는 어느 구간에서 스티킹 포인트가 생기는지를 확인해보자. 그래야 최선의 선택을 할 수 있다. 벤치 프레스의 전반적인 발달을 위해서는 복합 등 운동과 프레스 계열의 운동을 해주는 것이 좋다. 어떤 사람들은 풀업과 오버헤드 프레스의 조합에서 좋은 결과를 얻는다. 어떤 사람들은 클로즈그립 벤치 프레스와 T바 로우의 조합에서 좋은 결과를 얻었다. 자신의 벤치 프레스 중량을 올려주는 것이 어떤 것인지 찾아내서 그것을 보조 운동으로 사용하라.

컨주게이트 주기화

이 주기화 모델의 기초는 스포츠 과학자이자 역도 코치였던 레오니드 마트베예프$_{\text{Leonid Matveyev}}$가 만들었다. 이후 스트렝스 수준을 높게 유지하면서도 그 수준을 점차 더 높이기 위한 방안으로 컨주게이트 메소드가 개발되었다. 컨주게이트 메소드는 세 가지 특성으로 나눌 수 있다. 절대 근력, 동적 스트렝스, 근비대. 이 중 두 가지 또는 세 가지 특성을 동시에 훈련하는 것이다.

절대 스트렝스 발달

절대 스트렝스는 최대 노력 방법(ME$_{\text{Maximum Effort Method}}$)을 사용해 발달시킨다. ME는 주요 리프팅을 발달시키기 위해 고안된 특별한 운동들을 사용한다. 그렇지만 이들이 운동 구성에서 주요 리프팅의 자리를 차지하지는 않는다. 여기서 사용하는 운동 종목은 완전한 적응을 막기 위해 몇 주에 한 번씩 계속해서 바꿔준다. 그리고 이러한 운동 종목의 선택은 점진적으로 신체가 1RM의 90% 이상에 도달하도록 만들어준다. 이는 우리 몸이 운동 단위를 최대한 많이 동원하도록 만든다. 또한 이 방법은 근육들을 정상 범주의 바깥에서 훈련시킴으로써, 혼란스러운 상황이 벌어질 경우 동원될 만한 근육들을 강화시키는 효과가 있다. 가령 대회에서 스쿼트를 하는데, 골반이 너무 빨리 떴다고 하자. 이 상황에서 이 사람이 충분한 굿모닝 훈련을 하지 않았다면 척추기립근의 스트렝스가 부족해서 그 무게로 굿모닝을 할 수 없을 것이니, 리프팅에 실패하게 된다. 물론 완벽한 테크닉으로 리프팅을 끝낸다면, 다른 근육은 필요가 없다. 그렇지만 대회 날에 온갖 일이 벌어진다는 것쯤은 누구나 예상할 수 있는 일이지 않은가 말이다. 우리에게 주어진 기회는 딱 세 번이다. 그러니 일어날 수 있는 모든 일에 대비가 되어 있어야 한다.

우리 몸은 3주를 사이클로 하여 돌아가는 것으로 보인다. 어떤 운동을 시작하고 대략 3주가 지나면, 최대 수준까지 몰아붙여도 그 운동이 어떤 긍정적인 적응을 이끌어내지는 못하는 것 같다. 그 운동이 끌어낼 수 있는 신경과 근육의 모든 적응은 이미 끝난 상태이고, 더 이상 그 훈련을 해보아야 그저 퍼포먼스의 감소만이 있을 뿐이다. 이 시점이 되면, 운동을 바꿈으로써 새로운 자극을 끌어들이고, 더 많은 신경과 근육의 적응이 일어나게 할 수 있다. 이는 리프터로 하여금 높은 훈련 강도를 유지할 수 있게 해준다. 자극을 바꿔줌으로써 고강도 또는 1RM의 90%보다 높은 강도를 연속 3주보다 더 길게 지속할 수 있는 것이다.

ME는 우리가 훈련일의 최대 중량을 찾도록 계속해서 증량하도록 한다. 당일 훈련에서 최대한 무겁게 들어야 하고, 좋은 자세를 유지해야 한다. ME 훈련일의 중량은 곧 자신의 발전과 같은 말이다. 자신의 PR을 기록해서 목표로 삼을 지표를 만드는 것 역시 추천한다. 파동형 주기화에서 말했지만 자신의 과거 PR을 계속해서 깬다는 것은 점점 더 강해진다는 뜻이니까 말이다.

그림 7.1에서 볼 수 있듯이 신경계 요소에 의한 스트렝스 증가와 근비대에 따른 스트렝스 증가에는 분명한 차이가 존재한다. 또한 근신경 요소에 의한 고점과 저점이 있으며, 저점을 찍은 후에는 다시 증가하는 것도 확인할 수 있다. 운동을 바꿈으로써, 우리는 저점 부분이 애초에 존재할 수 없도록 만들 수 있고, 스트렝스와 파워 증가폭을 계속해서 높은 수준으로 유지할 수 있다.

운동을 얼마나 자주 바꿔야 하는가 하는 문제는 개인차가 있다. 3주 연속으로 같은 운동을 했고, 그중 첫 2주에서 그 운동의 PR에 성공했지만 3주차에 기록이 확 떨어졌다면, 이는 훈련 수준이 그만큼 높아졌다는 의미이고, 2주에 한 번씩 운동을 바꾸면 된다는 뜻이 된다. 물론 당신이 새벽 네 시까지 밤새 술 마시고 놀았는데 그날 아침 7시에 훈련을 하겠다고 한다면 당연히 피곤해서 제대로 훈련 수준을

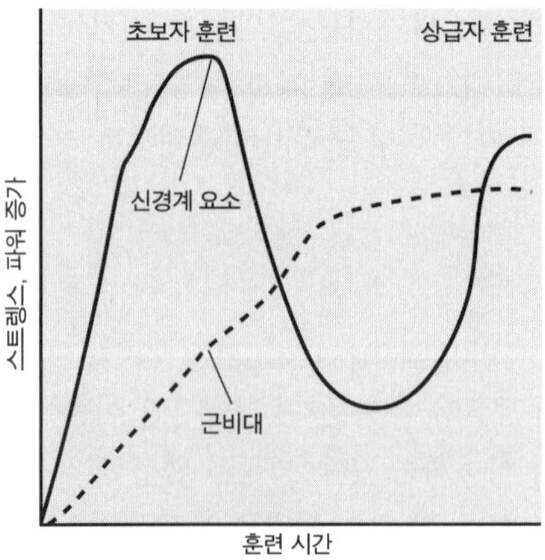

그림 7.1 훈련 시간의 경과에 따른 스트렝스와 파워의 증가

반영할 수 없을 것이니 이는 논외가 되겠다. 참고할 만한 대원칙은 만약 연이은 2개의 훈련 블록에서 3주차에서 매번 중량이 떨어진다면, 이는 2주차까지만 하고 운동을 바꿔주어야 한다는 뜻이 되겠다.

이처럼 당신이 매번 1주차에 PR을 세우는데, 2주차에서 매번 중량이 떨어진다면, 이는 매주 운동 종목을 바꿔주어야 한다는 뜻이다. 당신의 훈련 수준이 높아질수록, 운동 종목을 더 자주 바꿔주어야 한다.

ME를 적용해야 하는 운동들은 어떤 것이 있을까? 이 운동들은 대회용 리프팅 3종목의 중량을 늘려줄 수 있도록 충분히 비슷해야 하되, 새로운 적응을 이끌어낼 만큼 이전과 충분히 달라야 한다. 또한 그림 7.1에서와 같이 높은 수준의 스트렝스 증가를 유지할 수 있어야 한다.

벤치 프레스의 ME 운동들로는 클로즈 그립 인클라인 프레스, 보드 프레스(1~5장), 랙 프레스, 리버스 밴드 벤치 프레스, 밴드 저항 프레스, 오버헤드 프레스, 오버헤드 핀 프레스, 타월 프레스, 카펫 프레스, 폼 프레스 등이 있다. 이 운동들에 체인, 밴드 저항 또는 밴드 보조 등을 추가하여 몸에 주어지는 자극에 추가적인 변화를 만들어줄 수 있다. 위의 목록을 통해 최소 40가지 이상의 벤치 프레스 ME 운동을 만들 수 있다. 바벨을 바꿔서 자극에 변화를 줄 수도 있다. 팻 바(두꺼운 바벨), 좁은 바벨, 휩새가 없는 더 단단한 바벨, 밤부 바Bamboo bar 등은 자극에 변화를 주고 운동에 추가적인 변화를 줄 수 있다. 만약 팻 바를 일반 바벨처럼 사용한다면, 운동의 종류는 40가지가 아니라 80가지로 두 배가 늘어날 수도 있다.

스쿼트용 ME 운동으로는 굿모닝, 서스펜디드 굿모닝, 아치 굿모닝, 박스 스쿼트, 여러 다양한 바벨을 사용해보기, 폼을 올려놓고 하는 박스 스쿼트, 폼을 사용한 굿모닝, 제르셔 스쿼트, 프론트 스쿼트, 제퍼슨 리프트, 올림픽 스쿼트 등이 있다. 이 모든 운동이 스쿼트에 도움이 된다. 마스토돈이라든가, SSBSafety Squat Bar, 텍사스 파워바, 데드리프트 바, 버팔로 바, 캠버 바 등의 다양한 바벨을 사용하면 운동을 다양하게 바꿔서 우리 몸에 새로운 자극을 줄 수 있다.

데드리프트용 ME 운동으로는 랙풀, 데피싯 데드리프트, 밴드 저항 데드리프트, 밴드 보조 데드리프트 등이 있다. 이 역시 바벨을 바꿔보거나, 밴드나 체인을 추가해서 운동의 종류를 늘릴 수 있다. 또한 데피싯 데드리프트의 깊이를 다르게 한다거나, 랙풀의 높이를 다르게 해서도 변화를 줄 수 있다.

동적 스트렝스 발달

동적 노력 방법(DEDynamic Effort Method)은 최대하submaximal 강도를 사용하여, 최대한의 속도를 낸다. 이는 스트렝스-스피드를 강화하고, 테크닉을 개선하고, 회복을 돕기 위한 것이다. 적절한 무게로, 적절한 볼륨을 사용해야 한다. 1RM의 30~70% 무게로, 스쿼트, 벤치 프레스는 각각 2회 12세트, 3회 8세트처럼 24회 반복을, 데드리프트는 1회 8~12세트를 하라.

스트렝스-스피드라는 말은 스트렝스를 스피드와 연관 짓는 것인데, 무거운 중량을 더 빨리 옮기는 능력을 개선하라는 말이다. 이는 SAID 원칙, 즉 '주어진 요구치에 대한 특수한 적응'이라는 개념과 연결지어 생각해야 한다. 자신이 사용하는 중량으로 벤치는 3.5초에 3회 반복을, 스쿼트는 2회 반복을, 데드리프트는 최대한 빠르게 각각의 반복을 끝낼 수 있어야 한다.

만약 GymAware나 FLEX 장비가 있어서 바벨의 속도를 측정할 수 있는 경우라면, 대략 바벨이 0.7~1m/s로 움직이면 맞다. 이는 스트렝스-스피드 능력을 늘리기 위해 적절한 무게를 사용하고 있다는 뜻이다. 스트렝스와 스피드는 적절하게, 동시에 훈련하는 것이 가능하다. 훈련에 DE를 사용하는 사람은 자신의 최대 무게 리프팅이 빠르게 증량하는 것을 알 수 있을 것이다. 이는 간단한 물리학 수식으로 쓸 수 있는데, 당신이 더 큰 힘을 낼 수 있다는 것이다. 힘은 질량과 가속도의 곱이다(F=ma). 질량을 더 빠르게 움직인다면, 더 큰 힘을 내는 것이다. 더 간단하게 생각하는 방법도 있다. 당신이 송판을 부수려 한다고 생각해보자. 이걸 깨려면 느리게 쳐야 할까? 빠르게 쳐야 할까? 더 빠르게 쳐야 깨질 확률이 더 높아진다. 느리게 치면 부수기가 힘들 것이다. 파워리프터라면 이 점을 활용해야 한다. 바벨을 더 빠르게 움직일 수 있다면, 해당 리프팅 과정 전체에 걸쳐 모멘텀(관성)이 생기니, 톱까지 가는 과정에서 스티킹 포인트를 겪을 가능성이 줄어드는 것이다.

이때 사용하는 강도는 대략 스쿼트 슈트나 벤치 셔츠를 사용하는 장비리프팅 1RM의 30~60% 정도, 또는 무장비 파워리프팅 1RM 기준 50~70% 정도를 사용한다. 중량은 자극을 이끌어낼 만큼 충분히 무거워야 하지만, 또 동시에 적절한 스피드를 이끌어낼 만큼 충분히 가벼워야 한다. 여기서 말하는 자신에게 적절한 중량을 찾기 위해서는, 앞서 말한 속도 측정 장비를 사용하거나, 스톱워치를 사용하거나, 경험이 많은 리프터와 훈련하는 방법 등이 있다.

적정 중량을 알아내는 첫 번째 방법은 속도 측정 장비를 사용하는 것이다. 목적에 특수하게 훈련하면, 특수한 적응을 유도할 수 있다. 스트렝스-스피드를 위해서는 스트렝스-스피드에 특수한 훈련을 해야 한다. 이는 어떤 특수한 스트렝스를 발달시킬지 결정하는 것이 속도라는 것을 깨닫는 순간 매우 간단해진다.

과거 소련에서는 GymAware 장비와 비슷한 속도 측정 장비를 사용했었고, 리프팅 종목들의 스트렝스-스피드를 발달시키기 위해서는 바벨의 속도가 0.7~1m/s여야 하는 것을 발견했다. 만약 이 속도로 훈련한다면 스트렝스-스피드를 발달시킬 수 있다. 만약 속도가 0.7m/s 이하로 떨어지는 무게를 사용한다면, 무게를 낮춰서 바벨의 속도를 늘려주어야 한다. 반대로 속도가 1m/s를 넘어가게 되면, 중량을 추가하여 바벨의 속도를 낮춰야 한다. 그리고 항상 다음의 사항을 기억해야 한다. 당신은 언제나 바벨을 가능한 한 가장 빠르게 움직이려는 노력을 해야 한다. 이것은 저 속도를 유지하려고 중량을 속도에 맞추는 어떤 게임 같은 것이 아니다. 당신은 항상 할 수 있는 한 가장 빠르게 바벨을 움직이려고 노력해야 하며, 중량은 당신이 아니라 이때의 바벨의 속도가 결정하도록 해야 하는 것이다. 이 방법은 무게 선택을 자신이 직접 하지 않아도 된다는 장점이 있다. 반대로 이러한 장비를 쉽게 구할 수 없다는 단점이 있다. GymAware 장비는 2,000달러이고, FLEX 장비는 500달러 정도 하기 때문이다.

다음 방법은 스톱워치를 사용하는 것이다. 대부분의 최대 중량 시도는 리프팅의 시작부터 끝까지 대략 3.5초 정도가 걸린다. 우리에게 필요한 것은 이 3.5초의 시간 동안 자신을 최대한으로 쥐어짤 수 있도록 만드는 것이다. 벤치 프레스의 적정 중량은 3.5초간 3회 반복을 끝낼 수 있게 하는 무게다. 스쿼트는 3.5초에 2회 반복이 가능해야 한다. 데드리프트는 최대한 빠른 시간 안에 딱 1회를 끝내는 것이다. 이 시간에는 바벨을 랙에서 뽑아 나오는 시간이나 바벨을 다시 랙에 걸어놓는 시간은 포함되지 않는다. 순전히 첫 하강 시작부터, 최종 리프팅이 끝날 때까지의 시간만을 측정한다. 무게를 고르고 나서 자신이 어떻게 하는지 지켜봐야 한다. 만약 3.5초보다 빠르게 끝낸다면 2~10kg을 보태서 다음 세트를 진행한다. 딱 3.5초라면 이대로 유지해서 진행한다. 3.5초를 넘긴다면 중량을 낮춘다. 물론 이는 속도를 직접 측정하는 GymAware 같은 장비만큼 과학적이지는 않지만, 만 원짜리 스톱워치라는 것을 생각하면 엄청난 가성비인 것이다. 이 방법은 당신이 올바른 무게를 사용하고 있는지를 판단할 수 있는 명확한 프로토콜을 제시해준다는 데에 그 의미가 있다.

단점이 있다면 사용자 오차다. 만약 자신이 테크닉이 살짝 틀어져서 반복 사이에 다시 몸을 세팅해야 하거나, 자세를 바로잡아야 한다면, 소중한 시간을 낭비하게 될 것이고, 그러면 3.5초를 넘기게 되어 실제로는 올바른 중량을 사용 중이었음에도 불구하고 중량을 낮춰야 할 것처럼 보일 것이라는 점이다.

마지막으로 숙련자와 함께 훈련하는 것이다. 파트너가 가끔 DE 훈련을 한다면 그는 직관적으로 적정 무게의 느낌이 어떤지는 물론 제3자가 볼 때 어떻게 보이는지도 알고 있을 것이다. 단순히 당신이 DE 훈련을 하는 것을 보면 다음 세트에 어떤 무게를 써야 할지, 당신의 자세에서 어떤 게 바뀌었는지를 잡아줄 수 있을 것이다. 올바른 무게는 물론 자세 코칭도 받을 수 있다는 장점이 있지만, 문제는 이렇게 보는 것만으로도 무엇을 해야 할지 알 정도로 경험이 있는 사람을 찾기 어렵다는 문제가 있다.

자세를 개선하기에 가장 좋은 방법은 최대하 중량을 사용하는 것이다. ME 훈련일에는 DE 훈련일에 하는 대회용 리프팅을 하지 않는다. DE 훈련일에 대회용 운동을 하면 테크닉의 감을 개선하고, 경기일 또는 1RM 테스트일에 그 테크닉대로 수행할 수 있게 해준다. 만약 스쿼트에서 체스트업이나, 무릎을 밖으로 밀어주는 큐를 연습 중이라면 바로 이날에 하는 것이다. 이와 같이 만약 벤치 프레스 내내 팔꿈치가 밖으로 벌어져 플레어가 된 상태라면, 이날이야말로 팔꿈치를 몸에 붙이는 턱인을 올바르게 하도록 연습하는 것이다.

잘못된 운동 패턴을 수정하는 데에는 10,000번의 반복이 필요하다. 이러한 반복일에 자세에 집중한다면 자신의 잘못된 운동 패턴을 수정하여 더 빨리 이를 다시 궤도에 올려놓을 수 있을 것이다.

DE는 회복에도 도움이 된다. 만약 당신이 1주일에 2회 고중량 훈련을 한다고 치면, 근신경계의 부담이 커져서 더 빨리 무너지게 될 수도 있다. 제이 슈뢰더Jay Schroeder는 "속도가 모든 것을 회복시킨다"고 말했었다. 스트렝스 연속체를 보아도 회복 구간은 40~60% 범위라는 것을 알 수 있다. 또한 소위 '60% 경험 법칙'이라는 것도 다음 훈련을 위한 회복 운동은 첫 운동의 60% 범위에서 해줘야 한다는 것을 알려준다. 위의 세 내용을 참고한다면 DE 훈련이 효과적으로 ME 훈련일을 위한 회복을 돕는다 하겠다.

근비대 발달

반복 노력(RERepetition Effort Method) 역시 최대하 중량을 사용한다. 그렇지만 이번에는 피로 지점에 도달할 때까지 반복한다. 기본적으로 이것은 추가적인 볼륨을 통해 최대한의 근비대를 이끌어내고자 하는 보디빌딩의 방식이다. 이것은 체중을 늘리고자 할 때 사용한다.

체중을 늘린다는 것은 단순히 체중계의 숫자를 늘리는 것이 아니다. 추가적인 근육이 늘어나야 하는 것이다. 2장에서 다루었듯 지방은 수축하는 조직이 아니며 근육이 늘렸을 때처럼 바벨에 가해지는 힘이 늘어나지 않는다. 지방을 더하면 레버리지상의 이점은 있을지 모르나, 실제로 힘을 발휘하는 능력이라는 실제 스트렝스의 문제에서는 아무것도 하는 것이 없다. 많은 사람들이 오랜 속담처럼 "체중으로 중량을 치는 것이다mass pushes mass"라고 하지만, 그보다는 "근육이 지방보다 더 많이 밀어낸다"고 표현하는 것이 조금 더 적절할 것이다.

RE는 기본적으로 세트당 6회 이상을 반복하는 것이다. 그러나 20회를 넘어서는 안 된다. 20회 이상은 근육의 스트렝스를 늘리기에 충분한 무게가 아니다. 1장에서 보았듯이 근비대에는 두 종류가 있다. 기능적 근비대와 비기능적 근비대. 20회 이상을 하게 되면, TUT는 늘어나지만 수축 스트렝스의 증가는 미미하다. 이렇게 얻은 벌크는 비기능적인 근육이다. 근절의 크기가 늘어나 근형질비대는 일어나겠지만, 실제로 수축에 관여하여 리프팅을 수행하는 근원섬유는 증가하지 않기 때문이다.

메인 운동에는 '특정한 방법론'을 사용해야 하며, 모든 보조 운동에 대해 ME를 적용해서는 안 된다. 가령 트라이셉스 익스텐션에 ME를 적용한다면 그 결과물은 그저 삼두근 파열이 될 것이다. 모든 보조 운동은 근본적으로 RE로 수행하는 것이 옳다. 6회는 넘어야 하지만 높아도 20회는 넘지 않아야 한다.

훈련 구성

일주일에 걸친 훈련을 어떻게 준비하고, 순서를 배치할지는 매우 중요하다. 운동일 사이에 충분히 쉬어서 회복할 시간을 주고, 오버트레이닝을 방지해야 한다. ME와 DE 사이에는 48시간, DE와 ME 사이에는 72시간의 휴식을 해줘야 한다. 가령 일요일에 ME 벤치를 했다면, DE 벤치는 수요일에 해야 한다. 월요일에 DE 스쿼트를 한다면, ME 스쿼트는 금요일에 해야 한다. 표 7.4의 예시 루틴을 참고하기 바란다.

보조 운동

훈련일의 메인 리프팅을 더 발달시키기 위해 보조 운동을 해라. ME 벤치 프레스를 하고 있다면, 벤치 프레스를 미는 근육들을 키워야 한다. 무엇이 되었든 프레스 운동 중 하나로 볼륨을 채워라. 이어서 삼두, 등, 어깨 운동들을 해주고, 이두 운동 약간으로 팔꿈치 건강을 지키자. 볼륨 운동은 근매스를 증가시키기 위해 해준다. 다만 체중 증가 없이 스트렝스만을 늘리고 싶다면, 볼륨 운동은 좋은 생각은 아니며 가능하면 빼는 게 좋겠다.

하체는 메인 리프팅 후에 싱글렉 운동들이나 박스 점프를 통해 후면사슬과 복부를 발달시키도록 하자.

대부분의 사람들은 하루는 고중량 저반복, 하루는 저중량 고반복 운동을 할 때 보조 운동을 통해 많이 발전할 수 있다. 이렇게 하는 것이 스트렝스를 가장 잘 늘려주는 것으로 보인다. 신체에 가능한 한 많은 혈류량을 보내주어 건강을 유지하는 것은 물론이거니와 말이다. 고중량 훈련은 스트렝스를 늘려준다. 늘어난 혈류량은 근육과 건, 인대 건강에 좋다. 많은 사람들이 ME 운동 이후에 저중량 고반복 훈련을 했을 때 가장 도움이 많이 된다는 것을 발견했다. 그리고 보조 운동에는 대개 많은 시간을 쓰기 어려우니, 고중량으로 하는 것보다는 가벼운 무게로 고반복 슈퍼 세트를 구성하는 것이 더 쉽다.

디로드

디로딩은 컨주게이트 메소드에서 매우 중요하다. 4주마다 한 번씩 강도나 볼륨, 또는 둘 모두를 디로딩하는 것을 추천한다. 컨주게이트 메소드는 기본적으로 양일 모두 고반복 훈련을 하며, 가령 케틀벨을 매달아서 안정성 훈련을 한다거나 하는 식의 다른 운동들을 추가하는 형태가 된다. 디로딩을 정기적으로 하지 않는 리프터는 오버트레이닝에 빠질 수 있다. 반드시 다음의 사항을 기억해야 한다. 훈련을 덜한 저훈련 상태로는 성장이 가능하지만, 오버트레이닝, 즉 과훈련을 한 상태라면, 아무것도 얻을 수 없으며, 역으로 지금까지 쌓은 것을 잃어버리게 될 것이다.

표 7.4 컨주게이트 메소드 루틴 예시

ME 벤치 프레스

	1주차	2주차	3주차	4주차
보드 프레스(두 장)	1RM까지 증량	1RM까지 증량	1RM까지 증량	디로딩 100kg로 최대 반복
보드 프레스(두 장, PR)	1RM 75%	1RM 75%	1RM 75%	
밴드 푸시다운	100회	100회	100회	100회
풀 다운	4×15	4×15	4×15	4×15
페이스 풀	4×15	4×15	4×15	4×15
해머 컬	4×15	4×15	4×15	4×15

DE 스쿼트

	1주차	2주차	3주차	4주차
박스 스쿼트	12×2	12×2	12×2	썰매 끌기
루마니안 데드리프트(RDL)	4×6	4×6	4×6	4×6
리버스 하이퍼	4×8	4×8	4×8	4×8
슈러그	3×10	3×10	3×10	3×10
스프레드 이글 싯업	4×10	4×10	4×10	4×10

DE 벤치 프레스

	1주차	2주차	3주차	4주차
스피드 프레스	8×3	8×3	8×3	서스펜디드 케틀벨 벤치 3×30
롤링 트라이셉스 익스텐션(덤벨)	4×8	4×8	4×8	4×8
체스트 서포티드 로우	4×8	4×8	4×8	4×8
브랫포드 프레스	4×8	4×8	4×8	4×8
레그 컬	4×8	4×8	4×8	4×8

ME 스쿼트

	1주차	2주차	3주차	4주차
굿모닝(캠버 바)	1RM까지 증량	1RM까지 증량	1RM까지 증량	레그프레스 3×20
피스톨 스쿼트	각 3×12	각 3×12	각 3×12	각 3×12
글루트 햄 레이즈	4×8	4×8	4×8	4×8
리버스 하이퍼	4×8	4×8	4×8	4×8
복근	3×30	3×30	3×30	3×30

요약

어떤 파워리프팅 프로그램이든 목표는 절대 스트렝스의 증가다. 리프터들은 자신이 가장 좋아하는 프로그램을 사용해야 한다.

파동형 주기화는 한 사이클을 진행하면서 그 안에서 여러 다른 RM 값을 돌려가며 사용한다. 그날 훈련이 스쿼트이든 벤치 프레스이든 데드리프트이든 리프터는 그날의 훈련을 해야 한다. 반복수의 변화는 우리 몸이 적응해야 하는 새로운 자극의 역할을 한다.

컨주게이트 메소드 주기화는 퍼포먼스를 늘리기 위한 세 가지 방법을 사용한다. ME를 통해 최대 운동 동원을 개발하는 것, DE를 통해 바벨 스피드를 늘리는 것, 마지막으로 RE를 통해 근비대를 목표로 하는 것이다. 한 주를 진행하면서 앞의 세 가지 방법 중 두 가지에 집중하면 핵심 리프팅을 증량할 수 있다. 마지막으로 컨주게이트 메소드는 동일한 운동에서 RM 값만 바꾸는 것이 아니라, 운동 자체를 계속해서 바꿔가면서 진행한다.

Chapter 8

기초 훈련

어떤 일이든 기초를 잘 쌓는 것이 가장 중요하다. 아무리 높은 마천루라 하더라도 튼튼한 기반공사 없이는 강풍이나 약한 지진에 바로 무너져버린다. 파워리프팅의 기초를 다지는 것은 꽤 시간이 걸릴뿐더러 솔직히 말해서 재미도 없는 것이 사실이다. 그렇지만 최대한 높은 수준에 도달하기 위해서는 반드시 해야만 한다. 파워리프팅 대회에 나가보면 강력한 사람들이 엄청나게 많다. 어떤 사람들은 강하기는 하지만 자세가 엉망인 경우도 있다. 그걸 실제로 보고 나면 지금도 강한데 만약 저 사람이 기초까지 튼튼했으면 지금쯤 얼마나 더 강했을지, 그리고 그 사람들이 다칠 때까지 앞으로 얼마나 남았을까 하고 궁금해질 수밖에 없다.

파워리프팅의 기초를 다지는 것은 결국 제대로 된 자세를 만들고, 이를 받쳐줄 근육을 만들고, 훈련 캐파Capacity(훈련 가능 총량)를 늘리는 것이 전부라 할 수 있다. 초짜 파워리프터들은 바벨을 잡고 최대한 무겁게 들 생각만을 한다. 그러나 지금까지 이렇게 했었던 사람들 중에서는 얼마 가지 않아 부상으로 체육관에서 쩔뚝이며 나가고는, 다시는 바벨을 잡지 못하게 된 사람의 숫자가 상당하다. 이 장은 당신이 최대한 높은 마천루를 지을 수 있도록, 즉 높은 합계를 기록할 수 있도록 튼튼한 기반을 다지는 방법을 다루고 있다.

운동 캐파

운동 캐파라는 것은 기본적으로 얼마나 많은 운동량을 감당할 수 있는지를 말한다. 이는 적절한 시간 안에 주어진 운동을 마칠 수 있는 능력, 세트 사이에 회복하는 데 걸리는 시간이 얼마나 짧은가 하는 능력이다. 어떤 파워리프팅 코치는 언젠가 이렇게 말한 적이 있다. 대회에서 이기는 사람은 사실 제일 강한 사람이 아니고, 대회를 끝마치기에 신체 컨디션이 충분히 올라와있는 사람이 이기는 것이라고 말이다. 당신은 자신의 운동이 되었든 실제 경기가 되었든, 매 시도 사이사이에 충분히 회복할 수 있는 운동 캐파를 갖고 있어야 한다. 당신이 더 강해질수록, 더 무거운 무게를 들어야 하고, 매 시도 사이사이에 회복하기가 점점 더 어려워질 것이다.

운동 캐파는 여러 가지 방법을 통해 기를 수 있다. 쉬는 시간에 앉지 말고 일어서 있기라거나, 슬레드(썰매)를 민다거나, 복합운동이나 슈퍼 세트를 하는 것이다. 단순히 운동 캐파만을 늘리기 위한 운동을 하기보다는, 이것을 운동의 일부로 합쳐서 하루의 운동 마지막에 넣어주는 것이 현명한 방법이다. 운동을 시작할 때는 자세와 스트렝스에 집중하고, 운동을 끝낼 때는 운동 캐파에 집중하면 테크닉과 스트렝스, 둘 모두를 최적으로 훈련할 수 있고, 어느 정도 피로가 쌓인 상태를 만들어줄 수 있다. 이 시점에서 운동 캐파를 쌓는 것이 최적인 이유는 이미 몸에 어느 정도 피로가 쌓여있기 때문이다. 피로감을 늘려놓기 위해 굳이 10분씩 기다릴 필요가 없다. 이미 피로도가 쌓여있지 않은가 말이다.

자세

바벨에 중량을 얹기 전에, 먼저 자신의 자세를 완벽하게 만들어야 한다. 바벨의 무게가 얼마든 당신은 반드시 매번 똑같은 모습으로 반복할 수 있어야 한다. 빈 봉이든 700kg을 들든 말이다. 매 반복은 자세를 다듬을 기회가 될 수도 있고, 역으로 자세만 망치는 방법이 되기도 한다. 당신이 새로운 PR에 도전하려는 때에도, 언제가 되었든 이 자세는 완벽하게 자신의 느낌에 맞게 수행할 수 있어야 하고, 심지어 자세 같은 것은 의식적으로 생각하지 않아도 되는 수준이 되어야 한다. 스쿼트, 벤치, 데드리프트 각각의 세부적인 테크닉은 4~6장을 다시 확인하기 바란다. 여기서는 기본적으로 초보자인 상태에서부터 운동을 어떻게 진전시켜야 하는지를 다룰 것이다.

진전, '나아가며, 발전한다'는 의미처럼, 누구든 나아가면서 겪어야 하는 과정이라는 것이다. 운동 신경을 타고난 몇몇 극소수의 사람들은 처음 바벨을 잡아도 잘할 수 있다. 그렇지만 우리를 포함한 대부분의 사람들은 잘하기 위해서는 연습이 필요하다. 차근차근 한 걸음씩 나아가다 보면 운동을 배우면서 중간중간 맞닥뜨리게 되는 좌절을 극복할 수 있다. 많은 초심자들이 처음 시작하자마자 모든 것을 완벽하게 하지 못해 많은 부담을 갖는다. 대회용 3종목에서 시선을 잠깐 다른 곳으로 돌리면 부담감이 줄어들게 되고, 자기의 몸이 지금 어떻게 하고 있는지 더욱 잘 느낄 수 있으며, 앞으로 무엇을 해야 하는지도 알 수 있게 된다.

다음 단계로 언제 나아가야 하는지에 대한 의문은 주관적인 것이다. 감이 잡힐 때까지는 하던 것을 계속하는 것이 좋지만, 한 단계에 일주일 이상을 쓰지는 말아야 한다. 한두 개 정도 이전 단계 운동을 현재 운동을 수행하기 전에 준비 운동으로 하는 것도 좋은 생각이다. 몸도 풀릴뿐더러 전 단계의 운동들을 여전히 잘할 수 있다는 의미이니까 말이다. 만약 준비 운동인데 잘 안 되면 그날은 그 운동을 주요 운동으로 하는 것이다. 아직 대회에 나가기까지는 시간이 남아있으니, 이날만큼은 해당 운동을 올바르게 하는 데에 집중하는 것이다.

기초 운동

기초 운동은 앞으로 당신이 운동하면서 고중량을 치게 될 때 튼튼한 기반을 만들어줄 것이다. 또한 당신의 안정근, 관절, 건도 강화시켜줄 것이다. 더 튼튼한 기반과 더 강한 안정근을 갖고 있다는 것은, 당신의 육체가 더 무거운 중량을 다룰 수 있게 된다는 것과 같다. 자신의 올바른 리프팅 궤적에서 벗어나 버렸을 때, 본래라면 실패했을 것을 다시 붙잡아서 자세를 회복, 성공시킬 수 있게 된다. 마지막으로 튼튼한 기초는 부상의 확률을 낮추고, 회복을 도와준다.

스쿼트 기반 다지기

파워리프터들은 스쿼트를 할 때 바닥을 찍기 위해서 굿모닝처럼 가슴을 과하게 앞으로 숙이고, 바닥에서 빠져나오면서는 무릎이 안으로 모이는 경향이 있다. 일반적으로 다들 이러한 경향이 있기에, 여기서 다루는 진전 과정은 초심자들에게 이렇게 하지 말라고 가르치도록 구성되었다.

카운터밸런스 스쿼트

목적: 스쿼트 도중 가슴이 앞으로 쏟아지지 않고, 체스트업 상태를 유지하는 방법을 배울 수 있다.

타깃 근육: 대퇴사두, 대퇴근막장근, 햄스트링

시작 자세: 양손에 5~10kg 플레이트를 들고 시작한다. 발은 어깨너비로 벌리고 발끝은 앞을 보게 하거나 살짝 바깥으로 틀어준다.

수행: 골반을 뒤로 밀면서 스쿼트를 시작한다. 내려가는 도중 중량물을 눈높이로 들어 올려 자기 체중의 반대로 하여 중심을 맞춘다. 이를 통해 체스트업 상태를 유지한다.

코칭 포인트: 어느 지점에서든 간에 가슴, 등, 고관절, 그리고 중량물은 일직선상에 있어야 한다. 마치 팔을 신전시키고 굿모닝을 하는 것처럼 말이다. 뒤꿈치에 신경을 써야 한다. 만약 올라오는 과정에서 뒤꿈치가 뜬다면, 싯백에 신경을 써서 더 강하게 뒤로 앉거나, 아니면 발목 유연성 운동을 해줘야 한다. 후자의 경우 많은 사람들이 뒤꿈치 밑에 플레이트를 두고 운동을 한다. 이는 잘못된 것을 수정하기 위해 제대로 문제를 해결하기보다는 그저 단순한 미봉책에 불과하다. 스트레칭을 통해 발목 유연성을 개선하여 운동 내내 뒤꿈치가 땅바닥에 붙어있도록 해야 한다.

카운터밸런스 싱글레그 스쿼트

목적: 스쿼트 도중 체스트업을 유지하는 방법을 배우고, 무릎이 움직이는 궤적을 인지한다.

타깃 근육: 대퇴사두근, 대퇴근막장근, 햄스트링

시작 자세: 45cm 높이의 박스 위에 서서 한 발은 박스 위에, 한 발은 박스 옆 공중에 띄운다. 5~10kg 플레이트를 양손에 든다(그림 8.1a).

수행: 고관절을 뒤로 밀면서 스쿼트를 시작한다. 공중에 떠있는 발이 하강하게 되는데, 이때 다리를 쭉 펴서 몸 앞쪽으로 살짝 들어 올린다. 내려가면서 중량물을 가슴 높이나 그보다 살짝 높게 들어서 자신의 체중과 반대로 하여 중심을 잡는다(그림 8.1b).

코칭 포인트: 이상적으로는 디딤발의 엉덩이가 뒤꿈치에 닿을 때까지 앉아야 하지만 이는 비현실적이다. 그냥 어렵다 느껴질 때까지 앉았다가 다시 일어서면 된다. 무릎의 위치에 주의한다. 무릎이 휘청거리지 않아야 하고, 뒤꿈치는 바닥에 붙어있어야 한다. 뒤꿈치가 땅에서 떨어지면 싯백을 더 강하게 해주거나, 발목 유연성을 개선해야 한다.

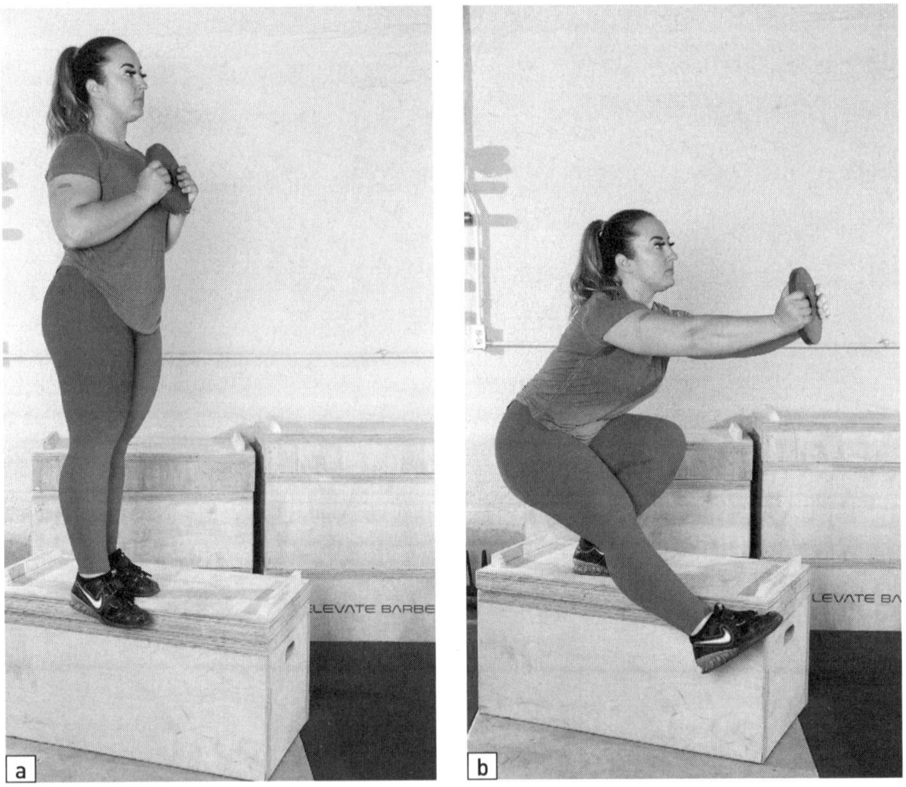

그림 8.1 카운터밸런스 스쿼트. (a) 중량물을 들고 박스 위에 한 발로 선다. (b) 한쪽 발을 들어 올린 채로 하강한다. 중량물은 가슴 높이로 유지한다.

프론트 스쿼트

목적: 체스트업 상태를 유지하고, 스쿼트 도중 무릎이 발목과 같은 방향을 향하도록 한다.

타깃 근육: 대퇴사두근, 중둔근, 대둔근, 대퇴근막장근, 햄스트링

시작 자세: 클린그립 또는 팔짱을 껴서 바벨을 잡고 직립한다. 발을 어깨너비로 벌리고 발끝이 전방을 향하거나 살짝 바깥을 보도록 돌려준다(그림 8.2a).

수행: 골반을 뒤로 살짝 밀면서 앉는다(그림 8.2b). 하강하는 내내 가슴은 곧게 세워져 체스트업을 유지해야 한다. 고관절의 접히는 부분이 무릎의 가장 높은 지점보다 아래로 내려가면, 시작 자세로 돌아가도록 한다.

코칭 포인트: 동작 내내 팔꿈치를 높게 치켜들어야 한다. 그렇지 않으면 바벨이 빠져나올 수 있다. 이 운동의 목적은 체스트업을 강하게 유지하고, 앞으로 숙이는 버릇을 없애거나, 그러한 버릇이 생기는 것을 방지하고자 함이다. 이 운동 중 어깨를 약간 으쓱하는 슈러그 동작을 해주는 것도 좋다. 그러면 바벨이 올라가 있을 면적이 더 넓어진다. 다시 한 번 말하지만 발뒤꿈치가 떨어지지 않게 신경을 써야 한다. 이쯤되면 아마 뒤꿈치가 바닥에 착 달라붙어있을 것이다.

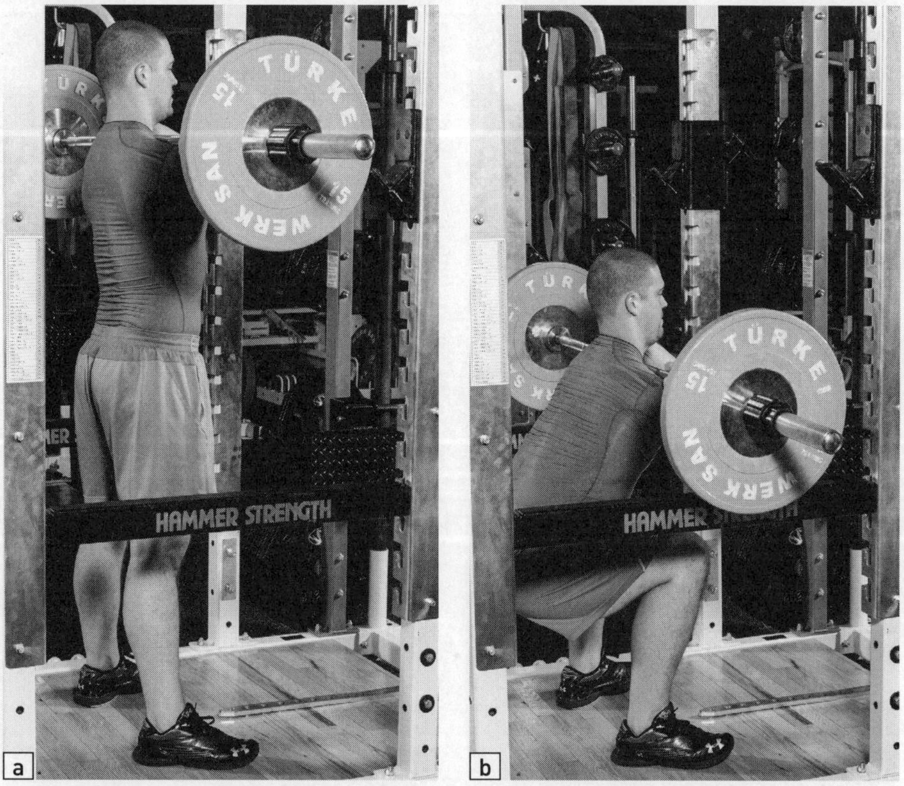

그림 8.2 프론트 스쿼트. (a) 직립한 상태. (b) 골반을 뒤로 밀면서 스쿼트를 시작한다.

오버헤드 스쿼트

목적: 최대 깊이까지 내려가는 동안 체스트업을 유지할 수 있도록 한다.

타깃 근육: 대퇴사두근, 대둔근, 중둔근, 대퇴근막장근, 햄스트링, 복직근, 외복사근, 척추기립근

시작 자세: 바벨을 와이드그립으로 잡고, 머리 위로 들어 올려 오버헤드 포지션을 취한다. 바벨이 대략 머리보다 15~25cm 정도 위에 있게 된다. 발은 골반 너비로 벌리고, 발끝은 전방을 향하거나 살짝 밖으로 틀어주도록 한다(그림 8.3a).

수행: 일반적인 스쿼트처럼 앉는다. 다만 바벨이 정확하게 어깨 위에 있도록, 위치가 변하지 않게 할 수 있어야 한다(그림 8.3b). 고관절의 접히는 부분이 무릎의 최상단보다 아래로 내려가면, 시작 자세로 돌아온다.

코칭 포인트: 가슴을 높게 치켜든 상태를 유지한다. 체스트업이 유지되지 않고, 가슴이 무릎 쪽으로 떨어진다는 것은, 힙플렉서(고관절 굴곡근)들이 굳어있으니, 스트레칭을 통해 해결해줘야 한다는 것을 의미할 수 있다. 이것은 어려운 운동이지만, 스쿼트 도중 체스트업을 유지하는 방법을 익히는 데는 매우 좋은 운동이다.

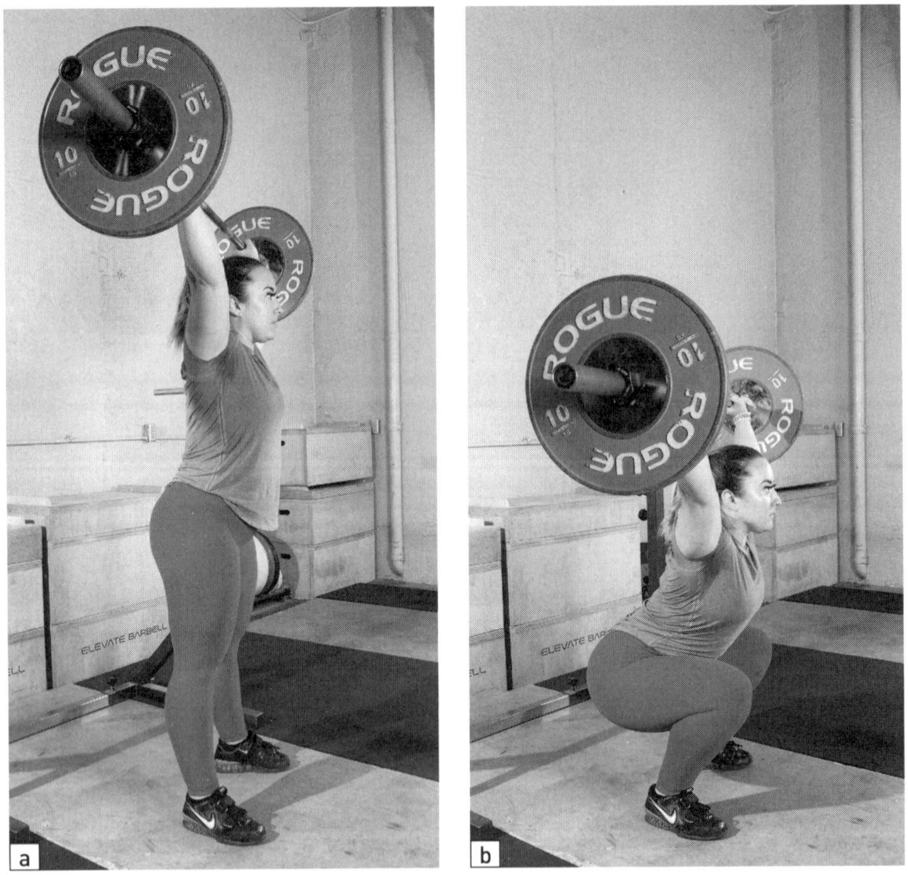

그림 8.3 오버헤드 스쿼트. (a) 골반 너비로 발을 벌리고, 바벨은 머리 위로 오버헤드 포지션을 취하고 선다. (b) 바벨을 정확히 어깨 위에 유지하면서 스쿼트를 수행한다.

무릎 밴드 백 스쿼트

목적: 체스트업을 유지하고, 스쿼트 동작 내내 무릎을 밖으로 밀어주는 방법을 배운다.

타깃 근육: 대퇴사두근, 대둔근, 중둔근, 대퇴근막장근, 햄스트링

시작 자세: 일반 스쿼트 스탠스로 서서, 무릎 주위에 저항 밴드를 걸어준다(그림 8.4a).

수행: 골반을 뒤로 살짝 밀어주고, 무릎을 양옆 바깥쪽으로 밀어주면서 스쿼트를 시작한다. 무릎이 발끝을 넘지 않고, 발과 같은 평면에 있는 상태를 유지하면서 앉는다(그림 8.4b). 고관절의 접히는 부분이 무릎의 최상단보다 아래로 내려가면, 시작 자세로 돌아온다.

코칭 포인트: 이 운동 도중에 엉덩이에 쥐가 나기 시작할 수도 있다. 정상이다. 쥐가 난다는 것은 그동안 잠들어있던 근육들이 이제 일을 하기 시작했다는 의미다.

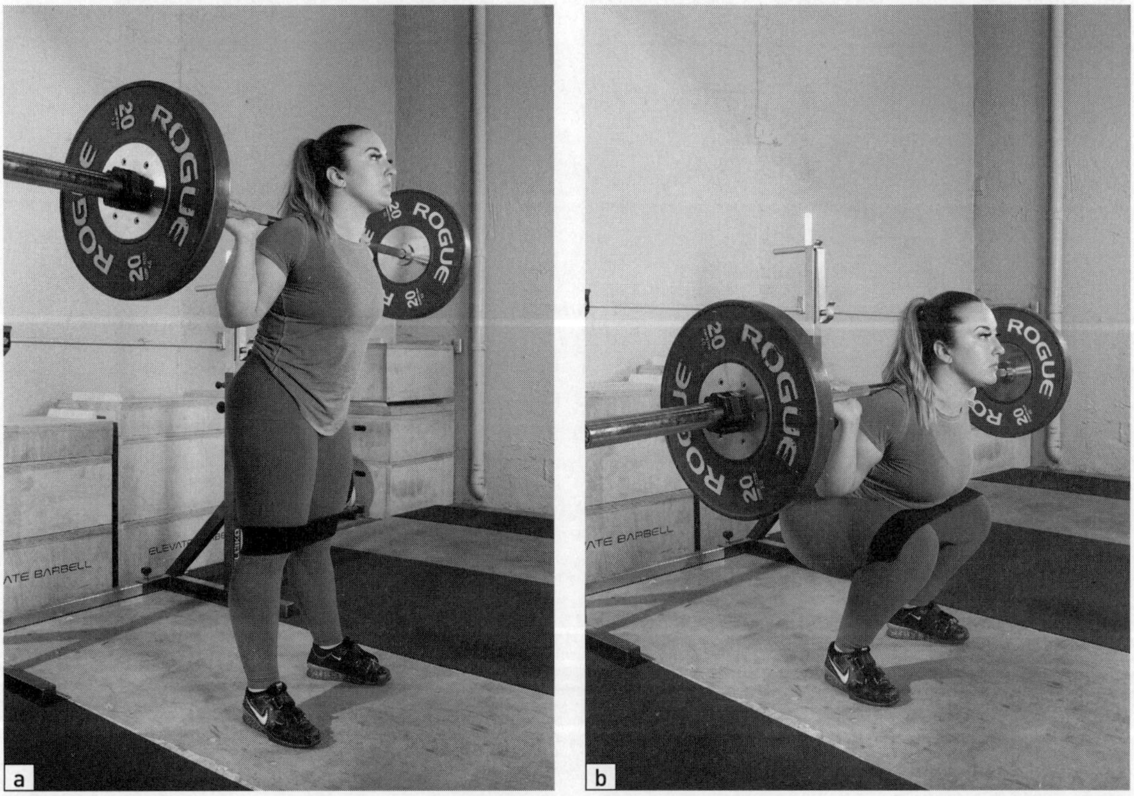

그림 8.4 무릎 밴드 백 스쿼트. (a) 무릎에 밴드를 건 상태의 스쿼트 시작 스탠스. (b) 무릎과 발이 같은 평면에 있는 상태를 유지하며 스쿼트를 한다.

백 스쿼트

여기까지 왔다면 앞의 진전 과정을 거쳤을 것이고, 이제 제4장에 묘사된 대로 스쿼트를 시작해도 좋다. 그림 8.5를 참고하라.

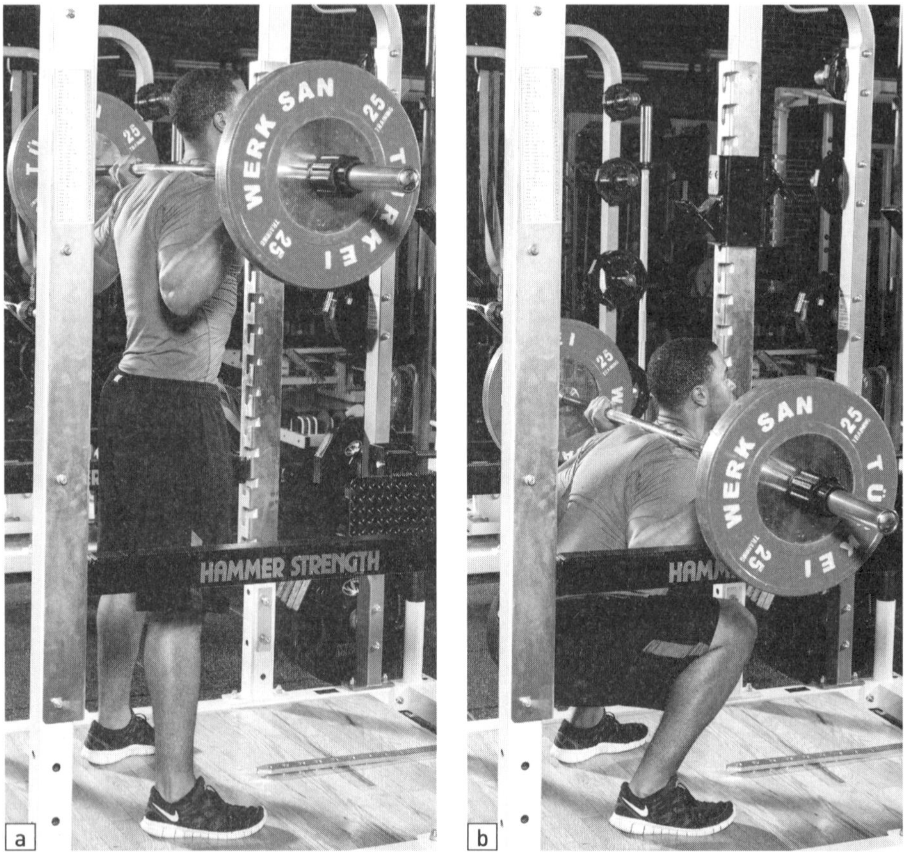

그림 8.5 백 스쿼트. (a) 시작 자세. (b) 스쿼트.

벤치 프레스 기반 다지기

벤치 프레스는 정말이지 심플한 운동이다. 이 진전 과정은 당신이 부상 없이 벤치를 밀기 위한 스트렝스와 안정성을 기를 수 있도록 구성되었다. 푸시업을 할 수 없는데 벤치를 미는 것은 추천하고 싶지 않다.

푸시업

목적: 상체가 벤치 프레스를 시작하기에 충분한 근력을 갖고 있도록 한다.

타깃 근육: 대흉근, 삼두근, 삼각근

시작 자세: 손바닥이 어깨 바로 아래에 오도록 하여 땅바닥에 딱 붙인 채로 엎드린다. 머리부터 발끝까지를 단단하게 유지해서 나무판자처럼 곧게 하여 유지한다.

수행: 몸을 견고하게 유지한 상태로 숨을 천천히 들이마시며, 코가 땅바닥에 닿을 때까지 팔꿈치를 구부린다. 내쉬며 올라온다.

코칭 포인트: 올라오는 동안 엉덩이가 축 쳐지지 않도록, 그리고 내려가는 동안 엉덩이가 혼자 붕 떠서 내려가지 않는 것은 아닌지 주의한다. 남자라면 25회, 여자라면 15회를 성공했으면 다음으로 넘어가도록 하자.

인버티드 로우

목적: 상체가 벤치 프레스를 시작하기에 충분한 근력을 갖고 있도록 한다.

타깃 근육: 광배근, 능형근

시작 자세: 바닥에 눕는다. 땅에서 1.2m 정도 떨어진 바벨을 오버그립으로 잡는다. 그립은 어깨너비로 잡는다. 몸을 견고하게 머리끝부터 발끝까지 일자로 만든다.

수행: 몸을 견고하게 한 채로, 가슴 중앙이 바벨에 닿을 때까지 당긴다. 3초간 버텼다가 내려간다.

코칭 포인트: 가슴 중앙이 바벨에 닿은 채로 3초간 정지해야 한다. 몸 어느 한 곳도 처지지 않도록 견고하게 유지한다. 특히 엉덩이에 유의한다. 너무 쉽다면 바벨을 조금 더 낮추거나, 발을 높은 곳에 걸쳐서 난이도를 높인다. 등의 보조 운동으로 매우 유용하다.

덤벨 벤치

목적: 벤치 프레스 트랜지션 구간에서 팔꿈치의 위치 변화를 경험하게 해준다.

타깃 근육: 대흉근, 삼두근, 삼각근

시작 자세: 벤치에 눕는다. 양손에 덤벨을 들고 팔을 쭉 뻗어서 덤벨끼리 만나도록 한다. 머리, 어깨, 엉덩이는 벤치에 닿아있어야 한다. 발은 바닥에 내려놓는다.

수행: 호(弧)를 그리면서 덤벨을 가슴으로 내린다. 하강 구간에서 팔꿈치는 턱인시켜 광배에 딱 붙어있도록 한다. 미는 구간에서는 스티킹 포인트에서 팔꿈치가 밖으로 벌어지도록 플레어 상태를 만들고, 호를 그리면서 올라가도록 한다.

코칭 포인트: 덤벨을 턱인, 플레어하는 동작을 버릇을 들여서 이것이 벤치 프레스에서 나타나도록 한다. 많은 초심자들이 이해하지 못하는 개념을 가르치는 데 유용하다.

벤치 프레스

이 시점에는 진전 과정을 밟아서 끝냈을 것이니, 제5장에서 설명한 대로 벤치 프레스를 시작하도록 한다. 그림 8.6을 참고하라.

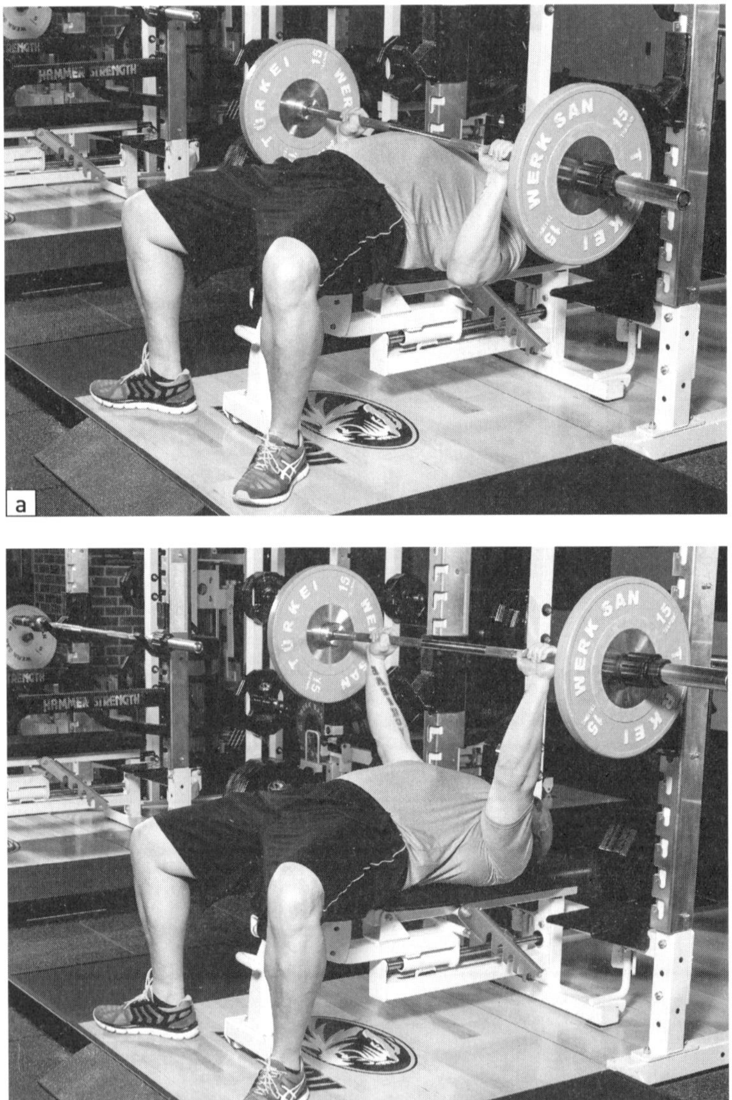

그림 8.6 벤치 프레스. (a) 시작 자세. (b) 밀어 올린다.

데드리프트 기반 다지기

데드리프트를 잘하기 위해서는 강력한 등과 고중량을 다루기에 충분히 강력한 튼튼한 보조 근육들을 갖고 있어야 한다.

디멜 데드리프트

목적: 움직임 최상단에서 엉덩이로 밀어내는 감을 느껴볼 수 있다.

타깃 근육: 대둔근, 중둔근, 햄스트링

시작 자세: 직립해서 오버핸드나 얼터네이트 그립으로 바벨을 잡고 선다. 그림 8.7a는 오버 그립으로 잡았다. 발은 골반 너비, 혹은 그보다 살짝 좁게 선다.

수행: 바벨이 무릎 상단을 찍을 때까지 엉덩이를 뒤로 밀어준다(그림 8.7b). 바벨이 무릎 상단을 찍는 것과 동시에 강력하게 엉덩이를 조여서 처음으로 돌아온다.

코칭 포인트: 바벨을 컨트롤하는 것에 신경 쓰고 절대 바벨이 허벅지에서 떨어져서 몸 앞으로 나가지 않도록 한다. 바벨을 최대한 몸에 가깝게 붙이고, 이 운동을 하는 동안에는 몸을 항상 타이트하게 유지한다.

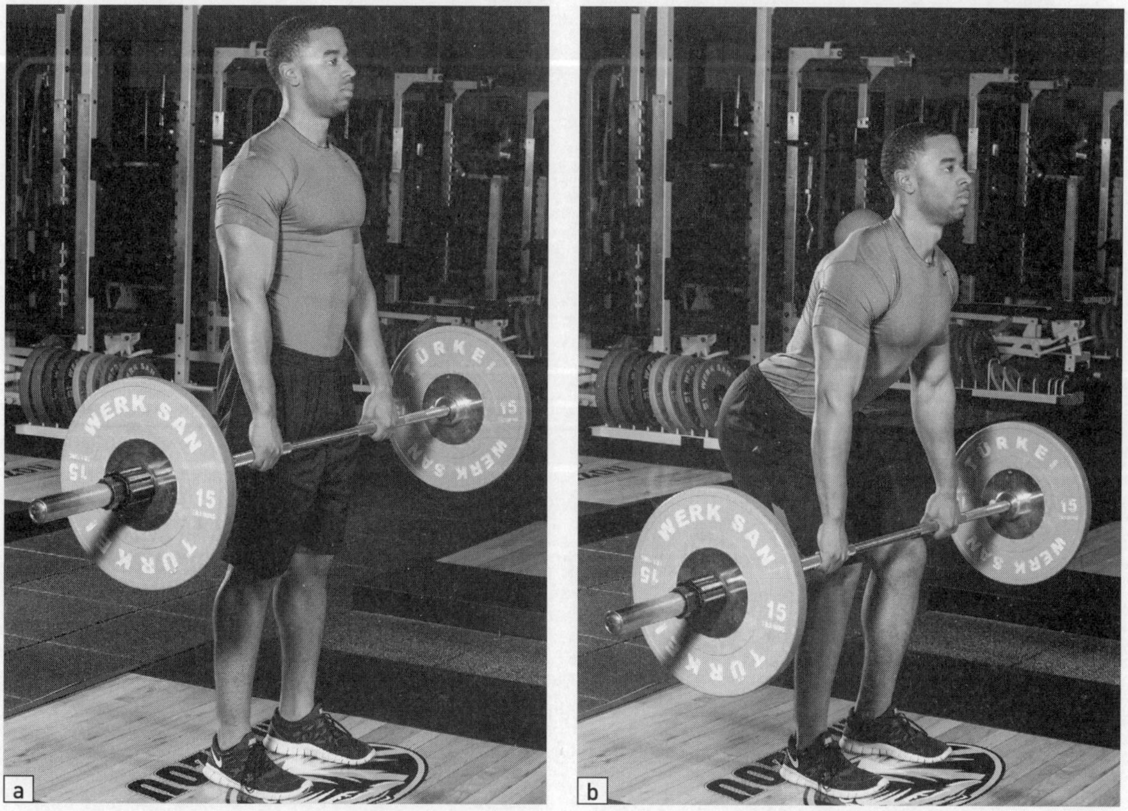

그림 8.7 디멜 데드리프트. (a) 직립. (b) 바벨이 무릎 상단에 닿을 때까지 엉덩이를 뒤로 밀어준다.

루마니안 데드리프트(RDL)

목적: 엉덩이로 미는 느낌을 익히고, 햄스트링을 강화해준다.

타깃 근육: 대둔근, 중둔근, 햄스트링, 척추기립근, 이두근, 광배근, 외복사근

시작 자세: 골반 너비 혹은 그보다 살짝 좁게 다리를 벌리고 곧게 선다(그림 8.8a). 바벨은 오버 또는 얼터네이트 그립으로 잡는다.

수행: 하강 구간에서 엉덩이를 뒤로 밀어준다(그림 8.8b). 햄스트링이 쭉 늘어나는 느낌이 들었으면, 다시 처음 자세로 돌아온다. 운동을 하는 동안 계속해서 등을 타이트하게 조인 상태를 유지해야 한다.

코칭 포인트: 엉덩이를 반드시 뒤로 밀어주어야 한다. 뒤로 더 멀리 밀어줄수록, 전체 운동 부하 중 더 많은 부분이 햄스트링에 걸린다. 발가락이 땅에서 뜰 것 같은 느낌이 들면 잘하고 있는 것이다. 또한 어깨를 뒤로 당기고, 허리를 평평하게 플랫백을 유지해서, 등 상부를 타이트하게 유지해야 한다. 소처럼 등을 아치를 만든다고 생각하는 큐가 좋다. 절대 낙타가 되어서는 안 된다.

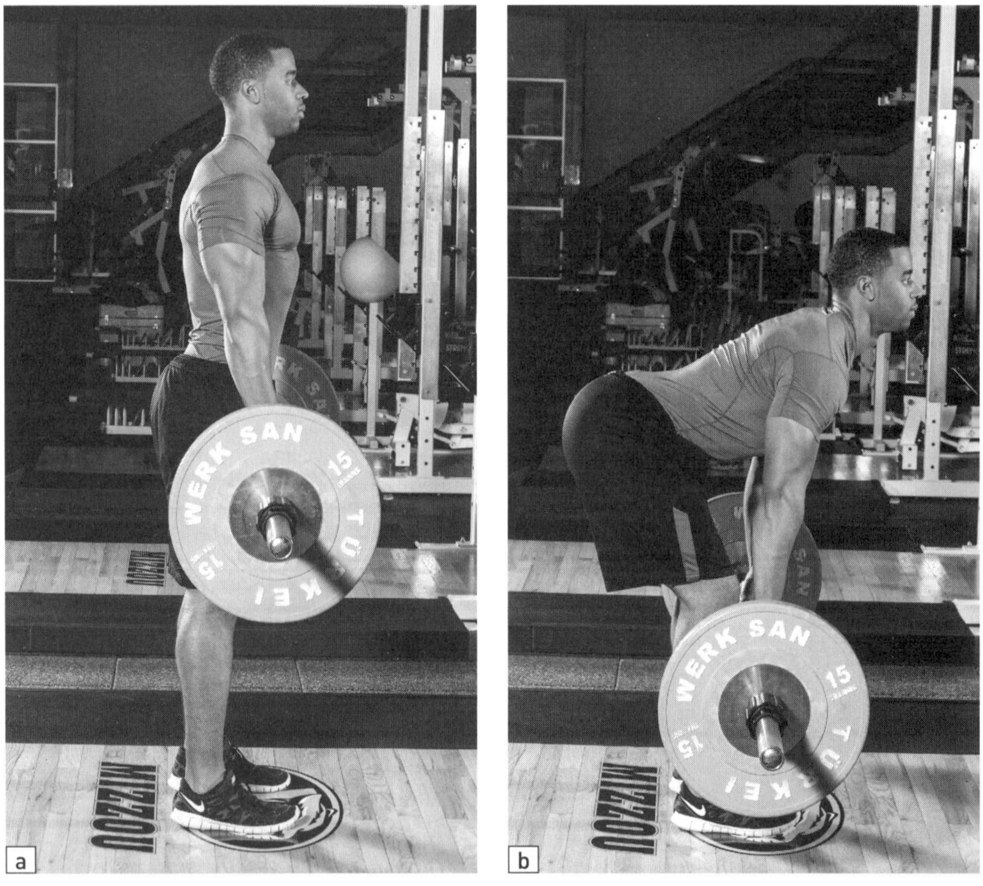

그림 8.8 루마니안 데드리프트. (a) 시작 자세. (b) 엉덩이를 뒤로 밀면서 바벨을 내린다.

데피싯 데드리프트

목적: 대퇴사두로 밀어내는 느낌을 이해하고, 데드리프트를 시작할 때 체스트업을 유지하는 느낌을 배운다.

타깃 근육: 대둔근, 중둔근, 햄스트링, 척추기립근, 이두근, 광배근, 대퇴사두근

시작 자세: 5~10cm 높이의 박스 위에 올라선다. 발은 골반 너비 혹은 그보다 조금 좁게 선다. 그대로 앉아서 다리 바깥쪽으로 오버그립 또는 얼터네이트 그립으로 바벨을 잡는다.

수행: 다리를 박스를 통해 그 안으로 밀어준다는 생각을 하면서 동시에 머리를 뒤로 당겨준다. 바벨이 무릎 높이까지 올라오면 이제 엉덩이를 앞으로 쭉 밀어준다. 디멜 데드리프트에서처럼 엉덩이를 착! 하고 밀어넣는다.

코칭 포인트: 고개를 뒤로 던지듯이 쭉 뽑아준다. 엉덩이를 앞쪽으로 철컥! 하는 느낌으로 밀어넣는다.

데드리프트

이쯤이면 진전 과정을 끝냈을 것이고, 이제 제6장에서 다루었던 것처럼 데드리프트를 시작해도 좋다. 그림 8.9를 참고하라.

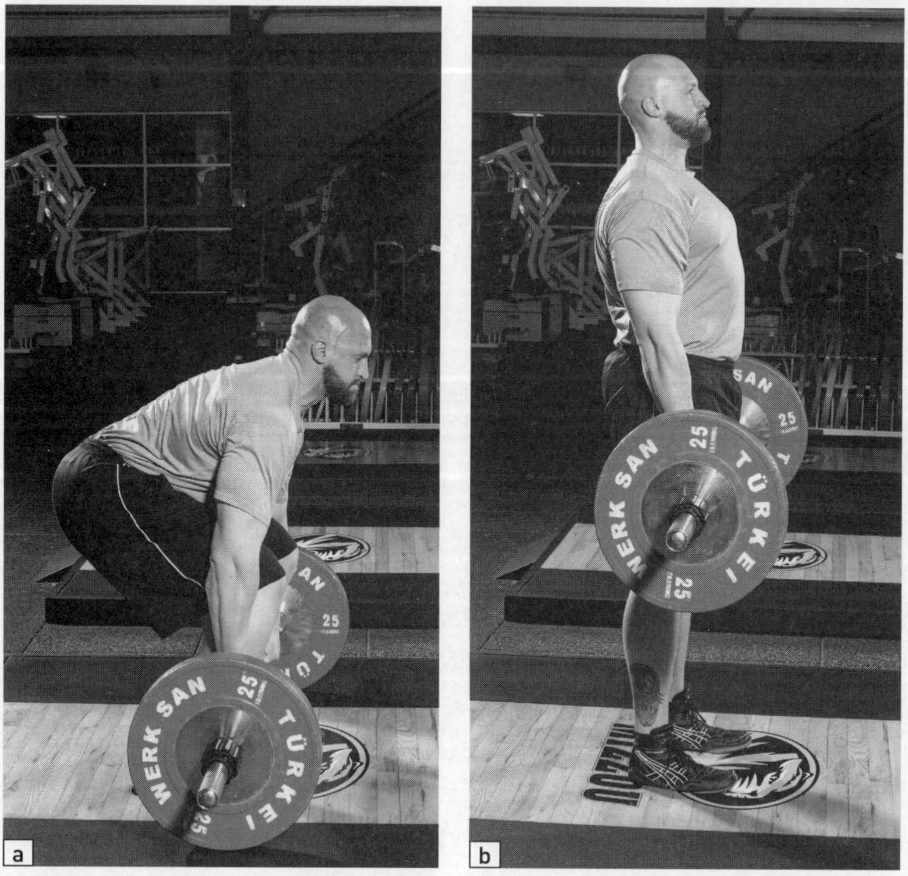

그림 8.9 데드리프트. (a) 시작 자세. (b) 들어 올린다.

프로그램

보통의 파워리프팅 초심자들은 과거 훈련 경험이 전혀 없다. 따라서 이들은 스스로가 어느 정도로 강한지, 다시 말해서 시작하는 그 시점에 자신이 어느 수준인지 제대로 모른다. 리프터가 앞의 진전 과정을 다 밟고 나면, 단순한 점진적 과부하 프로그램이 가장 좋다. '점진적 과부하Progressive Overload'라는 말이 익숙하게 들릴 수도 있다. 왜냐하면 이 책 전체에서 내내 다루었던 주제이기 때문이다. 이 경우에는, 단순히 매주 중량을 올린다는 것을 의미한다. 과거에 한 번도 최대 기록을 측정한 적이 없기 때문에, 어느 정도 중량의 몇 %로 세트수, 반복수를 결정한다는 개념이 애초에 존재할 수 없다.

점진적 과부하 프로그램에는 몇 가지 종류가 존재하지만 여기서는 두 종류에 대해서만 다루도록 하겠다. 첫 번째는 5×5이고, 두 번째는 자율 조절 점진적 저항운동(APREAutoregulating Progressive Resistance Exercise)이다.

5×5는 구식이지만, 클래식이라고 할 수 있다. 그 오랜 시간 동안 기본 형태가 바뀌지 않았지만, 이는 그럴 필요가 없었기 때문이다. 5×5는 다음의 대원칙을 따른다. "일단 어떻게든 잘 굴러가고 있으면, 손대지 말고 그대로 두어라"는 것이다. 이런 종류의 프로그램은 그냥 워밍업을 끝내고, 그날의 무게를 설정하고, 5회 5세트를 수행하는 것이 전부다. 5회 5세트를 성공한다면 그다음 훈련일에는 2.5~7.5kg을 더하는 것이다. 이런 프로그램의 장점은 진행하면서 조금씩 벽에 부딪히게 되는데, 이것 덕분에 피로할 때의 자세를 익히게 된다는 것이다. 4, 5세트를 수행할 때쯤이면 엄청나게 피로감이 몰려올 것이다. 피로한 상황에서도 자세를 유지할 수 있게 되면, 앞으로 무엇을 하든 버틸 수 있게 된다. 이런 프로그램의 단점은 스트렝스 성장이 느리다는 것이다. 흥미를 유지하려면 괜찮은 코칭이 필요할 수도 있다.

APRE 프로그램은 조금 더 복잡하다. APRE를 다루기 이전에, 프로그래밍의 기원과 그 역사에 대해 짚어보도록 하자. 20세기 초반 군대에서 한 병사의 대퇴골(넓적다리뼈)이 부러져서 깁스를 했다. 뼈가 다시 붙은 후에, 병사는 깁스를 풀고 다시 자신의 자리로 돌아갈 준비가 된 것 같아 보였다. 이때 군의관이었던 토마스 들로름Thomas DeLorme 대위는 이 병사가 아직 복귀할 준비가 되지 않았다는 것을 발견했다. 한쪽 다리가 다른 쪽보다 작았고, 이 병사가 제대로 걷거나 달리지 못하는 것이었다. 들로름은 자기가 할 수 있는 한 최선을 다해서 근육을 강화해보기로 결정했다. 병사가 자리에 앉자 들로름 대위는 그의 다리에 중량물을 묶었고, 레그익스텐션을 시켰다. 들로름은 10RM의 50% 무게로 10회, 75%로 무게를 늘려서 10회, 그리고 새로운 10RM에 도전하는 것이 최선이라고 결정했다. 그 병사가 다시 복귀했을 때 들로름 대위는 근육의 크기, 스트렝스, 다리의 기능이 크게 개선된 것을 발견했다. 이 프로토콜에서 3세트 10회의 형태가 사용되었다는 것을 주목하기 바란다. 들로름 대위가 큰 성공을 했던 것이 이어져 오늘날 운동에서 3세트 10회를 기본으로 삼게 되었다. 들로름은 이 프로토콜을 점진적 저항 운동(PREProgressive Resistance Exercise)라고 불렀다. 많은 사람들이 오늘날에도 여전히 들로름의 PRE를 사용한다. 이것이 발전하여 3세트 프로토콜에 4번째 세트가 추가된 형태가 되었고, 이것을 우리는 자율 조절 점진 저항운동, 즉 APREAutoregulating Progressive Resistance Exercise라고 부른다.

APRE는 간단하다. 세 가지 프로토콜이 있는데 각각 APRE3, APRE6, APRE10이다. 어떤 것을 사용할지는 자신이 기르고자 하는 능력이 무엇인지에 따라 달려있다. APRE3는 추정 3RM를 기반으로 하여, 스트렝스와 파워를 기르는 목적이다. APRE6는 추정 6RM에 기반하여 스트렝스와 근비대에 쓰인다. APRE10은 추정 10RM을 기초로 근비대 목적으로 사용한다. 표 8.1과 8.2는 세부적인 내용을 다루고 있다.

표 8.1에서 볼 수 있듯이 세 루틴 모두 형태는 같다. 가볍게 50% 한 세트, 75%로 두 번째 세트, 마지막 3세트는 해당 RM 값으로 실패할 때까지, 네 번째 세트는 3세트를 기초로 중량을 조절하여 다시 한 번 실패할 때까지 수행하며, 이때의 RM 값을 그다음 주의 새로운 RM으로 정하는 것이다.

예를 들어 벤치 프레스 3RM이 120kg인 사람이 3RM 루틴을 사용한다고 하자. 120kg의 50%면 60kg이니, 첫 세트는 워밍업으로 60kg 6회를 수행한다. 그러고 나서 60kg의 75%인 90kg으로 3회짜리 한 세트를 수행한다. 그러고 나서 추정 3RM인 120kg으로 실패지점까지 수행하는 데 이때 7회에 성공했다고 하자. 이제 RM 값을 조정해야 하니 표 8.2를 사용할 차례다. 왼쪽의 3RM 열에서 총 수행한 반복수(7회)를 찾는다. 5~7.5kg을 늘려야 한다는 결론이 나온다. 네 번째 세트에는 120kg에 7.5kg을 더 해서 127.5kg으로 사용한다. 이번에 6회를 끝냈다. 다시 한 번 표 8.2에서 수정값을 찾는다. 이제 6회 반복은 2.5~5kg을 늘린다는 것을 확인한다. 추정 3RM 값이 130~132.5kg이라는 것을 알 수 있다.

이제 그다음 주의 진전을 확인하자. 첫 번째 세트까지 워밍업을 끝낸다. 첫 세트의 무게는 엄밀하게는 추정 3RM인 132.5kg의 50%인 66.25kg이 될 것이다. 그렇지만 올림해서 67.5kg을 사용한다. 이 리프터는 67.5kg으로 6회 반복한다. 2세트의 무게는 엄밀하게는 추정 3RM인 132.5kg의 75%, 즉 99.375kg이 되지만 반올림해서 100kg을 사용한다. 이 무게로 3회 반복한다. 세 번째 세트에는 132.5으로 실패할 때까지 반복한다. 이날의 컨디션이 매우 좋아 7회까지 성공했다고 하자. 표 8.2의 조정 표를 다시 보자. 3RM 프로토콜에서 7회 반복은 5~7.5kg 증량이 된다. 따라서 4세트에서는 140kg을 사

표 8.1 자율 조절 점진 저항 운동(APRE) 루틴

세트	3RM	6RM	10RM
–	웜업	웜업	웜업
1세트	6회, 3RM의 50%	10회, 6RM의 50%	12회, 10RM의 50%
2세트	3회, 3RM의 75%	6회, 6RM의 75%	10회, 10RM의 75%
3세트	실패지점까지, 3RM으로	실패지점까지, 6RM으로	실패지점까지, 10RM으로
4세트	실패지점까지, 보정된 중량 사용	실패지점까지, 보정된 중량 사용	실패지점까지, 보정된 중량 사용

표 8.2 ARPE 루틴 무게 조정표

3RM 루틴		6RM 루틴		10RM 루틴	
반복수(회)	4세트	반복수(회)	4세트	반복수(회)	4세트
0	중량 낮춤 5~7.5kg	0~2	중량 낮춤 2.5~5kg	4~6	중량 낮춤 2.5~5kg
1~2	중량 낮춤 2.5~5kg	3~4	중량 낮춤 0~2.5kg	7~8	중량 낮춤 0~2.5kg
3~4	동일하게 유지	5~7	동일하게 유지	9~11	동일하게 유지
5~6	무게 증량 2.5~5kg	8~12	무게 증량 2.5~5kg	12~16	무게 증량 2.5~5kg
7+	무게 증량 5~7.5kg	13+	무게 증량 5~7.5kg	17+	무게 증량 5~7.5kg

용한다. 4세트에서 역시 실패지점까지 반복하고, 4회를 반복했다고 하자. 표 8.2의 기준을 따라 이 무게를 그대로 유지한다. 그다음 주에 사용할 추정 3RM은 140kg이 되고, 모든 운동의 중량은 이 추정값을 기초로 삼는다.

모든 프로토콜이 이와 같은 방식으로 사용된다. 3세트에서의 반복횟수가 4세트에서의 중량을 결정한다. 4세트에서의 반복횟수가 그다음 주 운동의 중량을 결정하는 것이다.

어떤 프로토콜로 시작할지는 순전히 리프터의 필요에 따라 결정된다. 만약 이 리프터가 더 커지고

표 8.3 메조 사이클 1

	1주차	2주차	3주차	4주차
벤치 프레스				
벤치 프레스	APRE10	APRE10	APRE10	APRE10
바벨 트라이셉스 익스텐션	4×8	4×8	4×8	4×8
밴드 푸시다운	100회	100회	100회	100회
랫풀다운	4×15	4×15	4×15	4×15
페이스풀	4×15	4×15	4×15	4×15
해머컬	4×15	4×15	4×15	4×15
가벼운 스쿼트				
프론트 스쿼트 또는 2일차 백 스쿼트의 80%로	3×8	3×8	3×8	3×8
루마니안 데드리프트(RDL)	3×10	3×10	3×10	3×10
리버스 하이퍼	3×12	3×12	3×12	3×12
슈러그	3×10	3×10	3×10	3×10
중량 싯업	4×10	4×10	4×10	4×10
가벼운 벤치 프레스				
인클라인 프레스 또는 벤치 프레스 (APRE 1일차의 80%로)	3×12	3×12	3×12	3×12
테이트 프레스	3×20	3×20	3×20	3×20
바벨 벤트오버로우	3×12	3×12	3×12	3×12
덤벨 밀리터리 프레스	3×12	3×12	3×12	3×12
이두 컬	3×12	3×12	3×12	3×12
스쿼트				
백 스쿼트	APRE10	APRE10	APRE10	APRE10
레그프레스	3×12	3×12	3×12	3×12
글루트햄레이즈	4×8	4×8	4×8	4×8
리버스 하이퍼	4×8	4×8	4×8	4×8
복근	3×30	3×30	3×30	3×30

싶고, 체중을 늘리고 싶다면 APRE10이 가장 적절할 것이다. 만약 자세를 개선해야 한다면 APRE6가 적절한 시작 지점이 된다. APRE6의 중량은 APRE3에서처럼 부담스럽지 않으며, 중량을 어떻게 밀어내야 하는지 익힐 수 있다. 만약 이미 자세는 충분하고 스트렝스에 집중해야 한다면 APRE3가 가장 적절할 것이다.

표 8.3에서 8.5까지의 기초 운동 샘플들을 참고하기 바란다. 무겁게, 혹은 가볍게라고 별도로 쓰인 것들이 있는데, '무겁게'는 더 이상 반복을 수행할 수 없는 지점, 즉 실패지점에서 운동이 끝난다

표 8.4 메조 사이클 2

	1주차	2주차	3주차	4주차
벤치 프레스				
벤치 프레스	APRE6	APRE6	APRE6	APRE6
덤벨 트라이셉스 익스텐션	4×8	4×8	4×8	4×8
밴드 푸시다운	100회	100회	100회	100회
언더그립 랫풀다운	4×12	4×12	4×12	4×12
시티드 덤벨 스내치	4×15	4×15	4×15	4×15
해머컬	4×15	4×15	4×15	4×15
가벼운 스쿼트				
프론트 스쿼트 또는 2일차 백 스쿼트의 80%로	3×8	3×8	3×8	3×8
와이드 스탠스 루마니안 데드리프트(RDL)	4×8	4×8	4×8	4×8
리버스 하이퍼	4×10	4×10	4×10	4×10
덤벨 슈러그	3×10	3×10	3×10	3×10
중량 싯업	4×10	4×10	4×10	4×10
가벼운 벤치 프레스				
인클라인 프레스 또는 가벼운 벤치 프레스 (APRE 1일차의 80%로)	3×12	3×12	3×12	3×12
테이트 프레스	3×20	3×20	3×20	3×20
체스트 서포티드 로우	3×12	3×12	3×12	3×12
덤벨 밀리터리 프레스	4×8	4×8	4×8	4×8
이두 컬	3×12	3×12	3×12	3×12
스쿼트				
백 스쿼트	APRE6	APRE6	APRE6	APRE6
레그프레스	4×8	4×8	4×8	4×8
글루트햄레이즈(가슴에 중량물 안고 실시)	4×8	4×8	4×8	4×8
리버스 하이퍼	4×8	4×8	4×8	4×8
복근	3×30	3×30	3×30	3×30

는 것이다. '가볍게'는 2RIRReps In Reserve, 즉 실패지점까지 2회 정도를 남긴 시점에서 운동을 끝내라는 뜻이다.

표 8.5 메조 사이클 3

	1주차	2주차	3주차	4주차
벤치 프레스				
벤치 프레스	APRE3	APRE3	APRE3	APRE3
4장 보드 프레스	5×5	5×4	5×3	4×2
밴드 푸시다운	100회	100회	100회	100회
뉴트럴 그립 랫풀다운	4×12	4×12	4×12	4×12
덤벨 래터럴 레이즈	4×15	4×15	4×15	4×15
해머컬	4×15	4×15	4×15	4×15
가벼운 스쿼트				
프론트 스쿼트 또는 데드리프트	4×5	4×5	4×5	4×4
스내치 그립 루마니안 데드리프트(RDL)	4×8	4×8	4×8	4×8
리버스 하이퍼	4×10	4×10	4×10	4×10
바벨 슈러그	3×10	3×10	3×10	3×10
중량 싯업	4×10	4×10	4×10	4×10
가벼운 벤치 프레스				
인클라인 프레스 또는 가벼운 벤치 프레스 (APRE 1일차의 80%로)	4×8	4×8	4×8	4×8
테이트 프레스	3×20	3×20	3×20	3×20
뉴트럴 그립 체스트 서포티드 로우	3×12	3×12	3×12	3×12
덤벨 밀리터리 프레스	4×8	4×8	4×8	4×8
이두 컬	3×12	3×12	3×12	3×12
스쿼트				
백 스쿼트	APRE3	APRE3	APRE3	APRE3
레그 프레스	3×12	4×10	4×8	4×6
글루트햄레이즈(가슴에 중량물 안고 실시)	4×8	4×8	4×8	4×8
리버스 하이퍼(스트랩, 다리 벌리고 실시)	4×8	4×8	4×8	4×8
복근	3×30	3×30	3×30	3×30

기술적 실패

많은 파워리프터들과 보디빌더들이 실패지점까지 훈련하는 방법을 알고 있다. 더 이상 운동을 수행할 수 없는 지점까지 훈련하는 것이다. 이 방법은 근육을 피로하게 만들고, 리프터로 하여금 밀어붙인다는 느낌이 무엇인지 알게 해준다. 그러나 초심자들에게 있어 실패지점 훈련은 별로 좋은 생각이 아니다. 특히나 핵심 리프팅들만큼은 더욱 그렇다. 이미 앞에서 좋은 자세를 만드는 것이 얼마나 중요한지에 대해서 말했었다. 피로감이 들면 어떻게 될까? 자세는 개판으로 망가져버리고 머릿속에 남는 것이라고는 어떻게든 들어야 한다는 생각밖에 남지 않는다. 이렇게 하면 나쁜 버릇이 들게 된다. 그러니 초보자들은 실패지점까지 몰아붙이려고 해서는 안 된다. 그보다는 기술적 실패가 일어나는 지점에서 멈춰야 한다.

테크닉이 틀어지기 시작하면 거기서 해당 세트를 멈추도록 한다. 처음 4회의 자세는 좋았는데, 5회째에서 이상해졌다면, 성공적으로 수행한 것은 앞의 4회뿐이니 이것은 4회 반복이 된다. 어떤 것이 되었든 자세가 틀어지면 그것으로 해당 세트는 끝나는 것이며, 여기부터는 반복횟수로 세지 않는다. 이렇게 하면 리프터의 머릿속에서 일어나는 생각의 과정이 '최선을 다해서 밀어낸다'에서는 생각이 아니라 '최선을 다해서 좋은 자세로 밀어낸다'로 그 초점이 옮겨진다. 기준 미달의 운동은 최종 목표를 달성하는 데 도움이 되지 않는다는 것을 이해하는 것은 초심자들이 가져야 할 매우 성공적인 마음가짐이라 하겠다.

기술적 실패라는 개념은 자세를 가다듬어 완벽하게 만들고 스트렝스를 쌓는 데 큰 도움이 된다. 자세가 좋아질수록, 중량이 올라가고, 그 무게를 들 가능성이 높아지고, 다칠 가능성은 낮아진다. 스트렝스와 더불어 안전을 챙기는 것은 파워리프팅 경력을 더 길게 만들어주면서, 또한 더 강력한 파워리프터가 되기 위해 가장 중요한 것이라 하겠다.

바 보디에서 벗어나기

바 보디Bar body라는 말은 일견 '바벨로 가꾼 몸'이라는 생각이 들게 만드는 단어다. 물론 몸은 바벨로 만들었겠지만, 바 보디는 것은 사실 파워리프터가 발달시켜야 하는 몸과는 반대되는 것이다. 바 보디는 어쩌면 바bar(술집)에서 머슬핏을 입고 사람을 만날 때 멋져 보이게 만드는 것, 즉 거대한 대흉근과 이두근을 뜻할지도 모른다.

그렇지만 거울로 보이는 근육들은 사실 제일 중요한 근육들은 아니다. 진짜 차이를 만들어내는 것은 바로 거울로 볼 수 없는 그런 근육들이다. 대흉근이 커지게 하는 것은 벤치 프레스지만, 진짜 벤치 프레스 중량을 올려주는 것은 광배근, 삼각근, 그리고 삼두근이다. 대퇴사두근이 거울로 봤을 때 가장 크게 보이는 것은 맞지만, 리프팅에서 진짜 힘을 내는 것은 거울로는 보이지 않는 엉덩이, 햄스트링, 허리다.

당신이 가진 시간과 에너지의 대부분은 바에서 보여주기 위한 보이는 근육을 키우는 것이 아니라, 그것을 뺀 나머지 부분들에 투자하는 것이 맞다. 바 보디가 물론 초기의 결과물을 이끌어내는 것도 맞고, 사람들에게 주목을 받을 수 있는 것도 맞다. 그렇지만 이는 리프터가 자신의 파워리프팅 커리어에서 발전하게 해주는 근육은 아니다. 매 훈련마다 펙덱플라이를 60회씩 한다면 3주 뒤에 벤치 프레스

5kg이 늘어날지도 모른다. 그렇지만 매 훈련마다 랫풀다운 60회를 한다면 2년 뒤에 벤치 프레스 70kg이 늘어날지도 모른다.

특히나 커리어의 초기에는 더더욱 그렇지만 작은 근육을 발달시키면 나중의 부상을 방지해준다. 지금 회전근개와 흉추 근육들에 시간을 쏟는다면 향후 어깨 부상으로 이어질 수 있는 척추 후만이 발생하는 것을 막아줄 수 있다. 만약 이런 근육들을 훈련 초기에 다루지 않는다면, 조만간 이 근육들의 전원이 꺼질 것이다. 전원이 꺼지고, 시간이 지난 후에 이들을 다시 깨워서 교정하는 것은 지금 하는 것보다 훨씬 더 어렵다. 일이 벌어진 이후의 1kg 분량의 치료약은 사실 1g 분량의 사전 예방접종과 동일하다는 것을 기억하기 바란다.

훈련 파트너 찾기

이제 막 시작하는 파워리프터에게 훈련 파트너는 매우 중요하다. 자세를 항상 확인해야 하며, 스팟터도 자주 필요하다. 그리고 솔직해지자. 운동가기 싫은 날에도 나오라고 북돋워줄 사람이 필요하다. 좋은 훈련 파트너는 앞의 세 조건 모두를 충족하는 사람이어야 한다. 당신이 뭔가 잘하거나, 반대로 잘못하는 것을 바로 알아볼 정도로 훈련에 대해서 잘 알고 있어야 한다. 무언가 잘못하고 있으면 그것을 그 사람이 고쳐줄 수 있어야 한다. 또한 당신을 스팟이 가능할 정도로는 강해야 하며, 또는 스팟을 도와줄 수는 있어야 한다. 당신이 벤치 200kg을 민다고 해서, 벤치 100kg에 데드 200kg을 하는 사람이 당신의 훈련 파트너가 될 수 없는 것은 아니다. 벤치를 밀 때 처음부터 바벨을 띄워줄 수 있는 근력이야 안 되겠지만, 옆에서 사이드 스팟만 해주더라도 도움이 된다. 또 당신 역시도 운동가기 싫은 날이 있을 수밖에 없다. 내가 운동을 안 가면 그 사람이 실망할 거라는 생각을 하는 것 자체가 이미 당신이 운동을 가게 만드는 강력한 동기가 된다.

건강한 훈련 파트너십을 유지하려면 둘 모두가 자기의 역할을 다 해야 한다. 당신의 역할은 매번 운동을 나가고, 파트너의 자세를 봐주고, 당신네 그룹의 긍정적인 동기부여자가 되어야 하며, 무엇이든 할 준비가 되어 있어야 한다. 훈련 파트너십이라는 것 역시 사람과 사람 사이의 관계이며 지속적으로 관리해서 키워나가야 하는 것이다. 매일 운동을 나가서 당신에게 주어진 역할을 수행하라. 그리고 그것을 넘어서 훈련 파트너를 돕기 위해 노력해라. 그래야 그들도 당신에게 똑같이 해줄 것이다. 훈련 파트너십이라는 것은 쌍방 계약이다. 당신의 파트너 역시 똑같이 운동을 나와야 하고, 열심히 훈련해야 하고, 당신의 동기부여자이면서도 코치의 역할을 해줘야 한다. 만약 파트너가 앞의 것들을 지키지 않는다면, 이제 그 관계는 정리하고 새로운 파트너를 찾아야 할 때다. 물론 사람이 살다보면 힘든 때가 있고, 일이 꼬일 때도 있다. 가령 부모님이 큰병에 걸리셨다는 소식을 들은 날에는 당연히 운동할 기분이 아닐 것이니, 이런 것은 당신이 이해할 수 있어야 하는 영역이다. 그렇지만 과거의 행동으로 비추어 보아 그 사람이 훈련 파트너로서 당신에게 이득이 없다면 그 관계는 정리하는 것이 맞겠다.

체육관 선택

체육관을 알아볼 때 많은 사람들은 깨끗하고, 반짝거리고, 런닝머신이 많고, 천국의 계단이 있으며, 사우나까지 있는 곳을 선택하려고 한다. 이런 장소가 일견 좋아 보일 수는 있다. 그렇지만 이런 곳에 등록한다면 당신은 머지않아 체육관에서 쫓겨나게 될 것이다. 이런 예쁜 헬스장 대부분은 데드리프트 플랫폼이 없고, 탄마가 허용되지 않으며, 200kg 데드리프트를 버틸 정도의 튼튼한 바벨도 없고, 고중량을 칠 회원들이 쓸 만한 정도로 충분한 원판도 없는 경우가 많다.

다른 것보다 필수적인 물건들이 갖춰져있는가에 집중해서 알아보아야 한다. 첫 번째는 파워랙이다. 거의 모든 운동을 매우 안전하게 수행할 수 있다. 파워랙은 깔릴 경우에 대비해서, 그리고 여러 높이와 팔 길이에 맞게 여기저기 세팅할 수 있도록 안전핀이 갖추어져있다. 오래된 헬스장에 있는 두 단짜리 랙에서 굳이 할 필요가 없다. 그런 랙은 너무 높아서 바벨을 꺼낼 때부터 까치발로 들어야 하거나, 너무 낮아서 시작부터 쭈그리고 들어가서 꺼내야 하는 일도 있다. 풀스쿼트를 할 때마다 앉으면 안전바 높이에 걸려서, 랙 밖으로 아예 나와야 스쿼트가 가능한 이런 물건과 씨름해서 좋을 게 없다.

다음은 프리웨이트 중량이 충분한지를 보아야 한다. 만약 랙마다, 벤치마다, 중량 정리대마다 원판이 꼴랑 세 장씩밖에 없다면, 그대로 돌아서 나오면 된다. 만약 모든 랙과 정리대마다 2.5kg부터 20kg 원판까지 갖춰져있는 곳이라면 제대로 된 곳에 간 것이다. 원판들이 그런 방식으로 정리되어 있는 체육관이라면 중량 좀 쳤다고 해서 싸구려 바벨이 휘어버리거나 하는 걱정을 하지 않아도 된다. 만약 더 큰 원판들이 있다면 이건 정말 괜찮은 신호다. 50kg짜리 원판이 있다면, 천국 같은 곳이다.

이외에도 고려해야 할 사안이 있다면 당신 말고 다른 파워리프터가 있는지 여부가 되겠다. 이미 다른 파워리프터가 다니고 있다면 적어도 당신이 깔렸을 때 누군가는 구해주러 올 것이다.

데드리프트 플랫폼이 있는지도 중요하다. 많은 체육관들이 원판은 많으면서 데드리프트는 금지하는 경우가 많다. 바벨이 떨어질 때 나는 소리가 다른 사람들을 불편하게 하는 경우가 있기 때문이다. 만약 데드리프트 플랫폼이 있다면, 당신 같은 사람들을 위해 설치한 것이니 별문제 없을 것이다.

가끔 어떤 곳들은 파워리프터들을 위한 공간이 분리되어 있기도 하다. 별도 외벽으로 분리되어 일반 대중들이 파워리프팅하는 사람들의 미친 짓을 보지 않아도 되는 그런 곳이다. 이런 곳이 있다면 더 이상 바랄 것이 없다. 이런 진짜들을 위한 공간은 별도의 추가 요금을 받을 수도 있다. 대개 이런 곳은 모노리프트, 리버스하이퍼, 글루트햄 벤치, 그리고 범퍼플레이트가 갖추어져 있기도 하다.

이런 일반 상업 체육관보다 더 좋은 곳이 두 개 정도가 있는데, 개러지 짐과 바벨 클럽이다. 이런 공간은 애초에 파워리프팅을 위해 만든 공간이다. 여기서 훈련하는 사람들은 파워리프터들이 대부분이며, 다른 일반 대중은 거의 없다고 봐야 한다. 거울도 없고, 가끔 에어컨마저 없는 경우가 있다. 자작 장비가 갖춰져 있기도 하다. 이런 곳은 깨끗하거나 예쁜 공간인 경우가 거의 없다.

그렇지만 이런 곳의 확실한 장점이 있다. 이런 분위기에서 운동하면 무조건 강해질 수밖에 없다.

훈련하기에 가장 좋은 곳을 찾는 방법은 무엇인가? 인터넷에서 자기가 사는 곳 인근의 파워리프팅 관련 검색을 해보는 것이다. 근처에 파워리프터가 몇 명 있을 수도 있다. 전화나 이메일로 이들이 어디서 훈련하는지 연락해보고, 혹시나 이들이 훈련 파트너를 구하지는 않는지 확인해보자. 도와줄 사람은 많을수록 좋으니까 말이다.

요약

올바른 자세와 테크닉으로 훈련해서 더 튼튼한 기초를 쌓도록 하라. 이것이 파워리프팅에서 성공하는 비결이다. 어떤 프로그램을 선택하든 간에 자신의 마음을 다잡고, 무슨 일이 있어도 거기에 딱 붙어서 따라가도록 하라.

Chapter 9

숙련자 훈련

훈련 경험이 쌓이고 점점 강해지면서 스트렝스를 늘리기 위해 다른 방법을 적용해야 할 때가 온다. 단순히 스쿼트, 벤치, 데드 딱 세 개만 하는 것이 아니라 보조 운동도 해줘야 한다. 단순한 형태의 점진적 과부하가 아니라, 더 긴 시간을 들여 주기화 계획을 짜야 한다. 경험이 늘어남에 따라, 여러 사안들이 변화한다. 초보자들은 무엇을 하든 강해질 수 있다. 초보자니까 그것은 당연한 것이다. 그렇지만 숙련된 리프터는 더 강해지겠다는 목표를 이루기 위해서 이리저리 살펴보고 여러 방면으로 탐구해야 한다.

1장에서는 점진적 과부하를 다루었다. 대회까지 6주밖에 남지 않은 숙련된 리프터라면, 그냥 점진적 과부하 형태로 가는 것이 맞을지 모른다. 그렇지만 만약 12~16주 정도가 남았다고 한다면 주기화가 올바른 선택지다. 아직 시간이 많이 남은 상태로 대회를 준비하게 되면 몇 가지 미리 해야 할 것이 있다. 첫째는 가장 중요한 비행기 티켓과 숙소 예약이다. 당연한 말이지만 미리 해야 훨씬 싸다. 두 번째는 시간이 많이 남아있으면 이에 맞춘 훈련 계획을 미리 짤 수 있게 된다는 것이다.

주기화는 그저 훈련을 계획하는 것이다. 당신이 강해지게 만들어주는 어떤 마법 같은 그런 것이 아니다. 이것은 그저 작전계획 같은 것이다. 파워리프팅 커리어가 이 정도쯤 오게 되면, 훈련 계획을 제대로 짜지 못한다는 것은 실패와 동의어다. 초심자는 자신이 무엇을 하는 것인지 몰라도 강해지는 데 별 영향이 없다. 그렇지만 이쯤부터 계획은 필수적이다.

숙련된 리프터는 시간을 낭비해서는 안 된다. 그러니 시합이 6주밖에 남지 않았다거나 하는 특이한 경우가 아니라면, 단순한 형태의 점진적 과부하로 돌아가는 일은 없을 것이다. 당신이 비시즌기 훈련을 하기로 결정한다면, 이때의 훈련은 시즌기 훈련 사이클과는 다를 것이다. 시합을 한 번 끝내고 일주일간 쉬어준 뒤, 곧바로 다음 시합을 준비하기 위해 16주 사이클 훈련으로 들어가는 것은 아무 문제가 없다. 그렇지만 만약 당신이 어차피 1년에 한두 번밖에 대회를 준비하지 않는다면, 비시즌기 훈련은 필수적으로 해주어야 한다.

비시즌기 훈련

고중량 훈련만 잔뜩 하다가 몸이 망가지기 시작하면, 반드시 백오프가 필요하다. 뒤로 물러난다라는 의미로서의 '백오프'라는 단어를 잘 기억해야 한다. 당분간 운동을 쭉 쉬어준다는 '타임오프time off'가 절대로 아니다. 운동을 잠시 쉰다는 것은 2주로 계획했던 것이 2년이 되기도 한다. 그러니 이것은 별로 좋은 생각은 아니다. 게다가 운동을 쉬어버리면 과거 자신의 스트렝스 수준과 엇비슷한 수준까지 올라가는 데도 꽤 시간이 걸린다.

비시즌기 훈련은 가벼운 무게로 반복수를 채우는 것으로 구성되어 있다. 물론 그렇다고 해서 40% 강도로 1세트에 20회씩 하라는 말은 아니다. 파워리프터의 목표는 더 강해지는 것이며, 스트렝스를 기르기 위한 방법은 65~80% 범위의 최대하 부하로 훈련하는 것이다. 이 구간의 훈련 강도는 신경계와 근육들이 최대 부하에서 한발 물러나 쉴 수 있도록 해준다. 이 훈련을 할 때에는 실패지점까지 몰아붙여서는 안 된다. 한 세트를 끝낼 때 자신이 최소한 1개는 더 할 수 있는 정도, 가능하면 몇 개는 더 할 수 있는 정도에서 세트를 끝내야 한다. 자신의 볼륨을 정할 때 참고할 만한 방법은 아래 표 9.1의 프릴레핀 차트를 활용하는 것이다. 이 표는 알렉산더 프릴레핀Alexander Prilepin이 만든 것으로 특정한 강도에서, 어느 정도의 볼륨으로 훈련할 때 퍼포먼스 증가폭이 가장 높은지를 정리한 것이다.

왼쪽 열에 정리된 운동 강도는 단순히 1RM의 몇 %인가를 의미한다. 반복수/세트는 각 세트마다 몇 회의 반복을 해야 하는지 정리해놓았다. 최적 볼륨은 그 강도에서 한 번 훈련에 총 볼륨이 얼마일 때 가장 좋은지를 의미한다. 마지막으로 볼륨 범위는 한 번의 운동에서 하는 총 반복수의 범위를 나타낸다. 가령 70% 강도로 훈련한다고 하자. 3×6(총 18회)이 최적 구간에 들어간다. 만약 몸이 좋지 않아 디로딩을 생각 중이라면, 볼륨 범위의 최저값인 4×3(총 12회)이 더 나은 선택일 것이다. 만약 그 훈련일에 기초 스트렝스를 목표로 한다면, 최대 볼륨 범위인 4×6(총 24회)이 최선의 선택일 것이다. 같은 강도에서라도 자신이 목표하는 게 무엇인지에 따라 세 가지 선택지를 고를 수 있다.

프릴레핀 차트에서 아무 값이나 임의로 선택하는 것은 절대 해서는 안 된다. 그랬다가는 볼륨이 너무 과하여 오버트레이닝이 되거나, 볼륨이 너무 적어 반대로 언더트레이닝(훈련량 부족)이 될 것이다. 더 강해지고 싶다면 파동형 패턴으로 실험을 해보는 것이 가장 좋다. 가장 무거운 날에 가장 많은 볼륨을 다루고, 가장 가벼운 날에 가장 적은 볼륨을 다루는 식으로 말이다. 아래 표 9.2, 9.3, 9.4의 세 사이클은 각각 기초 훈련, 비시즌기 스트렝스 발달, 리커버리(회복)를 위한 8주짜리 사이클이다. 이들을 활용하면 문제없이 다시 당신의 피킹peaking 사이클로 돌아갈 수 있을 것이다. 단순히 볼륨을 조절하는 것만으로도, 심지어 훈련 강도는 전부 똑같이 유지하면서도 자신의 목표를 조절할 수 있다.

이런 사이클은 자신의 필요에 맞추어 줄이거나 늘릴 수 있다. 그렇지만 이는 언제나 이런 방법론들 뒤에 숨어있는 기본적인 전제를 모두 지켜야만 가능하다.

표 9.1 프릴레핀 차트

훈련 강도(%)	반복수/세트	최적 볼륨	볼륨 범위
55~69	3~6	24	18~30
70~79	3~6	18	12~24
80~89	2~4	15	10~20
90+	1~2	7	4~10

표 9.2 기초 훈련용, 비시즌기 8주 사이클 샘플

주차	세트수	반복수	훈련 강도 (1RM 대비 %)
1	3	10	65
2	3	8	67.5
3	4	6	70
4	4	5	72.5
5	4	4	75
6	3	5	80
7	3	4	80
8	8	2	80

표 9.3 스트렝스용, 비시즌기 8주 사이클 샘플

주차	세트수	반복수	훈련 강도 (1RM 대비 %)
1	4	6	70
2	4	5	70
3	4	3	75
4	3	6	75
5	4	5	80
6	3	5	82.5
7	5	2	85
8	3	2	90

표 9.4 리커버리용, 비시즌기 8주 사이클 샘플

주차	세트수	반복수	훈련 강도 (1RM 대비 %)
1	3	10	55
2	5	6	55
3	4	6	60
4	6	3	60
5	4	4	65
6	3	6	70
7	4	3	70
8	4	6	70

시즌기 훈련

시즌기 프로그램의 목표는 대회 날 플랫폼에서 최대한 무겁게 드는 것이다. 이를 위해서는 대략 12주에서 16주의 세심한 계획이 필요하다. 프로그램을 한 번 짰으면 절대로 이것을 변경해서는 안 된다는 말을 하려는 것이 아니다. 인생이란 언제 무슨 일이 생길지 모르는 것이다. 부상을 당할 수도 있고, 중간에 훈련 스케줄 조정을 해야 할 수도 있다. 그렇지만 기초적인 계획은 남아있을 것이다. 처음 시작할 때 열의에 차서 마구 몰아붙여봐야 4~6주 정도 지나면 번아웃이 올 것이고, 정작 12주차에 대회 플랫폼에 섰을 때는 최상의 컨디션을 유지하고 있지 못할 것이다.

올바르게 구성한 시즌기 훈련은 비시즌기 훈련에서 명확한 트랜지션(전환)이 일어나야 한다. 이를 통해 대회를 준비하면서 다양한 구간의 강도에 적응하도록 만들어주어야 한다. 60~70%로 훈련하다가 훈련 강도를 갑자기 90~95%로 올려버리게 되면 이건 부상을 당하라고 내모는 것과 같다. 이렇게가 아니라 점진적인 변화가 이루어져야 한다. 특정 강도 구간에서 다음 강도 구간으로 옮겨가려면 이전의 구간에서 3주 정도는 투자해주는 것이 좋다. 가령 당신이 60% 구간에서 훈련하고 있었다면, 70% 구간에서 3주 정도 훈련을 한 이후에 80% 구간으로 옮겨가야 한다. 또한 80% 구간에서 3주 정도는 투자해주고 나서야 90% 구간으로 올라가야 한다. 다만 90% 구간에서는 2주만 쓰는 것이 맞다. 대개 90% 이상의 강도에서 3주 혹은 그 이상을 투자하게 되면 중추신경계를 너무 과하게 몰아붙이는 오버리치overreach가 일어나 정작 대회 날 제대로 힘을 쓸 수 없게 될 것이다. 더 무겁게 밀어붙일수록, 더 많은 운동 동원이 일어나고, 이때 우리 신체는 더 많은 운동 단위를 동원하는 방법을 익히게 된다. 따라서 최대하submaximal의 낮은 강도에서도 스트렝스의 증가가 보이기는 하지만, 90% 이상의 무거운 중량을 다룰 때에야 비로소 운동 단위 동원의 개선이 일어난다고 보아야 하겠다.

표 9.5는 일반적인 14주 대회용 샘플 사이클로 세트수, 반복수, 상대적 강도를 표기해놓았다. 표 9.6에서 9.11까지는 각각의 리프팅 종목에 대해 대회용 목표 무게가 설정된 성인 남녀를 대상으로 만든 샘플 프로그램이다.

표 9.5 일반 14주 대회용 사이클

주차	세트수	반복수	강도(%)
1	3	8	70
2	4	6	70
3	4	3	75
4	3	6	75
5	4	4	75
6	3	4	80
7	5	4	80
8	3	5	80
9	10	2	85
10	5	3	85
11	2	5	85
12	5	2	90
13	4	2	90
14	3	2	82.5

표 9.6 남성용 스쿼트 훈련 프로그램 샘플(PR: 550lbs, 목표: 575lbs)

1주차	2주차	3주차	4주차	5주차(디로드)	6주차
135×8	135×8	135×8	135×8	135×8	135×8
205×5	225×5	225×5	225×5	185×5	225×5
225×3	275×3	275×3	315×3	225×5	315×3
275×1	315×1	325×1	365×1	275×5	365×1
315×1	365×1	375×1	405×1	315×5	405×1
365×1	405×1	405×1	435×1	365×5	435×1
390×1	420×3/4	420×1	450×3/4	390×5	465×1
405×3/4		435×3/4			480×2/2
7주차	**8주차**	**9주차**	**10주차(디로드)**	**11주차**	대회 당일
135×8	135×8	135×8	135×8	135×8	
225×5	225×5	225×5	225×5	225×5	
315×3	315×3	315×3	315×5	315×3	
405×1	405×1	405×1	365×5	405×1	
435×1	455×1	455×1	405×5	455×1	
455×1	475×1	475×1	435×5	475×1	
475×1	495×1	495×1	450×5	505×3	
495×2/2	510×2/2	510×1	465×5		
		525×2/2			

스쿼트 보조 운동: 워킹 런지(3×8), 스텝업(3×6)
스쿼트 훈련은 레그컬(3×10), 고블릿 스쿼트(3×8), 레그프레스(3×12)가 포함되어 있다. 이두 컬은 하면 좋지만 당신의 선택에 맡긴다.
2/2 = 각 2세트 2회, 3/4 = 각 3세트 4회

표 9.7 남성용 벤치 프레스 훈련 프로그램 샘플(PR: 380lbs, 목표: 400lbs)

1주차	2주차	3주차	4주차	5주차(디로드)	6주차
135×8	135×8	135×8	135×8	135×8	135×8
185×5	185×5	185×5	185×5	185×5	185×5
225×3	225×3	225×3	225×3	225×5	225×3
245×1	245×1	250×1	255×1	240×5	255×1
265×1	265×1	265×1	275×1	260×5	275×1
275×1	275×1	285×1	295×1	275×5	295×1
280×3/4	290×3/4	300×3/4	315×3/4		315×1
					330×3/4

7주차	8주차	9주차	10주차(디로드)	11주차	
135×8	135×8	135×8	135×8	135×8	
185×5	185×5	185×5	185×5	185×5	
225×3	225×3	225×3	225×5	225×3	
265×1	265×1	265×1	255×5	255×1	
285×1	285×1	285×1	275×5	275×1	대회 당일
305×1	305×1	305×1	295×5	295×1	
320×1	320×1	325×1	305×5	320×1	
340×2/3	335×1	340×1	320×5	335×1	
	350×2/3	360×1		355×1	
		375×2/2		360×3	

벤치 프레스 보조 운동: 싱글암 덤벨 푸시프레스(3×5), 페이스풀(3×15).
벤치 프레스 훈련은 다음의 운동을 포함한다: 클로즈그립 벤치 프레스(3×5), 업라이트 로우(3×8), 사이드 레이즈(3×10), 덤벨 인클라인 벤치 프레스(3×8), 프론트 레이즈(3×10), 트라이셉스 푸시다운(3×15), 리어 델트 레이즈(3×10)
2/2 = 각 2세트 2회, 2/3 = 각 2세트 3회, 3/4 = 각 3세트 4회

표 9.8 남성용 데드리프트 훈련 프로그램 샘플(PR: 575lbs, 목표: 600lbs)

1주차	2주차	3주차	4주차	5주차(디로드)	6주차
135×8	135×8	135×8	135×8	135×8	135×8
225×5	225×5	225×5	225×5	225×5	225×5
315×3	315×3	315×3	315×3	275×5	315×3
335×1	365×1	365×1	365×1	315×5	365×1
385×1	405×1	405×1	405×1	365×5	405×1
425×3/4	435×3/4	435×1	435×1	405×5	455×1
		455×3/4	465×3/4		475×1
					495×3/4

7주차	8주차	9주차	10주차(디로드)	11주차	
135×8	135×8	135×8	135×8	135×8	
225×5	225×5	225×5	225×5	225×5	
315×3	315×3	315×3	315×5	315×3	
365×1	365×1	365×1	365×5	365×1	
405×1	405×1	405×1	405×5	405×1	대회 당일
455×1	455×1	455×1	435×5	455×1	
475×1	495×1	495×1	465×5	495×1	
495×1	515×1	525×1	485×5	525×1	
515×3/4	535×1	555×1		545×3	
	535×2/2	555×2/2			

데드리프트 보조 운동: 케틀벨 스윙(3×10), 친업(3×8).
데드리프트 훈련은 다음의 운동을 포함한다: RDL(3×6), 랫풀다운(3×10), 리버스 하이퍼(3×10), 시티드 로우 로우(3×10), 바벨 슈러그(3×10), 굿모닝(3×6).
2/2 = 각 2세트 2회, 3/4 = 각 3세트 4회

표 9.9 여성용 스쿼트 훈련 프로그램 샘플(PR: 235lbs, 목표: 255lbs)

1주차	2주차	3주차	4주차	5주차(디로드)	6주차
95×8	95×8	95×8	95×8	95×8	115×8
125×5	125×5	125×5	125×5	115×5	135×5
145×3	145×3	145×3	145×3	135×5	155×3
155×1	160×1	160×3	160×1	145×5	175×1
165×1	170×1	170×1	180×1	155×5	195×1
175×4	185×4	180×1	190×1	165×5	215×1
175×4	185×4	195×4	205×4		220×2
		195×4	205×4		220×2

7주차	8주차	9주차	10주차(디로드)	11주차	대회 당일
125×8	135×8	135×8	95×8	135×8	
155×5	155×5	155×5	125×5	155×5	
155×3	165×3	175×3	145×5	165×3	
175×1	185×1	195×1	155×5	185×1	
195×1	205×1	205×1	185×5	205×1	
205×1	220×1	225×1	200×5	220×1	
220×1	230×1	240×1	215×5	235×3	
230×2	240×2	250×2			
230×2	240×2	250×2			

스쿼트 보조 운동: 워킹 런지(3×8), 스텝업(3×6).
스쿼트 훈련은 다음을 포함한다: 레그 컬(3×10), 고블릿 스쿼트(3×8), 레그프레스(3×12). 이두컬은 자신의 선택에 따라 다르다.

표 9.10 여성용 벤치 프레스 훈련 프로그램 샘플(PR: 115lbs, 목표: 125lbs)

1주차	2주차	3주차	4주차	5주차(디로드)	6주차
45×8	45×8	45×8	45×8	45×8	45×8
55×5	55×5	55×5	55×5	55×5	55×5
65×3	65×3	65×3	65×3	65×5	65×3
75×1	75×1	75×1	75×1	70×5	75×1
80×4	80×1	85×1	85×1	75×5	85×1
80×4	85×4	90×4	95×4		95×1
	85×4	90×4	95×4		105×2
					105×2

7주차	8주차	9주차	10주차(디로드)	11주차	
45×8	45×8	45×8	45×8	45×8	
55×5	55×5	55×5	55×5	55×5	
65×3	65×3	65×3	65×5	65×3	
75×1	75×1	75×1	70×5	75×1	
85×1	85×1	85×1	85×5	85×1	대회 당일
95×1	95×1	95×1	95×5	95×1	
105×1	105×1	105×1	105×5	105×1	
110×2	115×2	115×1		110×3	
110×2	115×2	120×2			
		120×2			

벤치 프레스 보조 운동: 싱글암 덤벨 푸시 프레스(3×5), 페이스풀(3×15)
벤치 프레스 훈련은 다음을 포함한다: 클로즈그립 벤치 프레스(3×5), 업라이트 로우(3×8), 사이드 레이즈(3×10), 덤벨 인클라인 벤치 프레스(3×8), 프론트 레이즈(3×10), 트라이셉스 푸시다운(3×15), 리어 델트 레이즈(3×10).

표 9.11 여성용 데드리프트 훈련 프로그램 샘플(PR: 280lbs, 목표: 300lbs)

1주차	2주차	3주차	4주차	5주차(디로드)	6주차
95×8	95×8	115×8	115×8	95×8	135×8
125×5	125×5	135×5	135×5	125×5	155×5
145×3	145×3	155×3	155×3	145×5	175×3
160×1	160×1	175×1	175×1	155×5	195×1
180×1	180×1	195×1	195×1	165×5	215×1
195×4	205×4	205×1	205×1	185×5	230×1
195×4	205×4	220×4	225×4		240×2
		220×4	225×4		240×2
7주차	**8주차**	**9주차**	**10주차(디로드)**	**11주차**	대회 당일
135×8	135×8	135×8	115×8	135×8	
155×5	165×5	165×5	135×5	165×5	
175×3	185×3	185×3	155×5	185×3	
195×1	205×1	205×1	175×5	205×1	
215×1	225×1	225×1	195×5	225×1	
230×1	240×1	240×1	215×5	240×1	
240×1	255×1	255×1	230×5	255×3	
	265×2	270×2			
	265×2	270×2			

데드리프트 보조 운동: 케틀벨 스윙(3×10), 친업(3×8)
데드리프트 훈련은 다음을 포함한다: RDL(3×6), 랫풀다운(3×10), 리버스 하이퍼(3×10), 시티드 로우 로우(3×10), 바벨 슈러그(3×10), 굿모닝(3×6).

장비 훈련

훈련 사이클 중 어느 시점에서 당신은 리프팅 장비를 사용해야 겠다는 생각이 들게 된다. 니랩, 브리프, 파워 벨트, 파워 슈트, 벤치 셔츠, 리스트랩 같은 것들 말이다. 이런 장비들은 훈련에만 사용할 수 있다. 대회가 다가옴에 따라 대회에서 사용할 수 있는 장비만 사용하도록 한다.

당신이 장비를 사용하지 않는 무장비 리프터가 아니라면 장비 사용에 관한 논쟁은 항상 시끄러운 주제다. 한쪽에는 장비 없이 훈련하여 최대한 강해지게 되면 장비를 추가했을 때 더 큰 합계를 기록할 수 있다고 주장하는 사람들이 있다. 다른 한쪽에는 최대한 장비를 많이 사용해서, 장비를 사용하는 법을 익히고 익숙해져서 더 큰 합계를 기록할 수 있다는 주장이 있다. 양쪽 다 완전 틀린 말은 아니다. 그렇지만 그 가운데에는 분명 중간 지점이 있다. 무장비로 훈련해서 최대한 강해져야 하는 것도 맞고, 장비를 사용하는 법도 익히고, 익숙해져서 이를 최대한으로 사용할 줄도 알아야 한다.

고대 그리스가 평화로웠던 시기에는 운동 경기가 열렸다. 그들은 4년에 한 번씩 아테네에 모여 올림픽을 열었다. 군인들은 당시 어느 쪽이 더 강력한 군사를 보유하고 있는지를 겨루기 위해 훈련하고 대회에서 경쟁했었다. 올림픽 경기는 누가 가장 큰 피해를 줄 수 있는지를 겨루기 위해 가장 빠르게 달리는 사람을 가렸고, 또한 원거리에서 누가 가장 큰 피해를 줄 수 있는지 겨루기 위해 창던지기, 포환던지기, 원반던지기 등을 겨뤘다. 또 어느 쪽의 전령이 가장 빠르게 먼 거리(42.195km)에 소식을 전할 수 있는지를 겨뤘다. 현대 육상경기를 생각해보자. 누가 얼마나 높이 뛰는가를 겨루는 종목이 두 가지가 있다. 높이뛰기와 장대높이뛰기다. 장대높이뛰기 선수들은 최대한 빠르게 달리고, 최대한 높게 점프하는 것은 물론이거니와, 그들의 장대를 사용하는 올바른 타이밍과 자세를 익혀 최대한 높게 뛰는 방법을 연습한다. 장대를 사용하는 것만 배운다면 이들은 모멘텀을 얻도록 빠르게 달릴 수 없을 것이고, 또 달리기에서 얻은 모멘텀이 장대로 전달되도록 제힘으로 높게 뛰지 못할 것이다. 반대로 장대높이뛰기 선수들이 장대 없이 플라이오메트릭 훈련과 스피드 훈련만 했다면, 당연히 대회 날에 제대로 장대를 사용하지 못할 것이다. 장대높이뛰기 선수들은 장대 훈련도 해야 하고, 장대 없이 플라이오메트릭 훈련도 해야 하고, 단순한 달리기 스피드 워크 드릴도 해야 한다.

파워리프터는 당연히 장비를 어떻게 사용하는지 알아야 하니 장비 훈련을 해야 하지만, 또한 전반적으로 강해지는 것 역시 필요하다. 대회 날 성공하기 위해서는 당연히 장비 훈련을 해야 하지만 동시에 무장비 스트렝스 훈련도 해주어야 한다. 한쪽만 해주게 되면 밸런스가 깨지고, 대회 날에 제대로 성과를 낼 수 없다. 둘 모두를 훈련한다면 성장 포텐셜은 무한하며 대회 날에 개인 PR도 기록할 수 있을 것이다.

어떤 장비를 어느 시점에 추가할 것인가는 고민해보아야 할 문제다. 각각의 단체는 장비에 대한 제각기 다른 규정을 갖고 있으며, 모든 리프터는 제각기 개인화된 시스템을 갖고 있다. 기본적으로는 브리프나 니랩이 먼저 들어오고, 두 번째로는 슈트 하의, 그리고 마지막으로 슈트의 스트랩(어깨끈)을 올린다. 본질적으로 훈련에서처럼 장비를 사용하여 강도를 올리는 것이다. 장비 사용에 대해 전반적으로 널리 퍼진 의견은 장비를 추가하는 것은 가능한 한 나중으로 미루라는 것이다. 그렇게 하면 장비를 추가했을 때, 그 무게가 더욱 가볍게 느껴진다는 것이다.

벤치 프레스와 데드리프트는 장비가 훨씬 적다는 점에서 스쿼트와는 다르다. 벤치 프레스는 셔츠데이는 셔츠데이로 끝이다. 셔츠를 입고, 제대로 세팅한 후, 그날의 중량을 밀면 끝이다. 벤치 셔츠 외에 추가적인 장비를 따진다면 리스트랩과 셔츠를 잡아줄 벨트 정도가 있겠다. 벨트가 없으면 셔츠가 목 쪽으로 말려 올라가게 된다. 이때는 가벼운 중량도 가슴을 찍을 수 있다. 중량이 더 올라감에 따라 셔츠를 제자리에 고정해야 할 필요가 생기는데, 벨트가 필요한 것이 바로 이 지점이다. 반대로 어떤 사람들은 벤치 셔츠를 매 반복 때마다 항상 고정이 되어 딱 맞는 것을 선호한다. 이런 사람들은 셔츠를 입는 순간 벨트도 무조건 같이 차게 된다. 이때는 무게에 따라 바벨이 움직이는 거리가 달라지게 된다. 바벨이 무거워질수록 바벨이 가슴을 찍기가 더 쉬워지고, 가슴에 더 가깝게 내려가기 때문이다.

데드리프트는 장비가 몇 없다는 점에서 벤치 프레스와 유사하다. 어떤 사람들은 자신의 데드리프트 자세에 잘 맞는 슈트를 찾을 수 없는 경우 벨트만 사용하는 것을 더 선호하기도 한다. 물론 장비를 쓰지 않으면, 당연히 추가적인 장비 사용을 걱정할 필요가 없다. 그러나 장비를 쓰는 경우에는 자신의 자세를 항상 그대로 반복할 수 있을 때만 사용해야 한다. 예를 들어 중량이 너무 가벼워서 등이 말린다거나 무릎의 방향이 이상하게 가는 등 고중량 때와 자세가 달라진다면 슈트를 사용해서는 안 된다. 장비를 더 단단하게 조일수록 더 많은 도움을 받을 수 있고, 더 높은 합계를 기록할 수 있다. 더 타이트한 장비를 견딜 수 있고, 장비 때문에 평소 자세가 변하지 않으면서 자신의 자세를 수행할 수 있는 사람은 장비를 사용함으로써 더 큰 도움을 얻을 수 있고 더 높은 합계를 기록하게 될 것이다.

다만 다음의 사안을 고민해보아야 한다. 당신은 장비의 타이트함을 견딜 수 있는가? 그렇게까지 했을 때도 당신은 여전히 이 운동을 재밌다고 느끼는가? 물론 파워리프팅의 목표는 더 무거운 무게를 드는 것이지만 그 과정에서 당신이 재밌다고 느껴야 한다. 당신의 목표가 PR을 세우는 것이고, 꾸준히 자신의 합계를 올리는 것이라면, 그 느낌이 마음에 안드는데도 굳이 타이트한 장비를 사용해가면서 할 필요가 없다.

다른 사람들이 당신에게 잘 맞지 않음에도 불구하고 장비를 사용하라고 할 수도 있다. 가령 너무 조인다거나, 엉뚱한 곳에서 타이트함이 느껴진다거나 하는 것들 말이다. 장비는 매우 개인차가 크므로, 언제나 자신이 느낌이 제일 좋은 장비를 사용해야 한다. 사람에 장비가 맞추어져야지, 장비에 사람을 맞추느라 자신의 리프팅 감각을 잃어버리면 안 된다. 타이트한 장비를 애초에 좋아하지 않는데도 이걸 입느라 힘을 뺀다면 어느 순간 리프팅에 성공하는 그 순간에 초점을 두지 못하게 된다. 그보다는 꽉 끼는 장비 때문에 아프다는 생각만이 남게 된다. 장비를 사용하면 자신의 평소 자세를 만들어낼 수 있도록 힘을 써야 하고, 반대로 거기서 오는 고통은 차단해야 한다. 너무 꽉 끼는 장비를 쓰면 이 때문에 집중력도 잃고, 합계도 떨어지게 된다. 너무 헐렁한 장비는 보조를 받지 못하니 사용하는 이유가 없지만, 너무 꽉 끼는 장비는 반대로 자신의 자세와 테크닉을 바꿔버리게 되니 주의해야 한다. 입었을 때 편안하고, 리프팅에 도움이 되는 장비를 선택하도록 해야 한다.

장비가 얼마나 꽉 끼든 간에, 자신의 자세를 유지할 수 있도록 힘을 써야 한다. 자신의 몸을 둘러싸고 있는 장비에 지지 않고, 여기에 맞서 힘을 쓰도록 해야 한다. 꽉 끼는 벤치 셔츠 때문에 어깨가 말린다거나, 벤치에서 머리가 떨어진다거나 하는 식으로 자신의 테크닉이 망가져서는 안 된다. 만약 이런 일이 생긴다면 장비를 사용하면서도 제대로 자세를 유지하도록 힘을 쓰지 않고 있거나, 그냥 그 벤치 셔츠에 비해 자신이 약한 것이다. 유사한 경우로 스쿼트 슈트의 스트랩이 어깨를 앞으로 말리게 만들어, 훈련에서의 자세를 유지할 수 없게 할 수도 있다. 장비의 장력에 지지 않고, 자신의 평소 자세를 유지할 수 있어야만 장비를 사용한 이점을 최대한으로 활용할 수 있다. 장비의 장력에 지지 않으면서 장비를 더 강하게 잡아늘린다면 더 큰 리바운드 효과를 얻게 될 것이다.

당신은 무장비 리프팅으로 충분히 강해진 상태에서만, 장비를 제대로 다룰 수 있다. 장비가 너무 타이트한 것이 아닌가 확인하는 방법은 간단하다. 그 장비를 입은 채로 자신의 평소 자세를 유지할 수 있는가를 보는 것이다. 유지가 안 된다면 자신의 현재 능력에 비해 너무 타이트한 장비를 쓰고 있는 것이다. 특정 근육군이 약해서 생기는 문제가 아닐 수도 있다. 가령 벤치 셔츠를 입고도 바벨을 밀 수 있을 정도로 대흉근과 삼두근은 충분히 강할 수 있다. 그런데 광배근과 등이 약해서 자세를 유지하지 못하는 경우가 있다. 그러면 등이 앞으로 말리게 되고, 스트렝스를 최대한으로 뽑아낼 수 없다. 이런 상황에서는 셔츠를 한 치수 더 크게 입는 것이 낫다. 그렇게 하는 것이 더 강한 리바운드를 활용하게 되고, 바닥에서 더 무겁게 밀 수 있게 된다. 사슬이란 것은 사슬을 이루고 있는 고리 중 가장 약한 고리만큼만 강한 것이라는 격언을 기억하는가? 장비라는 것도 이와 다르지 않다.

파워리프팅의 멋진 점은 이것이 순전히 개인적 차원의 스포츠라는 것이다. 본인 스스로 육체적으로, 그리고 정신적으로 지금보다 발전하는 것에 집중한다면, 더 타이트한 벤치 셔츠를 입고 말고는 중요치 않다. 그저 스스로 과거의 자신을 넘기 위해 노력한다는 것이 중요할 뿐이다.

일반적인 경우, 숙련된 파워리프터로서의 커리어는 대략 3년 정도다. 물론 오랫동안 경기를 뛰는 사람들도 많이 있는 것이 사실이다. 그렇지만 대부분은 커리어 내내 한두 번 정도의 대회만을 나가게 된다. 이는 대개 대회에서의 순위를 신경 쓰게 되어 그렇다. 당신은 절대로 제이슨 프라이의 벤치 프레스 기록이나, 도니 톰슨의 스쿼트 기록, 앤디 볼튼의 데드리프트 기록, 에이프릴 마티스의 합계 기록을 깨지 못할 것이다. 그런데 뭐하러 이런 걸 하는가? 초점을 이렇게 잡으면 안 된다. 우리의 시선은 언제나 자신의 내면으로 향해야 한다. 우리는 정체기를 깨고 자신이 이룰 수 있는 최고점에 도달하기 위해 끊임없이 스스로를 밀어붙이는 것을 배우는 것이다. 자신의 기록을 남들과 비교하면 오래지 않아 그만둘 수밖에 없다. 남들의 기록을 볼 것이 아니라 스스로와의 싸움에서 이기는 것에 초점을 두어야 한다. 그리하면 파워리프팅은 내적으로든 외적으로든 당신이 지금보다 더 높은 위치에 도달할 수 있도록 만들어줄 것이다.

숙련자의 보조 운동

숙련자에게는 보조 운동이 더더욱 중요해진다. 이 수준까지 오게 되면 모든 운동의 자세가 꽤 잘 잡혀 있을 것이다. 이쯤 되면 해당 리프터가 자신의 PR을 갱신할 수 있냐 아니냐는 대개 보조 운동을 무엇을 하느냐에 따라 갈린다.

보조 운동은 이 시점에서는 더더욱 개인에 맞춰 특수성을 띠어야 하고, 또 개인화되어 있어야 한다. 가령 두 사람이 벤치 프레스 중량을 늘리고 싶어 하며, 둘 다 등 스트렝스를 늘려야 한다는 것을 알고 있다고 하자. 한 사람은 그냥 풀업을 한다. 반면 다른 이는 벤치 셔츠를 입었을 때 이를 당겨줄 수 있도록 그 특수성을 고려하여 고장력 밴드풀어파트를 한다고 하자. 물론 두 사람 모두 광배근을 키워야 한다는 것을 알고 있다. 그렇지만 두 번째 사람은 경험을 통해 자신이 무엇을 개선해야 하는지, 그리고 이를 위해 어떤 운동을 해야 하는지 정확하게 짚을 수 있게 된 것이다.

래리 파시피코Larry Pacifico는 자신의 데드리프트 보조 운동은 무엇이 되었든 자신의 데드리프트 중량이 올라가게 해주었던 모든 운동들이라고 말한 적이 있다. 경험이 점점 쌓이다 보면, 어떤 보조 운동이 자신의 주요 운동 중량이 올라가게 해주는지 알게 되는 시점이 온다. 가령 어떤 사람이 고중량 T바로우와 고중량 브랫포드 프레스를 했더니 벤치 프레스 중량이 빠르게 올라갔다고 하자. 이 운동들이 이 사람의 약점을 공략하는 약점 특이적인 운동이었던 것이다. 그러니 이 운동들을 해줌으로써 벤치 프레스 중량이 한동안 눈에 띄게 올라간 것이다. 그렇지만 결국에는 이 운동들 역시 언젠가는 벤치 프레스 중량 개선에 별로 도움이 되지 않는 시점이 오게 된다. 과거 사슬의 가장 약했던 고리가 이제는 사슬의 다른 고리들만큼 강해진 것이다. 이때는 다시 한 번 가장 약한 사슬을 찾아 이를 공략하는 운동들을 찾아야 한다.

여러 운동을 이해하고, 다양한 스티킹 포인트 구간을 이해하여, 이를 해결하는 것을 찾아내는 것은 쉬운 부분이다. 당신이 어려움을 겪는 부분이 있다는 것은, 사슬의 어느 고리가 가장 취약한지를 나타내는 신호다. 자신의 약점을 강화해주는 올바른 운동을 찾아, 자신의 리프팅을 개선해야 한다.

요약

숙련된 리프터라면 자신의 신체를 이해하고, 어떤 것이 효과가 있고, 어떤 것이 효과가 없는지를 알아야 한다. 어느 때이든 간에 새로운 장비를 실험해보는 것을 꺼려서는 안 된다. 비시즌기 훈련을 통해 언제든 새로운 것을 실험해볼 준비가 되어 있어야 한다.

Chapter 10

상급자 훈련

이전 장에서 다루었던 방법들을 사용하여 한동안 엄청난 발전과 경험을 쌓고 나면, 이제는 조금 변형을 추가해서 계속해서 발전을 꾀해야 한다. 마치 게임에서 다음 단계로 넘어가려면 이전 단계를 클리어해야 하는 것과 같다. 리프터는 상급자 방법론으로 넘어가기 전에, 가능하면 자신이 선택한 방법을 최소한 일 년, 혹은 그 이상 유지해야 한다. 일반적인 경우 발전이 느려지는 것이 보일 때까지는 기본 방법을 유지하는 것이 맞다. 이 시점이 되면 이제 루틴을 바꿔볼 때인 것이다. 그 시점 이전에 조급해 하면서 바꾸게 되면, 그대로 발전이 멈춰서 쳇바퀴만 돌리는 꼴이 될 수도 있다.

파동형 주기화

7장에서 처음 다루었던 파동형 주기화에 대해 상급자용 방법이 2가지 더 있다. 첫 번째 방법은 운동 선택에 파동을 만드는 것이고, 두 번째는 같은 운동이지만 수행 속도가 달라지도록 파동을 만드는 것이다. 두 방법 모두 잘 사용되지도 않고, 이에 대해 말하는 사람도 얼마 없었지만, 사실 매우 효과적인 방법이다.

운동 선택의 파동은 그냥 운동을 바꾼다는 의미다. 가령 벤치 프레스라면 이때 선택지가 벤치 프레스, 인클라인 벤치 프레스, 디클라인 벤치 프레스를 고를 수 있다. 이 시점에서 총 네 가지 방법으로 수행할 수 있다. 첫 번째는 모두 똑같은 RM으로 수행하는 방법이다. 두 번째는 운동마다 각각 다른 RM 값을 사용하지만, 그 RM 값을 매주 똑같이 유지하는 방법이다. 세 번째는 운동마다 각각 다른 RM 값을 사용하면서 RM 값을 주마다 바꾸는 방법이 있고, 마지막 네 번째로 운동마다 속도를 다르게 수행하는 방법이 있다.

동일한 RM 값을 사용하는 방법

동일한 RM 값으로 전체 운동을 수행한다는 것은 그냥 말 그대로 받아들이면 된다. 벤치 프레스를 3RM으로 쌓기로 했다고 치자. 그러면 벤치 프레스, 클로즈그립 벤치 프레스, 플로어 프레스 세 종목 모두를 3RM으로 수행하는 것이다. 모든 운동을 3RM으로 수행하되, 운동만 바꿔주는 것이다. 앞의 예시에서는 운동을 세 개만 꼽았지만, 당신이 하고 싶다면 얼마든지 더 많이 추가해도 좋다. 동일한 RM 값을 사용할 때 운동을 계속 바꾸는 것이 중요하지만, 스트렝스가 증가하는지 확인하기 위해 매 3주에

표 10.1 파동형 주기화 훈련 계획 예시: 주 1회 훈련, 동일한 RM 값

주차	훈련 세션 1
1	벤치 프레스 3RM
2	클로즈그립 벤치 프레스 3RM
3	플로어 프레스 3RM
4	벤치 프레스 3RM
5	클로즈그립 벤치 프레스 3RM
6	플로어 프레스 3RM
7	벤치 프레스 3RM
8	클로즈그립 벤치 프레스 3RM
9	플로어 프레스 3RM

표 10.2 파동형 주기화 훈련 계획 예시: 주 2회 훈련, 동일한 RM 값

주차	훈련 세션 1	훈련 세션 2
1	벤치 프레스 3RM	클로즈그립 벤치 프레스 3RM
2	플로어 프레스 3RM	벤치 프레스 3RM
3	클로즈그립 벤치 프레스 3RM	플로어 프레스 3RM
4	벤치 프레스 3RM	클로즈그립 벤치 프레스 3RM
5	플로어 프레스 3RM	벤치 프레스 3RM
6	클로즈그립 벤치 프레스 3RM	플로어 프레스 3RM
7	벤치 프레스 3RM	클로즈그립 벤치 프레스 3RM
8	플로어 프레스 3RM	벤치 프레스 3RM
9	클로즈그립 벤치 프레스 3RM	플로어 프레스 3RM

표 10.3 파동형 주기화 훈련 계획 예시: 주 3회 훈련, 동일한 RM 값

주차	훈련 세션 1	훈련 세션 2	훈련 세션 3
1	벤치 프레스 3RM	클로즈그립 벤치 프레스 3RM	플로어 프레스 3RM
2	벤치 프레스 3RM	클로즈그립 벤치 프레스 3RM	플로어 프레스 3RM
3	벤치 프레스 3RM	클로즈그립 벤치 프레스 3RM	플로어 프레스 3RM
4	벤치 프레스 3RM	클로즈그립 벤치 프레스 3RM	플로어 프레스 3RM
5	벤치 프레스 3RM	클로즈그립 벤치 프레스 3RM	플로어 프레스 3RM
6	벤치 프레스 3RM	클로즈그립 벤치 프레스 3RM	플로어 프레스 3RM
7	벤치 프레스 3RM	클로즈그립 벤치 프레스 3RM	플로어 프레스 3RM
8	벤치 프레스 3RM	클로즈그립 벤치 프레스 3RM	플로어 프레스 3RM
9	벤치 프레스 3RM	클로즈그립 벤치 프레스 3RM	플로어 프레스 3RM

한 번은 동일한 운동을 반복할 수 있도록 해야 한다. 원본 파동형 방법은 반복수의 변화를 통해 신경계가 새로운 자극에 적응하도록 하는 것이었다. 여기서 소개하는 이보다 더 나아간 방법인, 운동 종목을 바꾸는 것 역시 새로운 자극에 적응하도록 만드는 것이다. 강도를 절대 낮추지 않을 것이기 때문에, 오버트레이닝이 일어나지 않도록 매 4~6주마다 한 번씩 디로딩이 필요할 수도 있다. RM 값이 최소 매 3개 세션마다, 반복수에서든 중량에서든 전보다 나아지기만 한다면 당신은 조금씩 발전하고 있는 것이다.

표 10.1~10.3은 이 방법을 사용해 만든 예시 스케줄이다.

운동별로 다른 RM 값을 사용하는 방법

이 방법도 앞에서와 동일한 운동만을 사용하여 예시를 들 것이다. 여기서는 매 세션마다 운동을 바꾼다. 각각의 운동은 미리 목표로 둔 RM 값이 있으나, 운동마다 RM 값을 다르게 설정한다. 이 방법은 반복수가 더 많기 때문에 근비대를 이끌어내기에 더 좋다. 5RM보다 더 적은 반복수는 오버트레이닝이 더 빨리 오게 된다. 낮은 반복수로 이 방법을 오래 쓰고 싶다면, 매 2~3주에 한 번씩 디로딩이 필요하다. 그렇지 않으면 4주차즈음에는 퍼포먼스가 감소하는 것을 경험하게 될 것이다.

어쨌든 목표는 몸이 더 커지는 것이고, 1RM 벤치 프레스 중량이 오르면 더 좋은 것이다. 이는 꼭 특정 종목에만 한정된 사안이 아니라는 점을 기억하기 바란다. 무엇이 되었든 자신이 하고 싶은 운동을 쓰면 된다. 다만 올바른 운동을 선택하도록 한다. 가령 벤치 프레스 보조 운동으로 레그컬을 넣는다거나 하는 것은 곤란하다. 주요 운동으로는 다관절 운동을 선택하고, 단관절 운동은 보조 운동에 사용하도록 하라.

운동을 골랐으면 RM 값을 결정해야 한다. 가능하면 높은 RM 값을 사용해야 하는 것을 추천하니, 5RM, 8RM, 12RM으로 예시를 만들어보자. 여기서는 벤치 프레스는 5RM, 클로즈그립 벤치 프레스는 8RM, 플로어 프레스는 12RM을 사용할 것이다. 표 10.4, 10.5, 10.6에서 매 운동마다 RM 값이 변하는 것을 확인할 수 있다.

운동들이 같은 순서로 반복되는 것을 보라. 이것이 운동별로 사이사이에 시간차를 만들어주고, 신체가 회복하도록 해준다. 이는 회복량도 늘려주고, 스트렝스 증가에도 매우 효과적이다.

표 10.4 파동형 주기화 훈련 계획 예시: 주 1회 훈련, 운동별 다른 RM 값 사용

주차	훈련 세션 1
1	플로어 프레스 12RM
2	클로즈그립 벤치 프레스 8RM
3	벤치 프레스 5RM
4	플로어 프레스 12RM
5	클로즈그립 벤치 프레스 8RM
6	벤치 프레스 5RM
7	플로어 프레스 12RM
8	클로즈그립 벤치 프레스 8RM
9	벤치 프레스 5RM

표 10.5 파동형 주기화 훈련 계획 예시: 주 2회 훈련, 운동별 다른 RM 값 사용

주차	훈련 세션 1	훈련 세션 2
1	플로어 프레스 12RM	클로즈그립 벤치 프레스 8RM
2	벤치 프레스 5RM	플로어 프레스 12RM
3	클로즈그립 벤치 프레스 8RM	벤치 프레스 5RM
4	플로어 프레스 12RM	클로즈그립 벤치 프레스 8RM
5	벤치 프레스 5RM	플로어 프레스 12RM
6	클로즈그립 벤치 프레스 8RM	벤치 프레스 5RM
7	플로어 프레스 12RM	클로즈그립 벤치 프레스 8RM
8	벤치 프레스 5RM	플로어 프레스 12RM
9	클로즈그립 벤치 프레스 8RM	벤치 프레스 5RM

표 10.6 파동형 주기화 훈련 계획 예시: 주 3회 훈련, 운동별 다른 RM 값 사용

주차	훈련 세션 1	훈련 세션 2	훈련 세션 3
1	플로어 프레스 12RM	클로즈그립 벤치 프레스 8RM	벤치 프레스 5RM
2	플로어 프레스 12RM	클로즈그립 벤치 프레스 8RM	벤치 프레스 5RM
3	플로어 프레스 12RM	클로즈그립 벤치 프레스 8RM	벤치 프레스 5RM
4	플로어 프레스 12RM	클로즈그립 벤치 프레스 8RM	벤치 프레스 5RM
5	플로어 프레스 12RM	클로즈그립 벤치 프레스 8RM	벤치 프레스 5RM
6	플로어 프레스 12RM	클로즈그립 벤치 프레스 8RM	벤치 프레스 5RM
7	플로어 프레스 12RM	클로즈그립 벤치 프레스 8RM	벤치 프레스 5RM
8	플로어 프레스 12RM	클로즈그립 벤치 프레스 8RM	벤치 프레스 5RM
9	플로어 프레스 12RM	클로즈그립 벤치 프레스 8RM	벤치 프레스 5RM

매주 RM 값을 바꾸는 방법

운동은 그대로 같은 것을 사용하지만, 주차가 진행되면서 반복수가 전체적으로 변화한다. 다시 말해서 만약 1주차에 12RM을 사용했다면, 1주차의 모든 운동은 12RM으로 진행한다는 말이다. 2주차에 8RM을 한다면 2주차는 모든 운동을 8RM으로 진행한다. RM 값은 자신의 목표에 따라 다르게 설정하고, 이 부분은 7장의 기본적 방법을 다룰 때 설명했었다. 근비대를 원한다면 더 높은 RM 값을 사용하는 것이고, 목표가 스트렝스라면 낮은 RM 값을 사용한다. 표 10.7, 10.8, 10.9는 이 방법을 사용한 훈련 프로그램 예시이다.

표 10.7 파동형 주기화 훈련 계획 예시: 주 1회 훈련, 매주 RM 값 변화

주차	훈련 세션 1
1	플로어 프레스 12RM
2	클로즈그립 벤치 프레스 8RM
3	벤치 프레스 5RM
4	플로어 프레스 6RM
5	클로즈그립 벤치 프레스 10RM
6	벤치 프레스 4RM
7	플로어 프레스 3RM
8	클로즈그립 벤치 프레스 10RM
9	벤치 프레스 1RM

표 10.8 파동형 주기화 훈련 계획 예시: 주 2회 훈련, 매주 RM 값 변화

주차	훈련 세션 1	훈련 세션 2
1	플로어 프레스 10RM	클로즈그립 벤치 프레스 10RM
2	벤치 프레스 5RM	플로어 프레스 5RM
3	클로즈그립 벤치 프레스 2RM	벤치 프레스 2RM
4	플로어 프레스 12RM	클로즈그립 벤치 프레스 12RM
5	벤치 프레스 3RM	플로어 프레스 3RM
6	클로즈그립 벤치 프레스 6RM	벤치 프레스 6RM
7	플로어 프레스 1RM	클로즈그립 벤치 프레스 1RM
8	벤치 프레스 10RM	플로어 프레스 10RM
9	클로즈그립 벤치 프레스 5RM	벤치 프레스 5RM

표 10.9 파동형 주기화 훈련 계획 예시: 주 3회 훈련, 매주 RM 값 변화

주차	훈련 세션 1	훈련 세션 2	훈련 세션 3
1	플로어 프레스 12RM	클로즈그립 벤치 프레스 12RM	벤치 프레스 12RM
2	플로어 프레스 2RM	클로즈그립 벤치 프레스 2RM	벤치 프레스 2RM
3	플로어 프레스 8RM	클로즈그립 벤치 프레스 8RM	벤치 프레스 8RM
4	플로어 프레스 4RM	클로즈그립 벤치 프레스 4RM	벤치 프레스 4RM
5	플로어 프레스 1RM	클로즈그립 벤치 프레스 1RM	벤치 프레스 1RM
6	플로어 프레스 10RM	클로즈그립 벤치 프레스 10RM	벤치 프레스 10RM
7	플로어 프레스 3RM	클로즈그립 벤치 프레스 3RM	벤치 프레스 3RM
8	플로어 프레스 6RM	클로즈그립 벤치 프레스 6RM	벤치 프레스 6RM
9	플로어 프레스 1RM	클로즈그립 벤치 프레스 1RM	벤치 프레스 1RM

운동 속도를 다양하게 사용하는 방법

상급 파동형 주기화의 마지막 방법은 운동의 속도를 변화시키는 것이다. 이전까지 이 방법은 거의 논의되지 않았다. 왜냐하면 이 방법을 쓰려면 바벨의 속도를 측정할 특수한 장비가 필요하기 때문이다. 속도 측정을 통해 당신의 훈련이 자신이 발달시키려고 의도한 특성을 발달시키고 있는지 아닌지를 확인할 수 있다. 모든 특성은 제각기 그를 발달시키는 데 필요한 속도가 있고, 만약 어떤 훈련이 이에 필요한 속도를 맞추지 못한다면, 훈련의 목표로 삼은 특성이 제대로 훈련되지 않게 된다. 이는 다시 SAID 원리를 상기시킨다. 신체는 주어진 자극에 맞추어 특수하게 적응한다. 1장의 슬레지해머 이야기를 기억해보라. 첫 3주가 지나고 나면 하루 종일 슬레지해머를 휘두를 수 있지만, 더 무거운 해머로 바꾼 첫날에는 하루만 지나도 힘들어서 쓰러졌던 것과 같다.

특정 스트렝스를 구분하는 척도가 바로 속도다. 속도별로 발달되는 내용을 간단하게 다음과 같이 정리해보았다. 만약 파워리프팅 종목(스쿼트, 벤치 프레스, 데드리프트)을 훈련한다고 치고, 바벨이 0.1~0.4m/s의 속도로 움직인다고 하면 이는 절대 스트렝스를 기르는 것이다. 0.6~0.8m/s가 되면 이때는 가속 스트렝스를 발달시키게 된다. 0.8~1.0m/s일 때는 스트렝스-스피드를 발달시키는 것이다. DE, 즉 다이나믹 메소드가 바로 이 구간이다. 1.1~1.5m/s 범위는 스피드-스트렝스를 발달시키는 구간이다. 스피드-스트렝스와 스트렝스-스피드의 차이는 자신의 우선 순위가 무엇이냐에 따라 달라진다. 스트렝스-스피드는 스트렝스가 가장 중요하고, 스피드(속력)는 그다음이다. 무거운 무게를 꽤 빠르게 옮기는 것이 목표다. 스피드-스트렝스는, 스피드가 최우선이고 스트렝스가 그다음이다. 이 경우는 비교적 가벼운 무게를 최대한 빠르게 움직이는 것이 목표다. 특수한 스포츠와 관련한 특수 스트렝스, 이와 관련된 수많은 운동들, 수많은 속도값들이 있지만, 여기서는 앞의 두 경우를 중점적으로 다룰 것이다. 이외 다른 리프팅이나 특수 스트렝스는 다른 종목 선수들에게 필요한 특성 개발에 필요한 것이므로 여기서는 다루지 않는다.

속도 훈련을 할 때는 RFDRate of Force Development(힘 발생 비율) 값이 높게 나오도록 최대한 빠르게 동작을 수행해야 하며, 안정된 자세로 동작을 수행해야 한다. 테크닉이 불완전하다면 그 반복수는 세지 않는다. 목표한 속력이 나오지 않으면 이 역시 반복수로 세지 않는다. 바벨의 속력이 의도한 범위보다 빠르다면, 목표한 특성을 개발하기에 너무 가벼운 것이니 무게를 늘린다. 반대로 바벨의 속력이 목표 범위보다 느리면, 목표한 특성을 개발하기에 너무 무거운 것이니 중량을 낮춘다.

이제 속도에 따라 서로 다른 특성을 발달시킨다는 사실을 알았으니, 앞에서 소개했던 운동들을 사용해 훈련 스케줄에 따라서 여러 특성을 개발할 수 있다. 동시에 최대 두 개까지의 특성을 개발하되, 세 개 이상을 노려서는 안 된다. 따라서 한 주에 2~3회의 훈련 세션을 구성하도록 한다. 같은 운동을 두 세션 모두에 사용하면서 속도를 다르게 하여 원하는 특성을 개발할 수도 있다.

빠른 속도 훈련을 추가하면 더 가벼운 무게를 써야 하니, 회복을 돕는다. 단순한 저중량 훈련일과 비교해보면 가벼운 무게로 볼륨을 채워넣고 기분이 나아지는 것에서 더 나아가 자신이 원하는 특성까지도 발달시킬 수 있다.

이러한 특성을 생각하여, 그날 훈련에서 해당 특성을 개발하기 위해 1RM까지 올려서 훈련한다. 그러면 스트렝스를 유지하면서도 해당 특성을 최대한으로 끌어올릴 수 있게 된다. 표 10.10, 10.11은 이 방법을 사용한 훈련 계획 예시이다.

표 10.10 파동형 주기화 훈련 계획 예시: 주 2회 훈련, 속도 변화

주차	훈련 세션 1	훈련 세션 2
1	벤치 프레스 0.1~0.4m/s	벤치 프레스 0.8~1.0m/s
2	벤치 프레스 0.6~0.8m/s	벤치 프레스 1.1~1.5m/s
3	벤치 프레스 0.1~0.4m/s	벤치 프레스 0.8~1.0m/s
4	벤치 프레스 0.6~0.8m/s	벤치 프레스 1.1~1.5m/s
5	벤치 프레스 0.1~0.4m/s	벤치 프레스 0.8~1.0m/s
6	벤치 프레스 0.6~0.8m/s	벤치 프레스 1.1~1.5m/s
7	벤치 프레스 0.1~0.4m/s	벤치 프레스 0.8~1.0m/s
8	벤치 프레스 0.6~0.8m/s	벤치 프레스 1.1~1.5m/s
9	벤치 프레스 0.8~1.0m/s	벤치 프레스 0.1~0.4m/s

표 10.11 파동형 주기화 훈련 계획 예시: 주 3회 훈련, 속도 변화

주차	훈련 세션 1	훈련 세션 2	훈련 세션 3
1	벤치 프레스 0.1~0.4m/s	벤치 프레스 0.8~1.0m/s	벤치 프레스 1.1~1.4m/s
2	벤치 프레스 0.6~0.8m/s	벤치 프레스 1.1~1.4m/s	벤치 프레스 0.1~0.4m/s
3	벤치 프레스 0.8~1.0m/s	벤치 프레스 0.6~0.8m/s	벤치 프레스 1.1~1.4m/s
4	벤치 프레스 0.1~0.4m/s	벤치 프레스 0.8~1.0m/s	벤치 프레스 1.1~1.4m/s
5	벤치 프레스 0.6~0.8m/s	벤치 프레스 1.1~1.4m/s	벤치 프레스 0.1~0.4m/s
6	벤치 프레스 0.8~1.0m/s	벤치 프레스 0.6~0.8m/s	벤치 프레스 1.1~1.4m/s
7	벤치 프레스 0.1~0.4m/s	벤치 프레스 0.8~1.0m/s	벤치 프레스 1.1~1.4m/s
8	벤치 프레스 0.6~0.8m/s	벤치 프레스 1.1~1.4m/s	벤치 프레스 0.1~0.4m/s
9	벤치 프레스 0.8~1.0m/s	벤치 프레스 0.6~0.8m/s	벤치 프레스 1.1~1.4m/s

컨주게이트 메소드

이 부분에서 다루는 컨주게이트 메소드의 상급 변화법은 저항 수용(밴드, 체인), 서스펜디드 케틀벨(케틀벨 매달기), 밴드 보조, 마지막으로 써카 맥스circa max를 다루고 있다.

저항 수용

저항 수용Accommodating Resistance이라는 말은 당신의 역학적 이점이 가장 큰 시점에서, 저항이 가장 커지도록 만든다는 뜻이다. 노틸러스 머신의 개발자, 아서 존스Arthur Jones는 다양한 캠을 사용해서 리프터가 중량을 들어 올릴 때 저항을 증가시킬 수 있는 프로그램들을 만들어냈다. 이는 정말 획기적인 컨셉이었다. 사람들이 움직임 범위 전체에 걸쳐 힘을 써야 했기 때문이다. 그러나 머신은 사람마다 서로 다

른 팔다리 길이를 반영할 수 없다는 한계가 있었다. 최근의 저항 수용 방법은 체인과 밴드를 사용하여 머신보다는 좀 더 유연하게 대응할 수 있다.

거의 모든 운동에 체인이나 밴드를 사용할 수 있다. 어떤 운동은 중량 외에도 체인과 밴드를 추가로 사용하고, 어떤 것들은 단순히 체인과 밴드만을 유일한 저항원으로 사용하기도 한다. 가령 굿모닝을 예로 들도록 하겠다. 일반 바벨을 사용한다면 굿모닝, 체인 굿모닝, 중량 체인 굿모닝, 밴드 굿모닝, 밴드 중량 굿모닝, 체인 밴드 굿모닝, 마지막으로 체인 밴드 중량 굿모닝을 할 수 있다. 단순히 저항 수용원을 추가하는 것만으로 ME 데이에 할 수 있는 운동이 1개에서 7개가 되었다. 바벨도 바꾼다면 이 수는 배가 된다. 일반 바벨, 캠버 바, 세이프티 바라고 한다면 21개가 되는 것이다. 발의 스탠스도 스탠다드, 클로즈, 와이드 3개를 고려하면 그 가짓수는 이제 63개가 된다. 상상력을 발휘해 수많은 조합이 가능하다.

체인

체인의 무게는 한쪽당 약 8~20kg이다. 이들은 바벨에 작은 체인으로 연결되어 있다. 이 덕분에 리프팅의 바닥 구간에서는 체인의 대부분이 바닥에 닿아있게 되어, 무게가 거의 느껴지지 않는다. 그리고 리프터가 바벨을 밀어 올려 최상단 지점이 되면 체인의 80~90%가 공중에 떠있게 되고, 바벨에 그만큼의 중량을 더한다(그림 10.1). 체인을 사용할 때는 상단과 바닥 지점에서 무게가 확실하게 더해지고 빠지도록 길이 조정을 해야 한다. 가끔 체인이 굵은 통사슬로만 만들어진 경우가 있는데 이런 물건은 바벨이 바닥 지점까지 가더라도 대부분의 중량이 바벨에 그대로 걸려있으니 부하 변화가 적다. 이런 경우는 대부분의 무게가 바벨에 걸려있으니 제대로 된 저항 수용이 일어나지 않고, 따라서 목표했던 반응을 이끌어낼 수 없다. 체인이 공중에서 흔들리므로 그것으로 더해지는 훈련 효과는 분명히 있다. 체인이 끊임없이 방향을 바꾸어 흔들리니 고유수용감각을 자극하기는 할 것이다. 그렇지만 처음 의도했던 저항 수용이 일어나지 않을 것이다. 그리고 흔들리는 불안정 훈련은 차후의 서스펜디드 케틀벨 훈련으로 더 효율적인 훈련이 가능하니 이는 의미가 없다.

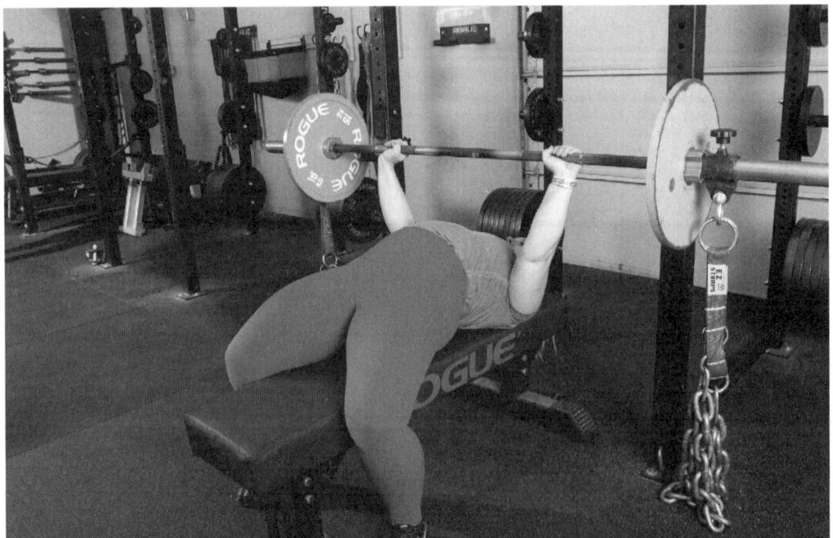

그림 10.1 벤치 프레스에 체인 사용하기

체인을 사용하는 이점이 무엇일까? 단순히 바벨에 중량을 추가하는 것? 그런 목적이었으면 차라리 바벨에 중량을 추가하는 게 나았을 것이다. 올바르게 설정한다면 체인 훈련은 움직임의 가속력을 더해준다. 미국의 투포환 선수로 2008년 올림픽 은메달리스트이자, 3차례 세계챔피언을 석권했던 크리스티안 캔트웰Christian Cantwell은 체인 훈련을 즐겨 했다. 그는 고전적인 웨이트 트레이닝이 자신의 최상단 지점에서의 속도를 느려지게 만들었다고 생각했다. 이에 체인을 더함으로써 움직임 전체에 걸쳐 가속할 수 있는 능력을 기를 수 있었다. 그는 스트렝스의 증가와 더불어 투포환 움직임의 마지막 끝부분의 RFD(힘 발생 비율)를 증가시켜 마지막 끝부분까지 움직임 전체에 걸쳐서 포환을 최대한의 힘으로 밀어내어, 최대한 멀리 던질 수 있었다. 체인 훈련이 없었다면 이렇게 훈련이 불가능했을 것이고, 결과는 달라졌을지 모른다.

밴드

밴드는 체인과 비슷한 훈련 효과가 있지만 그 차이점이 분명 존재한다. 밴드는 바벨에 셋업이 더 쉬우면서도 더 강한 텐션을 준다. 밴드는 우리 신체에도 다른 효과가 있다. 체인은 그저 무게를 더했다가 줄이는 역할 정도만을 한다. 그러나 밴드는 구심성 수축 구간에서 가속하는 역할을 한다. 아이작 뉴턴을 잠깐 복기해보자. 모든 작용에는 반작용이 존재한다. 더 빠르게 내려갈수록 더 빨리 올라온다. 농구공을 생각해보자. 농구공을 어깨높이에서 떨어뜨리면 대략 허리 높이까지 튕겨오른다. 그러나 농구공을 아래로 강하게 집어던지면 처음 위치보다 오히려 더 높이 올라올 것이다. 추가적인 힘이 작용했기 때문이다. 밴드는 당신이 더 빠르게 움직이는 방법을 익히도록 만들어준다.

어떤 이유에서인지는 모르지만 밴드는 관절의 결합조직에는 악영향이 있는 것 같다. 밴드를 사용할 때는 주당 3회 이상은 사용하지 않도록 하자. 한 번의 사이클이 지나고 나면 밴드를 빼도록 하라. 그리고 다음 3주간은 체인을 사용하거나, 아예 저항 수용법을 사용하지 말도록 하라. 이 페이즈가 지나고 나면 다시 밴드를 사용해도 좋다. 시간이 지남에 따라 당신의 신체는 이 저항에 적응할 것이고, 그때는 밴드를 격주로 사용해도 좋다. 그렇지만 밴드를 사용한 사이클을 몇 년간 돌린 수준에 도달하기 전까지는 이와 같은 방법은 사용하지 말도록 하라.

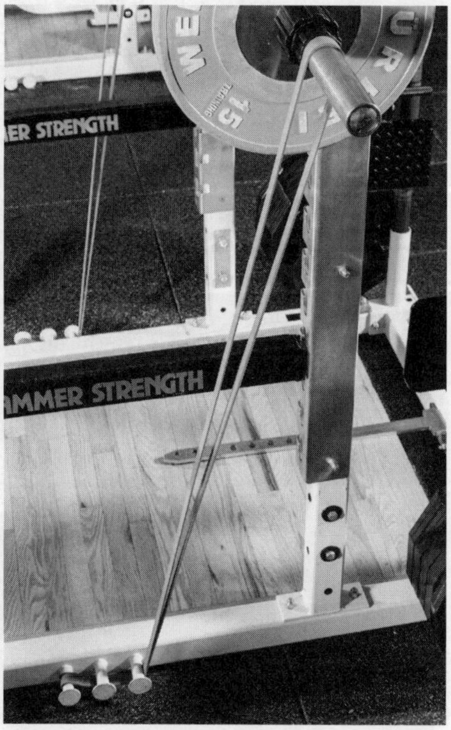

그림 10.2 말뚝에 밴드를 걸어준 모습

밴드의 실제 힘은 많은 파워리프터들의 스트렝스 발달에 꽤 유의미한 효과를 가져다주었다. 추가로 만드는 부하와 부하값이 사라지는 양이 엄청나다. 스쿼트의 최상단에서는 300kg의 힘을 내고 서있을 수 있으면서도, 스쿼트의 바닥 지점에서 빠져나올 때는 겨우 120kg의 힘밖에 내지 못하는 리프터를 찾는 것은 그다지 어렵지 않다는 점을 생각해보자.

각각의 밴드가 얼마나 큰 장력을 내는지와, 이때 바벨에 걸리는 추가적인 장력을 어떻게 계산할지에 대해서는 많은 논쟁이 있다. 가장 큰 문제는 매 셋업마다 장력이 제각기 다르다는 데에 있다. 여기에 들어가는 변수가 너무 많다 보니 이 장력이 얼마냐 하는 것을 명확히 정하는 것은 불가능하다. 다만 이를 구분할 명확한 한 가지의 변수가 있는데, 바로 밴드의 장력은 밴드의 폭에 비례한다는 것이다. 밴드 장력의 순서는 대개 미니, 라이트, 보통, 강함, 몬스터로 나뉜다.

스쿼트, 굿모닝, 벤치 프레스 등 이외의 다양한 운동을 하기 위해 밴드를 설치할 때는 아래쪽에 밴드를 고정한 곳이 위로 들리지 않도록 해야 한다. 엄청난 중량을 짊어진 채로 밴드의 장력까지 걸려있기에, 랙에 휘청여 뒤집히면, 당신도 같이 날아가버릴 것이다. 당연하지만 이는 안전하지 않은 것은 물론이고, 그 어떤 체육관에서도 환영받지 못할 일이다. 병원비는 물론이고 시설 수리비도 매우 비쌀 것이다. 한두 가지 조치를 통해 랙이나 고정물이 움직이지 않도록 할 수 있다. 가장 쉬운 첫 번째 방법은 랙이나 고정물을 바닥에 볼트로 박아버리는 것이다. 볼트로 박아버리면 랙이 들릴 일은 절대로 없다고 할 수 있다. 또 다른 방법은 랙을 무거운 중량으로 눌러놓는 것이다. 랙마다 모양이 다르게 생겼으니, 원판이나 덤벨을 어떻게 고정할지 방법을 찾는 데 시간이 좀 걸릴 수 있지만, 부상과 여타 손실을 방지하기 위해서는 필수적인 조치다. 이를 실험할 때는 가능하면 여섯 명의 사람이 있어야 한다. 중량을 들 한 사람, 뒤에서 잡아줄 백 스팟터, 양옆에서 보아줄 사이드 스팟터, 그리고 랙이 흔들리는지 보아줄 사람 두 명까지. 스케줄을 잡기가 쉽지 않겠지만, 이렇게 하는 것이 가장 확실하다.

밴드를 제대로 고정하는 방법은 반드시 익혀야 한다. 만약 그림 10.2에서처럼 랙에 말뚝이 박혀있다면 이걸 사용하면 된다. 말뚝이 없다면 밴드를 랙 아래의 크로스바 지지대에 걸어주거나, 덤벨을 사용해야 한다.

만약 밴드를 크로스바에 건다면, 밴드를 여기다가 가볍게 묶어주면 된다. 장력이 부족한 경우 그림 10.3처럼 레일에 추가적인 나무판을 덧대서, 밴드를 묶을 때 늘어나도록 만들어 상단에서 추가적인

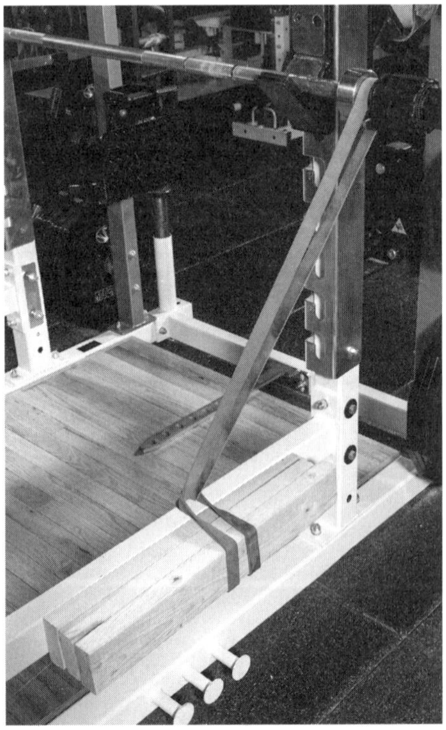

그림 10.3 레일에 나무판을 대서 추가적인 장력 유도

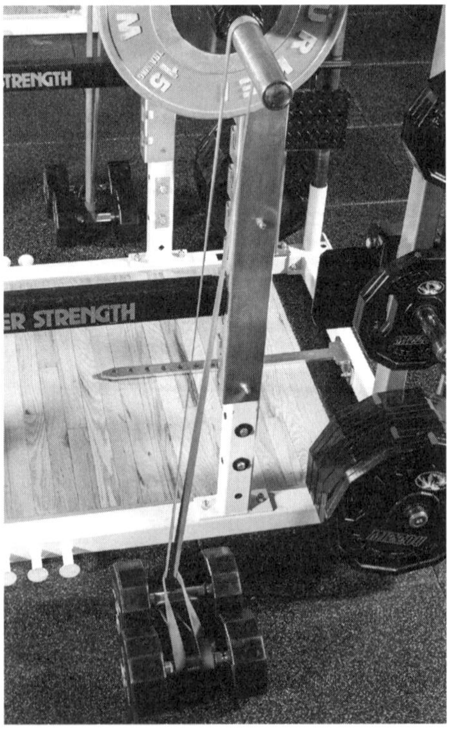

그림 10.4 덤벨로 밴드 고정하기

장력을 만들어줄 수 있다. 제대로 묶는다면 밴드가 나무판을 제자리에 잘 묶어둘 것이다. 제대로 꽉 묶지 않는다면 나무판이 미끄러지다가 제자리를 이탈하게 만드는 수가 있고, 그러면 바벨의 양쪽 장력이 다르니 바벨이 움직이게 되어, 부상으로 이어질 수도 있다.

덤벨을 사용하는 경우라면 그림 10.4에서처럼 밴드 하나당 최소한 고중량의 덤벨 2개를 사용해야 한다. 밴드를 두 덤벨의 아래를 지나도록 고정해야 한다. 가능하다면 가장 무거운 덤벨을 사용하라. 핵심은 덤벨의 무게가 바벨에 걸리는 밴드의 장력보다 더 강해야 한다는 것이다. 그렇지 않으면 리프팅을 할 때 덤벨이 바벨 끝에 대롱대롱 매달려있게 될 것이다. 덤벨이 굴러서 제자리를 벗어나는 것을 방지하기 위해 양쪽 끝에 원판을 추가로 갖다놓도록 하자. 리프팅 훈련의 가장 중요한 요소는 안전이다. 위험할 수 있는 가능성은 사전에 모두 차단하는 것이 좋다.

서스펜디드 케틀벨 훈련

서스펜디드 케틀벨 훈련은 밧줄이나 밴드로 바벨에 케틀벨을 매달아 수행한다. 서스펜디드 케틀벨 훈련의 기본적인 목표는 소위 카오스 환경, 즉 최대한 혼란스러운 환경을 조성하여 당신이 바벨에 걸려있는 케틀벨의 아주 자그마한 움직임에도 반응할 수 있도록 만드는 것이다. 이는 엄청난 수준의 고유수용감각을 필요로 한다. 케틀벨의 지속적인 위치, 속력 변화는 근육이 강하게 수축하도록 한다. 이는 한 가지 이점이 있는데, 위와 같은 카오스 훈련이 스포츠 종목에 전이된다는 것이다. 여기서 케틀벨이 카오스 훈련 환경을 조성한다. 케틀벨이 계속해서 움직이기 때문에 당신은 생각할 새도 없이 지속적으로 움직임을 교정하고, 이에 빠르게 반응해야 한다. 이는 스포츠 종목에 매우 중요하다. 스트렝스 훈련에서 최근의 트렌드는 불안정 지면 훈련이다. 이 역시 기본 개념은 고유수용감각의 발달이 스포츠로 전이될 것이라는 것이다. 많은 경우 고유수용감각이 발달하기는 하지만, 이들이 훈련 특이적이지는 않다. 대부분 스포츠 종목의 지면은 언제나 안정적인 상태를 유지한다. 실제로 불안정한 것은 그것을 둘러싼 환경이 그러하다. 이론적으로는 불안정한 환경에서의 훈련을 통해, 고유수용감각을 기를 수 있고, 이것이 다시 스포츠 특이적 고유수용감각을 발달시키는 것으로 이어진다.

로프를 사용하는 경우, 케틀벨이 그 어떤 시점에서도 바닥에 닿지 않도록 길이를 조절해야 한다. 핵심은 케틀벨이 자유롭게 공중에서 흔들리도록 하는 스윙에 있다. 바닥에 닿으면 스윙이 멈출 것이니, 스윙으로 아무런 이득을 얻지 못한다. 로프는 앞이든 뒤든 옆이든 자유롭게 움직일 수 있어야 한다.

밴드를 사용할 때는 미니밴드를 사용한다. 밴드 하나를 접어 네 겹으로 만들어 반은 케틀벨의 손잡이에, 반은 바벨에 걸도록 한다. 밴드 역시 로프가 그렇듯 앞, 뒤, 옆으로 움직일 수 있어야 하고, 밴드의 경우 고무의 탄성으로 위아래로 움직이며 추가적인 저항이 더해졌다 줄었다 하게 된다. 이 점 덕분에 고유수용감각이 더 큰 폭으로 발달한다.

또 다른 자극 방법으로 불안정 바벨을 사용하는 방법도 있다. 두 가지 경우가 있다. 첫 번째는 판매하는 곳이 몇 군데 없기는 하지만, 밤부 바를 사용하는 것이다. 이 바벨은 서스펜디드 훈련에 특화된 물건이다. 이 바는 매우 잘 휘어질뿐더러, 손으로 잡을 수 있는 링도 있다. 그리고 바벨의 끝은 애초부터 케틀벨을 매달도록 만들어져 있다. 두 번째 방법은 그냥 기다란 PVC 파이프를 쓰는 것이다. PVC 파이프에 물을 채우면 엄청나게 휘청거리면서 불안정한 상태를 만들 수 있다. 단, 물은 파이프의 절반 이하로 채워야 한다. 파이프의 두께에 따라서 사용할 중량을 바꿀 수 있다. 약 8cm 이상의 두께를 사용하도록 하자. 단점으로 PVC 파이프가 부러질 수 있으니 주의해서 사용한다.

밴드 보조

밴드를 보조로 사용하려면 밴드가 위에 매달려있어야 한다. 그러니 당연히 랙에서만 할 수 있다. 밴드를 보조로 활용하는 것은, 밴드의 저항을 사용해서 탑에서 더 무겁게 만드는 것과 비슷하다. 자신이 장비 리프터라면 이것은 무장비 훈련인데도, 장비 리프팅 훈련처럼 느껴질 것이다. 밴드를 사용하면 바닥에서 빠져나오는 구간의 모멘텀으로 상단까지 강하게 밀고 올라올 수 있다.

밴드는 바벨에 꼭 붙여서 미끄러지지 않도록 해야 한다. 그림 10.5를 참고하기 바란다. 밴드를 원판과 안쪽 칼라 사이에 고정하는 방법이 있다. 카라비너 클립으로 고정하는 방법도 있다. 카라비너를 쓸 것이라면 ab스트랩이나 암벽 등반용으로 나오는 큰 것을 사용해야 한다. 밴드를 고정할 때는 양쪽의 균형이 맞도록 해야 한다. 한쪽에만 과한 장력이 걸리게 되면 운동할 때 왼쪽 오른쪽의 부하가 달라지거나, 회전이 발생한다.

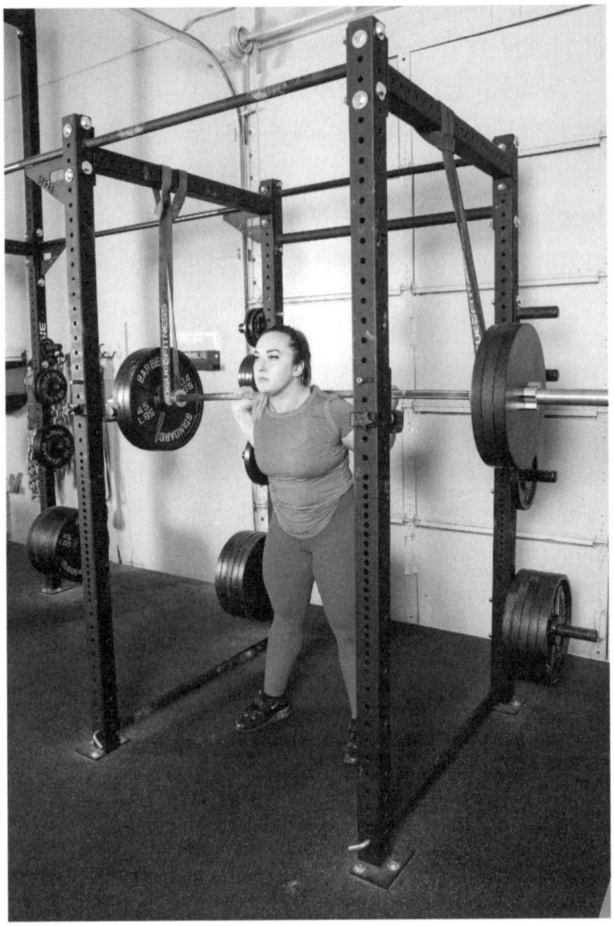

그림 10.5 밴드를 사용한 보조

밴드를 보조로 사용하면, 신장성 움직임 구간에서 과속으로 중량을 움직이는 방법은 사용하지 못할 것이다. 그러니 신장성 구간에서 천천히 움직이는 능력이 발달한다.

밴드 보조 훈련의 또 다른 이점은 밴드를 사용함으로써 자신감이 생긴다는 것이다. 밴드 보조를 사용하면 바벨에 무게를 더 늘릴 수 있다. 한 번 고중량에 성공하고 나면, 그 중량이 바벨에 걸려있는 것을 보더라도 심리적으로 위축되지 않는다. 차차 시간이 지나며 고중량에 대한 공포가 줄어들면, 새로운 PR을 세울 수 있게 된다. 이미 다루어보았던 중량이니 대회에서 50kg, 심지어 100kg씩 높은 무게를 보아도 별로 놀라지 않는 것이다. 그러면 더 이상 자신감이 없어서 문제가 되는 일은 없을 것이다. 밴드의 장력만큼의 도움을 받으니, 실제로 리프터가 감당해야 하는 부하는 바벨에 걸린 무게보다 훨씬 가볍다.

다만 어떤 방식이 더 좋은지는 자신이 직접 판단해야 하는 문제다. 직접 해보고 어떤 것이 자신에게 도움이 되는지 결정하라. 어떻게 했을 때가 대회 날 결과가 더 좋게 나왔는지 생각해보면 자신에게 맞는 방법을 찾을 수 있을 것이다.

서카 맥스 구간

서카 맥스circa max, 최대치와 가깝다는 뜻으로 대회 직전에 스쿼트에 적용하는 훈련 기간을 말한다. 이 구간은 고중량과 고장력 밴드의 조합을 사용해서 리프터가 자신의 최대 중량 또는 그에 가까운 중량을 사용하도록 한다. 다만 이는 매우 강한 리프터에 한해 사용해야 한다. 초보자가 하기에는 너무 부담이 크다.

이 사이클을 진행하면서 신체는 점점 더 무거운 중량에 적응하게 된다. 자신이 충분히 강하지 않은데 서카 맥스 구간을 돌리면 오버트레이닝이나 부상으로 이어질 수도 있다. 서카 맥스 구간이 대회로 이어진다는 것을 생각하면 위험 부담이 매우 크다 하겠다.

보통 서카 맥스 구간 동안 ME 훈련일은 쳐내는 것이 맞으며, 서카 맥스 훈련은 DE 훈련일에 진행하게 된다. 그러나 ME 훈련일이 될 날에 보조 운동을 해주는 것이 추천된다. 폼롤링이나 능동 고립 스트레칭, 병행 냉/온수욕 등의 회복법도 같이 병행하는 것이 좋다.

서카 맥스 구간은 밴드나 체인을 사용하는 것처럼 했다 말았다 할 수 있는 그런 것이 아니다. 서카 맥스 구간은 여러 번의 고중량 ME 훈련을 통해 별도로 준비해야 하는 것이다. 훈련을 하다 보면 느끼겠지만 ME 훈련 중 어떤 운동은 비록 ME 훈련임에도 불구하고, 다른 것보다 상대적으로 부담이 적게 느껴진다. 이런 운동들은 서카 맥스 구간을 준비할 때는 적절하지 않다. 왜냐하면 신체가 서카 맥스 부하를 다룰 정도로 준비가 되어야 하기 때문이다. 만약 자신이 약해서 부하를 줄여서 훈련해야 하는 상황이 된다면, 그 약점은 ME 운동과는 별도로 보조 운동을 통해 보충을 해주어야 한다.

서카 맥스 구간은 3주간 지속하며 여기에 1~3주의 디로드가 이어진다. 지연 전환 효과delayed transformation effect가 나타나도록 하기 위해서 디로드가 필요하다. 다시 말하면 만약 대회가 서카 맥스 구간이 끝난 바로 다음 주에 예정되어 있다면, 대회에서 자신의 최대 중량 근처는 꿈도 꾸지 못하게 된다. 이렇게 되면 자기가 너무 일찍 피크 구간에 도달했고 이미 지나버렸다고 생각할 수 있지만, 사실은 그게 아니라 지연 전환 효과가 나타나고 있는 기간일 것이다. 당신이 더 강한 사람일수록, 디로드 기간이 더 길어져야 한다. 왜냐하면 몇 주간 계속해서 이어진 훈련이 몸에 가하는 스트레스의 절대량이 많기 때문이다.

지연 전환 효과란 어려운 것이 아니다. 서카 맥스 구간에서 쌓은 스트렝스의 효과가 곧바로 나타나지 않고, 몇 주가 지난 뒤에야 눈에 보이게 된다는 것이다. 이는 살짝 오버트레이닝을 겪은 뒤 약간 디로드를 하고, 초과 회복이 나타나는 것과 비슷하다. 훈련은 분명 인간을 강하게 해주지만, 이것이 결과로 나타나려면 한발 뒤로 물러서야만 한다. 끊임없이 몰아붙이기만 하면, 회복을 할 수 없으니 실제로는 약해지게 된다.

이때는 겨우 6회 정도만을 수행한다. 6세트가 아니라 6회다. 싱글즈 6개일 수도 있고, 3세트 2회 반복일 수도 있고, 이 구간 범위 내의 무엇이든 될 수 있다. 대부분의 사람들은 3세트 2회로 제일 큰 효과를 보았다. 표 10.12는 3세트 2회를 사용하는 서카 맥스 사이클 샘플이다. 이 방법으로 훈련하면 TUT 값, 즉 신체에 부하가 걸려있는 시간이 길어지고, 이는 당신이 대회 날에 겪게 될 것과 비슷한 형태를 띤다. 몸은 그 기능을 따라간다. 긴 시간 동안 힘을 쓰는 것에 익숙해지면, 대회 날에도 똑같이 할 수 있을 것이다. 만약 자신이 짧은 시간 동안만 힘을 쓰는 데 익숙해져 있다면, 대회 날 긴 시간 동안 힘을 쓰지 못할 것이다. 이런 부류의 훈련을 할 때 사람들이 자기가 실패한 시기를 다음과 같이 말하는 경우가 꽤 많다. "느낌은 분명 나쁘지 않았다. 그런데 밀기 시작하니까 그냥 실패해버렸다." 이 말은 이 사람들이 그 시간 동안 힘을 쓰는 데에 익숙하지 않았고, 이 때문에 몸이 계속해서 밀지 못하고 이

표 10.12 서카 맥스 사이클

주차	세트수	반복수	강도(%)
1	3	2	55
2	3	2	60
3	3	2	65
3(디로딩)	1	1	55
	1	1	60
	2	2	65

를 그만둬버렸다는 것을 의미한다.

200~250kg으로 스쿼트를 하는 사람들은 고장력 밴드를 써야 한다. 250~350kg은 고장력 밴드, 부드러운 장력의 밴드를, 350~450kg 구간의 사람들은 고장력 밴드와, 평범한 장력의 밴드를, 마지막으로 450kg 이상의 사람들은 고장력 밴드 두 개를 써야 한다.

서카 맥스 사이클이 끝나고 나면 디로드가 필요하다. 이때의 디로드는 이렇게 실시한다. 먼저 처음 1~2주는 체인이나 밴드 없이 실시하되, 1RM의 80~90% 중량으로 싱글즈를 친다. 어떤 사람들은 1주일만 하는 것을 선호하지만, 보통은 2주를 하는 것이 대회 날 최고의 결과를 내게 해준다. 어떤 것이 자신에게 가장 잘 먹히는지 직접 확인해보라. 만약 1주차에 싱글즈로 진행한다면, 2주차에는 65%로 2세트 2회를 진행한다. 싱글즈를 2주간 진행한다면 이것이 3주차가 되겠다. 이렇게 하고나서 3주차 또는 4주차가 대회가 된다. 디로딩 기간 동안은 가동성 운동을 많이 해주어 대회 날까지 자신의 컨디션을 최상으로 유지해야 한다. 잘못하면 뻣뻣해져서 정작 대회 날에 규정 깊이까지 앉지 못할 수도 있다. 싱글즈 주간을 1주만 하는 것과 2주만 하는 것 중 무엇이 자신에게 가장 잘 맞는지 확인하기 위해 작은 대회를 두 번 정도 나가보면 좋다. 로컬 대회 또는 리저널 대회를 준비하면서 실제 실험을 통해 변화를 만들어보도록 한다. 내셔널이나 월드 챔피언십처럼 큰 대회를 준비할 때는 이런 실험을 해서는 안 된다. 본격적인 대회 준비에 관한 내용은 12장을 참고하기 바란다.

서카 맥스 구간 동안에는 절대로 추가적인 DE나 ME 훈련을 하지 않는다. 이 구간에는 서카 맥스가 가장 중요하다. 그렇지만 보조 운동은 계속해서 하도록 해야 한다. 보조 운동을 하지 않으면 대회 날을 망칠 수도 있다. 서카 맥스는 대개 대회와 최대한 가까운 날에 수행한다. 가령 자신이 화요일에 DE, 토요일에 ME를 했었다면, 자신의 서카 맥스는 ME 훈련일인 토요일에 하는 것이 맞다. 특히나 대회가 토요일이나 일요일이라면 더더욱 그러하다.

요약

상급 훈련은 당신이 전체 커리어에 걸쳐서 계속해서 발전하도록 만들어준다. 다년간의 훈련 후 약간의 변화를 주어 합계에 최대한 큰 변화를 만들어내는 것이다. 속도의 파동화, 저항 수용, 서스펜디드 케틀벨, 서카 맥스 등을 활용하면 당신의 합계를 한 단계 너머로 그 수준을 높여줄 수 있다. 그러나 이러한 상급 방법은 엄청난 양의 기초 운동이 쌓여있어야 그 효과가 제대로 나타날 수 있다. 자신의 전체 커리어의 너무 이른 시기에 이러한 상급 방법을 사용하면, 최대 효과는 당연히 얻지 못할 것이고, 번아웃, 부상을 겪게 될 확률이 높다. 이러한 방법은 진지하게 훈련을 시작한 뒤, 최소한 몇 회 이상의 대회에 참가하는 등 다년간의 경험이 쌓인 이후에 시도해보아야 하겠다.

Chapter 11

파워리프팅의 마음가짐

파워리프팅은 몸을 쓰는 스포츠다. 파워리프팅은 근육과 체력에 기초를 두고 있다. 1등은 얼마나 많은 무게를 들어 올리는가 하는 것으로 결정된다. 이에 많은 사람들이 파워리프팅에 정신적 요소는 거의 없다고 생각한다. 그렇지만 리프팅의 성공 여부는 마음에서부터 오는 것이고, 대회 결과도 당연히 달라진다. 마음이야말로 파워리프팅의 진정한 승부처라 할 수 있다. 신체가 튼튼하더라도 마음이 약하면, 그 모든 육체적 강점은 다 쓸모가 없어지는 것이다.

가령 어떤 사람이 200kg 스쿼트에 도전한다고 하자. 이 사람이 성공하기까지 얼마나 많이 장애물에 걸려 넘어지게 될 것 같은가? 190kg은 가볍게 하면서도 200kg은 매번 실패하는 그런 경우가 많다. 이런 사람은 200kg이라는 저 장애물을 딱 한 번만 넘으면, 오래지 않아 220kg, 심지어 230kg도 들 수 있게 된다. 이런 게 바로 정신적 장애물인 것이다.

이런 경우도 있다. 체육관에서는 엄청난 중량에 성공해서 같이 훈련하는 월드챔피언의 기록을 계속해서 깨는 사람이 있었다. 그런데 정작 대회만 나가면 가벼운 무게의 오프너(1차 시기)부터 깔리는 것이다. 이 사람은 사실 대회에서 진 것이 아니라 이미 마음이라는 전장에서부터 진 것이다.

스포츠 심리학은 무슨 부두교 주술 같은 그런 게 아니다. 그저 스포츠 영역에서 우리의 마음을 효율적으로 사용하도록 만드는 도구일 뿐이다. 이는 자신이 마주한 장애물 그 너머로 나아가는 방법을 배우는 것이고, 자신의 신체가 허락하는 한에서 최고의 성적을 내기 위한 방법을 배우는 것이다.

파워리프터에게 유용한 스포츠 심리학으로 넘어가기 전에 먼저 기본적인 것들을 짚고 넘어가자. 하나는 역U자 가설(적정 수준 이론)이라고 한다. 위로 볼록한 2차 함수 그래프를 상상해보자. 이때 x축은 각성 정도를, y축은 운동 퍼포먼스를 의미한다. 각성 정도는 중량을 들려는 사람이 정신적으로 얼마나 흥분해있는가를 나타낸다. 파워리프팅에서 각성이라는 것은 선형으로 오르지 않으며, 어디까지나 그저 최적 수준 값이 존재할 뿐이다. 저각성, 혹은 과각성 상태에서는 최적의 퍼포먼스를 낼 수 없다. 각성이 덜 된 사람은 제대로 바벨에 집중하지 못해 중량을 제대로 들지 못할 것이다. 너무 많이 각성된 사람은 너무 흥분한 나머지 마음만 급해지게 되고 최적의 자세로 바벨을 들지 못하게 된다.

파워리프터들의 적정 각성 수준은 모두 제각기 다르며, 실제로 그 차이도 매우 크다. 심지어 같은 사람일지라도 리프팅 종목이 달라지면 각성 곡선의 형태가 달라져 적정 각성값이 다를 수도 있다. 무장비 리프팅과 장비 리프팅에서도 차이가 난다. 이 책의 저자 브라이언 만의 경우, 무장비 벤치 프레스 역대 최고 기록은 각성 상태가 매우 높을 때 세웠다. 거의 입에서 거품을 물고 화를 내는 수준 정도로 말이다. 그런데 벤치 셔츠를 사용하는 장비 리프팅에서는 매우 차분하게 접근했을 때 기록을 세웠다. 이유는 파워리프팅 장비가 추가됨으로써 복잡성이 추가되었기 때문이다. 장비리프팅의 테크닉은 무장비 리프팅의 테크닉과 다르다. 여기에 요구되는 테크닉 수준을 맞추기 위해 각성 수준 역시 조절되어야 하는 것이다. 만약 책의 저자가 장비 벤치 프레스를 하려고 드는데, 무장비 벤치 프레스를 할 때처럼 과한 각성 상태로 입에 거품을 물고 벤치에 접근한다면, 바벨을 밀어 올리는 와중에 깔리거나 놓칠 것이 분명하다. 반대로 저각성 상태로 차분하게 접근한다면, 자신의 테크닉을 유지할 수 있을 것이고, 리프팅에 성공할 것이다. 이것은 숙달 수준과 복잡성의 관계 때문에 그렇다. 복잡성이 낮을수록, 더 빠르게 해당 기술을 숙달할 수 있다. 숙련 수준이 더 높아질수록, 더 높은 각성 상태로 도전하는 것이 가능하다. 바로 이것이 사람들이 숙달이 될수록 리프팅 접근법이 조금씩 바뀌는 이유다. 처음에는 매우 차분한 상태로 시작했다가도, 자신의 에너지를 사용하는 방법을 배우고 그 방향을 통제할 수 있게 되면, 각성 수준을 높이면서 리프팅 수준도 올릴 수 있게 된다.

장비를 사용할 때는 가동범위와 스트렝스를 쓰는 감각이 달라진다. 이 새로운 감을 익히는 데는 시간이 걸린다. 이 새로운 감각을 익힐 때는 가능한 한 차분한 상태를 유지하는 것이 좋다. 그래야 슈트나 벤치 셔츠의 느낌을 익힐 수 있기 때문이다. 과한 각성 상태로 장비 리프팅에 접근하면, 분명 실패할 것이고 부상을 입게 될 수도 있다. 충분히 힘을 주어 타이트하게 유지해야 하는데, 그렇지 않은 상태로 밀거나 당기게 되기 때문이다. 새로운 벤치 셔츠나 슈트를 사용할 때는 언제나 새로운 학습 곡선이 그려지는 것이다. 다만 이것은 벤치 셔츠를 바꿀 때마다 매번 처음 벤치 셔츠를 사용했을 때처럼 오래 걸리지는 않는다. 그렇지만 장비를 바꾸고 나면 이전의 각성 수준에 대한 기억을 깨끗하게 지우고, 차분한 상태로 장비를 익힌 후에 다시 중량을 올리도록 해야 한다.

훈련 파트너와 앉아서 자신이 어떤 종목을, 언제 가장 잘하는 것 같은지 이야기를 나누는 것도 좋다. 당신이 무거운 스쿼트, 데드리프트, 벤치 프레스에 도전할 때 어느 수준까지 각성이 되어야 하는가? 하는 문제를 파트너와 이야기해보자. 훈련 파트너는 반드시 상대방에 대해 잘 알고 있어야 하며, 파트너가 어느 정도의 각성 상태를 유지해야 하는지, 과하게 흥분했다면 어떻게 다시 가라앉히는지를 알고 있을 것이다. 참고로 저자 브라이언 만의 경우, 키스 케이턴Keith Caton과 같이 훈련하는데, 언젠가 대회에서 저자가 너무 과하게 흥분했더니, 경기 플랫폼에서 직접 끌어내려 진정시킨 후 다시 올려 보냈었던 적도 있다.

긴장 풀기(이완)

긴장을 풀고 이완한다는 것은 어쩌면 파워리프터로서 가장 경계해야 할 것이 아닌가 싶지만, 여기에는 긍정적인 효과가 있다. 신체에 가해지는 모든 스트레스(자극)는 똑같은 방식으로 작용한다. 가정이나 직장에서 받는 스트레스는 사람의 진을 빼버려 훈련을 할 수 없게 만든다. 이에 대항하는 방법 중 하나가 바로 긴장을 풀고 이완하는 것이다.

이완의 또 다른 효과 중 하나는 대회 날 차분하게 만들어준다는 것이다. 많은 리프터들이 대회를 앞두고 긴장하곤 하는데 이것이 사람을 망가뜨리기도 한다. 어떤 사람들은 대회에서 짐 PR보다 합계 20~100kg은 더 들 수 있었을 텐데도, 너무 긴장한 나머지 이를 망쳐버리곤 한다. 이완으로 긴장을 풀어야 대회 날 플랫폼을 지배할 수 있는 것이다.

이완에는 두 가지 방법이 있다. 하나는 신체 이완이고, 하나는 유도 이완이다. 신체 이완은 직접 근육을 수축시켰다가 이완시키면서 그 차이를 느껴보도록 한다. 유도 이완은 녹음 파일을 사용하기도 하고, 직접 심리학자 말을 들으며 이완하는 것이다.

신체 이완

신체 이완은 근육을 최대한으로 수축시켜 이를 몇 초간 지속했다가 풀어주는 것이다. 수축을 풀어주면서 근육이 수축했을 때 느낌은 어떤지, 근육이 이완되었을 때의 느낌은 어떤지 자신의 지식을 활용하여 긴장이 풀어지는 것을 느껴야 한다. 신체 이완은 대개 머릿속에서 속으로 음성 큐와 짝을 지어준다. 보통 신체 이완은 왼발에서 시작해서, 왼발에서 왼쪽 종아리, 허벅지를 타고 올라가면서 시행하고, 이후 오른다리도 같은 순서로 해준다. 이어서 왼손, 왼쪽 전완, 왼팔 상완, 오른팔도 같은 순서로 수행하며 이어서, 몸통, 가슴, 목까지 올라간다. 이완 직전에 머릿속으로 자신에게 큐를 주도록 하자. 가령 '릴랙스'처럼 간단한 한 단어 정도로 말이다. 이완을 도울 수 있는 단어는 무엇이든 상관없다. 숨을 고르도록 하자. 깊게 들이마시고, 수축한 뒤, 숨을 내뱉으며 근육을 이완한다.

왼다리로 예를 들자면 이렇다. 발부터 시작해서 최대한 강하게 수축하고 이 상태를 10초간 지속한다. 이후 머릿속으로 '릴랙스'라고 말하면서 근육을 이완시킨다. 근육이 풀어지면 입으로, 또는 머릿속으로 다음과 같이 말한다. "왼발에 따뜻한 기분이 들면서 또 동시에 묵직하게 느껴진다. 나는 안정되어 있다." 다른 감각을 개입시키기 위해서, 마치 한여름 아스팔트 바닥에서 열이 빠져나가는 것처럼 발에서 텐션이 빠져나가는 것을 상상한다. 자신에게 한두 번 더 다음과 같이 말한다. "왼발에 따뜻한 기분이 들면서, 또 동시에 묵직하게 느껴진다. 나는 안정되어 있다." 다음으로 종아리를 최대한 강하게 수축하고, 10초간 유지한다. 머릿속으로 '릴랙스'라고 말하며 이를 풀어준다. 근육이 풀어지면 또다시 머릿속으로 말한다. "왼쪽 종아리가 따뜻한 기분이 들면서, 또 동시에 묵직하게 느껴진다. 나는 안정되어 있다." 다시 한 번 도로에서 열이 빠져나가는 것을 생각하며, 종아리에서 텐션이 사라지는 것을 상상한다. 허벅지를 최대한 강하게 수축하여 10초간 유지한다. 머릿속으로 '릴랙스'라고 말하며 이를 풀어준다. 근육이 풀어짐과 동시에 머릿속으로 말한다. "허벅지가 따뜻한 기분이 들면서, 또 동시에 묵직하게 느껴진다. 나는 안정되어 있다." 도로에서 열이 빠져나가듯 허벅지에서 텐션이 사라지는 것을 상상한다.

이런 식의 이완 테크닉을 반복적으로 수행하면, '릴랙스'라는 말이 조건반사를 유도하게 된다. 그저 '릴랙스'라고 생각하는 것만으로도 텐션이 빠져나가고, 긴장이 풀어지는 느낌이 들게 될 것이다. 이것이 몸에 익으면 대회 날 매우 유용하게 사용할 수 있다. 조건반사가 몸에 각인되어버리면, 그때부터는 저 단어를 말하는 것만으로도 이완된 상태를 유도할 수 있게 된다.

유도 이완

유도 이완은 자신을 이완 상태로 이끌어주는 타인의 말을 듣는 것이다. 이것은 녹음 파일을 써도 되고, 실제로 대면으로 진행할 수도 있다. 오디오 클립 스트리밍과 같은 형태로 수많은 유도 이완 콘텐츠가 이미 존재한다. 유도 이완은 실제로 긴장을 풀 수 있게 해주는 수많은 큐들이 있다는 장점이 있다. 다음은 랄프 베르나치아Ralph Vernacchia, 릭 맥과이어Rick McGuire, 데이비드 쿡David Cook의 책 『Coaching Mental Excellence』에서 가져온 유도 이완 스크립트 샘플이다.

자신이 긴장을 풀고 있는 모습을 상상하며 머릿속에 그려봅니다. 긴장이 풀리면서 천장이나, 방 건너편에 있는 의자에 설치된 카메라를 통해 자신의 모습을 관찰합니다. 자신의 얼굴을 관찰해봅니다. 머리끝부터 시작해서 신체의 모든 근육에 힘을 빼줍니다. 근육들을 하나씩 그려본 뒤, 그 근육들이 자신의 상상에 응답하고 풀어지도록 합니다. 두피와 이마의 근육들을 그려봅니다. 관자놀이와, 머리 끝, 머리 뒤를 따라 목으로 이어지는 근육들에 힘이 풀리고 따뜻해지면서 이완됩니다.

자연스럽게 호흡이 느려지고 깊어지는 것을 느껴봅니다. 신체의 모든 기능이 느려져서 아주 깊은 이완 상태로 들어가도록 합니다. 안구 속 깊은 곳의 근육들이 풀어지도록 합니다. 턱도 풀어져서 달랑거리고 이도 서로 풀어져 이가 맞닿지 않게 늘어뜨립니다. 근육들이 풀어지고 느슨해지는 것을 상상하면서, 이에 따르는 이완의 느낌을 경험해보고, 조직들이 이완하는 따뜻한 감각을 경험해봅니다. 자신의 심장이 신체 모든 세포와 모든 섬유와 모든 핏줄과 살 속으로 따뜻하고, 풍부하고, 영양이 넘치는 혈액을 보내주도록 합니다.

어깨와 목, 가슴의 모든 근육들이 풀어집니다. 팔을 따라서 손끝까지 모든 근육들을 늘어뜨립니다. 신체는 긴장을 풀어주되, 의식은 또렷하게 유지합니다. 귀에 들리는 외부의 어떤 소리든지 음악처럼 들립니다. 혹 외부에서 긴급한 상황이 발생한다면, 눈을 뜨고 평상시처럼 행동하도록 합니다. 이외에는 모든 소리는 섞여 들어와 이완을 돕도록 합니다.

등과 배의 근육들을 느껴봅니다. 엉덩이와 복부 아래쪽의 근육들, 골반의 근육들, 손끝까지 이어지는 팔의 근육들이 풀어지도록 합니다. 어느 쪽 손이 먼저 따뜻해지는 느낌이 들고 먹먹해지든 상관없습니다. 몸의 감각을 컨트롤하려는 생각을 버립니다. 그저 몸을 자연스레 풀어주고, 텐션과 피로와 모든 스트레스를 줄이면서, 이런 감각들을 그저 관찰하고, 느껴봅니다. 날숨을 내쉬면서, 남아있는 피로감과 긴장을 모두 같이 내보냅니다. 들숨을 들이마시면서 순수하고 깨끗한 산소를 들이마십니다.

엉덩이, 허벅지, 골반, 양 다리를 따라 무릎과 종아리까지 근육을 느껴봅니다. 발목을 풀어주고 발의 위와 아래까지 발가락 끝까지 모두 이완합니다. 모든 근육, 모든 섬유, 신체의 모든 핏줄과 살들이 늘어지고 풀어지는 것을 느껴봅니다.

긴장을 풀면서 간단하게 반복하여 본인 스스로를 긍정해주도록 합니다. 따라합니다. "긴장을 푸는 것은 내게는 쉬운 일이다. 나는 매일 긴장을 풀어주는 시간을 즐긴다." 자신의 근육들이 얼마나 늘어지고 따뜻해지고 먹먹해지고 긴장이 풀리는지 느껴봅니다. 호흡 패턴이 가볍고, 편하고, 깊어집니다. 모든 근육과 핏줄과 살에 온기가 흘러 들어갑니다. 신체가 더욱 깊게, 완전하게 이완될수록, 신체를 더욱 명확하게 심지어 색깔과 모양까지 그려낼 수 있다는 것을 확인해보고 그 과정을 즐겨봅니다. 더 깊은 이완 상태로 들어갈수록 더욱 명확한 색감과 모양으로, 의미 있는 형태와 이미지로 유지할 수 있게 됩니다.

모든 날숨 때마다 반복합니다. "긴장을 푸는 것은 내게는 쉬운 일이다. 나는 매일 긴장을 풀어주는 시간을 즐긴다." 더 깊은 이완 상태로 들어가기 위해 다섯 계단을 상상합니다. 각 계단은 5에서 1까지 번호가 적혀있습니다. 내가 5에서 1까지 세는 동안, 한 계단씩 아래로 내려가는 감각을 느껴봅니다. 각 발걸음마다 20%씩 더 깊이 풀어지는 감각을 느끼면서, 마지막 계단에 도달하면 지금보다 두 배 더 편안해지도록 합니다.

다섯, 한 발 내려가면서 이 계단이 조용한 공간으로 이어지는 것을 상상합니다. 이 계단은 당신의 마음속 의사소통 중심부로 다가가는 길입니다.

넷, 또 한 발 내려가며 부드럽게 더 깊은 이완의 단계로 들어갑니다. 마음의 눈으로 명확하고 분명하게 계단을 그려봅니다. 이완에 도움이 되도록 즐거운 환경을 상상합니다.

셋, 매 호흡과 매 발걸음마다, 스스로 더 깊게, 더 완벽하게 풀어지는 것을 느껴봅니다. 지각이 상승하고 시각과 청각을 통해 더욱 명확한 지각능력을 갖게 됩니다.

둘, 한 발 더 내려갑니다. 깊고 완벽하게 이완합니다.

하나, 계단 밑바닥까지 다 내려왔습니다. 자신의 마음속 의사소통 중심부로 들어가는 문에 다가갑니다.

영, 마지막 한 걸음을 내려와 아름답고 즐거운 풍경을 상상하면서 문에 다가섭니다. 식물과 신선한 공기를 그려봅니다. 하늘을 바라보고, 파랗고 깨끗한 하늘에 구름 몇 점이 흘러가는 것을 바라봅니다. 시냇물이 졸졸 흘러가는 소리를 들어봅니다. 잠시 이 풍경 속에서 쉬면서, 스스로와 대화를 통해 마음속 내면에 자신이 원하는 목표와, 인생에서 이루고 싶은 것들의 이미지를 심어주고, 확신을 심어줍니다.

잠시 자신의 내면과 소통하고 머릿속으로 이를 되풀이하는 시간을 갖습니다. 매일 자신을 되돌아보고, 자신의 삶의 모든 면을 점검하면서, 나 스스로가 더 나아지려는 것을 막고 내 한계를 규정하려는 반응들에서 벗어나, 당신은 매일 조금씩 더 자유로워집니다. 마음속에서 이러한 스킬들을 효과적으로 사용해 자신의 마음가짐을 성공하는 사람의 마음가짐으로 바꾸도록 합니다. 이 스킬을 사용하여, 매일 잠시 쉬는 시간을 갖고, 기분을 새롭게 환기시킵니다. 5초든, 5분이든, 하루 중 얼마더라도 상관이 없습니다. 조용히 마음속을 정리하여 긴장과 스트레스를 줄이고, 이완합니다. 마음을 비우고 자유 시간을 즐기도록 합니다.

깊게 이완된 상태에서 앞의 심상들과 확신을 통해, 당신 자신의 무의식과 소통하면서, 자기만의 방법대로 자신의 목표, 생각, 성공을 스스로에게 심어주도록 합니다.

이제 시각화 스킬을 연습할 차례입니다.

아주 잠시 1에서 3까지 숫자를 셉니다. 3까지 숫자를 세면 눈을 크게 뜹니다. 완전히 깬 상태로 돌아옵니다. 앞의 스킬이 얼마나 효과적이었는지 느끼면서, 매일 하루의 시작에, 하루 중간에, 하루가 끝날 때 해보기 바랍니다. 하루 한두 번씩 스스로 고요하고, 조용하고 깊은 이완 시간을 가집니다. 이를 통해 정신을 새롭게 환기시켜 스스로의 무의식에 자신의 필요와 목표의 이미지를 전달하고 소통합니다. 이 도구를 유용하게 활용하여, 효율적인 시간 활용, 스태미너를 늘리고, 자신의 인생의 모든 측면에서 높은 퍼포먼스와 일관성을 유지합니다.

하나, 마치 3시간 낮잠을 자고 난 것처럼, 완전하게 깊게 긴장을 풀고 새로운 기분으로 깨어나는 것을 느껴봅니다.

둘, 이제 당신은 정신이 돌아오며, 긴장이 풀렸고, 생기가 돌아왔으며, 새로운 기분으로 다시 태어났습니다. 스스로의 내면을 탐구하는 과정을 즐기면서 마음속에 절로 노래가 나오고, 얼굴에는 미소를 띠고 있습니다.

셋, 충분히 쉬어준 채로, 새로운 기분으로, 긴장이 풀린 채로 완벽한 정신으로 다시 돌아옵니다.

Adapted by permission from R. Vernacchia, R. McGuire, and D. Cook, *Coaching Mental Excellence: It Does Matter Whether You Win or Lose* (Portola Valley, CA: Warde, 1996), 180-184.

자기 확신

당신과 가장 많은 대화를 하는 것은 당신 자신이다. 따라서 자기 자신에게 하는 말은 매우 중요하다. 사람들은 불필요하게 남들이 자기에게 하는 말이나, 스스로 자기에게 하는 말이, 자신의 내면 깊은 곳까지 전해지게 내버려두곤 한다. 부정적인 생각은 꾸물거리며 머릿속으로 기어와서는 우리의 정신을 바꿔버린다. "걔는 신경 쓰지 마. 어차피 오프너도 제대로 못 들고 깔릴 거야" 같은 말을 계속해서 듣다 보면, 이런 말이 머릿속에 박혀버리게 되고, 진짜로 오프너부터 실패하게 된다.

이런 무기력의 감옥에 갇혀서는 안 된다. 생각을 바꾸는 것은 어렵기 때문이다. 그렇지만 분명히 바꿀 수 있다. 자기 확신, 특히 자기가 알고 있는 것이 진실이라고 확신하는 것은 생각을 바꾸는 정말 좋은 방법이다. 심지어 그 확신이 지금 이 순간 사실이 아니라 할지라도, 변화가 필요한 것은 사실이다. 이것은 부정적 생각이 우리의 퍼포먼스를 지배하게 내버려두지 않고, 긍정적 생각의 방향으로 우리의 뇌를 훈련시키는 방법이다.

몇 가지 방법을 따라서 자기 확신을 통해 최대한의 효과를 얻도록 하자. 첫째로, 카드를 갖고 다니면서 하루에 최소 세 번씩 보는 것이다. 그때마다 감정을 담아라. 이것이 진실이라고 믿는 것이다. 인간은 자기 스스로에게 거짓말을 할 수 없다. 스스로에게 말하고 믿는 것은 곧 사실이 된다. 집이나 차 등에 표시를 달아놓으면 계속해서 이것들을 볼 것이고 자기 확신을 계속해서 상기하게 될 것이다.

두 번째로, 긍정적인 확신을 가능하면 현재 시점으로 써놓도록 하자. 가령 이런 식으로 말이다. "나는 언제나 오프너에 성공한다. 나는 내가 경기장을 지배하고 있는 느낌으로 대회를 시작하는 것이 너무 좋다. 그리고 그 분위기는 바로 오프너를 통해 만든다." 대신에 절대로 다음과 같이 써서는 안 된다. "나는 절대로 오프너에 실패하지 않는다. 그것은 내가 절대 하지 않는 것들이다." 부정적인 단어를 사용하면, 우리의 마음은 부정적인 단어에 집중하게 되기 때문이다. 또한 확신의 언어는 반드시 현재 시점으로 서술해야지, 미래 시점으로 서술해서는 안 된다. 늦장 부리기가 쉬우니, 반드시 이미 그러한 변화가 일어난 것처럼 서술해야 한다.

다음에서 확인 예시들을 확인해보라.

- 나는 언제나 관중들 앞에서 역대 최고 무게를 들어 올린다. 관중은 내가 새로운 레벨로 올라서도록 해준다. 나는 사람들 앞에서 리프팅을 하는 것이 너무너무 좋다.
- 나는 매우 자신감 넘치고, 사람들의 관심을 받는 선수다. 나는 내 목표가 무엇인지 알고 있으며, 그것을 얻는 데 필요한 것들을 안다.
- 나는 언제나 스쿼트에서 싯백을 한다. 나는 강하게 엉덩이를 뒤로 밀면서 햄스트링이 제 역할을 하게 만든다.
- 나는 언제나 벤치 프레스에서 내 감각을 유지할 수 있다.
- 나는 언제나 데드리프트 락아웃에 성공한다. 내 몸은 그 완벽한 감을 알고 있으며, 동작의 끝까지 확실하게 밀어붙인다.

생각 멈추기

확신이 그렇듯 생각 멈추기 역시 생각의 힘을 활용하는 방법이다. 생각 멈추기는 그저 부정적인 생각을 하지 않는 것이다. 대회에 나가서 바벨을 잡을 때는 머릿속에 딱 한 가지 생각만이 있어야 한다. 그리고 이 생각은 반드시 긍정적인 것이어야 한다.

그런 말이 있다. 머릿속을 깨끗하게 정리하려면 가끔씩 쓰레기를 비워주어야 한다고 말이다. 어떤 생각이 되었든 지금 이 순간 당신이 해야 하는 것, 즉 리프팅에 성공하는 것과 관련되지 않은 모든 것들은 쓰레기다. 그런 생각은 지금 즉시 버려야 하며, 적절한 때가 되기 전까지는 절대 머릿속에 허용되어서는 안 된다. 당신 스스로가 자신의 머릿속 생각들을 지배해야 한다. 당신은 스스로의 머릿속에 무엇이 남고, 무엇이 없어야 하는지 결정할 수 있다. 부정적인 생각은 머릿속을 망쳐버린다는 것을 기억해야 한다. 생각을 멈추고, 쓰레기들은 내다 버려라. 깨끗한 머릿속은 상대방을 비추는 거울과 같다. 깨끗한 머릿속이란 것은 완전히 그 순간에 몰입하도록, 생각이 들기도 전에 그저 일어나는 일에 반응할 수 있는 상태를 만들어준다. '만약에 이거 실패하면 어떻게 되지? 따위의 생각이 끼어들 곳은 없다. 만약에 이거 실패하면, 그다음에 얼마나 들어야 이기지? 같은 생각이라든가 이 스쿼트 성공하면 평소보다 벤치 20lbs 덜 들어도 이길 수 있겠다' 같은 생각이 끼어들 자리는 그 어느 곳에도 없다. 그저 '바로 여기, 바로 지금, 이 순간. 내일이나 다음 경기는 없다. 그저 지금, 여기 이 플랫폼에서, 바로 지금 이 순간 나는 이 리프팅을 성공한다'만이 있을 뿐이다.

인간은 부정적인 생각이 들면 언제든 생각을 멈추고 이를 긍정적인 말로 바꿀 수 있는 힘이 있다. 이름이 호명되고 플랫폼으로 나아갈 때는, 무조건 이건 성공할 것이라는 완벽한 자신감을 갖고 가야 한다. 부정적인 생각이 든다면 시도도 해보지 않았지만, 그것은 볼 것도 없이 그냥 끝난 것이다. 생각 멈추기는 간단하지만 긍정적인 멘탈을 만드는 데 매우 효율적인 도구다.

목표 설정

목표 설정은 파워리프팅에서 가장 흔하게 사용하는 스포츠 심리학 도구다. 목표 설정은 자신의 목표를 정하는 것이라 할 수 있지만, 사실 이것은 반쪽짜리 설명이다. 목표 설정에는 두 가지가 있다. 하나는 결과 목표, 하나는 과정 목표다. 결과 목표는 연속된 목표들의 최종 결과물이다. 더 이상 갈 곳이 없고 이게 마지막 종착지가 된다. 가령 벤치 프레스 200kg, 3대 합계 800kg 같은 것들이다. 결과 목표는 그것 자체로 최종 목적지가 된다.

과정 목표는 결과 목표를 향해 가는 도중에 나타나는 것들이다. 과정 목표는 최종 목적지까지 가는 길의 로드맵과 같다. 결과 목표로 200kg 벤치 프레스를 세웠다고 하자. 만약 삼두근이 자신의 제한 요소(약점)라면 첫 번째 과정 목표로는 50kg 덤벨 트라이셉스 익스텐션을 하는 것이 될 수 있겠다. 아니면 광배근을 쓰기 위해 풀업의 개수를 늘린다는 것도 가능하다. 또는 광배를 강화하여 벤치 도중 턱인을 더 강하게 만들거나, 아치를 더 높게 만들 수 있도록 150kg 벤트오버로우를 할 수도 있다. 또는 레그드라이브를 강화할 수도 있다. 이때 과정 목표는 앞의 한두 개일 수도 있고, 또는 저 모두가 될 수도 있다. 물론 결과 목표는 200kg 벤치 프레스라는 딱 하나만이 있지만, 과정 목표는 여러 개가 동시에 존재할 수 있다. 과정 목표는 주요 결과 목표를 향해 가는 도중에 중간 중간 집중해야 할 것들이다.

주요 결과 목표를 달성하기 위해 그 과정에 수많은 과정 목표가 생길 것이다. 결과 목표와 과정 목표는 매우 밀접하게 연관되어 있다. 이 둘은 대개 목적지와 지도의 관계로 생각하면 되겠다. "야구장에 가시오"라는 목표는 너무 막연하다. 목표라는 것은 특이적specific이어야 한다. 가령 "프로야구 경기가 열리는 야구장에 가시오"처럼 말이다. 이게 더 특이적인 말이다. 그러나 KBO 구단도 열 개나 되니, 더 구체적이고 명확한 목표를 세워야 한다. "고척야구장에 가시오"처럼 말이다. 자신이 가려고 하는 곳이 어디인지, 그리고 어떻게 가는지를 알아야 한다. 또한 같은 고척야구장이지만 목동에서 출발하는 사람은 잠실에서 출발하는 사람과는 다른 길로 갈 수밖에 없으니, 중간 경유지의 숫자도 다를 수밖에 없다.

주요 목표, 즉 결과 목표는 반드시 명확해야 한다. 고중량 벤치 프레스가 목표라고 하는 것은 부족하다. 어디에 있는, 어떤 경기장에 가는 것인가? 고중량이라는 것은 얼마를 고중량이라고 하는가? 100kg은 고중량인가? 그럴지도? 그렇지만 150kg이 더 고중량이고, 200kg은 그보다 더 고중량이다. 200kg 벤치 프레스를 목표로 잡는 것은 고척야구장에 가겠다는 것과 같다. 이것은 매우 명확하다. 200kg 벤치 프레스는 딱 하나만 있는 목표다. 과정은 이제 어떻게 저것을 달성할 것인가 하는 것이다. 이제 거기까지 가는 길에는 수많은 작은 목표들을 거쳐야 한다.

결과 목표와 과정 목표는 반드시 같이 가야 한다. 목표가 200kg 벤치 프레스라면, 모든 과정 목표는 저것을 향해 나아가야 한다. 과정 목표를 설정하는데 데드리프트 중량을 늘리겠다는 목표를 잡는 것은 벤치 증량이라는 결과 목표와 맞지 않는다. 과정 목표는 반드시 특이적이어야 한다. 테크닉을 개선하겠다는 말은 그냥 프로야구장에 가겠다는 말과 같다. 어디에 있는 어떤 야구장이란 말인가? 항상 특이적인 목표를 정해야 한다. 바벨 하강 과정에서 팔꿈치 턱인을 개선하겠다와 같은 말이 테크닉 특이적인 목표다. 하강-상승 전환 구간을 연습해서 팔꿈치 플레어아웃을 개선하겠다와 같은 목표가 특이적인 것이다. 벤치 셔츠의 칼라를 잡아내리는 것을 개선하겠다는 것이 특이적인 과정 목표다. 고척야구장에 가고 싶으면 제대로 된 수도권 지도를 가져와야지, 반쪽짜리 마포구 지도나 부산 지도를 가져와서는 안 되는 것이다.

다음은 결과 목표와 과정 목표 예시이다.

결과 목표: 스쿼트 400kg, 현재 300kg

과정 목표: 스쿼트 320, 340, 360, 380kg. 바닥에서 싯백 구간 능력 강화. 슈트 사용 능력 강화, 루마니안 데드리프트 중량을 1세트 8회 기준 60kg 증량한다. 머리 뒤에 10kg 원판을 얹고 4×8을 할 수 있도록 하여, 글루트햄레이즈 강도 강화. 바닥에서 빠져나올 때 머리와 가슴을 들어 올려 테크닉 개선.

앞의 결과 목표를 달성하기 위해서 슈트 사용 능력을 강화한다는 것은 잘못된 과정 목표다. 저것은 너무 막연하다. 슈트 사용 능력이 개선된 것을 어떻게 측정할 것인가? 이보다는 기존에 고개와 가슴이 떨어지는 문제가 있었다거나, 고개와 가슴이 올라오기 전에 엉덩이부터 뜨는 문제가 있었을 때, 바닥에서 빠져나오는 구간에서 머리와 고개를 세우도록 하겠다는 목표가 더 적절하다고 할 수 있다. 목표는 구체적이어야 한다. 막연한 목표는 달성할 수 없다. 결과 목표는 장기 목표다. 과정 목표는 결과 목표를 달성하는 길목에 1km마다 서 있는 조그마한 표지판과 같다.

결과 목표는 달성 전까지 변하지 않는다. 결과 목표까지 가는 길에서 과정 목표는 필요할 때면 언제든 새로 추가하거나 빼도 된다. 가령 바닥에서 올라오는 구간에서 가슴과 머리로 끌고 나오는 것은 이제 본능적으로 잘한다고 치자. 그런데 이제 중량이 올라가면 무릎이 안으로 모이는 것이다(외반슬).

그러면 스쿼트 상승 구간에서 무릎이 안으로 모이지 않도록 유지하는 것으로 과정 목표가 바뀐다. 또는 루마니안 데드리프트 60kg 증량이 80kg이나 100kg 증량으로 바뀌거나, 글루트햄레이즈 목표가 20kg으로 바뀐다. 과정 목표는 당신이 주요 목표를 향해 나아가며, 성장하는 데에 집중하도록 만든다. 과정 목표는 주요 목표가 달성될 때까지 계속해서 갱신되어야 한다.

시각화

파워리프터는 스포츠 심리학을 활용하여 큰 이득을 얻을 수 있다. 종목 자체가 혼자 하는 데다가, 어떻게 행동해야 하는지도 이미 알고 있다. 이러한 점이 스포츠 심리학의 도구를 사용하여 테크닉과 스트렝스를 증가시키고, 공포와 불안감을 줄이며, 당신이 지금보다 더 나은 전사(戰士)가 될 수 있도록 도와준다.

시각화는 안정된 상태에서 머릿속으로 퍼포먼스를 다시 한 번 검토해볼 때 일어난다. 일견 간단하지만, 또 무작정 간단하기만 한 것은 아니다. 단순히 퍼포먼스에 대해 생각해보는 과정이라거나, 자신의 퍼포먼스를 영상으로 생각하는 것이 아니다. 시각화는 그 순간에 완벽하게 몰입되는 것이다. 이 장의 뒤쪽에서 시각화를 어떻게 하는지를 다루기는 하지만, 예시를 먼저 확인해보자. 여기에서 자신이 리프터로서 한 발 더 나아가는 데 필요한 것들을 끌어낼 수 있어야 한다.

골프를 좋아했던 제임스 네스멧 소령Major James Nesmeth은 베트남 전쟁 중 7년간 포로 생활을 했었다. 네스멧 소령은 포로 생활 중 미치지 않기 위해 머릿속으로 매일 18홀을 돌았다. 그는 매일 손에 잡힌 골프 클럽을 느꼈고, 클럽에 공이 맞는 임팩트 순간을 느꼈다. 얼굴에 닿는 바람을 느꼈고, 동료들과 새들이 지저귀는 소리를 들었으며, 발밑의 잔디를 밟았다. 미국으로 돌아오자마자 그가 제일 처음 한 것은 당연히 골프를 치는 것이었다. 전쟁 전 그의 최고 기록은 꽤 잘 친 기록인 90타였다. 귀국 후 맨 처음 홀에서 그는 홀인원을 기록했다. 전체 스코어는 74타로, 개인기록을 16타나 줄인 기록이었다.

이번에는 미국의 위대한 투포환 선수 브라이언 올드필드Brian Oldfield의 예시를 보자. 선수 생활 후반에 그는 거의 무너져내렸지만, 여전히 국제대회를 나갔으며, 매일 1,000번씩 포환을 던졌다. 날씨가 좋든 나쁘든 기분이 좋든 말든 그는 매일 1,000번씩 포환을 던졌다. 그러나 그중 대부분은 안락의자에 앉아 마음속으로 한 것이었다. 마음만으로도 경쟁력을 유지할 수 있었다는 것이다.

우리가 어떤 행동을 생각하면, 그 운동 패턴에 쓰이는 근육으로 전기 신호가 간다. 가령 지금 당신이 벤치 프레스를 상상한다면 여기에 쓰이는 근육들로 전기 신호가 간다. 이는 리프팅의 감각을 완벽하게 익히도록 도와준다.

다음에서는 시각화를 통해 최대한의 효과를 뽑아낼 수 있는 단계를 설명해두었다. 시각화가 더 잘 될수록, 해당 스포츠의 자세에 더 좋은 영향을 미치게 된다.

먼저 조용하고 편안한 곳에 간다. 다음으로 머릿속에 그 행동을 그려보고, 본인 스스로가 이를 완벽하게 수행하는 것을 그려본다. 그 리프팅에 성공하든 실패하든 이것은 당신이 직접 컨트롤하는 시각화다. 그러니 반드시 긍정적인 마음을 갖고 이를 성공시켜야 한다. 시각화 내용이 자기 눈에 보이면 제임스 네스멧 소령이 했던 것처럼 더 깊이 파고들어야 한다. 스쿼트라면 등의 바벨의 무게를 느껴보고, 등으로 파고드는 바벨의 널링을 느껴보고, 언랙 순간 모노리프트가 움직이는 소리를 들어본다. 엉덩이가 뒤로, 아래로 움직이는 것을 느껴보고, 스쿼트 슈트가 몸을 얼마나 이리저리 잡아당기는지 느껴보고, 앉을수록 니랩이 조여지는 것을 느껴본다. 훈련 파트너가 "업!"이라고 소리지르는 것을 들어보고, 완벽한 자세로 무게를 컨트롤하면서 가볍게 일어서는 것을 그려본다. 승리의 맛을 보면서, 공기 중의 암모니아와 탄마의 냄새를 맡는다. 완벽하게 그 상황에 빠져들어야 한다.

시각화는 특히나 테크닉 실수가 있는 리프터에게 매우 유용하다. 시각화를 하는 동안에는 자신이 직접 수행하는 것처럼 느껴야 하고, 자기가 어떻게 움직여야 하는지를 느껴본다. 다음 훈련 세션에서 너무나 자연스럽게 동작이 되더라도 놀라지 말자. 당신이 몇 차례 이를 완벽하게 수행했었기 때문에 가능한 것이다.

시각화를 더욱 효과적으로 만들기 위해, 그 이전의 워밍업 세트와 자기가 스쿼트 슈트를 입는 순간까지도 상상할 수 있어야 한다.

시각화는 자세 개선에 도움이 되고, 불안감을 줄여준다. 머릿속에서 이미 해보았던 무게이고, 방문했던 장소이니만큼, 매주 훈련에서 만나는 무게가 두렵지 않게 될 것이고 파트너와의 훈련 세션에서도 불안하지 않게 된다. 시각화는 아무런 에너지도 쓰지 않으면서, 무게가 얼마가 되었든 수천 번씩 반복할 수 있는 능력을 길러준다.

군중 앞에 서는 것이 두려운가? 군중을 시각화하고, 그들의 에너지를 느껴보고, 환호성을 들어보고, 그 경기장 내부의 열기를 느껴보고, 자신이 거기에 서서 엄청난 무게를 들어 올리는 것을 그려보자. 보통 체육관에는 관중이 없다 보니, 관중이라는 새로운 자극에 처음에는 불안감이 생길 수 있지만, 오래지 않아 곧 익숙해지게 될 것이다.

스쿼트 시각화

스쿼트 준비를 시작한다. 니랩을 감으며 완벽한 텐션을 만들어내고 있으며, 니랩은 완벽한 위치에 매여있다. 의자에서 도움을 받아 일어나면서 니랩의 탄탄함과 장력을 느낀다. 스쿼트 슈트의 어깨 스트랩이 완벽한 위치로 당겨 올라오고, 슈트가 빠르게 몸에 세팅이 된다. 슈트가 내 테크닉을 발휘하기에 최적의 위치에 맞아 들어왔다는 느낌을 받는다. 파트너가 등에 탄마를 발라주고, 스스로도 손바닥에 탄마를 바르면서 플랫폼을 향해 자신감 넘치고, 공격적으로 다가서는 스스로를 느낀다. 플랫폼에 올라서며 이건 무조건 성공이라는 스스로의 마음에는 단 한 치의 의심도 없다. 바벨 밑으로 들어가며 등의 정확한 홈에 바벨을 끼워 넣는다. 바벨을 짊어지고 일어서서 스쿼트를 할 수 있는 자세로 들어가며 완벽하다는 느낌을 받는다. 바벨이 등 위에 올라오면서부터 드는 생각은 바벨이 엄청나게 가볍다는 것뿐이다. 엉덩이를 뒤로 밀면서 하강을 시작한다. 슈트가 아주 완벽하게 잘 맞았기에 당신이 규정 깊이까지 앉을 수 있도록 도와주고 있다. 규정 깊이까지 앉고 나면, 바벨의 방향이 위를 향해 바뀌고 마지막 지점까지 마치 로켓처럼 솟구친다. 심판의 "랙" 구령이 떨어지기 전까지, 그대로 서서 군중들의 환호성을 듣는다. 심판의 랙 구령이 떨어지는 것이 보인다. 고개를 돌려보니 흰 불 세 개가 떠있다.

벤치 프레스 시각화

이름이 호명되고, 당신과 파트너는 벤치 셔츠를 세팅하기 시작한다. 벤치 셔츠가 완벽한 자리에 안착하고, 벨트도 착용을 끝냈다. 완벽하게 아주 적당하게 타이트한 강도로 리스트랩을 감는다. 당신은 시기별로 장비를 어느 정도로 조절해야 하는지 아주 잘 알고 있고, 이번 무게에는 이 정도가 딱 적절하다. 데크에 올라서 플랫폼으로 다가가면서, 손바닥과 등에 탄마를 바른다. 바벨의 무게가 세팅되고, 당신은 바벨로 다가선다. 완벽한 셋업을 끝냈다. 아치가 잡혔고, 벤치 위에서 스스로의 몸이 고정되어 움직이지 않을 것이라는 것을 알고 있다. 그러니 몸이 밀릴지 모른다는 두려움 없이 바벨을 밀 수 있다. 셋업이 끝나고 그립을 잡는다. 언랙도 하지 않았지만, 벌써부터 바벨을 잡은 손에 힘이 넘친다. 이 순간이 나를 위해 준비되었다는 것을 알고 있다. 평소처럼 하나, 둘, 셋 하는 신호와 함께, 바벨이 손위로 올라온다. 언랙이 끝나고, 손 위에 올라온 바벨이 무척이나 가볍게 느껴진다.

자기의 완벽한 감각 그대로 하강을 시작한다. 바벨이 가슴에 점점 더 가까이 내려가며, 어렵지 않게 가슴을 찍는다. 장비가 완벽하게 세팅 되었기에 바벨은 움직이거나 휘청이지 않는다. 심판으로부터 프레스라는 구령을 받고, 뒤꿈치를 땅속에 박아넣으며 바벨을 밀어 올린다. 마치 아무런 무게가 없는 듯, 바벨이 가슴 위로 붕 뜨면서 락아웃 위치까지 날아간다. 완벽한 바벨의 컨트롤을 보여주며 스스로의 숙련도를 보여주고, 이를 보던 군중들은 환호한다. 심판의 "랙" 구령이 떨어진다. 랙에 바벨을 내려놓고 일어나면서 흰 불 세 개가 들어온 것을 확인한다.

데드리프트 시각화

지금까지 환상적인 워밍업과 환상적인 대회를 끝내고 당신은 자리에 앉아 스스로에게 집중하고 있다. 당신은 이번 리프팅을 성공시키기 위해 무엇이 필요한지 알고 있으며, 또한 완벽한 무게를 골랐다. 이름이 호명되는 것을 들으며 자리에서 일어난다. 당신은 자신의 장비가 아주 완벽하게 맞는다는 것을 느끼고 있다. 데크에 올라서 탄마 통으로 다가가 그립을 강하게 만든다. 탄마칠이 끝나고 플랫폼에 다가선다. 두려움 따위는 없다, 그저 자신감이 넘칠 뿐이다. 지금까지 당신이 쌓아온 훈련 과정을 믿으며, 그 과정이 오늘 이 무게를 들도록 당신을 준비시켰다고 믿는다. 발의 위치를 잡으며, 밑바닥이 아주 단단하게 버텨주는 것을 느낀다. 아래로 내려가 바벨을 잡는다. 마치 손이 커진 듯, 손 안에서 바벨이 매우 작게 느껴진다. 오늘 그립은 아무런 문제가 되지 않는다. 풀 동작을 시작하면서 바벨이 아주 부드럽게, 마치 무게가 없는 듯 올라온다. 바벨이 무릎을 지나며, 부드럽게 트랜지션 구간을 성공시켰고, 이제 엉덩이를 밀어넣으며 딸깍하는 소리와 함께 락아웃까지 끝낸다. 아무런 힘도 들이지 않고 가볍게 제자리에 바벨을 들고 서서 심판의 "다운" 신호가 떨어지기를 기다린다. 신호와 함께 부드럽게 플랫폼에 바벨을 내려놓고, 다시 일어나 심판진의 판정을 바라본다. 흰 불 세 개가 떠있다.

시각화와 테크닉

훈련을 할 때 반복횟수에는 제한이 있다. 만약 테크닉에 문제가 있다면 이는 올바른 반복을 통해 수정해야 한다. 우리의 몸은 생각보다 빠르게 닳지만, 우리의 마음은 그렇지 않다. 머릿속으로는 무한한 반복이 가능하며, 이를 통해 테크닉을 개선할 수 있다. 이렇게 하는 것이다.

긴장을 푼다. 마치 머릿속에서 영화를 틀어놓은 것처럼, 자신이 완벽한 테크닉으로 수행하는 것을 바라본다. 작고, 복잡한 모든 움직임들을 바라본다. 언제 어떤 근육이 쓰이고, 어떤 관절들이 움직이는지 타이밍에 매우 주의해서 바라보도록 한다. 다음은 영화 속으로 들어가보는 것이다. 그 작은 움직임 하나하나를 어떻게 하는지 느껴보고 올바르게 수행해본다. 무게를 느껴보고, 자기의 발도 느껴보고, 공기 중의 냄새도 맡아본다. 올바르게 수행할 때의 그 맛이 어떤지 이를 느껴보고, 손에 들린 바벨을 느껴본다. 모든 것을 느낄 수 있어야 하고, 모든 것을 알아야 한다. 영화 속으로 들어가 이를 몇 차례 반복한 뒤에는, 이러한 믿음을 진실로 믿어야 한다. 그 중량은 당연히 정복할 수 있는 대상이며, 들었을 때 테크닉 역시 완벽할 것이다. 마지막 단계는 이를 달성하는 것이다. 다음 세트나 다음 훈련 때, 어렵게 생각할 것 없이 당신이 시각화를 통해 연습한 완벽한 테크닉으로 동작을 수행하라. 이 방법 역시 쿡 모형Cook's model이라고 부른다. 궁금하다면 1장을 다시 확인해보라. 보고, 느끼고, 신뢰를 갖고, 이를 사실이라고 믿고, 달성하라.

올바른 멘탈

멘탈이 모든 것을 결정한다. 플랫폼에 들어섰을 때는, 자신의 목표가 무엇인지 알고 있어야 하고, 목표를 이루기 위한 올바른 장소에 서 있어야 한다. 플랫폼에 올라서서 자신이 이 무게를 들게 될 것이라는 것을 알아야 한다. 진심으로 당신이 이 리프팅을 지배하고 있다 믿어야 하며, 지금이 전체 리프팅 과정 중 가장 쉬운 부분이다. 리프팅 도중 그 어떤 사태가 일어나더라도 당신은 이를 극복할 수 있다.

그 무게를 이전에 들어보지 않았기 때문에, 장비가 어딘가 잘 안 맞기 때문에, 관중들이 지켜보고 있기 때문에 등등의 이유로 공포심과 불안감을 갖고 플랫폼에 다가서는 리프터는 절대 그 시기에 성공하지 못한다. 이 사람은 이미 자기는 그날 안 된다고 결정해버린 것이다.

올바른 멘탈은 사람이든 사물이든 실패의 원인으로 비난할 대상을 찾는 것이 아니라, 행동에 따른 책임을 받아들이는 것이다. 스쿼트에 실패했다면 왜 실패했는지 고민해야 한다. 심판 때문도 아니고, 바벨 때문도 아니고, 누가 하필 그때 대화를 하고 있었다거나, 사진을 찍었다거나 한 때문이 아니다. 당신이 그 리프팅에 실패한 것이다. 승자는 항상 고쳐야 하는 점을 찾고, 패자는 항상 비난할 상대를 찾는다.

관심의 원, 영향력의 원

파워리프팅에서는 수많은 요소들이 문제가 된다. 한스 셀리예의 스트레스(자극)에 대한 연구에서 모든 스트레스는 인간의 신체에 똑같은 방식으로 영향을 주는 것으로 밝혀졌다. 그것이 생일이나, 아이의 탄생, 승진, 휴가처럼 긍정적인 스트레스 자극Eustress이든, 아니면 가족의 죽음이나 실직, 배우자와의 다툼과 같은 부정적인 스트레스 자극distress이든 말이다. 휴가 기간이 끝나고 출근하면, 사람들이 그 이전보다 더 피곤하다고 말하는 것을 생각해보라. 휴가 기간 즐겁게 보내고 온 긍정적 스트레스가 사람들이 휴가를 위한 휴가가 또 필요할 정도로 진을 빼놓는 것이다.

사람들은 온갖 걱정을 한다. 가족, 배우자와의 관계, 직업, 훈련, 대회, 음식, 보금자리, 공부, 세계평화, 경기 침체 등등 걱정거리는 끝이 없다. 자신이 컨트롤할 수 없는 문제에 대해서 걱정하게 되면, 스스로의 시간과 에너지를 빼앗는 것이 된다. 쓸데없는 걱정은 자신이 컨트롤할 수 있고 바꿀 수 있는 문제에 쏟을 수 있었던 관심을, 스스로 아무런 영향을 미칠 수 없는 문제에 낭비하는 꼴이 된다. 이런 문제들을 걱정해보아야 바뀌는 것은 아무것도 없다. 그러니 애초에 그런 것을 걱정하는 것은 아무런 의미가 없다는 것이다.

영향력의 원 안쪽에서 당신이 영향력을 미칠 수 있는 것에 집중해야 한다. 인간은 스스로의 태도와 노력에는 언제나 영향을 줄 수 있다. 심판이 빨간 불을 띄우는 것을 컨트롤할 수는 없지만, 그 빨간 불에 어떻게 대응할지는 스스로 결정할 수 있다. 빨간 불이 뜨면 그다음 시기에 어떻게 접근해야 할지 컨트롤할 수 있다. 자신이 컨트롤할 수 있는 것에 집중하는 것이 스스로에게 힘을 실어주는 것이다.

정신 건강

많은 사람들이 그렇듯이 많은 파워리프터들이 자살로 생을 마감한다. 이유는 다양하지만 파고들어보면 많은 경우, 원인은 필요할 때 도움을 받지 못해서다. 그리고 많은 경우가 정신 건강과 관련된 낙인 때문이다. 이는 분명히 바뀌어야 한다. 많은 사람들이 도움을 요청하는 것은 자기의 나약함을 드러내는 것이라 생각한다. 그러나 나는 반대로 도움을 요청하는 것은 자신의 강함을 보여주는 것이라 생각한다. 프라이드를 잠시 내려놓고 스스로 해결할 수 없는 문제가 있다는 것을 인정하고 도움을 요청한다는 것이기 때문이다. 한발 물러서 현재의 상황이 변하지 않고 그저 주변의 것들이 흘러가도록 내버려두는 데에는 아무런 강함 같은 것이 필요하지 않기 때이다.

사람들은 술은 약물 사용으로는 이어지는 게이트웨이로서 작용하지는 않는다고 주장하지만, 사실 술은 트라우마다. 많은 사람들이 약물과 술을 치료제처럼 사용하는데, 이는 그들이 겪었던 트라우마의 결과로 인한 경우가 많다. 이 트라우마와 연속적인 약물 사용을 우리는 정신 건강 문제라고 한다. 많은 경우는 중독으로 이어지며, 이 문제는 내면의 트라우마가 해결되기 전까지는 계속해서 반복적으로 나타난다.

사실 내가 파워리프팅 대회에서 만났던 많은 사람들, 그리고 미국 전역의 체육관에서 만났던 사람들 중 많은 수가 파워리프팅이나 또는 그 여타 다른 운동을 그들의 약물 남용 문제를 해결하기 위한 방책으로 시작했다고 털어놓았다. 분명 이것은 긍정적인 행동이지만, 근본적인 문제가 해결되지 않은 한 스포츠는 어디까지나 임시방편 미봉책일 뿐이다. 부상으로 운동을 잠시 쉬어야 하게 되면 이러한 정신적 문제로 인한 우울증이나 분노를 해결할 방법이 없어지고, 무시무시한 결과로 이어지곤 한다.

위에서 언급한 문제 외에도 우리 사회에는 정신 건강과 관련된 사람들, 이를테면 상담사나 정신과에 가는 것에 대한 강한 낙인 효과가 존재한다. 나는 이렇게 생각한다. 우리 집 배관에 문제가 생기면 배관공을 부른다. 전기 문제가 생기면 전기공을 부른다. 나무로 무언가를 만들겠다고 하면 목수를 부른다. 고관절이 안 좋으면 정형외과 전문의에게 간다. 심장 문제가 있다면 흉부외과의에게 간다. 흉부외과의에게 막힌 배관을 뚫어달라거나, 전기공에게 고관절을 고쳐달라고 하는 바보 같은 일이 어디 있겠는가 말이다. 그러니 정신 건강에 문제가 있다면, 정신 건강 전문가들에게 연락하는 것이 맞다. 스스로 고칠 수 있을 것이라고 생각하는 것은 바보 같은 일이다. 자기의 심장 문제를 스스로 직접 치료하는 사람이 어디에 있단 말인가?

나는 파워리프팅이 내 목숨을 살려줬다고 말할 수 있다. 파워리프팅은 내가 붙잡고 있을 수 있는 그런 것이 되어주었으며, 내 어린 시절 트라우마에서 오는 분노와 화를 다룰 수 있게 해주었다. 부상으로 인해 경기를 뛸 수 없게 되었을 때, 여전히 내면의 문제들이 남아있었다는 것을 알게 되었고, 이것은 전문가들을 만나기 전까지는 결코 해결할 수 없었다.

사람이 감정을 갖는 것은 전혀 부끄러운 일이 아니다. 사람들은 여전히 존 웨인John Wayne 같은 사람이 되고 싶어하니까 말이다. 그렇지만 존 웨인은 영화배우였다. 우리가 스크린에서 보는 모든 것은 실제가 아니란 말이다. 우리는 감정이라는 것을 가지고 있고, 우리는 이것을 표현해야 한다. 그 방법이 우는 것이든 다른 무엇이 되었든 말이다. 우리는 전사라는 것을 어떤 튼튼한 것으로 생각한다. 인간의 역사에서 가장 무서운 전사들은 누구였을까? 일본의 사무라이들이다. 그런데 그것을 아는가? 그들은 싸움만 한 것이 아니라 그림도 그렸고, 시도 썼다. 그들은 싸움이나 거칠게 행동하는 것 말고도 배출구가 있었다. 심지어 울고 있는 사무라이의 동상도 있다. 감정을 드러내도 괜찮다는 것을 표현하기 위해서 말이다.

어떤 사람들은 말한다. 어떤 일이 발생하는지는 중요치 않으며, 그보다는 당신이 이것을 어떻게 보고 어떻게 반응하는지가 더 중요하다고 말이다. 나는 한발 더 나아가 우리가 이를 어떻게 인식하고 치료할지 또는 도움의 손길을 내밀지가 더 중요하다는 말을 하고 싶다.

나 역시 정신 건강을 둘러싼 문제들에서 자유롭지는 않다. 한 부모 가정에서 자랐기에, 남성성이라는 것은 내가 나 스스로 알아내야만 하는 그런 종류의 것이었으며, 오늘날까지도 이에 대해 고민 중이다. 그렇지만 우리가 이런 문제를 개인이 아니라 사회의 차원에서 다룬다면, 나는 분명히 사람들이 치료받는 방식에 엄청난 변화를 가져올 수 있을 것이며, 더 나은 삶의 질과 더 적은 자살자의 수로 이어질 것이라 확신한다. 만약 우리가 신체 건강을 바라보듯 정신 건강을 바라본다면 우리 사회는 분명 한발 더 나아갈 수 있을 것이다. 다시 한 번 말하지만, 심장마비가 왔던 사람은 심장전문의를 찾아야 한다. 정신 건강도 이와 다르지 않다.

만약 당신이 자해를 한다거나, 그러한 생각으로 고통 받고 있다면, 또는 주위의 누군가가 고통 받고 있다면 우리가 취할 수 있는 조치들이 있다. 아래의 곳들에 연락해보기 바란다.

보건복지부 자살예방 상담 전화 1393
한국 생명의 전화 1588-9191

미국정신건강연합(NAMI)의 전무이사 샌드라 컴퍼Sandra Cumper는 우리 사회가 정신 건강 문제를 다루는 데 실패했다고 지적하면서도, 한편으로는 희망을 본다며 다음과 같이 말했다.

> "우리 사회는 정신 건강에 문제가 있는 사람들을 부정적인 시선으로 보아서는 안 되며, 또한 이들을 치료하는 것에 있어서도 부정적으로 대응해서는 안 됩니다. 낙인과 차별이라는 우리 사회의 공격성은 NAMI의 원칙과 위배됩니다. 이것은 사람의 정신 건강에 악영향을 미치며, 도움을 찾는 사람들이 치료를 받는 것을 단념하게 만들기 때문입니다. 정신 건강은 분명히 나아질 수 있는 문제입니다."

컨트롤할 수 없는 것에 집착하는 것은 불안, 공포, 긴장으로 이어진다. 영향력의 원에 집중하라는 가장 좋은 예시는 스티븐 코비의 책『성공하는 사람들의 7가지 습관』에서 찾을 수 있다. 책의 저자 코비는 2차 세계대전 중 빅터 프랭클이 수용소에서 겪었던 일에 대해 말한다. 그는 아우슈비츠에 있었다. 나치는 그에게 매일같이 너는 오늘 죽을 거라고 말했다. 나치는 그와 수용소의 다른 사람들을 비웃었다. 나치는 그들의 삶을 악몽으로 만들려고 했다. 프랭클은 나치 간수들이 말하는 것이나 행동을 바꿀 수는 없지만, 스스로의 생각은 컨트롤할 수 있다는 것을 깨달았다. 그는 나치 간수들이 그를 화나게 만들 수 없게 하는 것을 선택했다. 그는 간수들의 폭력이 그를 무너뜨리지 않는 쪽을 선택했다. 비록 그는 몸은 갇혀있었지만, 마음만큼은 자유롭기를 선택했다.

많은 사람들은 그들이 원하는 만큼 훈련을 할 수 없게 만드는 직업을 갖고 있다. 자기가 원하는 때에 또는 원하는 형태로 훈련할 수 없다는 사실에 집중하여 괜히 진만 빠지는 대신, 매 훈련마다 최대치를 뽑아내는 데에 집중할 수 있어야 한다. 먹고 살아야 하니 당연히 직장을 그만둘 수는 없다. 그렇지만 적어도 스스로의 훈련 세션을 바꾸고, 태도를 바꾸어, 지금의 훈련에서 최대한의 효용을 뽑아낼 수 있어야 한다.

가끔 자기의 훈련이 아무 의미가 없고 그저 제자리에서 쳇바퀴만 굴리는 것 같다고 느낄 때가 있다. 이때 희망이 없다고 느끼는 것은 정답이 아니며, 그보다는 현재 할 수 있는 것을 하는 것이 중요한 것이다. 훈련을 분석해서, 현재 무엇이 잘못되어 있는지(테크닉인가? 프로그램인가?) 파악하고, 이를 수정하기 위해 노력하는 것이다. 어려운 일일 수 있으며, 타인의 도움이 필요할 수도 있다. 그렇지만 이는 해결할 수 있는 문제다. 스스로의 훈련을 바꾸기 위해 노력한다면 이를 컨트롤할 수 있다. 스스로의 긍정적인 태도에 대한 통제권은 자신이 쥐고 있으며, 변화를 이끌어낼 수 있는 것 역시 자신이다. 누군가에게 연락해서 도와달라고 한다거나, 포럼에서 질문을 통해 답을 얻는 것도 당신이 그 열쇠를 쥐고 있는 것이다.

잘못된 사안들에 집중한다면 희망이 없는 것처럼 보일 것이다. 그렇지만 영향력의 원 안에서 힘을 쓴다면, 처음에는 높은 태산같이 보였던 문제들이 그저 야트막한 언덕으로 보이게 될 것이다.

다시 일어서기

리프팅 커리어 중 언젠가는 이유가 무엇이 되었든 당신은 분명 쓰러질 수밖에 없다. 누구에게나 일어나는 일이다. 다음 대회 때 당신은 공포에 빠지거나 또 넘어지게 될 것이다. 그리고 그 공포 때문에 더 이상 효율적이지 않게 될 수도 있고, 아니면 그 실패에 대해서 완전히 잊어버릴 수도 있다.

앞에서 말했던 영향력의 원과 관심의 원에 대해 기억해보자. 당신은 과거에 일어났던 일에 대해서는 아무런 영향을 미칠 수 없다. 그러니 이에 대해 에너지를 낭비할 이유가 없다. 이미 일어나버린 일이고, 이미 끝난 일이다. 그리고 오늘 하는 그 무엇도 그것이 이미 벌어졌다는 사실을 바꿀 수 없다. 이미 한 번 실패했다는 사실에 대해서 우리는 그 무엇도 바꿀 수 없다. 그렇지만 적어도 당신은 그 실패에서 배움을 얻을 수 있고, 이것이 다시 발생하는 것을 막을 수 있다. 너무 빠르게 감량을 했던 것은 아닐까? 훈련 방법이 부적절했던 것일까? 대회 날 평소와 다르게 무언가 바꾼 게 있나? 잘못된 자세였던가? 원인이 무엇인지 찾아내어 고치도록 하라. 한발 더 나아가 또 무엇을 할 수 있을까? 우리는 선택을 해야 한다. 실패를 뭉개가면서 거기에 머물러서는 안 된다. 과거의 실패에 대해 생각하기 시작하면 앞에서 다루었던 생각 멈추기를 통해 이런 생각을 버려버리고 이를 긍정적인 것으로 바꾸도록 해라. 다시 일어서는 데 필요한 것은 그저 간단한 결정뿐이다. 실패를 곱씹으며 뭉개지 않기로 결정하는 것이다.

요약

생각의 힘이란 매우 강력하다. 생각의 힘은 많은 경우 리프팅의 성공과 실패를 가르며, 승자와 패자, 성공과 실패를 가르게 된다. 우리의 머릿속에서 일어나는 일의 통제권은 우리에게 있다. 당신의 생각은 현실이 될 수 있으며, 분명 좋은 방향으로 쓰일 수 있다. 자신의 생각을 통제하고, 장점을 뽑아내어, 자신의 리프팅에 도움이 되는 방향으로 사용하도록 하라.

Chapter 12
대회 준비

파워리프팅이 태어났던 1960년대에는 단체가 하나밖에 없었다. 아마추어 운동선수 연합(AAU Amateur Athletic Union)에서 대회를 열었고, 규정도 매우 단순했다. 지금은 30개가 넘는 단체가 있으며, 조금씩 내용을 추가하다 보니 규정도 제각기 다르다. 그래서 당신이 어떤 단체의 대회에 참가하게 되든지 간에 해당 단체의 규정집을 습득하는 것은 매우 중요하다. 그래야 그 단체의 규칙을 배우고, 이해하고, 참조하고, 이를 지킬 수 있다.

처음 대회에 참가하기로 결정했으면, 훈련 파트너나 코치, 또는 보조자와 같이 앉아서 정신적, 육체적 두 측면 모두를 고려하여 전략을 세워보도록 당신은 아래의 질문들을 미리 생각해보아야 한다.

- 대회까지 훈련할 수 있는 기간은 얼마나 남았는가?
- 훈련할 때 어느 정도 중량(강도), 세트수, 반복수를 사용할 것인가?
- 이 대회를 어느 단체에서 주관하는가?
- 이 대회는 공인 경기인가 아닌가?
- 장비 대회인가 무장비 대회인가?
- 대회를 뛰려면 어떤 것을 준비해야 하는가?(참가신청서, 회원카드 등)
  대회 참가비가 있는가?
- 계체 시간이 언제인가? 사전 계체가 가능한가?
- 대회 장소는 어디이며 거기까지는 어떻게 갈 것인가?
- 자신의 장비가 모두 준비돼 있으며, 해당 단체에서 그 장비를 허용하는가?

의심의 여지없이 파워리프팅 대회를 준비하는 가장 좋은 방법은 대회를 직접 관찰하는 것이다. 펜이나 연필을 들고 가서 연습장에 자기한테 중요한 것들을 메모해오는 것이다. 가령 스쿼트, 벤치 프레스, 데드리프트에서 심판의 특정한 구령 같은 것 말이다. 심판들이 어떻게 판정하는지를 써 내려가본다. 어째서 부심이 손을 들었는지, 저 리프터가 쓰는 장비는 브랜드가 무엇인지, 선수들이 굿리프트와 실패한 리프트에 어떻게 대처하는지, 그 외에도 무엇이든 당신에게 도움이 될 만한 것들을 모두 적는 것이다. 이 정보를 자신의 첫 대회 준비 때 참고하는 것이다.

나가고 싶은 대회를 발견했으면 참가신청서를 한 부 구해서 보조자나 코치와 함께 이를 검토해보라. 대회는 어디서 하는지, 계체는 언제인지, 장비 검사는 어디까지 하는지, 몇 명이나 올지, 무장비인지 장비인지, 오픈open의 범위가 어디까지인지, 대회 시작 시간은 언제인지, 규칙 브리핑은 언제인지. 공인 대회인지 아닌지, 경기장에서 회원카드를 구매할 수 있는지 등등.

훈련 중간 즈음이 되면, 대회 관계자에게 대회 진행 여부와 무게 기준이 SI인지 야드파운드인지 확인해보아야 한다. 의외로 이건 중요한 문제다. 파운드 단위로 훈련 중인 사람인데 kg으로 대회를 나가야 하는 경우 이런 문제가 생긴다. 가령 원래 스쿼트 오프너로 395lbs(179.5kg)를 하려고 했다면, 177.5kg(391lbs)을 신청할지 180kg(396lbs)을 신청할지 정해야 한다. 그리고 나면 당연히 2차 시기, 3차 시기 무게도 똑같이 전부 수정해야 한다. 대회 관계자에 연락하면 kg－파운드 변환 차트를 얻을 수도 있다. 언젠가 한번은 132lbs(60kg) 체급의 젊은 리프터가 kg 대회인데 파운드로 착각하고 스쿼트 오프너를 345라고 써서 제출했다. 345kg은 760lbs이고, 당연히 2차 시기, 3차 시기에도 이와 같은 실수를 했다. 이때는 다행히 대회 시작 전에 실수를 수정할 수 있었지만, 이런 일이 발생하지 않으리라는 법이 없지 않은가.

대회를 위한 훈련

대회를 2주 남기고는 데드리프트는 슈트 없이 벨트만 써서 3~5회 반복으로 수행한다. 대회가 토요일 아침에 진행되며, 앞으로 일주일이 남아있다면, 이제 일주일 계획을 짤 때다. 월요일에는 벨트만 차고 오프너 무게로 3~5회 반복을 수행하고, 가볍게 하체 운동을 해준다. 화요일에는 오프너 무게로 벤치프레스를 1~3회 수행한다. 벤치 셔츠는 입어도 좋고 안 입어도 좋다.

화요일부터 이틀 간은 쉬고, 회복하고, 치료하고, 스트레칭을 하면서 대회를 위해 몸을 준비한다. 스케줄을 바꿔서는 안 되고, 그냥 아무것도 하지 않고 앉아서 지낸다. 잘못 들은 게 아니라 진짜로 아무것도 하지 않고 누워서 지내라는 것이다. 물론 출근이나 등교는 그대로 하도록 한다. 수요일과 목요일에는 머릿속에 뭔가 채워넣고, 시간을 현명하게 쓰도록 한다. 평소 훈련하던 시간이 되면 체중을 재어보고 혹시 찜질이나 사우나 같은 것으로 체중 조절이 필요할지 확인한다. 계체를 통과할 수 있는 체중이라면 온수 목욕이나 냉수 목욕을 하고, 폼롤러를 굴리고, 마사지를 해라. 스트레칭이나 복근 운동은 많이 해도 좋다.

사람들이 가장 많이 저지르는 실수 중 하나가 진짜로 아무것도 안 하고, 그냥 자기는 대회를 준비하면서 쉬고 있다고 생각하는 것이다. 이렇게 하면 사람이 미쳐버릴 수 있으니 평상시 생활만큼은 그대로 똑같이 행해야 한다. 화요일 운동이 끝나면 보조자나 코치와 함께 각각의 종목별로 3개 시기를 인덱스 카드에 써넣는다. 그리고 혹시 입상을 하거나, 우승하기 위해 조정해야 할 필요가 있을지 확인해본다.

시간을 현명하게 써야 한다. 사람들로부터 떨어져서, 시간을 가져야 한다. 인덱스 카드에 적은 숫자를 고민해본다. 시각화와 명상을 통해 자신이 완벽한 자세와 테크닉으로 모든 리프팅을 성공적으로 수행하는 것을 머릿속에 그려본다. 참고차 갔던 대회에서 적었던 노트를 참고해본다. 대회 날 자신의 리프팅을 시각화하면서, 심판의 구령(스쿼트라면 "스쿼트", "랙", 벤치 프레스라면 "스타트", "프레스", "랙", 데드리프트라면 "다운")까지 같이 들을 수 있어야 한다.

성공의 핵심은 반복에 있다. 무언가를 더 많이 할수록 이것이 습관이 되고 더 잘할 가능성이 올라간다. 파워리프팅이 물론 누가 힘이 센가를 가리는 것은 맞지만, 가장 힘이 센 사람이 무조건 이기는 것은 아니다. 가끔은 제일 많은 시도를 해본 사람이 이긴다. 머릿속으로 인덱스 카드의 숫자를 연구해야 한다. 마지막으로 이 시간을 통해 대회를 주관하는 단체의 규정을 숙지하도록 한다.

대회장으로 & 계체

대회장을 파악했으면 집에서 가까운지 확인해라. 근처라면 자기 침대에서 편하게 잘 수 있으니까 말이다. 만약 대회가 다른 동네에서 진행된다면 당연히 전날에는 근처에 가있어야 한다. 어떤 일이 생길지 모르니 시간 여유를 많이 두고 가야 한다. 미리 괜찮은 숙박시설을 예약하도록 해야 한다.

숙소에 체크인이 끝나면 저울에 올라가보자. 체중을 확인해보고 모두 준비가 잘 되어 있는지 확인해본다. 워밍업 공간에 미리 가보고, 플랫폼도 확인해보아야 한다. 그 장소에 대한 좋은 기억을 미리 남겨놓자. 잘 챙겨먹고 푹 쉬도록 하자. 만약 금요일에 사전 계체가 가능하다면 호텔 체크인을 빼고 곧장 계체를 하러 가는 것이 좋다. 보조자나 코치가 장비를 확인하도록 시키자. 오프너 무게를 제출할 때는 미리 가져온 인덱스 카드를 참조한다. 여기까지 끝났으면 식사를 하고 방에 돌아가서 푹 쉬도록 한다.

계체가 토요일 아침이라면 계체 90분 전에 일어난다. 온수 샤워를 해서 몸을 깨우고, 몸을 풀어준다. 계체를 일찍 끝내는 것이 좋다. 만약 당신 앞 순서의 리프터들이 현장에 없으면 다음 순서로 당신이 호명되고 예정보다 일찍 올라가야 할 수도 있기 때문이다.

계체는 대회장을 둘러볼 수 있는 첫 기회다. 어떤 사람들은 체급 대비 더 커 보일 것이고, 어떤 사람들은 더 작아 보일 것이다. 당신과 같은 체급에 있다고 해도, 그냥 보는 것만으로는 이 사람이 얼마나 강한지 판단할 수 없다. 당신이 컨트롤할 수 있는 것은 딱 한 명밖에 없다. 바로 당신이다. 경기장의 다른 상대들에게 너무 관심을 많이 쏟게 되면, 이제 마음이 흔들리기 시작한다. 애초에 여기 내가 뭘 하러 왔을까 같은 생각이 들기 시작한다. 긴장이 되는 것도 리프팅의 일부다. 긴장감이 생기고, 불안해지고, 흥분이 되고, 아드레날린이 뿜어져 나오는 것이 정상이다.

대회 브리핑에는 반드시 참석해야 한다. 규정에 대해 뭔가 명확한 해석을 원한다거나, 이해하지 못한 사안이 있다면 반드시 물어보도록 한다. 다른 리프터들도 똑같은 질문을 할 것이다. 바보 같은 질문이라는 것은 없다. 가끔은 단체 내에서 규정이 바뀌었는데, 이에 대해 당신이 숙지하지 못하고 있었을 수도 있다. 가령 벤치 프레스에서 바벨의 하강 구간에서 머리가 벤치에서 떨어져도 된다, 안 된다에 대한 논의가 있었고, 규정이 바뀌어 뒤통수가 떨어지면 실격이었다고 해보자. 아니면 땅에 발이 일부만 닿아있어도 된다던 규정이 발 전체가 닿아있어야 한다로 바뀌었다고 치자. 규정 설명 시간에 그 자리에 없었고, 이런 변화가 있었다는 것을 몰랐다면, 대회에서 1차 시기를 날려버리게 된다. 더욱 심각한 것은 이렇게 되면 자신의 대회 계획이 틀어지게 되고, 그러면 자기의 흐름을 잃게 된다. 물론 이런 식으로 계획이 갑자기 변해도 별로 신경을 쓰지 않는 사람도 있지만, 어떤 사람들은 이 때문에 완전히 대회를 망쳐버릴 수도 있는 문제다.

장비 대회 출전

Raw 대회, 소위 무장비 경기는 말 그대로 이해하면 된다. 벨트, 니슬리브, 리스트랩, 싱글렛을 제외하고 아무런 장비도 쓰지 않는다. 무장비 대회를 준비할 때는 주간 훈련에 장비 훈련을 안 해도 된다. 선택에 따라 장비 훈련을 하고 싶다면 할 수도 있지만, 대회 당일에는 장비를 사용할 수 없다.

장비 대회에 나간다면 훈련 중에도 해당 단체에서 허용하는 모든 장비를 다 사용해야 한다. 무장비로 시작해서 풀장비가 될 때까지 2주에 한 번씩 보조 장비를 하나씩 늘려가도록 한다. 아래는 9주차에 대회를 나가는 계획으로 장비를 하나씩 추가하는 8주짜리 스쿼트 훈련 예시이다.

1주차: 브리프와 벨트
2주차: 브리프, 니랩, 벨트
3, 4주차: 브리프, 니랩, 스트랩을 올리지 않은 채로 슈트 착용, 벨트
5~8주차: 브리프, 니랩, 스트랩을 올리고 슈트 착용, 벨트
9주차: 대회 주. 오프너는 브리프와 벨트만을 착용한 채로 수행

보조자나 코치는 당신이 믿을 수 있는 사람이어야 하고, 당신의 훈련 사이클을 알고 있는 사람이어야 한다. 보조자나 코치는 당신이 어디에 있는지 확인하고 있다가, 당신의 차례가 왔을 때 불러주어야 한다. 사전에 인덱스 카드에 코치와 상의하여 적어놓은 대로 워밍업을 수행한다. 만약 당신이 첫째 조flight라면, 규정 설명이 끝난 직후에 곧바로 워밍업을 시작하고, 장비를 착용하도록 한다. 가령 당신이 첫 조인 데다, 1~5번 리프터 사이 어딘가에 배정되었다고 하자. 그러면 30분 이내에 오프너 무게에 도전하게 된다. 그 전까지 4~5개의 워밍업을 끝내야 한다. 시간을 재서 매 5분마다 워밍업을 실시할 수 있도록 해야 하며, 오프너 무게에 도전하기 전까지 충분히 쉴 수 있는 시간을 확보해야 한다.

만약 당신이 2조에 배정된다면, 안정을 취하고, 긴장을 풀어줄 시간이 좀 더 있다. 이때 심판진의 판정을 관찰하는 것이 좋다. 어떤 심판은 남들보다 스쿼트에서 더 깊이 앉을 것을 요구하며, 벤치 프레스는 더 오래 정지할 것을 요구하기도 하고, 그 외에도 기타 자잘하게 대비해야 할 것이 있을 수도 있다. 첫 조의 리프터들이 1차 시기(오프너)를 시작했으면, 이제 당신도 워밍업을 할 때다. 3~5분마다 워밍업 운동을 해주도록 한다. 1조의 리프터들이 3차 시기 스쿼트를 할 때는, 모든 장비를 착용한 상태로 마지막 웜업까지 끝난 상태여야 한다. 벤치 프레스와 데드리프트도 동일하게 진행한다.

스쿼트 1차 시기에 들어가기 전, 당신이 홀에 들어가고 세 번째 앞사람이 호명되어 일어나면 니랩을 감기 시작하라. 당신이 데크에 올라가고 두 번째 앞사람이 호명되어 나갈 때는 슈트의 스트랩을 어깨 위로 올리고, 벨트를 차고, 손과 등에 탄마를 바르도록 하라.

첫 번째 대회라면 긴장하는 것은 정상적인 일이다. 이를 좀 완화하기 위해 스쿼트 1차 시기는 당신이 5회는 반복이 가능한 무게를 고르도록 한다. 이것은 그 어떤 상황에서든, 심지어 당신이 제대로 된 슈트가 없거나, 몸이 아프더라도 무조건 성공할 수밖에 없는 그런 무게다. 당신은 정신적으로는 지난 한 주간 자신을 오늘을 위해 준비시켜왔으며, 육체적으로도 지난 8주간 이날을 위해 준비해왔다. 자신의 에고에 지배당해서 괜히 더 무거운 숫자를 적어내서는 안 된다. 대회를 가장 잘 뛰는 방법은 자신의 리프팅별로 각각의 시기에 시도를 통해 전체 합계를 얻어내는 것이다. 코치와 함께 결정한 그 숫자에 딱 붙어 이를 고수해야 한다. 매번의 리프팅 시기마다, 더욱 자신감이 쌓일 것이다. 당신의 최종적

인 목표는 어디까지나 대회에서 전체 합계를 높게 받는 것이고, 각각의 시기를 모두 성공하여 9개 시도에서 9번 모두 성공하는 것이다. 이것은 당신의 PR이 된다. 그리고 혹시라도 운이 따른다면, 대회를 준비하는 기간에 쏟은 노력과 훈련을, 트로피나 메달이라는 형태로 보상받게 될지도 모른다.

다음의 체크 리스트를 복사해서 대회를 준비할 때 쓰도록 하라.

떠나기 전 체크 리스트

- 대회일을 확인하고 캘린더에 기록했는가? ❑
- 대회 장소(주소)는 확인했는가? ❑
- 참가 신청, 참가비는 납부했는가? ❑
- 이번 대회를 주관하는 단체의 회비 기간이 아직 유효한가? ❑
- 회사에 언제부터 언제까지 휴가를 내야 하는지 확인할 것. ❑
- 교통편은 어떻게 되는가?(교통 정체로 막혀서 못 가는 일이 생겨서는 안 된다) ❑
- 고속도로 통행료(필요한 경우). ❑
- 어떤 교통편으로 갈지 사전에 결정할 것: 만일 자기 차량을 이용하지 않는 경우, 해당 차량을 사전에 점검할 것(가령 가는 중에 펑크가 나면 안 된다). ❑
- 대회장 근처의 숙소 예약: 최소한 대회 전날부터는 숙박을 해야 하고, 대회 다음 날까지 예약한다. ❑
- 해당 대회를 주관하는 단체의 규정집을 다운받는다. ❑
- 자신의 장비가 해당 대회에서 허용이 되는지 확인한다. ❑
- 계체 시간이 언제인지 확인한다. ❑
- 저울을 준비해서 체중을 확인할 수 있도록 할 것. ❑
- 매 리프팅 시기마다 전체 인덱스 카드를 사전에 만들어놓을 것. ❑
- 가는 동안 먹을 간식과 음료수를 준비할 것. ❑
- 각종 보충제들을 챙길 것:
  - 단백질 ❑
  - 흥분용 자극제 ❑
  - 탄수화물 ❑
  - 회복용 ❑
  - 평소 자신이 즐겨 먹는 것들 ❑

출처: D. Austin and B. Mann, *Powerlifting*, 2nd ed.(Champaign, IL: Human Kinetics, 2022).

대회 후

대회가 끝났으면 이제는 대회를 준비하면서 있었던 일, 대회에서 벌어진 일, 대회 이후에 대해 떠들면서 먹고 마실 수 있는 시간이다. 아쉬웠던 점에 대해 정리해보자. 그리고 무엇보다도 사실 대회가 끝났다는 점이 제일 기쁠 것이다. 다음 대회가 언제인지도 확인해보자.

초보자라면 일 년에 대회를 몇 번 나가는 게 맞을 것인가? 이 질문은 당신이 대회를 위한 훈련을 몇 주 사이클로 하는지를 살펴보아야 한다. 훈련이 10주 혹은 그 이상이라면, 일 년에 두세 번밖에 대회에 참가할 수 없다. 훈련 사이클이 10주 혹은 그보다 짧다면 일 년에 3~4회 참가가 가능하다. 경험이 필요하고, 노출이 필요하고, 자신감이 필요한 사람이니만큼 첫해에 3회의 대회를 나가보는 것이 좋겠다. 이렇게 하면 귀중한 경험을 얻을 수 있고, 영양에 대한 지식도 얻을 수 있고, 단기, 중기, 장기 목표를 세우는 법을 배우게 되며, 노력, 인내, 빡센 운동, 휴식, 회복, 준비, 희생, 장애물을 극복하는 방법, 그리고 절대 포기하지 않는 불굴의 정신을 배우게 될 것이다. 초보 파워리프터로서 당신은 심지어 최강을 꿈꾸더라도 모든 대회에 나갈 수는 없다는 것을 알아야 한다. 파워리프팅의 궁극적인 목표는 대회에 나가서 자신이 피크에 있을 때, 최대한 무겁게 들어서, 대회에 나갈 때마다 개인 합계를 매번 갱신하는 것이 되어야 한다.

몇 회의 대회를 나간 이후에도 합계가 증가하지 않았거나, 크게 증가하지 않았다면, 잠시 쉬면서 약한 근육을 강화하고, 강한 근육은 더욱 강하게 만들어서, 스티킹 포인트를 극복하고, 안정근을 강화하면서, 더욱 튼튼한 기초를 만드는 데 집중해야 한다. 매번 대회에만 나가게 되면, 이러한 부분을 강화할 기회가 없다. 비시즌기를 현명하게 보내야 한다. 운동을 올바르게 하면, 더 빠르게 강해질 것이고, 언젠가 챔피언의 꿈을 꾸는 것도 가능할 것이다.

장비 선택

파워리프팅을 시작할 때는 사용이 가능한 모든 장비를 알아두고, 대회를 주관하는 단체에서 허용하는 물품이 무엇인지 알아두어야 한다. 최근의 파워리프팅 장비는 종목의 발전을 위해 더욱 자주 바뀌고 있다. 그렇지만 장비를 사용해 더욱 멀리 가겠다는 데에도 제한이 있다. 레이싱카를 생각해보자. 차가 더 빨리 달릴 수 있도록 운전자가 몇 가지 조치를 취할 수는 있다. 그렇지만 이 역시 법적인 테두리 안에서 적법한 검사를 통과해야만 한다. 다음은 오늘날의 추가적인 장비들에 대한 대략적인 설명과 그 목적에 대해 정리한 내용이다.

스쿼트 슈트

슈트를 입으면 스쿼트 중량이 얼마나 올라갈 것 같은가? 엄청나게 올라간다. 특히나 당신이 슈트를 제대로 쓰고 있다면 말이다. 훈련 사이클을 한번 돌려보라. 사이클의 마지막에 슈트 없이 당신이 할 수 있는 한 가장 무겁게 들어보도록 하라. 그 뒤에 이어서 슈트를 입고 거기서 얼마나 더 들 수 있는지 보라.

1970년대에, 조지 장가스George Zangas가 슈퍼 슈트를 소개했다. 크림색의 싱글 플라이 슈트였는데, 나중에 그는 바느질(스티칭)을 엄청나게 추가하고, 옆 부분을 낮게 잘라내서 광배근이 드러나도록 만들었으며, 앞판도 낮게 잘라내서 가슴이 더 많이 보이게 개선시켰다. 옆과 앞을 잘라내자 숨쉬기가 더 쉬워져서 리프터들의 슈트 경험에 큰 도움이 되었다. 또한 그는 어깨 끈을 더 넓게 만들고 색상도 여러 가지로 만들었다. 조지는 슈퍼 슈트를 계속해서 개선시켰고, 다른 회사들도 자기들만의 스쿼트 슈트를 만들기 시작했다. 1980년대가 되자 스쿼트 슈트는 미국은 물론 전 세계적으로 매우 유명해졌다. "스쿼트 박사" 프레드 햇필드Fred "Dr. Squat" Hatfield, 데이브 파사넬리Dave Pasanella, 데이브 웨딩턴Dave Waddington, 그리고 커크 카보스키Kirk Karwoski 등이 1,000lbs(454.5kg) 혹은 그 이상의 스쿼트에 성공했다. 1,000lbs 스쿼트에 처음 성공한 것은 리 모랜Lee Moran으로 1984년 오하이오 데이튼에서 진행된 남자 내셔널에서였다. 이 기록은 역대 위대한 스쿼트 기록으로 쭉 전해질 것이다. 리가 1,000lbs 스쿼트에 시도하며 바벨을 언랙한 순간, 양쪽의 칼라가 빠졌고, 이어서 원판들이 빠져버렸다. 리는 거기에 서 있었고, 스팟터들이 여기저기로 흩어졌다. 그들은 다시 중량을 세팅했고, 이번에는 칼라를 꽉 채우고 스팟터들이 제자리에 자리했다. 리는 이 무게에 다시 도전했고, 100lbs에 성공했다. 관중들과 리는 모두 열광했다. 게다가 이 기록은 싱글 플라이 슈트로 세운 기록이다.

1980년대와 1990년대에는 1,000lbs 혹은 그 이상의 스쿼트에 도전했거나 성공한 사람이 얼마 없었다. 새천년이 도래하면서부터, 훈련, 영양, 장비의 발달 덕분에, 1,000lbs 이상의 스쿼트에 도전하는 파워리프터들이 많아졌고, 그들을 막을 수 있는 것은 아무것도 없었다. 요즘의 리프터들은 1,200lbs 스쿼트를 과거 1970년대와 1980년대 리프터들이 800lbs 스쿼트를 하듯이 가볍게 수행한다.

새로운 스쿼트 슈트는 골반과 둔근에 엄청난 제약을 주면서, 동시에 스쿼트 움직임 전체에 걸쳐 체중과 부하를 고르게 분산시켜주어 리프터를 도와준다. 새로운 스쿼트 슈트는 더 튼튼하고 두꺼운 재질로 만들어져서 과거보다 더 많이 버틸 수 있다. 이제는 와이드 스탠스를 하든 내로우 스탠스를 하든 자신의 몸에 맞는 스쿼트 슈트를 구할 수 있어 과거보다 슈트의 착용감도 더 나아졌다. 슈트는 스쿼트의 바닥 구간을 빠져나올 때 더 많은 파워, 속력, 폭발력을 내도록 만들어져있다. 어쩌면 슈트에 지금까지 생긴 변화 중에서 가장 큰 것은 더블 플라이 슈트, 즉 캔버스 하이브리드의 도입일지 모른다. 이 슈트는 무게가 거의 3kg에 달하며, 두 장의 두꺼운 캔버스 천으로 만들어져있다. 더블 플라이 슈트는 벨크로 스트랩이 달려있어 더 꽉 끼게 입거나, 느슨하게 입을 수 있는 선택권도 있다. 어떤 슈트를 입을지는 어디까지나 대회를 주관하는 단체에 달려있다. 그러나 당신이 어떤 슈트를 입든 간에 스쿼트 중량은 최소한 20kg 이상 더 늘어날 것이다.

벤치 셔츠

벤치 셔츠는 1980년대 초반 존 인저John Inzer가 만들었다. 벤치 셔츠가 나오기 이전의 파워리프터들은 티셔츠를 입거나, 아무것도 입지 않았었다. 벤치 셔츠 이전에도 벤치 프레스를 잘하는 사람이 많았다. 팻 케이시Pat Casey는 처음으로 600lbs 벤치 프레스에 성공한 사람이다. 짐 윌리엄스Jim Williams는 처음으로 대회에서 600lbs 이상 벤치 프레스에 성공한 사람이다. 그는 1972년 대회에서 벤치 셔츠 없이 675lbs 벤치 프레스에 성공했다. 빌 카즈마이어Bill Kazmaier는 1981년에 661lbs에, 1988년에는 샘 사마니에고Sam Samaniego가 655lbs에 성공했다. 그다음 단계는 이제 독보적인 700lbs 클럽이다. 짐 윌리엄스가 700lbs에 성공했다는 말이 있었지만 이는 제대로 확인되지 않았다. 벤치 프레스의 기준을 세운 사람은 테드 아르시디Ted Arcidi인데, 이 사람이 1985년에 공식적으로 700lbs 이상 벤치 프레스에 성공했다. 그는 705lbs를 밀었다. 여성부는 400lbs에 근접하고 있었으며, 섀넌 내쉬Shannon Nash는 380lbs를 밀었다. 또 500lbs에 근접하고 있던 에이프릴 마티스April Mathis 같은 사람은 457lbs의 개인 최고 기록을 갖고 있었다.

벤치 셔츠가 맨 처음 나왔을 때는, 많은 사람들이 이를 기피했다. 사람들은 벤치 셔츠를 입느라 아등바등하는 것을 싫어했고, 그보다는 차라리 꽉 끼는 티셔츠를 입었다. 여기에 빠진 요소가 하나 있는데, 티셔츠의 재질이 면이냐 폴리에스터냐 하는 것이었다. 그러나 곧 리프터들은 똑똑하게도 벤치 셔츠를 입기 시작했다. 벤치 기록은 잘 나아지지 않는데, 벤치 셔츠를 입는 리프터들은 계속 성과를 거두었기 때문이다. 벤치 셔츠를 만드는 사람들도 물건의 질을 높이고, 셔츠를 다르게 디자인했다. 벤치 셔츠의 목적은 온몸을 타이트하게 만들고, 벤치 프레스 동작 전체에 걸쳐 몸을 지지해주는 것이다. 처음 가슴에서 띄우는 드라이브를 돕고, 어깨에 이미 부상이 있다 하더라도 이를 안전하게 지켜주는 것이다.

거의 대부분의 큰 대회에서는 오프너부터, 또는 2차와 3차 시기에 개인 최고 기록, 주, 해당 대회, 세계 기록에 도전하는 사람들을 볼 수 있다. 심지어 작은 로컬 대회에서도 많은 리프터가 이런 종류의 기록으로 오프너에 도전하는 것을 볼 수 있을 것이다.

요즘의 벤치 셔츠는 초기의 것들보다 훨씬 진보해있다. 벤치 셔츠를 잘 활용할 수 있도록 연습해야 하며, 그러면 벤치 중량을 늘릴 수 있을 것이다. 어떤 사람들은 벤치 셔츠로 180kg 이상을 끌어내기도 한다.

초보 파워리프터라면 자기가 입었을 때 가장 편하면서도 대회 주관 단체에서 허용하는 것을 찾는 것을 목표로 해야 한다. 벤치 셔츠는 제각기 모두 다르게 만들어졌다. 소매 각도가 90도인 싱글 플라이 셔츠도 있고, 등을 아치로 할 수 있도록 등이 늘어나는 셔츠도 있고, 목 선이 높거나 낮은 더 두꺼운 재질의 셔츠도 있다. 어떤 벤치 셔츠는 더블, 트리플 플라이 셔츠로 입은 사람이 가슴에서 더욱 잘 띄울 수 있게 만들어져있다. 벨크로 테이프로 여닫는 데님 재질 셔츠도 있으며, 어떤 것들은 오픈 백으로 등이 아예 열려있기도 하다.

당신이 어떤 벤치 셔츠를 사용하건 간에, 싱글 플라이 셔츠를 입고 테크닉을 배운다면 15kg이나 그 이상을 더 들 수 있다. 더블 플라이 셔츠나 다른 재질로 만든 셔츠라면, 얼마나 더 들 수 있을지는 거의 제한이 없다.

데드리프트 슈트

데드리프트 슈트는 몸을 타이트하게 유지하도록 만들어져있다. 슈트는 처음 바벨을 땅에서 뽑는 순간의 파워를 늘려주고, 등을 곧게 세워주고, 리프팅 과정에서 다리와 고관절을 펼 수 있도록 파워를 실어준다. 데드리프트는 당신의 그립과 전반적인 스트렝스 수준을 시험하는 동작이다. 데드리프트는 들거나, 못 들거나 둘 중 하나밖에 없다. 남자 리프터 라마르 간트Lamar Gant는 전자에 속하며, 역대 가장 위대한 데드리프트를 했던 사람이다. 그는 123lbs라는 체중으로 무려 639lbs를 들어 올렸고, 132lbs 체급에서 683lbs를 들어 올렸다. 900lbs 이상을 들었던 사람은 이 글을 쓰는 현재까지 단 세 명밖에 없었다. 에드 코언은 220lbs 체급에서 901lbs를, 도일 케나디Doyle Kenady가 903lbs를, 그리고 개리 헤이지Gary Heisey가 925lbs를 들었으며 이것은 그 당시까지의 역대 최고 기록이다. 개리의 데드리프트 기록은 영국의 앤디 볼튼Andy Bolton이 1,003lbs를 들 때까지 깨지지 않았다. 여성 리프터들은 스테파니 코헨Stefanie Cohen이 114lbs 체급에서 451lbs, 123lbs 체급에서 529lbs, 132lbs 체급에서 507lbs의 기록을 갖고 있다. 차케라 홀컴Chakera Holcomb이 세운 181lbs 체급에서의 622lbs는 여성이 세운 가장 무거운 데드리프트 기록이다.

예전에는 스쿼트 슈트의 숫자가 데드리프트 슈트의 두 배쯤 됐었다. 지금은 각자의 몸에 딱 맞출 수 있게 맞춤으로 물건이 나오기에 당신이 스모를 하든 컨벤셔널을 하든 몸에 딱 맞는 데드리프트 슈트를 구할 수 있다. 맞춤으로 슈트가 나오기 때문에 초기의 풀 구간에서는 더 폭발적으로 당길 수 있고, 톱 구간에서는 더 강하게 락아웃을 할 수 있다. 사타구니와 엉덩이 부분에 추가된 솔기가 입은 사람에게 더 타이트한 느낌과 더 강해진 느낌을 준다. 어깨끈도 느슨하게, 타이트하게, 또는 벨크로 스타일로 조절하여 자신이 원하는 수준으로 맞출 수 있다. 데드리프트에 등의 개입이 많은 사람을 위한 슈트도 나와 있다. 그러나 올바른 데드리프트 슈트란 당신의 데드리프트 중량을 늘려주는 슈트여야만 하는 점을 고려하도록 하자.

파워리프팅 벨트

과거의 벨트는 뒤판이 넓고 앞이 좁은 형태의 가죽 벨트였다. 요새는 양면 또는 한 면이 스웨이드로 되어 있고, 원 프롱prong이거나 투 프롱으로 나와 벨트의 크기를 조절할 수 있으며, 레버 벨트의 형태로 나오기도 한다. 벨트는 모든 단체에서 허용된다.

벨트는 고중량 스쿼트와 데드리프트 도중 허리를 보호하고 복근이 밀어낼 수 있는 대상이 되어준다. 초보자들은 쉽고 빠르게 차고 풀 수 있게 원 프롱이나 레버 벨트를 쓰는 것이 좋다.

니랩

니랩의 목적은 사용자가 무릎을 펴는 것을 도와주고 더 강한 힘을 주며, 고중량일 때 바닥에서 빠져나오는 동안 무릎을 보호해주는 데에 있다. 과거의 니랩은 매우 얇고, 잘 늘어나지 않았으며, 빨리 닳았었다. 지금의 조금 더 발전된 니랩은 더 편하고, 잘 늘어나며, 내구성이 더 좋다. 지금의 물건은 더 두껍고, 따라서 무릎을 더 따뜻하게 해주어 보호력도 늘어났다. 니랩을 최대한 활용할 수 있도록 해야 한다.

니랩을 감는 데는 몇 가지 방법이 있다. 초보자들에게는 무릎의 상단이나 하단에서 시작하여 동그랗게 감는 것을 추천한다. 상단에서 아래로 내려오거나, 아래에서 위로 올라가면서 감는 것이다. 조금 더 강하게 감고 싶다면, 니랩을 무릎에서부터 감기 시작한다. 그리고 니랩을 교차하여 감으며 8자 모양을 만든다. 무릎의 상단에서 동그랗게 감아주며 마무리를 한다. 니랩은 최대한 타이트하게 감아서 최대한의 효율을 뽑아내도록 한다. 또한 자신이 얼마나 높게, 그리고 얼마나 낮게 감을 수 있는지도 확인한다. 너무 낮게 감으면 종아리에 쥐가 나는 원인이 되기도 하니 주의한다.

브리프

브리프의 목적은 골반과 엉덩이에 스쿼트와 데드리프트를 위한 추가적인 보조를 하는 데에 있다. 브리프는 스쿼트 슈트 안쪽에서 편안하게 맞도록 해야 한다. 이것은 마치 어깨끈 걱정이 없는 더블 플라이 슈트를 입는 것과 비슷하다. 제대로 사용한다면 브리프는 20kg 또는 그 이상의 중량을 더해줄 것이며 데드리프트 락아웃에도 도움을 줄 것이다.

리스트랩

과거의 리스트랩은 매우 얇거나, 오래된 니랩에서 자른 것을 썼으며, 잘 늘어나지도 않았다. 현대의 리스트랩은 니랩이 짧아진 것과 같으며, 같은 재질로 만들어져있다. 과거보다 더 편안하고, 더 두꺼우며, 더 잘 늘어나고, 더 튼튼하다. 엄지손가락을 끼워서 사용자가 더 타이트하게 감을 수 있도록 엄지손가락 고리가 있으며, 끝에는 벨크로 테이프가 있어 리스트랩을 제자리에 고정할 수 있는 형태로 되어있다. 최근의 리스트랩은 스쿼트, 벤치 프레스, 데드리프트를 하는 동안 손목을 더욱 안정적으로 고정해주는 역할을 한다.

스쿼트화

과거와 비교해 리프팅 신발은 크게 발전했다. 리프터들은 더 이상 평소 돌아다닐 때 신는 신발을 스쿼트를 하는 데 쓰지 않아도 된다. 스쿼트화는 안정성, 지지대, 편안함, 각도 조절, 그리고 밀어내는 힘을 만들어준다. 형태에 대해서는 그림 12.1을 참고하기 바란다. 보통은 바닥이 고무로 만들어져있고, 하이탑 형태를 띠고 있다. 스쿼트화는 발이 들어갈 공간을 만들어주고, 높은 뒷굽을 갖고 있다. 그리고 당신이 원하는 정도에 따라 끈을 묶을 수 있다. 어떤 신발을 쓰기로 하든 간에, 당신의 발에 잘 맞아야 한다. 특히나 당신이 와이드 스탠스로 스쿼트를 한다면 신발 안에서 발이 돌아가지 않도록 주의한다.

데드리프트화

과거에는 사람들이 스쿼트에 쓰는 것과 똑같은 신발을 신고 데드리프트를 했었다. 보통 뒷굽이 높은 테니스화를 주로 신었었는데, 이에 반해 오늘날의 리프터들은 다양한 신발의 종류를 고를 수 있다. 가령 그림 12.2의 데드리프트 전용화나, 레슬링화, 테니스화, 아니면 데드리프트 슬리퍼 같은 것들이 있다. 모든 신발은 바닥이 고무로 되어 있고, 뒷굽이 없이 평평하다. 대부분의 파워리프터들은 이 중 하

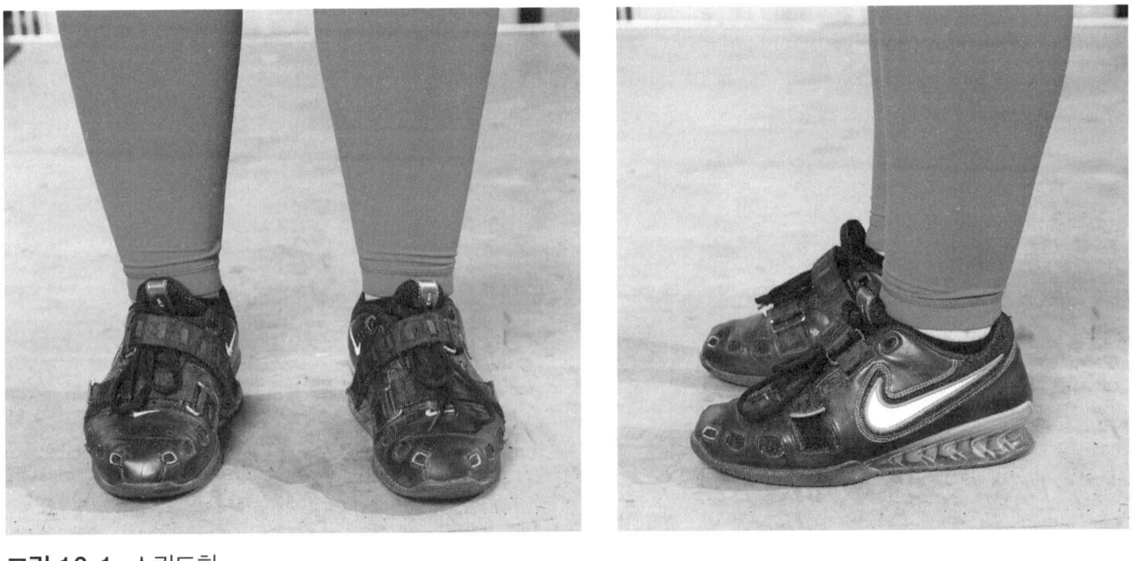

그림 12.1 스쿼트화

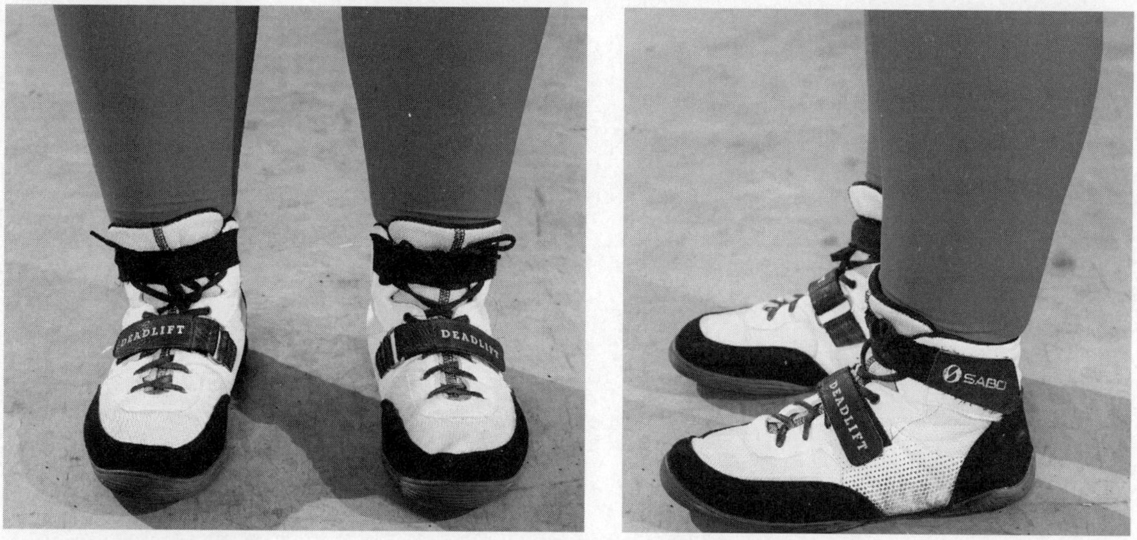

그림 12.2 데드리프트화

나의 형태를 고르는데, 저 신발들이 밑창이 얇아서 데드리프트의 풀부터 락아웃까지의 거리를 줄여주기 때문이다.

요약

당신이 어떤 단체 또는 협회의 대회를 나가기로 결정을 했든 간에, 그 단체의 규칙을 확실하게 숙지하고 있어야 한다. 그리고 그 단체에서 허용하는 장비에 무엇이 있는지 완벽하게 알고 있도록 해야 한다.

Chapter 13
대회 당일

당신은 몇 달 동안 훈련에 많은 시간과 노력을 쏟았으며, 세심하게 훈련 계획을 짰고, 영양에도 신경을 썼으며, 장비 사용도 익숙해졌다. 이제는 대회에서 그 성과를 낼 시간이다. 대회 당일과 대회 전날 하는 것들이 대회에서의 퍼포먼스를 망칠 수 있으므로 주의하도록 하자.

대회 체크 리스트

대회에 필요한 모든 것에 대해 간단한 체크 리스트를 만들어놓는 것이 좋다. 대회장에 갔는데 훈련 때 신던 신발을 집에 두고 왔다고 하면 그만큼 당황스러운 일이 없다. 물론 대부분의 파워리프터들은 다들 좋은 사람들이니 당신을 도와주겠지만, 대회에서는 작은 변화도 결과에 커다란 영향을 미칠 수 있다.

자신이 필요한 모든 것들에 대해 가능하면 예비 물품을 준비해야 한다. 리프팅 시기에 도전하는 도중에 장비에 문제가 생기면 그다음 시기까지 마땅한 대체품을 찾기란 불가능하다. 또한 벤치 프레스에서 오프너는 느슨한 벤치 셔츠를 입고, 2차 3차 시기에서는 타이트한 벤치 셔츠를 입는 경우도 무척 흔하다. 만약 타이트한 셔츠를 깜박하고 놓고 오면, 이어지는 2차 3차 시기에서 무게 설정에 보수적이 될 수밖에 없다. 반대로 느슨한 벤치 셔츠를 놓고 왔다면 자신이 익숙한 것보다 훨씬 무거운 무게로 오프너를 하게 될 것이다. 니랩을 여러 개 가져가는 것도 좋은 생각이다. 사람들은 보통 니랩을 차기 전에 매우 강하게 돌돌 말아서 보관한다. 그런데 만약 보조자가 니랩을 채워주는 도중 이를 떨어뜨리게 되면 주어진 시간 안에 다시 강하게 돌돌 말 수 있는 시간이 없으니, 평소보다 느슨하게 착용할 수밖에 없을 것이다. 그러면 당연히 양쪽 무릎의 느낌이 다를 것이다. 따라서 니랩을 여러 개 준비하여 사전에 이런 일을 방지하도록 하자.

모든 리프터가 제각기 조금씩 다르겠지만 표 13.1에 대회에 가져가야 할 물건들에 대한 기본적인 체크 리스트를 정리해두었다.

표 13.1 대회용 체크 리스트

품목	수량	비고
스쿼트 슈트		
벤치 셔츠		
데드리프트 슈트		
싱글렛		
스쿼트화		
데드리프트화		
브리프		
스포츠 브라		
티셔츠		
슈트와 셔츠를 입을 때 쓸 슬립온		
벤치용 벨트		
스쿼트, 데드리프트용 벨트		
랩 롤러(감개)		
랩을 고정할 고무줄		
니랩		
리스트랩		
일반 양말		
데드리프트 양말		
예비용 장비		
RAM, 슬링샷		
벤치 프레스 보드		
탄마		
탤컴파우더(베이비파우더)		
노즈 토크(암모니아)		
멤버십 카드		
신분증		
자기가 좋아하는 흥분제/각성제		
자기가 좋아하는 프로틴바		
간식		
게토레이 또는 페디알라이트		

비고: 항상 대회 주관 단체의 규정집을 확인하여 장비와 옷이 허용되는 품목인지 보아야 한다.

출처: D. Austin and B. Mann, *Powerlifting*, 2nd ed. (Champaign, IL: Human Kinetics, 2022).

대회 전 체크 리스트

대회 전에 자신의 여행 계획이 맞는지 확인하라. 대회 며칠 전에는 자신이 예약한 비행기가 맞는지 확인해보자. 사전 계체가 이루어진다면 그 시간이 언제인지도 파악해야 한다. 그래야 현장까지 가는 데 얼마나 걸릴지 정확하게 파악할 수 있다. 사전 계체 이후에 현장에 도착하면 식단 조절을 이틀이 아니라 하루로 변경해야 할 수도 있다. 대회보다 하루나 이틀 정도 먼저 도착하면 저울을 찾아서 미리 체중을 재어본다. 자신의 체중이 집에서보다 1kg, 또는 그 이상 높게 나온다면, 체중을 맞춰야 하니 식단 조절이 필요하다.

대회장 근처의 호텔을 예약한다. 대회장 자체를 예약하면 좋지만, 조금 떨어진 곳이 가성비가 좋을 수 있다. 리뷰를 미리 찾아보고 괜찮은 호텔인지 확인해야 한다. 싸다고 해서 무작정 예약했다가 에어컨이 안 된다거나, 침대가 불편하면 대회 당일 결과에 영향을 주지 않겠는가.

근처 식당도 미리 찾아놓도록 하자. 가능하면 자신이 아는 데에서 먹는 것이 좋다. 여기저기 숫자가 많은 체인점을 찾으면 좋다. 가능한 한 자신에게 익숙한 음식을 먹어야 한다. 대회로 신경이 곤두선 상태에서 익숙하지 않은 음식을 먹었다가 뱃속이 뒤집힐 수도 있다. 대회 날 설사를 한다거나 하면 큰일이다. 스쿼트 플랫폼에서 모든 장비를 찬 채로 화장실로 뛰어갈 수는 없지 않은가. 불안하다면 아이스박스에 자신이 먹을 것을 챙겨가도록 하자. 많은 리프터들이 자신에게 익숙한 음식을 챙겨서 다닌다. 자기가 어떤 음식을 먹었을 때 소화가 잘되고 익숙한지 알고 있기 때문이다. 근처 식당이 애매하다면 현지에서 식자재를 사다가 직접 요리하는 방법도 있다.

어디에서 지낼지, 무엇을 먹을지, 무엇을 보고 싶은지 미리 정해야 한다. 이미 당신은 대회에서의 리프팅 때문에 걱정거리가 많다. 그러니 그 외의 다른 스트레스 요인들을 가능한 한 최소화하자.

핸들러(보조자)

핸들러는 당신이 같이 훈련했던 사람으로, 당신을 잘 알고, 당신이 장비를 어떻게 쓰는 것을 좋아하는지, 이를 다루는 방법 등을 알고 있는 사람이어야 한다. 또한 핸들러는 당신의 리프팅에 매우 친숙해서 당신의 매 도전 시기의 무게 선택도 도와줄 수 있어야 한다. 대회 날 리프터가 해야 할 일은 리프팅 외에는 아무것도 생각하지 않는 것이다. 핸들러가 해야 할 일은 앞의 '아무것도'에 해당하는 그 외 모든 것들이다. 핸들러는 조flight의 구성을 파악하고 있어야 하고, 랩, 벨트, 그리고 대회에서 기록을 갱신하거나, 이기기 위해 필요한 것들이 무엇인지 챙겨야 한다. 리프터보다 핸들러의 역할이 훨씬 어렵다. 챔피언은 핸들러가 만드는 것이다.

핸들러는 대회에 참가하는 리프터만큼이나 자신 역시 피곤할 것을 미리 예상해야 한다. 핸들러는 바벨에 걸리는 중량을 확인해야 하고, 리프터의 니랩을 감아줘야 하고, 스쿼트 슈트의 어깨끈을 올려주어야 하고, 벨트를 채워주어야 하고, 벤치 셔츠를 입을 때 도와주어야 하고, 매 시기 전 벤치 셔츠를 다시 세팅해주어야 하고, 벤치용 벨트를 채워주어야 하고, 데드리프트 슈트의 어깨끈을 올려주어야 하고, 탄마와 베이비파우더를 발라주어야 하며, 매 시기 사이사이에 감정적으로 리프터를 보조해야 하고, 리프팅 도중 리프터의 테크닉을 확인해주어야 하며, 포기할 시점도 알아야 하고, 온갖 스트레스로 진이 빠질 리프터에게 좋은 친구가 되어주어야 한다. 핸들러는 매 시기 사이사이마다 긍정적 강화를 통해 리프터가 흥분하도록 해주어야 한다. 따귀를 때리든, 등을 때리든, 머리를 때리든 어떻게 해야 리프터가 올바른 각성 상태가 되는지 알고 있어야 한다.

예비 장비

대회 날 생길 수 있는 최악의 상황은 벤치 셔츠나 데드리프트/스쿼트 슈트가 터져버리는 것이다. 이는 피할 수 없는 일로 오래 하다 보면 언젠가 생길 수밖에 없는 일이다. 현장에서 새로운 물건을 산다거나, 다른 사람한테 빌리는 것은 추천하고 싶지 않다. 모든 장비는 제각기 저마다의 감이 있다. 여기에 익숙해지지 않은 상태에서 다음 시기에 장비를 가져다 쓴다면, 다칠 수도 있다. 제일 좋은 것은 커리어 내내 옛날에 쓰던 장비를 갖고 있는 것이다. 이미 쓰던 것이니 그 장비의 감을 알고 있을 것이다. 그러니 장비가 완전히 닳아 없어질 때까지 쓰지 마라. 이렇게 하면 한두 개의 여분을 챙겨둘 수 있고, 혹시나 장비가 터지는 일이 생겨도 괜찮다.

훈련 사이클을 진행하면서 몇 주에 한두 번 정도는 이전에 쓰던 장비를 사용해서, 그 감을 잃지 않도록 하자. 또한 새로 장비를 바꾸더라도 이전에 쓰던 물건을 버리지 말고 갖고 있도록 한다. 혹시나 새 장비가 마음에 안 들 수도 있으니까 말이다.

어떤 사람들은 대회 당일 평소 장비가 잘 안 맞는 느낌이 들지도 모르니 예비용 장비를 갖고 다닌다. 체중 조절 이후에 수분을 보충하면서, 평소와 체중이 다르게 분포되어 있다는 느낌이 들기도 한다. 이런 사람들은 자기가 갖고 있는 장비를 전부 다 가져와서 제일 잘 맞는 느낌이 드는 장비를 사용한다. 장비가 너무 꽉 끼어서 터지는 것만큼 끔찍한 일이 없다. 항상 예비용 장비를 준비해서 무슨 일이 생기더라도 걱정이 없도록 하자.

장비 정리

전체 대회를 진행하다 보면 온갖 장비를 쓰게 된다. 각 리프팅마다 다른 신발을 신을 것이고, 매번 온갖 랩을 감을 것이고, 슬리퍼, 탄마, 베이비파우더 등으로 운동 가방 속이 정신없게 어질러질 것이다. 그러면 장비를 찾느라 시간을 낭비하게 된다. 각 리프팅별로 구분해 작은 가방에 넣고, 이것을 다시 큰 가방에 넣으면 도움이 된다. 여러 종목에서 쓰이는 장비는 큰 가방에 곧장 넣도록 한다. 그러면 벤치 가방, 스쿼트 가방과 같은 식으로 집으면 되니 허둥지둥할 필요가 없다.

탄마는 밀봉 가능한 플라스틱 통에 넣어서 가방 안이 지저분해지는 것을 막자. 탄마 자체는 지퍼가 달린 비닐 가방에 넣어두자. 가방 위에 뭔가 무거운 것이 떨어지는 일이 생겨도 탄마 가루가 여기저기 날리는 것을 막을 수 있다.

가방 내부 주머니에는 회원권, 암모니아, 노즈 토크, 그리고 기타 빠르게 찾아야 하는 물건들을 챙겨둔다. 혹시나 스포츠 드링크가 떨어져 급하게 사야 하는 상황을 대비해 천 원짜리도 몇 장 넣어두자.

대회 날 준비 운동

평소 훈련하는 것처럼 가벼운 스트레칭으로 시작한다. 근육이 굳은 것 같으면 스트레칭을 한다. 스트레칭으로 풀 수 있는데 자세를 바꾸는 것은 말이 안 된다.

몸 전체에 혈액순환을 시켜주되, 너무 과한 운동은 아니어야 한다. 런지, 맨몸 스쿼트, 러시안 트위스트 등을 해보자. 이리저리 움직여서 몸 전체에 혈액을 순환시켜 관절을 풀어준다. 워밍업 첫 세트를 하려고 바벨 앞에 서게 되면, 자잘한 통증이나 아픔은 알아서 사라질 것이다. 몸을 꽉 붙잡고 있는 리프팅 장비들은 근육에 부하를 줄 것이고, 근육의 내부 온도를 올리는 것은 근육 부상 방지의 핵심적인 사안이다.

마지막으로 워밍업 그 자체를 진행한다. 앞 조가 대회를 진행하고 있을 때 워밍업을 준비한다. 가령 4조에 속한 사람은 3조가 진행 중일 때 워밍업을 시작해야 한다. 워밍업을 너무 급하게 해서도, 그렇다고 또 너무 늘어져서도 안 된다. 큰 대회 같은 경우에는, 조 사이사이에 너무 시간이 없어 모든 것이 빠르게 진행되므로, 워밍업 시간을 확보하는 것이 매우 중요하다. 당일 각 조별로 시간이 어떻게 진행되는지 파악하기 위해서 핸들러에게 한 조당 걸리는 시간을 측정하도록 시킨다. 그 측정값에 3을 곱해서 대략적으로 워밍업을 얼마나 해야 하는지 추정해볼 수 있다.

스쿼트 워밍업

일반적인 워밍업이 끝나면 이제 스쿼트 워밍업을 시작한다. 대부분 처음은 무장비로 시작한다. 무장비로 시작할 때는 최대한 깊게 앉을 수 있도록 한다. 무장비로 패럴렐 아래로 앉아야 장비를 입었을 때 규정 깊이까지 앉을 수 있다.

낮은 체급을 제외하고 워밍업은 60kg부터 시작하고 3~10회 반복한다. 워밍업의 핵심은 신경계가 중량을 다룰 수 있도록 준비시키되, 리프터를 너무 피로하게 만들지 않도록 가벼운 중량이어야 한다는 것이다. 진짜 중요한 것은 워밍업 중량이 아니라 대회 플랫폼 위에서의 중량이라는 것을 기억하자. 일반적인 가이드라인은 세트당 최소 20kg씩 올리되, 70kg은 넘지 않도록 하는 것이다. 그러면 반복수와 중량 모두 적절할 것이다.

무장비로 시작할 때는, 장비는 천천히 하나씩 추가하도록 한다. 절대로 한 번에 모든 장비를 추가해서는 안 된다. 장비를 하나씩 추가해야 고중량이 점차 가볍게 느껴질 것이고, 그러면 대회 플랫폼에 섰을 때, 자기가 더 강한 힘을 낼 수 있는 것처럼 느껴지기 때문이다.

표 13.2는 다양한 오프너 무게에 따른 스쿼트 워밍업 예시이다.

표 13.2 오프너 무게에 따른 스쿼트 워밍업 샘플

오프너 중량	중량 및 반복수
100lbs(45.5kg)	빈 봉×3~5 65×1~3(슈트 추가. 어깨끈은 내린다. 가능하다면) 75×1(가능한 경우 니랩 추가) 80~90×1

표 13.2 (계속)

오프너 중량	중량 및 반복수
200lbs(90.9kg)	빈 봉×5~10 95×3 115×3(슈트 추가, 어깨끈은 내린다. 가능한 경우에만) 135×1(가능한 경우 니랩 추가) 155~175×1
300lbs(136.4kg)	빈 봉×10~15 95×5 135×3 185×1(슈트 추가, 어깨끈은 내린다. 가능한 경우에만) 225×1(니랩 추가) 250~275×1
400lbs(181.8kg)	135×5 185×3 225×1(슈트 추가, 어깨끈은 내린다) 275×1(니랩 추가) 315×1 365×1(선택. 전체 장비 착용)
500lbs(227.3kg)	135×5 225×3(브리프 추가) 315×1(슈트 추가, 어깨끈은 내린다) 365×1(니랩 추가) 405×1 435×1(전체 장비 착용)
600lbs(272.7kg)	135×5 225×3 315×1(브리프 추가) 365×1(슈트 하의 추가) 405×1(니랩 추가) 455×1 495×1(전체 장비 착용)
700lbs(318.2kg)	135×5 225×5 315×3(브리프 추가) 365×1(슈트 하의 추가) 405×1 495×1 545×1(니랩 추가) 585~635×1(전체 장비 착용)
800lbs(363.6kg)	135×5 225×5 315×3(브리프 추가) 405×1(슈트 하의 추가) 495×1 545×1(니랩 추가) 585×1 635~675×1(전체 장비 착용)

벤치 프레스 워밍업

스쿼트가 끝나면 대개 어깨가 많이 굳어있을 것이니, 풀어서 다시 원상태로 돌려주도록 하자. 목봉으로 암서클을 해서 유연성을 다시 늘려주자. 팔을 앞뒤로 뻗어 크게 원을 그리도록 한다. 스쿼트 이후 어깨를 풀어주는 데는 후면 캡슐 스트레칭도 매우 좋다. 후면 캡슐 스트레칭을 하는 방법은 이렇다. 오른쪽으로 누워서 오른팔을 몸 앞으로 쭉 뻗고, 팔꿈치를 구부린다. 손이 천장을 향하도록 하는 것이다. 왼손으로 오른손을 잡고 바닥을 향해서 오른쪽 어깨가 늘어난다는 느낌이 들 때까지 눌러준다. 30초쯤 유지하고, 왼쪽도 똑같이 수행한다.

스쿼트 후 벤치 프레스를 하면 등에 쥐가 자주 난다. 벤치 프레스 도중 쥐가 나서 해당 시기를 날려버리지 않도록 사전에 등 스트레칭을 해주는 것이 좋다. 스쿼트와 벤치 프레스 사이에 등을 풀어주는 운동으로 캣-캐멀 스트레칭을 추천한다. 캣-캐멀 스트레칭은 다음과 같이 실시한다. 무릎을 땅에 대고 네 발로 기는 자세를 취한다. 조심스럽게 등에 아치를 만들어 3~5초간 유지한다. 이때 등이 낙타의 혹처럼 되어야 한다. 다음으로 반대로 등이 축 늘어지도록 해서 3~5초간 유지한다. 고양이와 같은 자세가 된다. 이를 5~7회 정도 반복한다.

대부분의 단체들이 대회에서 엘보 슬리브 사용을 허용하지 않지만, 이를 워밍업 때 사용하면 정말 좋다. 슬리브는 팔꿈치를 따뜻하게 해주고, 지지해주어 팔꿈치 건염 증상 완화에 도움이 된다. 벤치 셔츠를 입기 전 처음 몇 세트만 엘보 슬리브를 착용하자. 엘보 슬리브를 쓰면 벤치 프레스를 미는 감이 달라지는데, 어차피 플랫폼에서는 슬리브를 벗어야 하기 때문이다. 워밍업 때의 감은 플랫폼에 올라갔을 때의 감과 최대한 비슷하도록 만들어야 한다.

스트레칭이 끝나면 이제 본게임을 위한 워밍업을 시작한다. 스쿼트에서처럼 자신의 앞 조가 대회를 진행 중일 때 워밍업을 시작한다. 이전 조가 얼마나 걸리는지 알아두어야, 자신이 워밍업을 언제, 어느 정도 해야 하는지 시간 예측이 가능하다. 표 13.3은 벤치 셔츠를 입었을 때를 기준으로 한 오프너 무게별 워밍업 무게 표다.

체육관에서 매번 하는 자기만의 워밍업이 있는 사람들도 있다. 이런 경우 그걸 그대로 하자. 가령 어떤 사람들은 워밍업을 전부 5회 세트로 수행한다. 어떤 사람들은 느슨한 벤치 셔츠를 입고 워밍업 후, 오프너는 타이트한 셔츠를 입고 한다. 자신의 평상시 루틴을 그대로 똑같이 수행하자. 대회 날은 자신이 편안한 기분이 들어야 하고, 최대한 걱정거리가 없도록 하는 것이 가장 중요하다. 마지막으로 자신의 모든 장비에 신경을 쓰는 것도 잊지 말아야 한다. 리스트랩은 비슷한 것이 많아 잃어버리기도 하니 가능하면 핸들러가 챙기도록 하자.

데드리프트 워밍업

데드리프트가 대회의 마지막을 장식한다. 데드리프트를 할 때쯤이면 사람들이 대부분이 마치 온 몸이 얻어맞은 것처럼 힘들다고 느끼게 된다. 어떤 사람들은 데드리프트 워밍업 전 짧게 낮잠을 자기도 한다. 표 13.4는 폼롤러 루틴이다. 대회 전 이를 꾸준히 활용하면 대회 중 경련이 일고, 쥐가 나는 것을 방지할 수 있다.

데드리프트의 핵심은 편안함에 있다. 벤치 프레스가 끝나고 나면, 많은 사람들이 앞의 두 종목의 여파로 허리가 아프고, 엉덩이가 아프고, 고관절의 통증을 호소한다. 강한 수축과 탈수 때문에 근육에 경련이 나는 경우가 많다. 데드리프트 전에 전해질 음료수 등으로 수분을 보충해주도록 하자. 전해질

표 13.3 오프너 무게별 벤치 프레스 워밍업 샘플(벤치 셔츠 착용)

오프너 중량	무게 및 반복수
100lbs(45.5kg)	빈 봉×3~5 65×1~3(리스트랩 추가, 가능한 경우) 75×1~3(벤치 셔츠 착용, 가능한 경우) 85~90×1
200lbs(90.9kg)	빈 봉×5~10 95×3 115×3(리스트랩 추가, 가능한 경우) 135×1(벤치 셔츠 착용, 가능한 경우) 155~175×1
300lbs(136.4kg)	빈 봉×10~15 95×5 135×3 185×1(리스트랩 추가, 가능한 경우) 225×1(벤치 셔츠 착용, 가능한 경우) 250~275×1
350lbs(159.1kg)	빈 봉×10~15 135×5 185×3 225×1(리스트랩 추가) 275×1(벤치 셔츠 착용) 300~320×1
400lbs(181.8kg)	빈 봉×10~15 135×5 185×3 225×3 275×1(리스트랩 추가) 315×1(벤치 셔츠 착용) 350~365×1
450lbs(204.5kg)	빈 봉×10~15 135×5 185×3 225×3 275×3(리스트랩 추가) 315×1 365×1(벤치 셔츠 착용) 405~425×1
500lbs(227.3kg)	빈 봉×10~15 135×5 185×3 225×3 275×3 315×1(리스트랩 추가) 365×1 405×1(벤치 셔츠 착용) 455×1

오프너 중량	무게 및 반복수
550lbs(250.0kg)	빈 봉×10~15 135×5 185×5 225×3 275×3 315×1(리스트랩 추가) 365×1 405×1(벤치 셔츠 착용) 455×1 485~525×1
600lbs(272.7kg)	빈 봉×10~15 135×5 185×3 225×3 275×3 315×1(리스트랩 추가) 365×1 405×1(벤치 셔츠 착용) 455×1 495×1
650lbs(295.5kg)	빈 봉×10~15 135×5 185×3 225×3 275×3 315×1(리스트랩 추가) 365×1 405×1 455×1(벤치 셔츠 착용) 495×1 545×1 585~625×1
700lbs(318.2kg)	빈 봉×10~15 135×5 185×3 225×3 275×3 315×1 365×1(리스트랩 추가) 405×1 455×1(벤치 셔츠 착용) 495×1 545×1 600×1 650×1

표 13.4 폼롤러 루틴

	위치	반복수
1	햄스트링	10
2	둔근	10
3	허리	10
4	흉추	10
5	광배근	10
6	종아리	10
7	장경인대(ITB)	10

세부 내용은 3장 참고.

을 잘 챙겨 먹어야 쥐가 나지 않는다. 피클주스, 가스트롤라이트Gastrolyte 등을 쓰면 좋지만 이런 것들은 구하기가 쉽지 않다. 게토레이가 꽤나 유용하며, 아이들용으로 나오는 페디알라이트Pedialyte 역시 전해질을 보충하는 데 좋다.

표 13.5는 오프너 무게에 따른 데드리프트 워밍업 샘플이다.

마사지도 경련을 완화하는 데 좋다. 큰 대회는 가끔 마사지사들이 있는 경우가 있다. 리프팅 사이사이의 회복하는 데에는 마사지보다 더 좋은 게 없다. 근육이 유연해지고 제대로 힘을

표 13.5 오프너 무게별 데드리프트 워밍업 샘플

오프너 중량	무게 및 반복수
100lbs(45.5kg)	빈 봉×3~5 65×3 80×1(벨트 착용, 가능한 경우)
200lbs(90.9kg)	빈 봉×5~10 95×3 115×3 135×1(벨트 착용, 가능한 경우) 155~175×1
300lbs(136.4kg)	빈 봉×10~15 95×5 135×3 185×1(벨트 착용, 가능한 경우) 225×1 250~275×1
400lbs(181.8kg)	빈 봉×10~15 135×5 185×3 225×3 275×1(벨트 착용) 315×1 350~365×1
500lbs(227.3kg)	빈 봉×10~15 135×5 185×3 225×3 275×1 315×1 365×1 405×1(벨트 착용) 455×1(슈트 착용, 가능한 경우)

오프너 중량	무게 및 반복수
600lbs(272.7kg)	135×5 225×3 315×1 405×1(벨트 착용) 495×1(전체 장비 착용, 가능한 경우)
700lbs(318.2kg)	135×5 225×5 315×3 405×1 495×1(벨트 착용) 585×1(전체 장비 착용, 가능한 경우)
800lbs(363.6kg)	135×5 225×5 315×3 405×1 495×1(벨트 착용) 585×1 675×1(전체 장비 착용)

쓸 수 있도록 도와줄 것이다. 그렇지만 모든 대회장에 마사지사가 있는 것도 아니고, 있더라도 매우 비쌀 것이다. 가성비 좋은 선택은 셀프마사지가 가능한 폼롤러다. 폼롤러는 그냥 바닥에 놓고 앞뒤로 직접 근육을 따라 굴려주면 되는 것이다. 어딘가 아프다면 유착이 일어났다는 것이다. 고통은 유착이 풀어지면서 생긴다. 많은 경우 고통이 있으면 그 행동을 하지 않게 되지만, 폼롤링은 그 반대여야 한다. 아프면 더 이상 아프지 않을 때까지 그것을 반복하도록 하자. 물론 한 번에 오래된 유착이 모두 풀리지는 않겠지만, 근육을 좀 더 유연하게 만들어주고, 관절통을 완화해줄 것이다.

많은 경우 관절통은 관절 그 자체보다는 다른 곳의 근육에 문제가 있는 경우가 많다. 가령 무릎과 허리의 통증은 대개 IT밴드, 고관절 굴곡근이나 햄스트링 등의 문제인 경우가 많다. 어깨의 통증은 대흉근이나 광배근의 문제인 경우가 많다. 올바른 근육만 잘 풀어주면 관절통이 사라지는 경우가 많다. 이를 알고 있으면 대회 중 생기는 문제를 해결하고, 다음까지 어떤 조치를 취해야 할지도 알 수 있을 것이다.

시기별 중량 설정

시기별 중량 설정을 어떻게 할 것인가에 대한 이론이 있다. 가령 리저널 챔피언십이라든가 내셔널 챔피언십, 월드 챔피언십 같은 큰 대회용이 있고, 지역 대회같이 작은 대회를 위한 것이 있다.

오프너 무게 선택

초심자라면 오프너 무게를 정하는 가장 간단한 방법으로 자신이 확실하게 성공할 수 있는 트리플 무게를 하는 것이다. 대회 날에는 훈련에서 절대로 고려할 수 없었던 수많은 요소들을 맞닥뜨리게 된다. 가령 심판진의 판정이 까다롭다거나, 관객 같은 요소 말이다. 많은 경우 대회에 처음 나가보는 사람은 스쿼트 규정 깊이가 생각보다 많이 깊게 앉아야 한다거나, 벤치 프레스 정지 시간이 생각보다 길다거나 하는 요소들에 큰 충격을 받는다. 훈련에서는 보통 대회 날 벤치 프레스와 데드리프트에서 겪어야 하는 피로감을 고려하지 않는다. 평상시 훈련은 대개 스쿼트 데이, 벤치 데이, 데드리프트 데이로 구분을 하지, 하루에 세 종목을 다 하지 않지 않는가. 그래서 대회에서는 오프너 무게를 트리플이 가능한 무게로 정하라는 것이다. 트리플로 정하면 리프팅 도중 어떤 테크닉상의 문제가 생긴다거나, 판정에서 문제가 생기더라도 이를 극복할 수 있기 때문이다. 성공을 위한 준비를 해야지, 실패해서는 안 된다. 오프너를 낮게 잡더라도 이어지는 다음 시기에서 무게를 높이면 된다. 다만 현실적으로 잡아야 한다. 상급 리프터라면 40kg씩 늘려도 괜찮겠지만, 이 글을 읽는 당신은 초보자이니만큼 현실적으로 잡아라. 어쨌거나 첫 대회이니 끝나고 나면 새로운 PR을 세우게 될 것이다.

상급 리프터들은 이미 자신만의 오프너 셋을 정해두고 있다. 그들은 매번 대회 때마다 같은 오프너 무게를 쓴다. 당신은 올바른 테크닉을 사용할 수 있도록 충분히 무거운 중량을 써야 하지만, 동시에 불안하지 않고 쉽게 들 수 있을 정도로 충분히 가벼운 무게에 도전해야 한다. 장비 리프팅에서는 바벨이 충분히 무겁지 않으면 스쿼트에서 규정 깊이까지 제대로 앉을 수 없거나, 벤치 프레스에서 바벨이 가슴에 닿지 않는다. 그러면 결국 리프터가 힘으로 그 깊이를 만들어내야만 한다. 이는 자기 자신의 신체 각도나 레버리지를 변화시켜야 가능하다. 스쿼트에서는 무릎을 안으로 모으거나, 허리를 말아서 장비에 약간 틈을 만들어야 규정 깊이까지 앉을 수 있고, 어깨를 말아야 하는 경우도 한다. 벤치에서는 바벨을 배 아래쪽으로 최적 거리보다 더 멀리 밀어내야 하거나, 어깨를 말아 벤치 셔츠에 틈을 만들어야 한다. 물론 이렇게 하면 규정 깊이까지 앉을 수 있고, 가슴을 찍을 수 있겠지만, 몸에 부하가 걸린 상태에서 이렇게 하는 것은 위험한 환경을 만드는 꼴이 되니, 부상이나 사고의 위험이 크게 증가한다. 따라서 올바른 자세로 리프팅을 완수하기 위해 바벨에 충분한 무게를 걸어주어야 한다.

또한 자신이 오프너 무게를 당연히 들 것이라는 데에는 한 치의 의심도 없어야 한다. 만약 오프너 무게로 PR을 세워야 한다거나, 자세를 만들기 위해서 저것보다 더 무겁게 들어야 한다면 이것은 더 강한 장비로 바꿀 때라는 의미다. 어떤 사람들은 오프너에서 느슨한 셔츠를 입고, 그다음 타이트한 것으로 바꿔 입는다. 이렇게 하면 오프너 무게가 가볍게 느껴지고 걱정거리가 없다. 그다음에는 더 타이트한 장비로 바꿔서 중량 폭을 늘리고 규정 깊이에 도달하도록 한다. 파워리프팅이라고 해서 꼭 가장 강한 사람이 이기는 것은 아니다. 장비를 제대로 이해하고 이를 어떻게 사용할지 잘 알고 있는 현명한 사람이 이기는 것이다.

큰 대회

큰 대회에서는 아무도 당신의 PR 기록에 신경 쓰지 않는다. 사람들은 그저 누가 이겼는지만 궁금해할 뿐이다. 당신 역시 가능한 한 높은 순위를 차지하는 것이 목표일 것이다. 그러려면 최대한 합계가 높게 나오도록 해야 하니, 9번의 시기 모두 성공하는 것이 좋고, 그러려면 무게를 알맞게 선정해야 한다. 실패한 무게는 당연히 합계에 합산되지 않는다는 점을 기억하자. 무게를 보수적으로 설정하면 합계가 가능한 한 무거워지도록 할 수 있다. 가령 어떤 사람이 270kg에 성공하고 300kg으로 다음 시기 중량을 제출했는데, 자신의 능력이 290kg이었기에 300kg에 실패했다고 치자. 그러면 합계에 합산되는 것은 270kg뿐이다. 그러나 만약 270, 280, 290kg으로 도전하여 3개 시기 모두 성공한다면, 전자의 경우보다 합계에 20kg 추가된다. 실패한 중량은 기록에 남지 않는다. 자신이 성공한 중량만 남는 것이다. 대회는 노력만으로 되는 것이 아니니, 머리를 써야 한다. 시기별 중량을 얼마나 할지 잘 생각해야 한다.

다음으로 알아야 할 것은 경쟁자들의 강점과 약점이다. 저 사람은 스쿼트는 잘하는데, 벤치랑 데드를 못하는가? 아니면 저 사람은 스쿼트와 벤치는 못하는데 데드는 엄청나게 강한가? 경쟁자들의 강점과 약점을 알고 자신과 비교하면, 최대한 효율적으로 자신의 시기별 무게를 고르고, 상대에게 공을 넘길 수 있게 된다. 경쟁 상대의 PR이 얼마인지, 그 사람이 그 기록을 얼마나 자주 들었는지 파악하라. 만약 누군가 300kg 데드리프트를 커리어 내내 15번이나 들어보았다고 한다면 아마 그날도 300kg을 들 가능성이 높다. 그런데 만약 그 무게는 3년 전에 딱 한 번 성공했었고, 그 뒤로 280kg 이상 들어본 적이 없다면, 이번에도 아마 280kg 언저리가 될 것이다. 엄청난 무게를 꾸준히 성공시켰다면, 그 중량을 대회 당일에도 성공할 확률이 매우 높다. 자신의 역량 범위 이내이기 때문이다. 가령 경쟁 상대가 당신을 이기기 위해 250kg을 뽑아야 한다고 하는데 그 중량을 한 번밖에 못 들어봤다면 이길 수 있다고 생각해도 좋다. 그러나 그 사람이 최근의 10번 대회 중 9번을 250kg을 뽑았다면 저것보다 더 높이 들어야 이길 수 있을 것이다.

대회에서 모든 것을 컨트롤할 수는 없는 법이다. 사람은 자신의 각각의 시기들을 어떻게 할지는 컨트롤할 수 있지만, 경쟁 상대는 컨트롤할 수 없다. 다만 그 사람이 이기기 어렵도록 나름대로 최선을 다할 수는 있다. 시기별 무게를 보수적으로 접근해서 당신이 할 수 있는 최대한의 무게를 성공시켜, 그 사람이 걱정하게 만들어야 한다. 보통 보수적으로 접근해서 가능한 한 최대한 무거운 서브 합계를 만들어내면 경쟁자가 신경이 쓰이게 하면, 그 사람이 리프팅에 실패하게 만들 수도 있다.

핸들러에게 상대방의 중량을 추적하도록 할 수도 있다. 경쟁 상대가 어떤 경향을 갖고 있으며, 지금 어느 정도 수준인지 안다면, 당신이 이기기 위해서 또는 그 반대 결과를 내기 위해 얼마나 들어야 하는지 알 수 있다. 특히 서브 합계를 계속 주시한다면 말이다. 보수적으로 접근하면 최대한 높은 서브 합계를 만들 수 있다. 그리고 이기기 위해서 딱 필요한 무게만을 드는 것이다. 가능하면 그 무게가 당신의 PR보다 가볍다면 더더욱 좋을 것이다.

작은 대회

작은 대회는 개인 PR 기록을 세우기 위해 나가는 것이다. 간단하게 말해서 당신이 할 수 있는 가장 무거운 무게를 들기 위한 것이다. 이때는 최대한의 PR을 세우기 위해 평소랑 다른 시도를 해볼 수 있다. 큰 대회는 어디까지나 이기기 위해 나가는 것이다. 어떻게 얼마나 들었는지는 상관이 없고, 몇 등인지만이 중요하다. 그렇지만 작은 대회는 그저 더 무겁게 들기 위한 곳이다. 경쟁이 덜하기 때문이다. 그리고 자잘한 실수도 별로 중요하지 않은 곳이다. 작은 대회는 스스로의 테크닉과 장비에 대해 돌아볼 수 있는 곳이다. 조금 더 여유롭게 마음 편하게 대회를 뛸 수 있기 때문이다. 작은 대회는 큰 대회를 위한 전략을 구성하고 실험해볼 수 있는 곳이다.

또 작은 대회는 규정이 바뀌었을 때 도전하기에도 좋다. 과거 2009년 USPF 대회에서 바벨이 가슴에 놓여도 된다로 벤치 프레스 규정이 바뀌었다. 특히 내셔널 챔피언십에 이 규정이 적용된 것은 이때가 처음이었고, 많은 사람들이 처음 이 규정으로 대회를 나왔었다. 이 때문에 규정 변경이 원인이 되어 벤치 프레스를 망친 사람들이 많았다. 그렇지만 사람들이 만약 작은 대회에 나가서 새로운 규정으로 경기를 진행해봤었다면, 내셔널 챔피언십의 결과가 많이 달라졌을지도 모른다.

자그마한 규정 변경은 항상 가능하다. 어떤 것들은 별로 중요하지 않지만, 어떤 것들은 대회 날 퍼포먼스를 망칠 정도인 것들도 있다. 다행히 많은 단체들은 홈페이지에 규정 변경을 공지한다. 그러니 대회를 준비하는 동안에는 규정을 잘 확인하도록 하자.

한 단체 vs 여러 단체

여러 단체의 대회를 나가는 것에 대한 논쟁이 있다. 근본적으로는 다음의 문장으로 요약할 수 있다. 모든 대회를 다 나갈 것이냐, 아니면 배우자에게 하듯 단체 하나에 신의를 지킬 것이냐?

사람이 무엇이 되었든 자기가 할 수 있는 모든 것을 다 하려고 드는 경우는 보통은 일정과 금전적인 부분에 제한이 있어서 그렇다. 어떤 단체가 되었든 당신이 운전해서 갈 수 있는 거리 내에서, 그리고 당신의 일정에 맞는 날짜에 대회를 연다면 그게 바로 당신이 뛰어야 하는 대회다. 자신이 경쟁을 즐기고, 직접 해볼 수 있는 기회가 그다지 많지 않다면 그 기회를 활용하는 것이 맞지 않겠는가 말이다. 규정이 조금 다르면 어떤가 어쨌거나 대회 플랫폼에 오를 수 있는 게 중요한 것이다. 게다가 여러 단체의 대회를 뛰다보면 자기에게 제일 잘 맞다고 생각하는 단체를 찾을 수 있고, 어떤 선수가 어떤 대회에 나오는지도 알게 된다.

반대로 한 단체에만 신의를 지키려 하는 리프터들이 있다. 그들은 그 단체의 모든 것들을 사랑하고, 그 단체의 규정이 너무나 마음에 들며, 그 단체를 돕고 싶어 한다. 이런 사람들은 자기의 친구들을 모두 데려가고 싶어 하며, 다른 단체에는 절대로 단 한 푼도 주지 않겠다는 자세를 취한다. 왜 굳이 다른 환경에서 대회를 뛰고 싶어 하겠는가? 이미 그곳이 자신에게 완벽하며, 스스로도 그 단체가 발전하도록 돕고 싶어 하는데 말이다.

두 부류 모두 왜 그 대회를 뛰는지가 명확하다. 가끔은 서로의 입장을 이해하지 않으려 들어서 추잡한 진흙탕 싸움이 벌어지기도 한다. 어쩌면 누군가는 특정 단체를 매우 좋아하는데, 정작 근처에 그 단체가 없어 다른 대회를 나가야 하는 경우도 있을 것이다. 핵심은 사람들이 어떤 행동을 하는 것은 거기에 무언가 이유가 있기 때문이라는 것이다. 만약 당신이 어떤 단체를 너무 좋아하고, 그 단체의 대회에 나가기 위한 시간과 금전적 여유가 있으며, 그 단체의 대회만을 나갈 수 있다면, 그렇게 멋진 일이 어디에 있겠는가. 계속해서 이렇게 할 수 있도록 하면 된다. 반대로 다른 지역까지 갈 시간적 여유가 없다면, 근처에서 하는 대회를 나갈 수밖에 없는 것이다. 많은 대회 디렉터들이 단체에 대한 신의가 필요하다고 말한다. 그들이 계속 그 대회를 지속해나가기 위해서는 맞는 말이다. 그렇지만 당신이 그들의 일정에 맞출 수 없는데, 단순히 신의를 지키기 위해 그 대회를 나가겠다고 고집하는 것은 바보같은 일이다.

쥐

대개 쥐가 나는 것은 근육이 과하게 타이트해서, 탈수, 또는 전해질 부족이 원인이다. 각각의 원인에 따라 쉽게 해결할 수 있다.

근육이 타이트한 경우는, 정적 스트레칭, 동적 고립 스트레칭, 폼롤링으로 해결할 수 있다. 정적 스트레칭은 고전적 방식으로 어떤 자세를 잡고 버티는 것이다. 동적 고립 스트레칭은 어떤 동작을 취하면서 그 움직임의 최대 가동범위에서 1~2초간 그대로 멈춰있는 것이다. 이후 다시 동작 전체를 반복하는 것이다. 동적 고립 스트레칭은 다음 두 권의 책에 잘 정리되어 있다. 『Active Isolated Stretching: The Mattes Method』(Aaron L. Mattes, 2000), 『The Whartons' Stretch Book』(Jim Wharton and Phil Wharton, 1996). 이 책들은 움직임과 관절 각도를 바꿔가며 각각의 근육들을 어떻게 스트레칭을 하는지를 다루고 있다. 동적 고립 스트레칭은 근육의 힘 생산 능력을 감소시키지 않으면서도 운동의 가동범위를 늘려주는 것으로 알려져 있다. 힘이 줄어드는 위험을 감수하지 않으면서도 스트레칭의 효과를 얻을 수 있는 것이다.

폼롤러는 앞에서 데드리프트 워밍업을 다루며 말했었던 것으로, 긴 원통형의 밀도가 높은 스폰지다. 폼롤러는 대부분의 운동 상점을 다루는 곳에서 살 수 있고, 인터넷으로도 살 수 있다. 폼롤러를 바닥에 놓고 그 위에서 몸을 앞뒤로 굴리며 고통을 유발하는 지점을 찾도록 한다. 그 지점을 찾아서 풀어주면, 대개 근육이 좀 더 유연해진다.

탈수와 전해질 부족은 연관성이 있다. 탈수가 오면 평범한 물을 마시는 것이 좋다. 물은 흡수가 빠르며 스포츠 드링크에 들어있는 당이 없다. 탈수인지 알아보는 방법 중 하나는 체중을 재어보는 것이다. 평소 체중과 얼마나 다른지 측정한 뒤, 그 값의 1.5L만큼 물을 마시는 것이다. 가령 평소보다 체중이 1kg 가볍게 나왔다면 물 1.5L를 마시는 것이다. 이렇게 하면 수분 보충이 된다. 앞에서 말했던 소변의 색을 사용하는 방법도 잊지 말도록 하자.

전해질은 땀으로 손실된 몸속의 소금을 말한다. 만약 옷이 땀에 젖었다면, 그 땀으로 빠져나간 소금만큼을 보충해주어야 한다. 검정색 티셔츠를 입고 있다가, 땀 때문에 옷이 하얗게 되면 그게 전해질이 빠진 상태라는 것이다. 게토레이를 먹는 방법도 있다. 그렇지만 이것으로는 쥐가 나는 것을 막기에 부족하다. 약국에 가면 전해질 가루와 식염포도당을 구할 수 있다. 어떤 사람들은 이렇게 많은 염분을 섭취하면 배가 아플 때도 있다. 다른 추천 사항으로는 페디알라이트가 있다. 아이들이 아플 때 수분 보충용 약으로 먹이는 것이다. 맛도 괜찮고 전해질 수치도 매우 높다. 게이터라이트Gatorlytes나 피클 주스 같은 선택지도 있다. 둘 다 전해질 공급용으로 매우 좋다.

대회 날 식사

대회 날에는 전에 먹어보지 않은 것은 절대로 먹지 않도록 한다. 평소 가던 식당이 아니니 햄버거를 먹지 말라는 그런 말은 아니다. 평소에도 매운 것을 잘 못 먹으면서, 할라피뇨 핵불닭버거 같은 것을 먹지 말라는 것이다. 이외에도 섬유질 섭취는 줄이고 가능하면 액체 위주 유동식을 먹는 것이 좋다. 마지막으로 가능하면 장을 깨끗하게 비워야 한다. 프로틴쉐이크나 게토레이 정도는 평소에 먹고 있었다면 그다지 뱃속에 악영향을 주지는 않는다.

아이스박스나 쿨러에 게토레이, 샌드위치, 고기, 빵, 그리고 다른 작은 음식들을 챙겨 가면 좋다. 우유나 양념 같은 것은 최대한 배제하는 것이 좋겠다.

그리고 식사는 반드시 소량으로 한다. 사람이 소화를 시키려면 위에 혈류량이 많아야 한다. 신체 활동을 할 때는 혈액이 위에서 빠져나온다. 그러면 뱃속에 남은 음식이 소화가 되지 않을 것이다. 몸이 최대 능력을 끌어내려고 할 때, 가령 매 리프팅 시기를 도전하고 있을 때라면, 위에서 혈액이 빠져나올 것이다. 그러면 그 결과는 메스꺼움이나 구토로 이어진다. 둘 다 좋지 않은 상황이다. 플랫폼에서 구토를 하면 대회가 지연됨은 물론이고, 한동안 당신한테 꽤 재밌는 별명이 따라다니게 될지 모른다.

음식 알러지가 있다면 자신이 먹을 음식을 미리 챙겨두도록 하자. 알러지와 대회로 인한 아드레날린 펌핑이 겹치는 끔찍한 리스크를 감수해서는 안 된다.

대회 날의 마음가짐

대회 날은 자신이 얼마나 긴장이 되건 간에, 다가가기 쉬운 사람이 되어야 한다. 항상 자신감을 내뿜어야 하며, 적극적인 태도를 보여야 한다. 자신 스스로에 대한 자신감이 넘쳐야 한다. 바로 이 대회를 위해 당신은 지난 몇 주간 열심히 훈련을 해오지 않았는가. 자신의 자세를 완벽하게 만드는 데 온 마음을 쏟아 부었다. 자신의 영양 상태를 체크하고 준비된 상태를 만들기 위해 할 수 있는 모든 것을 다 했다. 자신의 오프너와 이어지는 시기들을 완벽하게 할 수 있도록 철저한 계획을 세웠다. 자신의 장비를 제대로 사용하도록 마스터했다. 자신의 강점과 약점을 알고 있다. 어떤 상황에 처하든 자신이 무엇을 해야 하는지 알고 있다. 자신이 이 대회를 뛰는 것을 수없이 시각화했으며, 또 성공적이었다. 당신은 이 대회를 처음 뛰는 것이 아니라, 이미 수만 번을 나왔던 사람이다. 당신은 이보다 더 이상으로 잘 준비할 수 없으니, 자신감이 흘러넘치는 상태다.

플랫폼에 다가갈 때는 언제나 당신이 성공할 것이라고 굳게 믿어야 한다. "스스로가 할 수 있다고 생각하든, 할 수 없다고 생각하든, 당신 말이 맞다"라는 자동차왕 헨리 포드의 격언을 생각해보자. 파워리프팅에서 이 말은 너무나 맞는 말이다. 만약 플랫폼에 다가서면서 마음속 한편에 조금이라도 의심이 있다면, 그 리프팅은 시작부터 끝장난 것이다. 만약 리프터가 이걸 들 수 있다고 생각하며 다가서면 그 무게는 들 수 있는 것이다.

성공적인 파워리프터는 자신감이 넘쳐야 하지만, 또 그와 동시에 겸손해야 한다. 이 운동을 몇십 년간 했던 리프터들은 이 부분에 있어 아주 명확하다. 마이크 브리지스Mike Bridges, 빌 길레스피Bill Gillespie, 댄 오스틴Dan Austin, 루이 시몬스Louie Simmons 같은 사람들을 생각해보라. 그들은 모두 자신의 리프팅 테크닉에 자신감이 넘친다. 그러나 당신은 그들이 한 번도 그 능력에 대해 뽐내거나 하는 것을 본 적이 없을 것이다. 이 사람들은 한 자리에 앉아서 누군가에게든 몇 시간씩 훈련에 대한 이야기를 하고 조언을 해줄 사람들이다. 웨스트사이드바벨이 이룬 성과와 거기서 주장하는 아우라에 눌려서 루이 시몬스에게 말을 붙이는 것을 어려워 한 사람들이 많았다. 그렇지만 적어도 루이 시몬스에게 직접 말을 붙여보았던 사람들은 그 남자가 훈련이라는 것에 얼마나 생각이 열려 있는지, 그리고 그의 체육관에 초대받아서 매우 놀랐었다. 게다가 가끔 사람들에게 훈련에 대해서 몇 시간씩 이야기를 해주기도 했었다.

계체

대회 당일, 또는 대회가 가까워짐에 따라 가장 중요해지는 것 중 하나가 체중을 맞추는 것이다. 아래에 몇 가지 방법을 기술해놓았고, 이들 모두는 수분을 제거하는 내용을 다루고 있다.

대부분의 사람들이 시도하는 것은 영양 조절이다. 이 방법이 대회 날 스트렝스에 미치는 영향이 가장 적다. 이는 매우 천천히 이루어지는 과정이며, 추가적인 운동이 필요하지 않으니, 대회 날에 피로를 쌓는다거나 하지 않는다. 어떤 사람들은 며칠에서 2주 정도 저탄수화물 식단을 유지한다. 탄수화물은 1:3 비율로 수분을 저장하고 있으며, 단백질과 지방은 1:1 비율로 수분을 저장하고 있다. 탄수화물을 제거하면 수분에서 오는 체중 감소를 노릴 수 있다. 적은 양이지만 지방 분해가 일어나기도 한다. 그러나 대부분의 체중 감소는 수분 손실에서 온다.

어떤 사람들은 몇백 그램이라도 더 감량하기 위해 나트륨을 제한한다. 염분은 인체의 자연스러운 대사과정인 삼투압에 관여한다. 간단히 설명하면 수분은 염분 농도가 낮은 쪽에서 높은 쪽으로 이동한다. 따라서 몸에서 염분을 줄이면 몸속에 수분을 잡아둘 것이 없으니, 체내 수분 보유량이 줄어든다. 더 많은 수분이 빠질수록 체중이 더 많이 줄어든다.

많은 사람들이 사우나나 땀복으로 땀을 빼서 감량하기도 한다. 계체 직전 사우나에서 즉각적으로 체중의 5~10%가량을 줄일 수 있다. 신체의 많은 건강 요소와 연관이 있는 체내 수분량이 줄어든 상태에서, 심부 온도가 올라가기에 이 방법은 위험할 수도 있다. 만약 1kg 이내라면, 이 방법은 체중을 맞추기에 매우 좋다. 그렇지만 만약 5kg씩 감량해야 한다면 이는 스트렝스 및 전반적인 건강 상태에 악영향을 줄 수 있다.

체중을 조절하는 다른 방법도 있지만 이 방법들이 가장 일반적인 방법이다. 다른 방법들도 역시 체내에서 수분과 전해질을 빼내는 것이며, 수분과 전해질 모두 계체 후 반드시 보충해주어야 한다. 계체가 끝나고 나면, 다시 수분을 보충해주는 것이 매우 중요하다. 계체량 통과 후, 수분을 보충하는 방법으로 게토레이가 정말 좋다. 게토레이에는 전해질과 포도당이 들어있어, 근육 세포의 수분 보유량을 늘려준다. 만약 순수한 물만으로 다시 수분 공급을 하려고 해도, 신체에 물을 잡아둘 포도당이나, 삼투압 균형을 다시 맞추어줄 나트륨이 없으니, 수분 공급이 제대로 이루어지지 않을 것이다. 계체가 끝나고 나면 대부분의 사람들은 게토레이를 큰 걸로 두 통씩 마셔댄다. 게토레이를 마시고 나면 이제 음식을 먹는다. 신체에 수분이 부족하면 음식을 제대로 소화할 수 없기 때문이다. 저녁 식사 때부터는 신체에 최대한 많은 음식과 수분을 다시 채워 넣기 위한 경쟁이 시작된다. 이외에도 증명된 바는 없으나 신체에 수분을 보유하도록 만드는 성질이 있어 이부프로펜과 같은 비스테로이드성 소염제도 수분 재보충에 효과가 있다고 한다.

수분을 재보충하는 방법으로 정맥주사도 있다. 이는 확실히 어려운 방법이기는 하다. 주사액을 구하기도 어렵고, 이를 할 줄 아는 사람도 많지 않다. 어떤 용감한 사람들이 이를 손수 해보려고 했던 적이 있으나, 정맥 허탈이라는 끔찍한 결과와 함께 대회를 망쳐버리게 되었다.

대회 날 좋은 성적을 거두는 것은 자신의 체급 내에서 경기하는 사람들이다. 연중 내내 체중 관리를 하는 사람은 대회를 준비하면서 급격한 체중 감량과 리바운드를 겪지 않아도 된다. 급격하게 체중 변화가 필요한 사람들은 많은 경우 자신의 장비가 잘 맞지 않는다. 리바운드를 통해 체중이 다시 돌아오더라도, 원래의 느낌이 아닐 것이다. 이런 변화는 장비 사용에 문제를 가져오며, 수많은 리프팅 실패의 원인이 된다. 어떤 사람들은 자신의 체중을 오버슈팅했다가, 그냥 뚱뚱이인 상태로 대회장에 들어가게 되기도 한다. 리바운드 정도가 심하면, 장비가 제대로 맞지 않게 된다. 더군다나 예비용 장비마저 없다면 대개 리프팅에 실패하게 된다.

자신의 체급으로 대회에 들어와서, 장비의 착용감이 어떤지 알고 있는 사람은 사전에 계획한 대로 대회를 운영할 수 있다. 감량 후 리바운드를 겪은 사람은 해결해야 할 변수가 하나 더 늘어나는 것이다. 모든 스트레스는 신체에 똑같은 형태로 영향을 주게 된다. 그러니 감량과 리바운드를 겪으면 이미 대회로 인한 스트레스를 겪고 있는 신체에 추가적인 부담을 주는 꼴이 된다.

요약

대부분의 리프터들이 훈련 계획은 너무나도 잘 짠다. 그렇지만 대회 그 자체의 계획을 잘못 세워서 대회 날에 문제가 생기는 사람들이 있다. 많은 사람들이 벨트나 슈트처럼 중요한 걸 까먹는다. 어떤 사람들은 제대로 된 숙소나 음식을 챙기지 못한 채 경기장에 온다. 어떤 사람들은 자기의 보충물을 빼먹고 대회장에 가기도 한다. 어떤 사람들은 체중 관리 계획이 부족했거나, 실패해서 과체중 또는 저체중으로 대회장에 가기도 한다. 이 모든 사항은 대회 당일 악영향을 미칠 수 있다. 미 육군의 제임스 팔머 만James Palmer Mann 중령은 군수참모로 근무했는데, 6ㅈ(6P) 원칙을 주제로 많은 강의를 했었다. 6ㅈ(6P) 원칙은 다음과 같다.

> 적절한 준비는 저질의 조악한 작업성과를 저지한다Proper planning prevents pathetically poor performance.

반드시 사전에 고심하여 대회 날에 필요한 체크 리스트를 만들어두고, 올바르게 계획을 세워야 한다. 음식을 찾는다거나, 소염제를 찾는 데 시간을 낭비하지 않고, 대회 당일만큼은 리프팅이 가장 중요한 것이 되도록 하라.

에필로그

파워리프팅의 아버지, 빌 클라크

매년 7월 중순이 되면, 미주리주 콜럼비아에서는 쇼미스테이트 게임즈Show-Me State가 열린다. 쇼미스테이트 게임즈는 미주리주 전체에 걸쳐 경쟁이 이루어지며, 당신이 상상할 수 있는 모든 종목들이 포함되어 있다. 이 중에 푸시-풀 대회가 있다. 대회는 중학교 다목적실에서 열린다. 이 대회는 최소한 칠순은 되어 보이는 백발의 노신사가 문으로 걸어가며 시작된다. 그 남자는 마치 전신의 관절을 싹 다 갈아끼운 것처럼 걸어다니는데, 물론 실제로도 거의 그렇다. 그러나 노신사는 여전히 잘못 건드렸다가는 큰일 나는 그런 건장한 덩치와 파워를 갖고 있다. 그의 우레 같은 목소리와 당당한 태도가 그런 인상을 강화한다. 대회의 규정은 매년 똑같은 방식으로 공지된다. 그 남자는 이렇게 말한다. "당신이 어떤 단체에서 대회를 뛰는지, 그 단체의 규정이 어떠한지는 상관이 없습니다. 바로 다음이 오늘 당신이 따라야 할 규정이며, 이대로만 한다면 아무 문제가 없을 것입니다."

어떤 사람들은 이 말을 듣고 화를 내거나, 짜증을 낸다. 그들은 "저 사람이 누군데 나한테 이래라 저래라야? 내가 이걸 지금 5년이나 하고 있는데 장난하는 것도 아니고 말이야"라고 생각한다. 이 노신사의 이름이 바로 빌 클라크Bill Clark다. 그는 파워리프팅이라는 종목의 시작을 알렸던 위원회의 마지막 남은 한 사람이다.

트럭 스탑 카페에서 진행했던 인터뷰에서, 클라크 씨는 내게 파워리프팅의 기원과 거기서 그가 했던 일을 알려주었었다. 그는 몇 시간 동안 파워리프팅, 역도, 달리기, 탐조(探鳥), 그리고 인생에 대해서 이야기해주었다.

태초에 올림픽 웨이트리프팅이 있었다. 그것은 사실상 1981년 이전까지는 거의 모든 스포츠 종목을 관장하던 AAU의 후원 및 규제를 받던 스트렝스 스포츠였다. 올림픽 웨이트리프팅은 미국 내에서 지역 단위부터 국제 대회 수준까지 거의 1만 명 이상이 하던 종목이었다. 1960년이 되자, 다른 스트렝스 스포츠가 나타났다. 그때는 올림픽 웨이트리프팅을 훈련하는 모든 사람들이 보조 훈련으로 스쿼트와 데드리프트를 했었다. 경쟁자들의 호승심 때문인지 이 두 종목을 기본으로 누가 가장 많이 드는지 궁금했던 사람들이 모여 어느새 비인가 대회를 하기 시작했다. 처음에는 스쿼트와 데드리프트에다가 랙에서 뽑는 저크가 포함되었고, 가끔은 스트릭트 컬이 추가되기도 했다. 물론 앞의 세 종목이 역도에 직접적으로 관련이 있는 것은 맞지만, 마지막의 컬은 그저 그 당시 대부분의 사람들이 소위 알통을 만들기 위해 컬 동작을 많이 했기 때문이다. 그런 것을 보면 시간이 지나도 사람들은 비슷한 것 같다. 빌은 그때를 이렇게 회상했다. "올림픽 리프터들은 어깨가 타이트해지는 것을 싫어해서 벤치 프레스를 하지 않았다. 다만 그들을 제외한 모든 사람이 벤치 프레스를 했기 때문에 벤치 프레스는 빠르게 오드리프트odd-lift 종목에 합류하게 되었다." 오드리프트 대회의 기준이 잡히자, 사람들은 여기에 벤치, 스쿼트, 데드리프트, 랙에서 뽑는 저크, 그리고 스내치와 클린앤저크를 포함시켰다. 그리고 얼마 지나지 않아 랙에서 뽑는 저크는 컬로 변경되었다.

1963년에 클라크를 비롯한 몇몇 혁명가들이 AAU에 분과위원회 지위를 요청하는 청원을 넣기로 결정했다. AAU가 보기에 이것은 파워리프팅을 역도의 하위 분과로 만드는 것처럼 보였다. 그렇게 되면 AAU에서 파워리프팅 챔피언십을 공인하고, 기록을 유효화할 것이었다. 그러나 올림픽 역도 위원회는 단호하게 이를 거절했다. 거친 말들이 오갔지만 투표 결과는 부결로 끝났다. 1963년에는 비록 공인받지는 못했지만, 첫 번째 파워리프팅 내셔널이 진행되었다. 이 대회는 챔피언십이 아니라 내셔널 토너먼트로 불렸다. AAU의 관리를 받지 않는 대상이었기에 챔피언십이라고 규정할 수 없었기 때문이다. 앞에서도 말했지만 그 시기에는 미국의 모든 스포츠 종목의 모든 사항을 AAU가 관리했었다는 것을 기억해야 한다. 파워리프팅 내셔널 토너먼트는 빌 클라크의 고향인 미주리주, 콜럼비아에서 진행되었다.

1964년, 파워리프팅을 공인 스포츠로 만들려는 두 번째 시도가 있었다. 이번에는 올림픽 역도 커뮤니티 내에서도 다른 의견들이 나왔다. 밥 호프먼Bob Hoffman이 운영했던 펜실베니아의 전설적인 바벨 회사, 요크 바벨York Barbell에 대해 들어보았을 것이다. 요크 바벨은 뉴스레터부터 보충제, 각종 장비와 역도에 이르기까지 스트렝스와 관련된 모든 것들을 다루던 그 당시 스트렝스의 메카와 같은 곳이었다. 밥 호프먼은 그 당시 역도계에서 사람들이 가장 존경하고 우러러보던 사람이었다. 빌 클라크는 십대 및 주니어 역도 내셔널 챔피언십에 나가면서 밥 호프먼과 친구가 되었고, 이 친구 관계는 클라크가 앞의 두 챔피언십의 운영 보조를 맡게 되는 결과를 가져왔다. 클라크가 파워리프팅의 소분과 지위를 요청하는 투표를 제안했을 때, 이번에는 아주 간발의 차로 통과할 수 있었다. 당시 AAU의 회장 데이트 매틀린Dave Matlin이 이를 승인하였다. 이 새로운 종목을 공인하기 위해, 내셔널 챔피언십이 마련되었다. 대회장으로는 두 장소가 물망에 올랐는데 하나는 펜실베니아주의 요크, 다른 하나는 미주리주 콜럼비아였다. 또 한 번의 투표로 요크에 있는 요크 바벨에서 이 대회를 여는 것으로 결정되었다.

클라크는 파워리프팅의 시작 외에 다른 분야에도 영향을 주었다. 클라크는 감옥 시스템과 그 안의 역도 커뮤니티에도 영향을 주었다. 1962년, 캔자스주 리븐워스에 있는 리븐워스 교도소에서, 클라크는 죄수 역도 대회를 열었다. 1964년인지 65년인지 정확하지는 않으나, 그는 파워리프팅도 대회 종목으로 추가시켰다. 감옥에는 힘이 센 리프터들이 많이 있었다. 비록 많은 사람들이 역도를 하면 더 크고 힘이 센 범죄자들을 양성하는 것이 아닌지 걱정했으나, 클라크는 이것이 오히려 죄수들에게 규율을 가르치고, 그들이 하루하루 미래를 향해 나아갈 수 있는 방향을 제시할 수 있다고 생각했다. 운동은 죄수들이 문제를 일으키게 만들던 불안한 에너지를 날려버렸고, 조금 더 평화로운 죄수들을 만드는 데 일조했다. 간수들은 클라크가 대회를 열어주는 것을 매우 좋아했었다고 한다. 대회가 끝나고 나면 죄수들은 힘이 들어서 완전히 녹초가 되었기 때문이며, 이후에도 열심히 훈련을 했기 때문이라고 한다. 상대방보다 더 많이 들겠다는 목표에 너무 집중한 나머지 그렇게 된 것이었고, 또 이를 통해 배운 규율이라는 것이 이후 그들의 삶의 어디로든 적용이 될 것이었기 때문이다. 클라크는 리프팅을 통해 몇몇 죄수들의 삶을 바꾸어놓았다. 그들은 이후 매우 생산적이고 법을 잘 지키는 시민으로 거듭났다. 클라크는 미국 전국 감옥 우편 역도 챔피언십을 시작했다. 당연히 죄수들은 자신의 감옥 밖으로 나가서 대회에 참가할 수 없었기 때문이다. 이에 2주가 넘는 기간 동안 각각의 감옥에서 외부 심판들을 데려와 그들만의 대회를 열었다. 전국에서 각각의 대회 결과를 클라크에게 보냈고, 결과가 취합되자 이를 순위를 매겨 챔피언을 정했다. 이 챔피언십은 50개가 넘는 감옥이 참가하는 대회로 성장했다.

클라크는 여성 파워리프팅을 만드는 데도 큰 힘이 되어주었으며, 1976년 최초의 여성 대회all-women's meet를 개최했다. AAU가 승인하도록 하는 데에는 신박한 단어가 필요했다. 대회가 끝나고 나서야 사람들은 무슨 일이 일어난 건지 알아차렸으며, 그들 중 일부는 매우 분노했다. 이 대회는 전설적인 주디 글레니Judy Glenney가 처음으로 참가했었던 대회로, 그녀가 파워리프팅이라는 스포츠에서 영향력 있는 여성이 되는 첫발이 되었고, 그녀 개인의 차원에서도 그러했다.

클라크의 파워리프팅을 향한 여정은 매우 험난한 길이었다. 모든 것은 1951년, 그가 군에 입대해서 사람들이 체력단련장에서 하는 행동을 보고 시작되었다. 1953년, 그는 한국으로 파병되었다가 곧 일본으로 재배치되었다. 한국과 일본에서 그는 체구가 작은 사람들이 엄청난 무게를 드는 것을 보고 여기에 완전히 매혹되었다. 그렇지만 그 당시에는 그가 중량물에 지속적으로 접근할 수 없었기에, 이에 대한 것은 나중으로 미뤄지게 된다.

1958년 귀국한 뒤, 클라크는 콜럼비아에 비행청소년을 위한 복싱 클럽을 열었다. 1959년 복싱 시즌이 끝나자, 클라크의 제자들은 비시즌기에 무언가 할 만한 게 있었으면 좋겠다고 생각했고, 무거운 것을 들어보자고 생각했다. 우연한 계기로 클라크는 이때 미주리주 풀턴에서 돈 위클Don Wickle을 만나게 되었다. 돈은 1940년 미주리주 올림픽 역도 챔피언이었었고, 집에 낡은 웨이트 세트를 갖고 있었다. 그들은 돈의 지도 아래 매우 강해졌고, 곧 대회에 참가해도 될 만큼 강해졌다고 생각했다. 미주리주에는 아무런 대회가 열리지 않았기에, 클라크는 미주리주의 회장이었던 조셉 반 누예 박사Dr. Joseph Van Nuye에게 대회를 열어달라고 연락했다. 클라크는 이전까지 대회를 직접 뛰어보기는커녕 직접 본 적도 없었기에 이는 재앙과 같은 결과로 이어질 수도 있었다. 거짓말 같지만 다행히 참가자 중 한 명이 과거 국가대표였고, 그 참가자의 코치가 단상에 올라와 대회를 어떻게 진행하는지 즉석에서 알려주어 대회를 무사히 진행했다고 한다.

파워리프팅의 모든 규칙을 개발하는 데에 손을 댄 사람에게 예상할 수 있듯이, 클라크는 확실한 순수주의자였다. 클라크는 셔츠, 벨트, 랩, 하이 스쿼트, 정지 스쿼트 등 원본의 정신에서 벗어난 그 어떤 것도 신경 쓰지 않았다. 현재 스트렝스 스포츠에서 클라크의 역할은 많이 줄어들어 클라크의 체육관에서 일어나는 일들, 가령 매일 진행되는 운동이나 가끔 있는 오드리프트 대회, 그리고 쇼미스테이트게임즈의 파워리프팅 부분 개최식 정도밖에 없다.

클라크는 많은 것을 보았고, 또 많은 일을 해낸 사람이다. 북미 전역에 걸쳐 야구 선수를 파워리프팅과 마스터즈 역도 영역으로 스카우트했던 것부터, 미국에서 두 번째로 힘든 마라톤이라고 불리는 하트 오브 아메리카 마라톤의 창립에 이르기까지 말이다. 그는 많은 스포츠에 기여한 공로로 그 어떤 운동선수나 팬으로부터 존경받을 만한 사람이라 하겠다. 이 자리를 빌려서 파워리프팅이라는 스포츠 자체에 큰 영향을 주고, 공헌했던 사람을 알게 될 수 있었던 것은 내 스스로에게도 매우 큰 영광이었다 말하고 싶다.

저자에 대하여

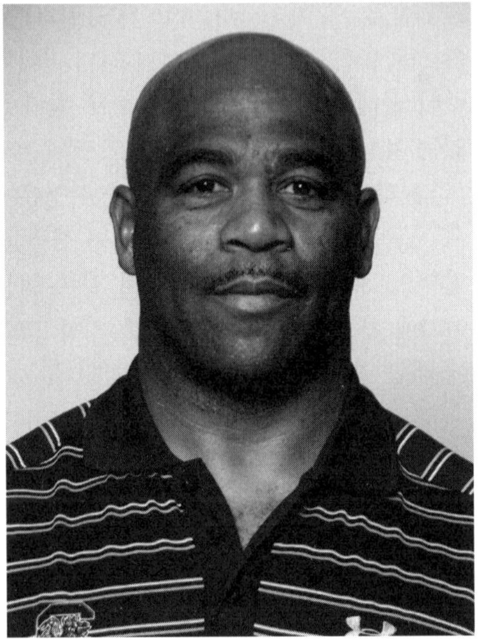

댄 오스틴, MSCC는 현재 사우스캐롤라이나 대학의 스포츠 퍼포먼스 분야의 조감독을 맡고 있다. 그는 2002년부터 대학에서 근무했으며 현재는 육상팀, 승마팀과 함께 일하고 있다. 대학에 오기 전 그는 오클라호마 주립대학, 미시시피 주립대학, 라스베가스 네바다 대학, 테네시 주립대학, 오스틴 피 주립대학에서 헤드 스트렝스 코치로 근무했다. 오클라호마 대학에 있는 동안 그는 12개의 대형 학회에서 올해의 스트렝스&컨디셔닝 코치로 뽑혔다.

오스틴은 뉴베리 대학에서 건강 및 체육학 학사 학위를, 오스틴 피 주립대학에서 석사 학위를 받았다. 그는 25년 넘게 스트렝스&컨디셔닝 코치로 근무했다. 오스틴은 USA Weightlifting, the International Sport Sciences Association, the National Association of Speed and Explosion, and the Collegiate Strength and Conditioning Coaches Association에 인증을 받았다. 또한 스포츠 컨디셔닝 2급 스페셜리스트 자격을 갖고 있다. 그는 스트렝스 코치가 성취할 수 있는 최고의 자격증 중 하나인 MSCCMaster College Strength and Conditioning Coach이기도 하다. 오스틴은 35년 넘게 파워리프팅을 해왔고 2011년 파워리프팅 명예의 전당에 선정되었다. 그는 10번의 세계 파워리프팅 선수권 대회와 18개의 내셔널 챔피언십에서 우승했으며, 데드리프트와 종합 체급에서 여러 개의 세계 기록을 보유하고 있다. 그는 역사상 가장 위대한 148lbs 체급 파워리프터로 선정되었으며, 148lbs 이하 체급에서 최초로 700lbs 이상 데드리프트에 성공했던 리프터이기도 하다.

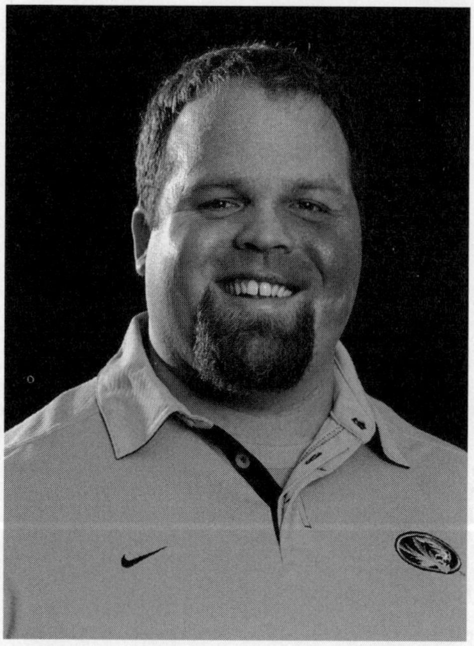

브라이언 만, Ph.D, CSCS는 1996년부터 파워리프팅에 몸담고 있다. 그는 고등학교, 십대, 그리고 주니어 선수로서 수많은 기록을 세웠다. 고등학교와 대학 기간 그는 NASA Natural Athlete Strength Association에서 열린 파워리프팅 대회에서 4차례의 내셔널과, 2차례 월드 챔피언십에서 우승했으며 같은 나이대 톱 20명에 뽑히기도 했었다. 현재는 마이애미 대학의 운동학과 스포츠 과학 조교수로 일하고 있다. 그는 많은 팀의 훈련 방법과 프로그래밍에 대한 조언을 제공하기 위해 체육부에 시간을 쏟았다. 이전에는 미주리 대학, 미주리 주립대학, 툴사 대학과 애리조나 주립 대학에서 스트렝스&컨디셔닝 코치로 근무했었다. 코치로 활동하는 동안에는 올림픽 선수뿐만 아니라 프로 선수 생활을 계속한 많은 선수들과 함께 일했다. 2003년에는 미주리 주립대학교에서 공중보건 학사 학위를, 2004년 스포츠 경영학 석사 수료, 2006년 건강 교육 석사 학위를, 2011년에는 박사 학위를 받았다. 또한 NSCA-CSCS(전미 스트렝스&컨디셔닝 협회 컨디셔닝 및 스트렝스 스페셜리스트) 자격 또한 갖고 있다.

제2판
파워리프팅
Powerlifting

1판 1쇄 펴냄: 2023년 3월 8일

지은이: 댄 오스틴, 브라이언 만
옮긴이: 백재현
펴낸이: 권오현
펴낸곳: 대성의학사

출판등록 2009년 6월 22일(제301-2013-095호)
서울특별시 중구 을지로 126-1 (을지로3가, 3층)
전화 02)2279-3444 / 팩스 02)2285-0108
Homepage www.medibook.co.kr

값 35,000원

ISBN 979-11-90868-31-0(13690)